国家内镜诊疗技术临床应用规范化培训系列教材

脊柱内镜诊疗技术

国家卫生和计划生育委员会医政医管局　指导

国家卫生计生委人才交流服务中心　组织编写

人民卫生出版社

图书在版编目(CIP)数据

脊柱内镜诊疗技术/国家卫生计生委人才交流服务中心
组织编写. —北京：人民卫生出版社,2016
国家内镜诊疗技术临床应用规范化培训系列教材
ISBN 978-7-117-22849-7

Ⅰ.①脊…　Ⅱ.①国…　Ⅲ.①内窥镜-应用-脊柱病-
诊疗-技术培训-教材　Ⅳ.①R681.5

中国版本图书馆 CIP 数据核字(2016)第 155440 号

| 人卫社官网　**www.pmph.com** | 出版物查询,在线购书 |
| 人卫医学网　**www.ipmph.com** | 医学考试辅导,医学数据库服务,医学教育资源,大众健康资讯 |

版权所有,侵权必究!

国家内镜诊疗技术临床应用规范化培训系列教材

脊柱内镜诊疗技术

组织编写：国家卫生计生委人才交流服务中心
出版发行：人民卫生出版社　(中继线 010-59780011)
地　　址：北京市朝阳区潘家园南里 19 号
邮　　编：100021
E - mail：pmph @ pmph.com
购书热线：010-59787592　010-59787584　010-65264830
印　　刷：北京盛通印刷股份有限公司
经　　销：新华书店
开　　本：850×1168　1/16　印张：28
字　　数：828 千字
版　　次：2016 年 10 月第 1 版　2018 年 1 月第 1 版第 2 次印刷
标准书号：ISBN 978-7-117-22849-7/R·22850
定　　价：248.00 元

打击盗版举报电话：**010-59787491**　**E-mail**：WQ @ pmph.com
(凡属印装质量问题请与本社市场营销中心联系退换)

国家内镜诊疗技术临床应用规范化培训系列教材编委会

顾　　问（以姓氏笔画为序）

王　辰　朱晓东　张金哲　郎景和　赵玉沛

钟南山　郭应禄　韩德民　樊代明

主 任 委 员　张宗久

副主任委员　郭燕红　张俊华

委　　员（以姓氏笔画为序）

于振坤　王　俊　王广发　刘又宁　刘玉杰

刘尚礼　刘玺诚　许春娣　孙颖浩　李　龙

李兆申　李索林　张澍田　陈百成　周　兵

周　跃　郑民华　段　华　敖英芳

秘　　书　李　方

《脊柱内镜诊疗技术》编委会

主　　编　刘尚礼　周　跃

副 主 编　池永龙　戎利民

编写委员（姓名按书中出现顺序排列）

刘尚礼	中山大学孙逸仙纪念医院
周　跃	第三军医大学新桥医院
李长青	第三军医大学新桥医院
李春海	中山大学孙逸仙纪念医院
张西峰	中国人民解放军总医院（解放军第301医院）
温广明	南方医科大学解剖教研室
徐达传	南方医科大学解剖教研室
贺石生	同济大学附属第十人民医院
戎利民	中山大学附属第三医院
银和平	内蒙古医科大学第二附属医院
杨惠林	苏州大学附属第一医院
白一冰	北京解放军总医院（解放军第309医院）
曾建成	四川大学华西医院
钱济先	第四军医大学唐都医院
梁　裕	上海交通大学医学院附属瑞金医院
吕国华	中南大学湘雅二医院
王文军	南华大学附属第一医院
唐　勇	中山大学孙逸仙纪念医院
邱　勇	南京大学医学院附属鼓楼医院
池永龙	温州医科大学附属第二医院
王向阳	温州医科大学附属第二医院
邓忠良	重庆医科大学附属第二医院

秘　　书	韩　旭	国家卫生计生委人才交流服务中心
	董健文	中山大学附属第三医院

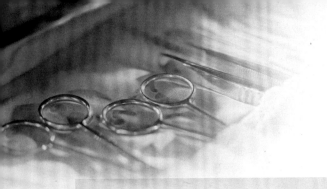

内 容 简 介

　　本书是集合了国内顶级脊柱内镜专家编写的脊柱内镜手术学的专著。全部共有 5 个章节,内容全部覆盖当前世界流行的脊柱内镜手术操作。主要有脊柱后路镜(MED)技术和适应证、杨氏镜(YESS)技术和适应证、经皮孔镜(TESSYS)技术和适应证、腹腔镜及胸腔镜技术和适应证,以及管道扩张技术和适应证。本书内容丰富,图文并茂,并强调手术操作规程。本书主要是供年轻的脊柱外科医师学习脊柱内镜的基本教材。

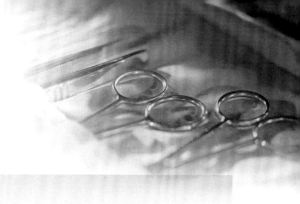

主 编 简 介

刘尚礼,国家一级主任医师、二级教授,中山大学孙逸仙纪念医院骨科教授,博士生导师,骨科部主任和骨科主任导师,骨科学术带头人。兼任国家卫生计生委组织的脊柱内镜专家组组长。

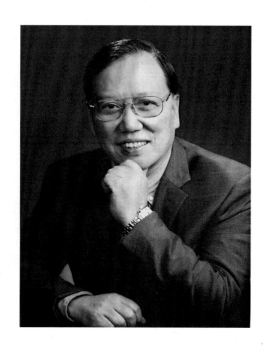

刘尚礼教授被誉为我国脊柱微创外科的先驱者之一。20 世纪 90 年代末,在国内率先推广脊柱后路显微内镜(MED)和椎体成形术的临床应用。2001 年在中国成立了美国脊柱微创学会中国分部,2003 年又在中华医学会创立了脊柱微创学组,并担任第一至第三届学组组长。通过手术演示,论文宣读以及学术研讨会推广和普及了我国范围内的脊柱微创外科。他写有专著《脊柱微创外科学》,为广大青年脊柱外科医师学习脊柱微创的教材,并培养了大批优秀的脊柱微创外科专家,对我国脊柱微创外科的发展作出了杰出的贡献。

刘尚礼教授科研成果丰硕,曾荣获国家教委科技进步一等奖、二等奖等十多项省部委以上奖项,并获丹麦哥本哈根大学骨科客座教授、美国南伊州大学客座教授称号,国务院特殊津贴专家、国家卫生计生委突出贡献专家、中央保健局专家、中山大学资深骨科名医等多个荣誉称号。

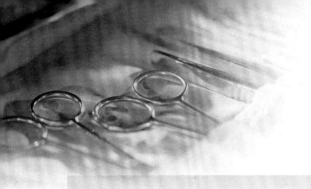

主 编 简 介

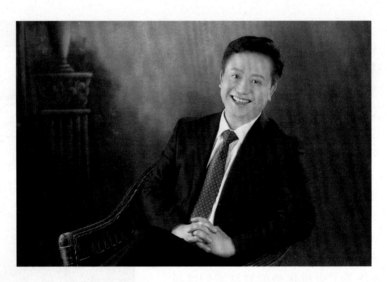

　　周跃,第三军医大学新桥医院骨科主任,三级教授、主任医师、博士生导师。从事脊柱外科基础研究与临床诊疗工作多年,重点研究微创脊柱外科,临床经验丰富。在国内率先开展内镜下颈椎、胸椎、腰椎等三十余项新技术,在微创脊柱外科领域居国际先进、国内领先水平,为我国脊柱微创外科的发展作出了重大的贡献。

　　目前兼任国际微创脊柱外科学会(ISMISS)候任主席、世界华裔骨科学会副会长、海峡两岸交流学会副会长、SICOT中国部微创脊柱外科分会会长、亚太微创脊柱外科学会委员、中国医师协会骨科医师分会副会长、中国生物医学工程学会医用机器人工程与临床应用分会副主任委员、重庆市医师协会骨科医师分会第一届委员会会长、中国康复医学会脊柱脊髓损伤专委会副主任委员、中国康复医学会脊柱脊髓损伤专业委员会微创脊柱外科学组组长、中国医师协会骨科医师分会脊柱工作委员会脊柱微创工作组组长、中华医学会骨科分会常委、全军骨科学会常委等26个学术任职。

　　近五年来,周跃教授先后以第一作者或通讯作者在国内统计源期刊发表论文189篇,发表SCI文章48篇;主编教材3部、多媒体教材7部,主编专著2部,主译专著3部,副主编专著3部,参编专著12部;先后荣获全军军队医疗成果一等奖1项,二等奖3项,军队科技进步三等奖4项;获得国家发明专利及实用新型专利18项;荣立个人三等功3次,被解放军总后勤部授予"军队院校育才奖银奖"、"三星人才优秀中青年技术专家";被原国家卫生部、国家食品药品监督管理局、国家中医药管理局、解放军总后勤部卫生部联合授予"全国抗震救灾医药卫生先进个人"称号,被中共重庆市委组织部、重庆市人事局联合授予"重庆市学术技术带头人"称号,2016年被评为"首届重庆市首席医学专家"。

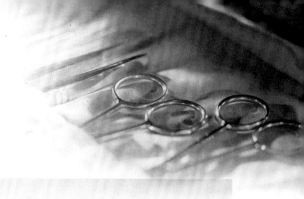

序　　1

　　一直以来在临床诊疗领域存在三大重点问题：出血、疼痛、感染。随着诊疗技术和医学材料的发展，这些问题都陆续得到了很好地控制和解决，特别是以内镜为代表的微创诊疗技术的出现，有效地缓解了出血、疼痛和感染问题，为患者提供了微创、安全、有效的治疗手段。自20世纪改革开放以来，随着我国经济发展水平不断提高，内镜诊疗技术传入我国并得到了快速发展，现已成为我国医疗机构众多临床专业日常诊疗工作中不可或缺的重要技术手段，为保障人民群众身体健康和生命安全发挥了重要作用。

　　内镜诊疗技术涉及临床诸多专业领域，部分技术专业性很强，操作复杂，风险高、难度大。长期以来，各地在内镜诊疗技术临床应用水平、内镜医师培养等方面参差不齐，发展十分不平衡。有的医疗机构在自身条件和技术能力尚不满足的情况下，盲目开展新技术和复杂技术，忽视了技术的复杂性和高风险性，对患者的身体健康和生命安全带来隐患。

　　随着深化医药卫生体制改革工作不断深入，基本医疗保障制度不断健全，人民群众看病就医需求得到快速释放。内镜诊疗技术作为适宜医疗技术，城乡需求都比较大，应当在规范管理的前提下进行推广。国家卫生计生委十分重视以内镜技术为代表的微创诊疗技术管理工作，先后下发了《内镜诊疗技术临床应用管理暂行规定》以及普通外科、泌尿外科、妇科等10个专业13类内镜诊疗技术管理规范，初步建立起我国内镜诊疗技术临床应用准入管理制度。今后一段时期，要继续完善内镜技术临床应用管理机制，加强内镜诊疗技术质量管理与控制，健全医师内镜技术规范化培训体系，进一步推广适宜的内镜诊疗技术，促进学科持续、科学发展。

　　为做好内镜技术规范化培训工作，国家卫生计生委医政医管局委托卫计委人才交流服务中心组织专家，在借鉴西方发达国家内镜诊疗技术临床应用管理经验的基础上，结合我国实际，历时两年，攻坚克难，数易其稿，完成了内镜诊疗医师规范化培训系列教材编写工作。该教材凝聚了全国知名专家的智慧和心血，重点对四级内镜诊疗技术进行了详尽讲解，供医务人员在内镜诊疗技术临床管理和实践中使用。在此，谨向本书的出版表示热烈地祝贺，并向付出艰苦、细致、创造性劳动的各位医学专家和相关工作人员表示衷心的感谢！

　　小镜子里有大学问，微"镜界"里要有大视野。希望各位临床工作者能够从中受益，不断提高我国内镜诊疗技术临床应用水平，满足人民群众日益增长的医疗服务需求。

国家卫生和计划生育委员会医政医管局

2016 年 01 月

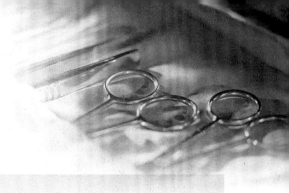

序　2

随着现代脊柱外科的迅速发展,所有脊柱外科的疾病,从退行性病变到先天性畸形,从脊柱肿瘤到脊柱脊髓损伤等都可以通过传统的外科技术解决。这是医学的巨大进步,也是人类的福音。但是,由于手术越做越大,内固定越来越多,也产生了许多并发症。巨大的身体创伤和繁多的内固定使病人产生了可怕的心理压力和恐惧。于是从 20 世纪 70 ~ 80 年代人们就开始尽可能用最少的创伤去获取与传统手术相似的临床效果,慢慢就发展起了微创外科。随着理念的转变以及技术的进步,这种手术在 20 世纪 90 年代才全面发展起来。我国的脊柱微创外科紧跟国际先进技术的步伐,从 20 世纪 90 年代开始,通过大家的努力,经过 21 世纪初 10 多年的发展,微创脊柱外科已相当成熟,步入了国际先进行列。目前,几乎脊柱所有的退行性疾病,以及部分脊柱损伤和畸形都可以通过微创达到传统手术的效果。然而,由于缺乏规范化管理,缺乏严格训练,脊柱微创的发展出现了不少问题。首先是适应证掌握不够准确。例如部分医生依靠影像学上的表现就草率地决定手术,而忽略了病史采集、临床检查等重要诊断环节。结果病人手术效果不好,甚至不需要手术的也做了手术。这提示我们必须重视诊断,重视适应证的掌握。微创不等于无创,手术适应证选择不当,将给病人带来更大的创伤。另外,由于微创要求更高的技术,医生需要更长的学习曲线。然而,有些医生的外科基本功不扎实、手术操作不细致、止血不彻底、甚至在解剖不清楚的情况下盲目进行手术,造成硬膜撕破,神经根损伤,甚至更有损伤腹部大血管出血导致病人死亡的病例。这些血的教训违背了我们开展微创技术的初衷,危害了病人的利益,为了微创脊柱外科的健康发展,必须强调加强管理的重要性与必要性。

现在由国家卫生计生委出版的《脊柱内镜诊疗技术》问世了,说明从国家层次高度来重视脊柱微创的健康发展。这是一部很实用的脊柱内镜技术的参考书,所有有志于脊柱外科的年轻人都将会从这部内容丰富的教材中获益。

本书包括了脊柱内镜的历史发展、手术适应证、手术原理、操作注意事项以及并发症的预防和处理,以及各个脊柱解剖节段的常见疾病诊断与手术常规。图文并茂,叙述清晰。此教材由我国脊柱微创外科的先驱者之一刘尚礼教授、周跃教授担任主编。其余作者均为工作在第一线上的优秀专家组成。他们具有丰富的理论知识和实践经验。因此,全书内容丰富翔实,有很大的实用价值。

"长江后浪推前浪","青出于蓝胜于蓝"。这是世界新老交替的必然趋势。借此机会,提出几点希望与微创外科医生共勉。第一,要做一个好的微创外科医生,首先要有"仁"心。医者仁心,处处以病人利益为重,不能为私利而扩大适应证,也不能害怕承担责任而退缩不前。此外,微创手术离不了 X 线。因此,微创医生必须具备为了病人而自我牺牲的精神。当然我们要尽可能减少放射量,既保护病人又保护术者,但不能为了避免射线而简化了手术步骤,影响了手术效果。第二,微创脊柱外科是传统脊柱外科的分支,因此,掌握脊柱外科的基本功,有扎实的脊柱外科基础是十分重要的。国家卫生计生委关于《脊柱内镜诊疗技术管理规范》中指出,一个脊柱微创外科医生首先要具备 5 年的脊柱外科经验。对脊柱外科常见病的诊断、手术适应证、手术操作和手术并发症必须具备丰富的知识。因为对于传统脊柱外科和微创脊柱外科来说,人体的解剖以及对疾病处理的原则两者并无明显区别,只是微创外科的手术操作更为精细,对病人的创伤更小,技术要求更高。此外,若微创手术可能因为出血或某个原因导致失败,必须果断改为传统手术进行补救。如果缺乏这种手术的基本功,将会给病人带来灾难性后果。第三,要有坚持不懈的精神。微创手术的学习曲线特别长,每种内镜都有自己的特点,要不断建立眼和手,电视荧屏和病人解剖位置的有机联系。刚开始会感到非常枯燥,甚至会产生半途而废的思想。没有坚持不懈的精神很难成为一位成功的微创外科大夫。第四,谦虚懂慎。微创是理念又是博奥精深的技术,要有谦虚谨慎、实事求是的钻研精神才能掌握这门技术。

最后,愿《脊柱内镜诊疗技术》的出版能进一步推动我国脊柱微创外科的进步和发展,造福于广大患者。

邱贵兴

2016 年 10 月

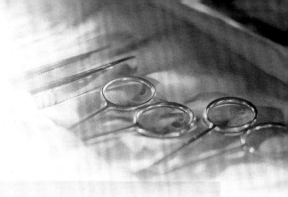

前　言

　　微创外科的基本要求是手术效果等于或优于传统外科,在这前提下要求达到患者组织创伤少、心理创伤少的目的。

　　真正意义的脊柱外科微创技术是从 1975 年日本学者 Hijikata 报道经皮椎间孔穿刺椎间盘抽吸突出椎间盘髓核组织,以治疗椎间盘突出症开始的。而脊柱内镜最早是 1983 年 Kambin 首先报道应用膝关节内镜(AMD)治疗 9 例椎间盘突出症获得成功,他明确指出椎间孔神经根及后关节构成了安全三角(后称 Kambin 三角)。从此以后脊柱内镜技术如雨后春笋,争先发展。如改良膝关节关节镜的杨氏镜(YESS),脊柱后路的显微内镜(MED),腹腔镜,椎间孔镜(TESSYS)和侧路镜(XDLIF)等。这些技术从 20 世纪 90 年代引进我国后,获得了巨大发展与普及,大大地推动了我国脊柱外科的前进步伐,也给人民健康带来了福音。但是,脊柱内镜发展地之间不平衡。某些地区因医院适应证的掌握不够准确,并发症也在困扰着医患双方。这些问题也说明脊柱内镜技术需要正规培养和训练。目前,必须的监管制度已经提上了议事日程。

　　为此,国家卫生计生委于 2009 年开始对内镜技术的使用进行规范管理,并相应成立了各专科的内镜专家组,制定了有关的技术管理规范。后来为了便于专业管理,骨科内镜专家组又分为关节内镜和脊柱内镜两组专家。2013 年,在国家卫生计生委的领导下,脊柱内镜管理规范正式成文。并由专家组组织脊柱内镜技术教材的编写。在专家组的基础上并邀请国内相关专家组成了目前的编写委员会。

　　本教材主要任务是培养有脊柱外科专业经验的主治医师去掌握脊柱内镜的基本知识,基本诊疗技能和手术操作。为了达到这一目的,本教材要求图文并茂,简单易懂。全书分为概论、应用解剖、腰椎内镜、胸椎内镜和颈椎内镜等五章。每章又按疾病分为若干节。第二章的解剖内容是让读者备查之用。第三至第五章每节甚至每个技术操作都有应用解剖论述,同时每节也有一个与疾病相应的基本操作,这样虽然有关解剖的内容和相应操作的内容有重复,其目的是使读者加深对手术操作的理解,故不怕累赘了。第三至第五章是各论,按百花齐放的原则,每个作者根据自己的经验去写,因此风格不可能一致。但是,却融汇了各家之长,是学习的优秀参考材料。各章节的内容由各章节的作者自己把握,因此,作者完全负责内容的准确性、科学性和实用性。由于篇幅所限,每章节参考文献压缩到30 篇左右,读者可以从中扩展知识。

　　本书目的是作为脊柱内镜的培训教材与参考书。因此,内容上除了基本知识之外,还尽量包括目前脊柱内镜的内容。除了介绍应用最多的 MED 技术、TESSYS 技术和管道技术外,还对应用较少的胸腔镜、腹腔镜及 YESS 技术作了详细介绍。尽可能扩大初学者的视野。然而,学习脊柱内镜的前提是初学者必须要有脊柱外科的基本知识、基本技能,才能够较好地理解这一教材。同时若是微创手术失败,也可以立即改为传统手术。

　　作为有志于脊柱内镜专业医师的年轻人必须要具备特殊的心理素质。第一,要有热情。做微创首先是热爱微创,相信微创,完全发自内心的愿意。不是被动的接受领导分配工作。第二,要有自我牺牲精神。微创是患者受益,医师却要接受射线的伤害。虽然有足够的保护措施,但天天接触射线难免不受其害。第三,要沉得住气,通过学习曲线的难关。微创的学习曲线特别长,要求建立患者体位,荧屏图像,眼的视觉和手的配合关系。学习曲线是以主刀开始计算,公认是不少于20例。若达到熟练则需100例以上。这个过程是痛苦的、郁闷的和枯燥的。没有一个沉着稳定的心是过不了这一关。第四,要有开拓精神。每种微创工具在开始时的适应证都很严格,很狭窄。但是,当你纯熟掌握工具时,又透彻理解为何开始要制定适应证的初衷之时,你可以慢慢地谨慎地扩大手术范围。如MED最早的适应证限于单纯的侧隐窝椎间盘突出症,现在已经扩大到所有的椎间盘突出症,甚至多节段的椎管狭窄症。然而,这种拓展精神必须摸着石头过河,慎之又慎。第五,要有创新精神。人类没有创新就无进步。但是,新的东西也不一定是好的东西。大胆假设,小心求证是我们的科学精神。创新有工具的创新,如第一代MED改良后成METXs,手术适应证也扩大了。种种原因限制了中国人的创新精神,反之欧美就不断有新的发明创造。创新还有理念的创新。现在的TESSYS技术可以说是从关节镜的理念一步步发展起来。我国学者也提出了微创组合概念,如小切口加内镜、管道技术加内镜等。第六,要有团结合作精神。虽然内镜手术大部分是个人操作,但科室团队是合作共荣的。我们不但要科内合作,还要不同科室共同协力。如腹腔镜技术,常常要普通外科医师配合,余类推。不要做孤胆英雄,要集体英雄主义。第七,要不断总结交流。外科的并发症与失误是必然存在的。不总结不交流,故步自封不是脊柱微创医师的语言。这个虽然是大道理,但是不认真实践则会出大问题。最后,要懂得活到老学到老。学习永无止境,新知识、新技术3~5年一翻新。例如,最初AMD技术被YESS技术代替,而YESS技术又会被TESSYS技术所替代。大浪淘沙,后浪推前浪就是时代的洪流。

　　以上七点并非脊柱微创医师独享,其他医师也适合。只是对脊柱内镜的初学者更有特殊意义。

　　最后,随着新技术的迅猛发展,本书出版之时可能跟不上新形势。另外,由于编者水平有限,难免错漏,敬请读者指出及谅解。希望本书问世后能为我国脊柱微创外科的发展作出贡献。

刘尚礼

2016 年 5 月

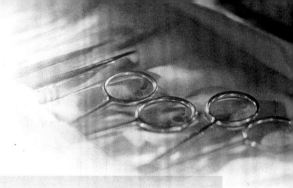

目　录

目 录

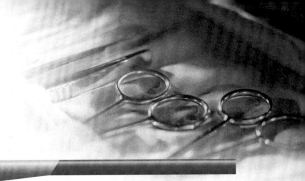

第一章

概　论

第一节　脊柱内镜的发展历史

如果我们追溯脊柱内镜的历史,远在 1938 年 Pool 使用了改良的膀胱内镜经皮穿刺以观察蛛网膜下腔的突出髓核、黄韧带等,后来又用耳内镜去观看检查椎间盘突出及其神经根。

但是,真正意义的脊柱内镜是从关节镜的应用发展起来的。1983 年 Hausman 和 Forst 报道了他们在手术中应用关节镜去观察脱垂的椎间盘。同年,Kambin 首次报道了 9 例椎间盘突出症的患者,通过后外侧入路、经皮穿刺引导关节内镜进行椎间盘切除术,获得了良好效果。后来他提出了著名的 Kambin 三角,即神经根出口、下位椎体上终板及后方上关节突构成工作三角区,该解剖空间足以容纳工作管道。然后,通过外径 6.4～9.4mm 的工作通道显露椎间盘,再用刨刀和髓核钳剜除突出的椎间盘。到了 1989 年,Kambin 等报道了应用关节内镜(arthroscopic microdiscetomy,AMD)治疗 100 例椎间盘突出症的结果:随访时间超过 2 年,4 例失访,根据改良 MacNab 标准,81 例成功(87%)、12 例失败、3 例死亡但与本病无关。12 例疗效不佳者的转归是:8 例再行椎板切除、2 例行腰肌血肿清除、1 例出现了一过性感觉障碍与远端运动障碍、1 例吸毒,这也是世界上首次经椎间孔入路微创切除椎间盘的报道。我国田世杰等稍后于 1990 年也报道了 268 例 AMD,成功率达到 76%。到了 1990 年,Savitz 在关节镜的基础上应用了激光技术并获得美国 FDA 批准。1998 年他报道了结合应用激光技术治疗上百例椎间盘突出症,其满意率为 85%～92%。

与此同时,20 世纪 90 年代,美籍华人 AT Yeung 在 AMD 的基础上设计了更精准和实用的内镜系统(Yeung endoscopic spinal system,YESS),这一系统也是经 Kambin 三角入路、内镜进入病变椎间盘病变内、由里向外切除突出椎间盘组织(inside-outside 技术)。1999 年他报道了 500 例,其满意率达到 86%,没有发生严重神经并发症。这一技术国内邹德威等引进应用后也取得了相似的临床疗效。需要指出的是,YESS 技术的适应证相对狭窄,对 $L_5～S_1$ 节段椎间盘突出的操作难度较大,有时要穿过髂骨才能达到椎间盘,而且对游离型脱出也难以取出。由于是进入椎间盘内操作,不能直视突出的椎间盘和神经根,多是按照术者的经验去盲切,所以有一定的局限性和损害神经根的可能。

2008 年,德国专家 Hoogland 发明了 TESSYS(Thomas Hoogland endoscopic spinal system,TESSYS)技术,其入路也是侧后方。与 YESS 技术直接进入 Kambin 三角不同的是,THESSY 技术通过采用骨钻磨削上关节突,即椎间孔扩大成形后进入硬膜外区即椎管内,因此镜下可直视突出的椎间盘和受压的神经根,也称为 outside-inside 技术。这技术的优点是更容易到达 $L_5～S_1$ 节段,并直接到达突出部分,几乎可切除各种类型的椎间盘突出。Hoogland 本人有 10 000 例以上经验,2008 年他在 Spine 报道 262 例用 TESSYS 技术切除椎间盘突出症术后随访 2 年结果,其中 85.71% 疗效是优或良。9.66% 是可,4.62% 不满意。国内李振宙等同年报道用 TESSYS 技术治疗椎间盘突出症 27 例,术后随访 9 个月,全部效果优良。2012 年周跃等报道 216 例 TESSYS 技术的治疗结果,并与 MED 技术相比较,结果两组优良率分别为 90%、93%,差异无显著性意义。

后路脊柱显微内镜下椎间盘切除术(micro endoscopic discectomy,MED)是美国的 Foley 和 Smith 首先于 1997 年报道。由于 MED 的设计理念是将传统的椎间盘切除术显微化,所以手术步骤与传统的椎间盘切除术基本一致。大量的临床资料表明,MED 的临床效果与传统的椎间盘切除术是一致的,但具有切口小、软组织创伤少、患者恢复快的微创优势。自从 1999 年刘尚礼、李春海等引进这一技术并在全国推广以来,全国各地医院逐渐普及和推广了这一技术。随着时间的推移,最初的 MED 适应证只是侧隐窝型的腰椎间盘突出症,而新一代的 MED 已经发展到适合各种类型的腰椎间盘突出症,并且逐步应用到腰椎椎管狭窄症、颈椎椎间盘突出症、脊柱骨折等。随着适应证的扩大,各种并发症也不容忽视,如硬膜撕裂、神经根损害和感染等。这些并发症虽然不是 MED 专有,在传统的椎间盘切除术也同样存在,但应该给予足够的重视。总之,对于新技术的开展要有开拓精神,而且要更有勇气地通过学习曲线,不断总结经验。

腹腔镜技术从 1991 年就应用到切除腰椎间盘突出症的治疗中。Obenchain 报道了 15 例 $L_5 \sim S_1$ 的椎间盘切除术,效果良好。以后 Zuckerman 于 1995 年又报道了 17 例腰椎间盘切除和椎体融合术,同样取得良好效果。后来 Oslen 总结了 75 例 $L_5 \sim S_1$ 腹腔镜下融合后 2 年随访显示 75% 缓解了术前症状。国内张朝跃、吕国华和王文军等在 2000 年后分别报道了腹腔镜治疗腰椎结核、腰椎间盘切除融合和人工椎间盘置换等。腹腔镜技术无疑在临床上开辟了新的微创途径,但是其缺点也很明显。首先腹腔镜技术起步之初要和普通外科结合,学习曲线长;其次,腹腔大血管和脏器多,易造成损伤;再者,单纯前路融合不牢靠,还需要辅助后路椎弓根钉固定。

胸腔镜技术起源于 20 世纪 90 年代。美国的 Michael Mack 等人最先在尸体和动物中研究,1993 年他开展了胸腔镜下脊柱畸形前路松解术。1996 年 Picetti 开展了世界第一例胸腔镜下矫正脊柱侧凸术,到了 1998 年,他们报道了 50 例矫正脊柱侧凸的经验。国内邱勇等于 2002 年也成功地应用这一技术治疗脊柱侧凸。这一技术的优点是明显的,除了减少创伤与出血外,患者外形得到了极大的改善;缺点也同样易见,例如对于 $T_{11} \sim L_2$ 的病灶,由于操作空间少,并不适合。另外,学习曲线明显的长。同样,适应证较为窄小,只适合侧凸度数较少、柔软度较大的患者。

综上可知,脊柱内镜的发展实在只有 20~30 年历史,一些内镜设备与操作器械还在不断改进,临床使用者也是在不断学习和总结经验。一个年轻医师如果有志于脊柱内镜事业,必须在漫长的岁月中学习、求索,在学习曲线期间,每个手术病例都是对你意志的磨练,能经历学习曲线早期病例的意志磨练,当克服与走过这段"充满陷阱的草地"之后,你将会迎来光明的前途。

(刘尚礼)

第二节 脊柱内镜的现状及展望

一、胸、腹腔镜脊柱技术的发展现状与展望

现代胸腔镜技术始于 20 世纪 90 年代初,随着该技术不断发展,已逐步完成肺叶切除、胸腺切除、心包以及胸膜疾病的治疗等。目前胸腔镜技术已被应用于椎体病变活检、脓肿引流及脊柱病灶清除、胸椎间盘突出症的椎间盘髓核切除、胸椎骨折前路减压内固定,以及脊柱侧弯矫正或后突畸形的经胸腔前路松解、后路截骨矫正固定等治疗。其有效性和安全性已被广泛认同。但胸腔镜下脊柱前路微创手术与传统开胸手术相比,其手术并发症的发生率不但相同,而且手术时间更长,手术难度更大,手术风险更高。Dickman 等在 14 例胸椎间盘突出症患者进行的 15 次胸腔镜手术中,发生 3 例肺不张,2 例肋间神经痛,1 例螺钉松动需取出,1 例椎间盘残留需二次手术取出,1 例脑脊液漏等并发症。

McAfee 等报道经胸腔镜脊柱微创手术,术后活动性出血的发生率为2%,肺不张发生率为5%,肋间神经痛发生率为6%。此外,还有脊髓神经损伤、乳糜胸、膈肌及其他脏器损伤等严重并发症。吕国华等报道胸腔镜下脊柱前路手术并发症包括:因奇静脉损伤出血而中转为开胸手术松解2.6%,肺损伤5.2%,乳糜胸2.6%,局部性肺不张5.2%,渗出性胸膜炎5.2%,胸腔引流时间36小时、引流量>200ml为10.5%,胸壁锁孔麻木或疼痛2.6%,并明确指出在开展胸腔镜下脊柱侧凸手术早期,并发症发生率高于传统手术,随着操作的熟练和经验的积累,并发症发生率会明显降低。Watanabe 等统计了52例胸腔镜和腹腔镜下脊柱手术的患者,并发症的发生率高达42.3%。Newton 等认为胸腔镜下脊柱前路手术与传统开胸手术的并发症发生率相似,但胸腔镜下手术的术后引流量明显大于开胸手术。如此高的并发症发生率和手术风险,从而阻碍胸腔镜下胸椎前路手术的开展。为此,不少学者推荐和采用胸腔镜辅助下的小切口胸椎前路手术,不但手术操作相对简单,而且手术时间也显著缩短。

在20世纪80年代后期,DuBois 等在法国施行的首例腔镜下胆囊切除术带来了腹腔镜技术的革命性发展。现今,腹腔镜下的脊柱前路手术主要被用于下腰椎间盘的切除及椎间融合术(ALIF)。虽然,通过腹腔镜技术进行 ALIF 可有效减少对组织的损伤,但经腹腔的 ALIF 手术,需建立气腹。在腹腔镜手术腹部充气并调整致头低脚高位体位时,会导致通气困难和气栓。此外,前路腰椎椎间融合术并发症还包括:腹外疝、腹部脏器损伤、大血管损伤、动静脉栓塞、医源性椎管内神经损伤、逆行射精,以及器械断裂等并发症。这些并发症是腹腔镜手术中的可能并发症,不是特指脊柱外科的。而且也不是必然发生的,只要手术精良、小心解剖是完全可以避免的。当然,腰椎融合术后逆行射精的问题越来越引起人们的重视。这是由于在操作中损伤了位于下腰椎前方支配下腹部的神经丛所致。Regan 等报道215例腹腔镜下的下腰椎间 BAK 融合手术中,逆行射精的发生率为5.1%。美国 FDA 评价 LT-CAGE 在腹腔镜下植入椎间融合的报道中,高达16.2%的男性手术患者并发逆行射精,上述并发症的发生率显著高于传统的开放手术。鉴于腹腔镜下腰椎间融合手术的操作难度和手术有一定风险,因此,腹腔镜辅助下的小切口前路手术,不但创伤小,操作容易,而且手术操作时间短,并发症发生率也较低,是未来腰椎前路微创手术发展的方向。

随着现代脊柱外科技术的不断进步,新型生物材料和器械在临床的应用,越来越多的脊柱前路手术被后路手术所替代,过去需要经前、后入路才能完成的脊柱大手术,也逐渐被一期后路手术所完成。由于脊柱前路复杂的解剖结构和较大的手术创伤与较高的手术并发症发生率,加上腔镜下脊柱前路手术固有的手术操作局限与风险,近年来,单纯腔镜下的脊柱前路手术逐渐被腔镜辅助下的前路或侧前路、后路和侧后路微创脊柱手术所代替。未来腔镜下的脊柱前路手术更多地用于腔镜辅助下的脊柱前后路联合手术,既发挥了腔镜手术入路的微创特性,又避免了单纯腹腔手术操作复杂、手术时间长和并发症发生率高等缺点。随着三维腹腔镜技术的发展和数字化、智能化与杂交手术室的建立,未来脊柱微创手术技术必将有更大的发展。

二、显微脊柱内镜技术的发展现状与展望

通过显微脊柱内镜(microendoscopic discectomy,MED)下进行椎间盘髓核摘除术是目前治疗椎间盘突出症最常应用的微创脊柱外科技术。MED 微创腰椎间盘摘除术是 Foley 和 Smith 于1997年首先开展起来的微创脊柱外科新技术。MED 微创腰椎间盘摘除术吸取了传统后路椎板间隙开窗技术与内镜下微创技术之优点,通过一系列扩张通道来完成手术入路的建立,并通过1.6~1.8cm 直径工作通道来完成过去只有通过开放手术才能完成的椎板开窗、神经根管减压以及椎间盘切除等手术。与传统腰椎间盘摘除术相比,该技术通过一系列扩张导管来建立手术入路,不需要剥离和牵拉椎旁肌,并在1.6~1.8cm 直径工作通道内完成所有手术操作。因此,具有手术切口小,椎旁肌肉损伤轻,出血少和术后恢复快等优点。由于先进的摄像、录像系统将手术操作视野放大64倍,从而术中能更加准确地辨认和保护好手术区的硬脊膜囊、神经根和椎管内血管丛;同时,清晰的术野又保证更加精确地完成各种手术的操作,有效避免传统开放手术视野较深和脊柱后方骨性关节结构破坏较大的缺点,最

大限度保留脊柱后韧带复合结构的完整性,从而有效降低术后瘢痕粘连和腰椎不稳的发生。

该微创手术不但用于各种类型的腰椎间盘突出,而且还可用于各种类型腰椎管狭窄症。特定部位的病理改变决定工作通道的安放位置。微创腰椎减压术可以对中央椎管、侧隐窝和椎间孔区域进行充分减压。此外,还可以对椎间孔外的椎间盘组织进行切除。对不同区域进行减压之前需要计划手术路径。对于椎间孔外神经减压可以将工作通道安放在横突间的横突间膜上,首先确定横突间膜,并切开横突间韧带以显露其深面的出行根(exiting nerve root),一旦出行根被确定便可在神经根的深部找到突出的椎间盘组织。最近一些研究比较了微创椎间盘髓核摘除术和传统的开放手术,结果表明微创手术中组织损伤小,神经干扰轻,失血少,术后疼痛症状轻,住院时间短,恢复和返回工作岗位快。对于传统开放显微椎间盘髓核摘除术和微创通道下显微椎间盘髓核摘除术的随机对照研究显示,微创通道下手术更加安全有效。

由 Foley 和 Smith 所开发显微椎间盘镜(MED)新技术是微创显微外科技术与内镜技术完美结合。MED 手术类似于开放的显微镜下椎间盘切除术,可以用于椎板切除减压和椎间孔切开术以及椎间盘突出手术。MED 操作容易、适应证较广和功能多样,使外科医师更容易从传统手术转换到内镜手术。虽然内镜下的可视化操作,不但使手术视野清晰放大,而且手术操作方便有效,但目前它仅只能提供二维的手术图像,且经常被出血和显示不清妨碍了手术。内镜成像和内镜图像融合技术的进步可以帮助改善这一问题。

控制出血对于任何可视化技术都尤为重要,大量出血增加硬膜囊撕裂和神经根损伤的风险。硬膜外或是小关节周围的出血干扰手术医师操作,可使用类似显微镜下椎间盘切除术的一些传统方法(纤维胶原蛋白凝胶、血栓素凝胶、可吸收明胶海绵和小棉片等)。Endius 开发了一种带双层鞘的微型双极电凝(MDS)装置,可以进行钝性分离、吸血和电凝止血。另外,采用双重光源内镜系统(红外/可见光),它在目前的腹腔镜系统中加入了一个红外线通道。该系统能在出血的环境中发现细小的动脉出血,查明出血的具体位置,帮助术者迅速烧灼止血,减少在出血点不清楚时的反复止血操作。这种技术也可以在不久的将来应用到 MED 上。

计算机技术和内镜技术的进步已实现三维重建虚拟图像,从术前图像结合术中扫描合成,然后附加在术中内镜图像上,类似的技术已经用于颅脑手术,即将术前的图像重建和术中的手术显微内镜图像结合,这样可协助外科医师确认肿瘤的边界,更好地切除肿瘤。近期,Mississauga(加拿大)开发了一套神经内镜套管,根据 MRI 和 CT 的数据可以看到内镜的位置。特殊的软件提供现场的内镜图像,以及三维定位器械位置。另一个发展是头盔显示式眼镜,它连接于手术显微镜上,这样术者可以观察传输的显示信号和手术视野,不久将来还可以将该技术用于 MED 上,以弥补二维脊柱内镜的不足。这种成像技术的改进还包括更好的光学图像解析度,类似于手术显微镜一样的更好的聚焦性,更好的弹性和可操作性,工作通道作用更大,并不断改进三维图像。这些改进可以将脊柱内镜手术推进到全新的高度。

三、经皮椎间孔镜技术的发展现状与展望

经皮椎间盘切除减压治疗腰椎间盘突出症经历了近 20 余年的发展历史。在 Craig 侧后路经皮腰椎间盘穿刺活检途径的基础上,1975 年 Hijikata 和 Onik 等先后报道侧后路经皮腰椎间盘手动和自动切除术,Kambin 等报道了内镜辅助下的腰椎间盘切吸术,随后 Forst 和 Schreiber 等又分别报道了内镜直视下的腰椎间盘切除减压术。随着微创脊柱内镜和手术器械的不断改进和发展,以及先进手术设备如激光、射频和导航的临床应用,使经皮椎间孔镜技术发生了革命性改变。从早期的后外侧经皮腰椎间盘盲切,发展到当今内镜直视下的切吸;从过去单纯经 Kambin 安全三角区进入椎间盘内行间接的椎间盘减压,发展到当今能直接经椎间孔进入椎管内行直接神经根松解和减压技术;从过去只能做单纯的包容性腰椎间盘突出,发展到能完成各种类型的腰椎间盘突出和脱出的直接手术摘除以及椎间孔狭窄的经皮椎间孔扩大成形术,该手术已成为当今最具发展潜力和最微创的脊柱内镜技术,现正

努力探索经皮椎间孔镜下的腰椎融合、髓核置换和干细胞移植等手术。

经皮椎间孔镜下腰椎间盘切除术(PELD)是经后外侧入路,通过椎间孔"安全三角工作区"进入椎间盘。该区位于纤维环的后外侧,可允许器械安全通过而不致于损伤出行神经根。后外侧经皮椎间孔镜下微创椎间盘切除术可在局麻下操作,这样手术者可以在置入工作通道时获得患者的直接反馈以避免损伤神经根。尽管该手术的优势显著,如极少的出血、微小手术创伤与瘢痕,但仍存在一些缺陷。如患者髂嵴位置较高,或患者的椎间隙已塌陷,穿刺与置管比较困难。而且当椎间盘碎片向近端游离,则手术操作比较困难。对于需要全麻或深度镇静的患者,神经根损伤的风险也比较高。

经皮椎间孔镜下腰椎间融合是未来重要发展方向。目前学者们尝试通过一个特殊手术工具向椎间盘内填充有凝胶或高聚物膨胀装置的球囊,球囊就可膨胀到所需的大小。另一个途径是采用可膨胀椎间融合器,通过经皮椎间孔"安全三角工作区"植入椎间盘内后,撑开膨胀到合适大小,从而实现真正微创经皮椎间置入、椎间撑开固定和融合目的。材料上可采用记忆镍钛合金,它具有温度成型记忆功能,并具备超高的弹性行为,尽管很难置入椎间盘,但可设计尺寸较小的变形椎间融合器,置入椎间盘后再回复形状以达到微创椎间融合。目前,材料上已经实现了 PEEK 材料可膨胀椎间融合器的研制,并已经用于临床。

经皮椎间孔下椎间盘切除术虽然具有许多优点,但也存在不足。内镜下的手术使外科医师视觉局限于内镜摄像头的狭小视野,二维空间,而且镜头又常被血液、水雾阻挡,存在损伤重要神经血管和脏器的风险,这也是脊柱内镜手术临床应用受限的原因。为保证手术的精准和安全,医师们又必须要在 X 线透视下进行操作,从而承受大量 X 射线的照射。针对脊柱内镜下对医师与患者所造成的手术风险,最有意义的进展是影像导航技术的临床应用。影像导航通过术前和术中某一患者的个体数据进行解剖定位、显示器械轨迹和位置,从而增强外科医师控制器械、企及特殊解剖结构的能力。笔者推测未来经皮椎间孔下微创椎间盘切除术将演变为影像导航引导下的精确操作。当然,经皮椎间孔下椎间盘切除术中使用影像导航技术目前仍存在以下问题:目前的图像尚不能清晰显示神经根,这样就很难完全避免神经根损伤;目前的导航系统需要固定骨性标志来进行影像配准,但后外侧经皮椎间孔下椎间盘切除术中其终端是椎间盘内,并未涉及骨性标志;骨表面的套合配准不完全精确,即便是可信的,由于抵达工作区的距离较长也会产生较大的不准确性。解决这一问题的办法是使用术中生物传感器。微处理器技术的进步已产生了智能传感器,它在一块集成电路芯片(IC chip)上集成了感知和数据处理功能并用于医疗用途。该传感器可置入椎间盘内或椎间盘外,并能检测物理、化学和生物的改变。Andrews 等使用这一技术在不同条件下进行体内即时(real-time)分辨组织,目的在于改进该技术用于即时分辨神经根和周围组织,并寻找后外侧经皮椎间孔下椎间盘切除术器械进入椎间隙的正确安全位点。

四、内镜辅助下经椎间孔腰椎椎间融合术

经椎间孔腰椎椎间融合术(TLIF)最早由 Blume 和 Rojas 提出,Harms 和 Jeszensky 推广。该技术是由 Cloward 最早提出的经后方腰椎椎间融合术(PLIF)演变而来。PLIF 手术需要广泛的椎管减压,双侧神经根牵拉来显露腰椎间隙,而 TLIF 手术是经过椎间孔从单侧显露腰椎间隙,因而与需双侧完成的 PLIF 手术相比,TLIF 手术对神经结构的牵拉较小。当今,内镜辅助下微创 TLIF 手术另一个主要优点是通过一个单独的后方小切口,可以同时完成经后方的单侧入路行双侧腰椎管减压和前方的椎间植骨融合。

Peng 等比较了微创 TLIF 手术和传统开放 TLIF 手术的临床和影像学结果,两年随访结果相似,但是微创组最初术后疼痛较轻,康复快,住院时间短,并发症率低。Dhall 等也回顾性比较了各 21 例的微创 TLIF 手术患者和传统开放 TLIF 手术患者,经过两年随访发现,两组临床结果无差异,但是开放组出血量显著增加,住院时间也明显延长。Selznick 等认为微创 TLIF 手术用于翻修病例在技术上可行,并不像最初报道的出血量和神经损害并发症发生率会增加。然而,翻修病例中硬膜撕裂的发生率

较高,因此,微创 TLIF 手术处理翻修病例具有挑战性,应该由微创手术经验丰富的医师完成。

后路内镜下椎间盘假体置换手术在不久将来有望有效替代部分融合手术。目前可用的椎间盘置换假体是为全置换设计的,但因为尺寸过大的缘故,无法通过后路内镜手术置入。Ray 等开发出一种髓核假体,类似于垫子样作用以维持椎间盘高度。目前已经获得商业化的髓核假体。Raymedica 等 1996 年在德国进行了髓核假体的一项临床研究,接着 1998 年在美国又进行了一项研究。Raymedica 等在 1999 年报道了 101 例患者接受髓核植入,尽管 Raymedica 等报道 101 例患者中 17 例发生了植入物的脱出或移位,但绝大部分患者仍获得了疼痛的显著缓解。为尽量减少髓核假体植入后的脱出或移位,并推进微创椎间盘置换技术的发展,Advanced Biosurfaces(公司)开发了一套使用聚合物、传输球囊和球囊导管以及聚合物注射枪。该聚合物为聚亚安酯,能原位聚合,且与工业聚合的医用品相比,有很强的力学特性。球囊是由弹性物质构成,当进行聚合物注射进入填充时能明显扩张,但球囊仍十分结实。医师可在控制压力下弥散进入椎间隙。该公司进行了大量的体内和体外的实验,证实了该聚合物在膝关节手术中的生物兼容性。这些研究提示可浸出的单体成分很少。在一项尸体椎间盘模型的生物力学研究提示,该物质能维持椎间盘的正常高度和生物力学特性。目前的椎间盘髓核假体可以通过后方开放入路或前方腹腔镜入路置入。Ordway 等也开发了一种椎间盘置换设施,称为“水凝胶椎间盘髓核”,能在内镜下置入。近期,SaluMedica 等开发了一种椎间盘假体叫 Salubria,这是一种很强且有弹性的水凝胶,据目前的报道,能减少神经损伤和腰痛相关性的椎间盘突出。据估计,Salubria 弹性椎间盘置换将是目前融合手术的一大改进,将为脊柱提供更加符合生物力学特性和自然腰椎运动功能的假体。

五、内镜辅助下侧方腰椎椎间融合术

腰椎椎间融合是一项非常普遍的技术,它具有如下 3 个优点:①去除作为疼痛来源的椎间盘组织;②极高的融合率;③恢复腰椎间隙高度和腰椎前凸角。腰椎椎间融合包括经前路椎间融合,经后方椎间融合,经椎间孔椎间融合或内镜下经腹膜外入路侧方椎间融合。已有文献报道了微创腹膜后经腰大肌途径侧方椎间融合术。这项技术是在神经电生理监护和透视引导下在腹膜后经腰大肌完成,称为 DLIF 或 XLIF 微创腰椎融合术。

由于腰丛位于腰大肌的后半部分内,因此对腰大肌前 1/3 至前 1/2 的区域进行有限的剥离可以降低神经损害的风险。此外,术中使用肌电图监护也可以降低神经损害风险。在处理腰椎间隙和植入椎间融合器时应避免碰坏骨终板,通过正侧位透视来确定椎间融合器的方向。椎间融合可以通过恢复神经孔高度及脊柱矢状位排列来实现对椎间孔的间接减压。根据每一个体的情况来决定是否还需要进行后方减压和固定。Knight 等报道了接受微创侧方腰椎椎间融合术的 43 例女性患者和 15 例男性患者的早期并发症:6 例术后出现感觉异常性大腿前侧疼痛,2 例发生 L_4 神经根损伤。

Ozgur 等报道了 13 例接受单节段或多节段侧方腰椎椎间融合术的病例。所有患者术后疼痛得到明显缓解,功能性评分得到了改善,并且没有并发症的发生。Anand 等报道了 12 例同时接受侧方椎间融合和 $L_5 \sim S_1$ 经骶骨椎间融合的病例。平均融合 3.6 个节段,Cobb 角由术前 18.9°矫正至术后 6.2°。Pimenta 等采用侧方融合技术治疗了 39 例患者,平均融合 2 个节段。侧弯角度由术前平均 18°改善至术后平均 8°,腰椎前凸角度由术前平均 34°增加至术后平均 41°。所有病例在手术当天可以下地行走并进行普通膳食。平均失血量小于 100ml,平均手术时间 200 分钟,平均住院时间 2.2 天。疼痛评分和功能评分术后均得到了改善。Wright 等报道了来自于多个研究机构的 145 例患者;因腰椎退变性疾病接受侧方腰椎椎间融合术。融合的节段 1~4 个(72% 单节段、22% 两节段、5% 三节段、1% 四节段)。椎间支撑物(86% 为 PEEK 材料、8% 为同种异体移植物、钛金属椎间融合器为 6%)分别与骨形成蛋白(52%)、脱矿骨基质(39%)、自体骨(9%)联合使用。20% 的手术单独采用椎间融合,23% 采用侧方钉棒系统辅助固定,58% 使用后方经皮椎弓根螺钉系统辅助固定。平均手术时间为 74 分钟,平均失血量为 88ml。有两例发生短暂的生殖股神经损伤,5 例出现暂时的屈髋力量减弱。大多数患者在手术后当天便下地行走,术后第一天即出院。

在老年腰椎退变性侧弯微创矫正技术方面,Akbarnia 等报道了 13 例患者采用多节段侧方融合治疗大于 30°的腰椎侧弯。平均融合 3 个节段,所有病例均同时进行后方融合和固定。平均随访 9 个月,腰椎侧凸和前凸均得到了实质性改善。1 例因椎间植入物移位需要进行翻修手术,1 例在进行侧方融合的切口部位出现切口疝。所有病例术后 6 个月内腰大肌无力或大腿麻木症状均完全消失,与手术前相比,短期术后 VAS 评分、SRS-22 评分、ODI 评分均得到改善。Anand 等在其一组 12 例患者的研究中,得到了相似的结果,融合节段 2~8 个(平均 3.64 个),前路操作的平均出血量为 163.89ml,后方经皮椎弓根螺钉固定的平均出血量为 93.33ml。前路操作的平均手术时间为 4.1 小时,后路操作的平均时间为 3.9 小时。Cobb 角由术前平均 18.9°改善至术后平均 6.19°。

单纯应用椎间融合器行前路腰椎融合,由于初期融合节段稳定性不够而增加了假关节形成发生率。近几年来采用后路辅助固定系统,以提高椎间融合率。后路经皮椎弓根螺钉固定系统是一种有效方法,其优点是避免后路手术对肌肉的破坏,术中失血少,术后恢复快,可以提高融合率。经皮关节突椎弓根螺钉固定系统(PFSF)是辅助 ALIF 的一种有效方式,技术要求不高,费用低,很快得到普及。Kandziora 等在体外比较 PFSF、经椎板关节突螺钉及椎弓根螺钉固定的生物力学特性,结果发现:腰椎关节突椎弓根螺钉固定初期生物力学稳定性与经椎板螺钉固定相似,但较椎弓根螺钉固定稍差。Kang 等报道在 CT 导航下行经皮经椎板关节突螺钉(TFS)固定术,所有螺钉都精确植入,没有出现并发症。Jang 等回顾性研究 PFSF+ALIF 与 TFS+ALIF 的随访结果显示:ODI 与 Macnab 评分、手术效果及融合率没有统计学差异,但前者手术风险及安全性更高,经皮 PFSF 可以作为后路椎弓根螺钉固定术一种有效的补充。

六、脊柱内镜手术未来的发展方向

(一) 影像导航手术

影像导航手术使用先进的计算机系统结合可视化技术,协助外科医师观察患者的内在结构,并定位术中器械的轨迹。术前的诊断图像如 CT 和 MRI 让医师能观察所需的局部,并计划微创手术入路。在术中可通过内镜、透视、超声成像获得即时三维图像,并提供给手术医师,这样医师能选择手术器械的轨迹而不致损伤健康组织。

目前的研究和进展主要在以下领域:①改进术前成像以更好诊断和制订治疗计划;②建立可信的解剖模型同时配合触觉感知技术和机器人技术;③进行手术模拟教学和培训;④将二维图像和术中即时三维图像精确的融合,开发新的融合技术,并使用多点成像技术补偿术中脊柱的漂移;⑤将融合、轨迹定位、可视化等技术整合,提供清晰的临床工作界面。

影像导航技术必将使微创脊柱外科手术向更安全和更有效的方向发展。由于操作时间较长,价格昂贵,其临床应用仍然受限。目前仅限于颈椎椎弓根螺钉置入、复杂脊柱畸形矫正、$C_{1,2}$ 小关节螺钉固定和部分腰椎椎弓根钉置入术。微创脊柱手术通过该技术获得显著提高的领域应该是微创翻修和畸形矫正,在这些情况下解剖的影像标志不清晰。

选择和校准入点的金标准是术中透视,但该技术存在一些缺陷如射线辐射、在肥胖患者图像模糊。尽管最初的透视导航系统如 FluoroNav 辐射较低,并基于 CT 和 MR 的可视图像,但是操作复杂,图像处理也相当麻烦。然而,Foley 等在尸体研究中证实了该系统的准确性,而 Nolte 等证实其适用于临床。近期开发的透视导航系统,如 Fluoro Trek 是电磁的,使它更为通用和操作简单。Choi 等比较了基于电磁的透视导航系统(Fluorotactic)和基于 CT 的导航系统在椎弓根螺钉固定上的区别。他们发现在皮质穿破的发生率上,传统的基于 CT 的导航系统和透视导航系统没有显著性差异,但透视导航系统无法提供 CT 导航系统的更即时的图像。它能提供多平面的配准并指导手术器械的轨迹,但不幸的是,它无法补充较差图像质量,如肥胖或是无意中放置了不透 X 线的物品。另外,正确的投射位置也尤为重要,可避免侧位和前后位图像变形。

由于使用相对简单,能提供即时图像,以及方便采集图像,三维超声导航引导技术已被应用于内镜和定向手术。通过经皮的途径置入细纤维、即时的超声探头用于探测椎间盘碎裂或是椎间盘内异常,例如小的囊性肿瘤。近期,Guiot 等认为基于超声的三维即时影像导航系统能应用于脊柱手术,该系统使用标准的可视轨迹和三维超声成像技术,有类似于 CT 导航系统的准确性。但仍需进一步改进图像解析度,并增加一个细小的内镜光纤以改进三维超声导航系统的准确性。

目前将不同的成像技术结合起来能提供更好的图像。其中一个例子就是使用即时成像技术如透视或超声影像导航系统。Marz 等在尸体研究中证实了被动标志加自动配准的 CT 透视导航系统。Haberland 等联合使用了不同的导航系统和术中 CT 相结合,他们发现联合使用使导航更为简单,而准确性提高到 0.8mm±0.4mm。这样联合应用可改善准确性,提高影像工具的可操作性。

今后影像导航系统最重要的改进,应该是精确性和注册速度。尽管许多报道宣布了各种导航系统的精确性,但大部分都未确认术中±1mm 的精确度,但这一精确度非常重要,且已经在颅脑手术中获得。出错的首要原因是不正确的配准方法和运算法则。影像配准可采用好几种方法进行:定向(机械)、基于基准标志物、解剖标志和基于表面以及基于影像。大部分脊柱导航系统采用解剖标志和基于表面,这样能触摸硬性解剖标志的表面进行配准,同时匹配到术前三维模型的表面上。该方法需要清楚的骨性解剖结构,并要在术中手术显露,不但操作麻烦,而且增加手术创伤。目前已经开始尝试基于基准的配准方式。Winkler 等报道使用脊柱标志能提高准确度,他们使用细小的可置入基准标志物,在成像前经皮置入。Glossop 等对经皮表面配准和经皮追踪性基准标志物配准的方法进行了对比研究,尽管他们使用的基准标志物不像 Winkler 的那么小,研究者相信基于基准标志物的配准方式比表面配准更加精确和可信。

目前市场上可获得的影像导航系统是动态配准的光学系统。因为手术视野的限制和附加的可视追踪装置,使用起来比较麻烦。近期 NDI 公司开发了一种新型的磁追踪系统,叫做 AURORA,能准确地进行即时处理,具备弹性(10 个以上追踪感受器,有 6°的活动度)且结果可信。这些技术的应用将使影像导航脊柱手术更为简单和易于操作。Zaaroor 等认为体内或体外使用 Magellan 电磁导航系统进行术中颅内导航是有效的。该系统能无需直视下准确定位病变,使手术医师能使用可弯曲的手术器械操作。不久的将来就会有基于 CT 和 MRI 的电磁导航系统应用于脊柱。

未来的影像导航脊柱手术系统必须和图形使用界面相整合,使之符合人体工程学,更容易操作,并采用性价比高的技术如透视或超声成像。设计的改进、医师的检测和认证将进一步改进未来的微创脊柱手术。

(二) 机器人手术

尽管机器人脊柱手术尚处于早期发展阶段,但它已经能用于提高手术的安全性和有效性,尤其是在远程医学领域。机器人可充当手术助手,进行复杂的微创手术,或协助医师缺乏的边远地区或战场完成外科手术。这些系统的临床应用仍处于发展中。其中一种是声控机器臂[光学定位自动内镜系统(AESOP)],能用于把持内镜和其他设备。AESOP 是第一个 FDA 认证的能用于手术室的外科手术机器人,配置有世界第一的声控界面。外科医师能口述指令控制机器臂,来操控内镜在手术野中的位置。

另一个正在开发的机器人系统能让外科医师坐在控制面板前,在操作手术器械时能同时看到计算机加强的显示图像(Zeus 系统,Computer Motion 公司,Goleta,CA),Zeus 系统正用于内镜下冠状动脉短路移植手术的评估。

Intuitive Surgical 公司制造了 Da Vinci 手术系统,能在 1cm 大小的切口内进行手术,包括医师控制部件、高清晰成像系统,专用器械。医师能舒适地坐下操作控制部件,用指头操作器械的控制部件,手腕自然放置,观察手术野的三维成像,同时进行手术。系统能将医师的动作准确即时地解读为患者体内的操作。该系统已经用于腹腔镜手术操作如胆囊切除术,以及普通外科的胸腔镜手术如乳房内动脉转位术,在不久将来即可用于脊柱手术。

骨科手术通常会涉及硬质的骨头,而这尤其适合于自动机器人手术,Technoin 公司(Haifa,Israel)开发了一种机器人能进行膝关节置换手术。其他的系统,如 HipNav 和 Robodoc 也能用于骨科手术,如髋关节置换。Le Roux 等报道了在大鼠模型上机器人协助微创手术系统(RAMS)的可行性。Z-KAT 开发了 FGS WAM(全机器臂操控透视导航系统)装置,使用其专利的电磁导航技术和机器臂技术相结合,能让外科医师使用触觉、物理导引和影像导引。这样临床医师能专注于手术野而不是监视器。该系统独特的触觉感知技术(数码触觉)可以让医师和系统协同工作。这是目前唯一能将影像导航和机器人协助统一起来进行椎弓根螺钉固定的系统。尽管还没有尝试过机器人协助的微创脊柱手术,但存在很大的潜力,有望改善医师进行一系列微创手术的效能。机器人系统能强化外科医师的能力,在微创手术中更安全地切除脊柱病变的组织。

改变脊柱微创手术操作需要投资大量时间、金钱和精力。只有某些技术能明显优越于传统手术时,大部分传统脊柱外科医师才会乐于学习新技术。脊柱微创手术的学习曲线是陡峭的,需要外科医师掌握许多手术技巧,如专用设备、器械的使用,确定正确的适应证选择,选择正确的治疗方法,并知晓每种选择的风险和缺陷。不管操作有多少风险,每种手术的操作能力因人而异。而该领域仍缺乏专业化的培训,笔者建议将微创技术加入外科住院医师的培训计划内。可以采用改进的虚拟现实和三维模型上的手术模拟来加强培训,这样在学习过程中不致给患者带来危险。

虚拟三维物理模拟是基于特异性患者的图像,且能用于模拟组织行为。Radetzky 等使用神经发生模型通过"流体动力学模型"的计算机程序模拟组织。该程序能模拟病变的视觉、触觉反馈,并通过图形使用界面调整。通过一个强化反馈装置类似于现实的腹腔镜器械,可对虚拟脊柱畸形进行手术,而且可以感知反馈的触觉。该技术也能用于内镜脊柱手术的训练。手术模拟技术目前正在进行妇产科腹腔镜手术和尸体手术的评估,而此前,已经用于麻醉专业的训练。

七、展望

近十年来,微创技术的研究和临床应用取得了很大的进步,临床随访结果令人振奋,但也有许多问题需要改进:如何进一步降低并发症,能否研制出更适合于微创植入的椎间融合器,如何缩短微创技术的学习曲线以利于微创手术的普及等。微创手术远期临床效果目前报道甚少,尚需进一步跟踪随访。虽然微创手术创伤较小,但并不代表手术的风险更小,相反外科医师承担了更大的手术难度和风险,需要微创脊柱外科医师熟悉脊柱周围的三维解剖,严格掌握微创手术的适应证,在临床实践中不断总结经验,伴随新的器械、新的生物制剂和先进影像设备、高精尖机器人系统的不断发展,有望推动一场微创脊柱外科手术新的革命。

(周跃 李长青)

第三节 脊柱内镜手术培训基本要求

现代外科重要发展趋势之一是手术的微创化,微创脊柱外科是微创外科技术在脊柱领域中的应用。随着脊柱基础理论和器械的发展与进步,内镜技术大大促进了微创脊柱外科的发展。脊柱内镜微创技术与常规肉眼直视手术有较大视觉差异,操作技巧有较长适应过程,手术成功不仅要求手术医师有丰富开放手术操作经验,还要有镜下操作技巧。

McLoughlin 等认为将一项新技术完整地投入到实际中去,首先需要获得学习曲线的认同。Wang 等对比分析了经皮内镜下腰椎间盘切除术(percutaneous endoscopic lumbar discectomy,PELD)的学习曲线后发现,在初学阶段学习曲线提供了常见的并发症信息,这些信息可减少随后手术的并发症发生率;同时发现 PELD 技术学习时间长、进步缓慢,需要对新学者提供更多的要求,如尸体上的训练、有经验医师的手术演示等学习方法。

因此,除外学习者自身的因素,例如教师因素,如教师技术水平及累计手术例数;基地因素,如内镜手术种类及数量,均在不同程度上影响学习曲线。综合上所述,对符合培训基地的医院及指导老师提出了以下要求。

1. 医疗机构开展脊柱内镜诊疗技术应当与其功能、任务相适应。

2. 具有卫生计生行政部门核准登记的与开展脊柱内镜诊疗技术相适应的诊疗科目,有与开展脊柱内镜诊疗技术相关的辅助科室和设备,并满足下列要求:

(1) 临床科室二级及以上医院,其中三级医院设有骨科或神经外科,二级医院外科设有骨科或神经外科专科病房。每年收治脊柱疾病患者不少于 200 例,完成脊柱疾病手术不少于 100 例。

(2) 手术室条件要求

1) 包括术前准备室、手术室、术后观察室:有不少于 1 间手术室达到 I 级洁净手术室标准(手术区 400 级层流、周边区 1000 级)。配备符合放射防护条件的 C 型臂 X 线机。

2) 有满足开展脊柱内镜诊疗工作需要的内镜设备和相关器械、耗材。

3) 配备心电监护仪(含血氧饱和度监测功能)、除颤仪、简易呼吸器等急救设备和急救药品。

(3) 设有麻醉科、心血管内科、呼吸内科、胸外科等专业科室或专业医师,有满足脊柱内镜麻醉必需的设备、设施,具备脊柱内镜麻醉技术临床应用能力以及并发症综合处理和抢救能力。

(4) 有不少于 2 名经过脊柱内镜诊疗相关知识和技能培训,具备脊柱内镜诊疗技术临床应用能力的执业医师和其他专业技术人员。

(5) 有内镜消毒灭菌设施,医院感染管理符合要求。

(6) 拟开展风险高、过程复杂、难度大,按照四级手术管理的脊柱内镜诊疗技术的医疗机构,在满足以上基本条件的情况下,还应满足以下要求:

1) 开展脊柱疾病诊疗工作不少于 10 年,近 5 年累计完成脊柱内镜手术不少于 500 例;其中,累计完成按照四级手术管理的脊柱内镜手术不少于 50 例。技术水平在本地区处于领先地位。

2) 具备满足危重患者救治要求的重症监护室。

3) 具备满足实施按照四级手术管理的脊柱内镜手术需求的临床辅助科室、设备和技术能力。

3. 四级脊柱内镜诊疗技术培训基地应当具备以下条件

(1) 三级甲等医院。

(2) 开展脊柱疾病诊疗工作不少于 10 年,具备按照四级手术管理的脊柱内镜诊疗技术临床应用能力。近 3 年累计收治脊柱疾病患者不少于 1500 例,其中每年完成按照四级手术管理的脊柱内镜手术不少于 50 例。

(3) 有不少于 2 名具备按照四级手术管理的脊柱内镜诊疗技术临床应用能力的指导医师,其中至少 1 名具有主任医师专业技术职务任职资格。

(4) 有与开展脊柱内镜诊疗技术培训工作相适应的人员、技术、设备和设施等条件。

(5) 近 3 年举办过全国性脊柱内镜诊疗技术相关专业学术会议或承担脊柱内镜诊疗技术相关的国家级继续医学教育项目。

4. 按照四级手术管理的脊柱内镜诊疗医师培训要求

(1) 在指导医师指导下,参与完成按照四级手术管理的脊柱内镜手术不少于 20 例,并经考核合格。

(2) 在指导医师的指导下,接受培训的医师应参与对患者全过程的管理,包括术前评价、诊断性检查结果解释、与其他学科共同会诊、脊柱内镜诊疗操作、诊疗操作过程记录、围术期的处理、重症监护治疗和术后随访等。

在境外接受脊柱内镜诊疗技术培训 6 个月以上,有境外培训机构的培训证明,并经国家卫生计生委指定培训基地考核合格后,可以认定为达到规定的培训要求。

(李春海)

第四节　脊柱内镜手术的辐射防护

各种影像学引导设备是微创脊柱外科手术的基本设备。与此同时,这些设备也带来了一定的辐照危害,了解辐照损伤的原理及掌握避免或降低辐照伤害的方法,对每一位医护工作人员有着重要的意义。

在20世纪80年代就有很多医疗工作者在研究骨科手术中辐照危害的问题。1997年Mehlman等提出了骨科手术X线放射性辐照危害的相对安全距离为91.4cm。也就是说,在远离辐照中心91.4cm以上,由于X射线的散射和衰减,手术相关人员接受的辐照量非常少。但数据显示在距离辐照区域70cm以内还是会有大量明显的辐照伤害。骨科手术医护人员由于长期的处在低剂量辐照损伤的环境中,而这种低剂量辐照损伤会随着时间积累而引发一定的伤害效应。因此,了解并采用合理辐照防护措施,避免或减少医护工作者的辐照伤害还是非常有必要的。避免和减少脊柱内镜辐照损伤的主要措施有:

一、改进穿刺方法

在保障手术安全性的前提下,降低透视的次数。韩国人Yong Ahn的一项前瞻性研究显示,经皮脊柱内镜下椎间孔入路手术平均的X线暴露时间是2.5分钟。随着医师对穿刺技术的改进,穿刺熟练程度的提高,已经可以将辐照暴露的时间最短控制在0.1分钟即6秒钟之内,最少两次透视椎体正位片即可完成整个手术穿刺引导过程(图1-4-1),显著降低了患者和医护人员的辐照伤害。

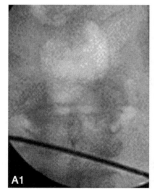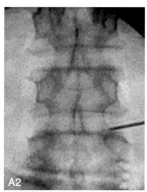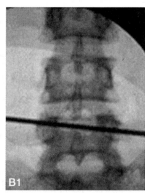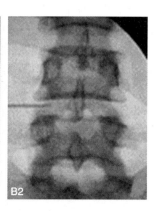

图1-4-1　A1. 体表透视定位,找到了上关节前方的穿刺点即可,旋转透视图像,等待第二次穿刺透视;A2. 定位穿刺靶点准确,完成1例透视定位;B1. 体表透视定位,确认了小关节外的穿刺点;B2. 穿刺后核实穿刺目标靶点准确,完成1例透视定位

二、使用必要的防护设备

铅屏风、铅眼镜、铅手套、铅衣等设备已经成为辐照防护的必备设备。在Ahn的研究中,数据显示必要的防护措施可以减少94%以上辐照伤害,其中铅屏风的防护作用要远远大于铅衣等穿戴性防护设备。

三、远离辐照区域

脊柱内镜手术的穿刺过程与血管介入等手术不同,不需要透视实时操作,是一个相对的静态过程。医师的穿刺后退到2~4米的X线辐射区域外,站在铅屏的后方进行放射性防护,这样可使相关人员的X射线暴露降低到忽略不计。

显微内镜(MED)手术时的放射性辐射比脊柱内镜(PELD)手术时照射次数低许多,方法同上在此不再赘述。

脊柱内镜发明后,即伴随着 YESS 技术进入了中国,使脊柱微创外科踏入了新的时代。因为其透视次数多、穿刺难度大、技术要求高、疗效不十分确切等原因,在国内很长一段时间进入了低谷期。新一批的微创脊柱外科医师在学习 YESS 技术等新技术的基础上,简化了穿刺的透视过程及其他脊柱内镜手术的流程。正在不断拓展手术适应证范围,我国的脊柱微创技术已经上升到了一个新的高度。

(张西峰)

第五节　脊柱微创手术的思想方法与道德操守

脊柱微创手术是治疗脊柱疾病的一种新的趋势,具有创伤小、风险低、围术期短、康复快的特点。作为一次外科手术,同样须遵循外科手术治疗的原则。笔者通过多年脊柱微创手术的临床实践,提出脊柱微创治疗的一些思想方法问题以及应当遵循的道德操守,供同道参考。

1. 生命的安全原则　医师对患者的态度是救死扶伤、治病救人,要遵守希波拉底的誓言,也要学习白求恩医师对技术精益求精,对患者满腔热忱的精神。患者就医的目的是在保证生命的前提下,解除疾病所带来的痛苦,提高其生活质量。无论何时,生命是第一位的。首先,在人的生命无法获得保障的情况下,任何外科治疗都不是首选的。任何补偿都无法弥补手术意外给患者及家属带来的多方面的巨大打击。因此,在做任何手术之前必须反复检查患者是否有手术禁忌证,全面论证手术的可行性及手术的方式;决不能盲从。以有全身合并症的椎间盘突出症为例,医师一定要注意患者的全身状况,腰腿痛能否获得缓解与心脑血管等严重致命性疾病相比,腰椎疾病是次要的,应将患者的生命放在第一位。其次,在无法避免严重并发症的前提下,不实施外科治疗。学术杂志交流的一般都是经过严格对照研究的临床治疗方法和结果等,对于散发的、偶发的不良病例不予报道,特别是致死的案例少有报道。作为有创治疗中创伤最小的介入治疗,在颈椎疾病治疗中,脊髓损伤导致瘫痪,椎管狭窄治疗后导致症状加重的瘫痪,无菌操作不严格导致颈椎、腰椎感染性的并发症并不罕见。经皮脊柱内镜手术导致内脏损伤,脊柱内镜手术导致死亡的病例在临床工作中均有发生。因此,医师本着对患者负责的态度,在外科治疗中首先要遵循患者生命安全第一的原则,在手术抉择及手术时要慎之又慎。

2. 手术创伤最小原则　手术治疗技术是为治愈疾病这个目的服务的,不能为了炫耀技术本身的大、难而忽视手术方法本身的风险。因此,外科手术要遵循创伤最小和方法最简单的原则。外科治疗技术的发展遵循了这样一条路线:知道有病但不知道什么病,打开看看并治疗→知道有病,知道有什么病,打开治疗→知道有病,知道有什么病,经自然腔道或者建立一个通道进行微创治疗的发展过程。脊柱外科最典型的例子就是腰椎间盘突出症治疗的发展过程。最初的腰椎间盘摘除手术是全椎板切除,切口可达 10cm,术后卧床 4~6 周甚至 3 个月。这段历史并不久远,门诊依然可以看见 10 年左右病史复诊的患者腰背部 10cm 左右的切口瘢痕。后来发展到了半椎板、小开窗的小切口手术或者通道手术,最近更是发展到 0.7cm 切口的经皮内镜手术。围术期也从住院 1 个月缩短到了日间手术。在全椎板、半椎板、小开窗、通道手术、内镜手术可以达到缓解症状目的的情况下,医师选用合适的、创伤更小、方法更简单的手术方法是治疗的一个重要原则。

3. 最低花费原则　经济社会的任何活动都是以经济为基础的,任何行为都要考虑成本和产出,不计成本是不符合客观经济规律和现实情况的。在获得同样结果的前提下,人们期望付出最少的经济代价来获得最大的经济价值,也就是希望获得最好的疗效。融合手术费用高,小开窗手术费用低,微创手术费用更低。手术的费用不简单是住院产生的费用,还包括家属护理时间、人数、请假的损失、交通的花费等。微创手术还有一定的社会意义,即用最小的创伤、最经济的形式为患者解除病痛,解决看病难、看病贵的社会问题,真正起到让最新的科技成果服务于民、用之于民。与微创手术相比,开放手术需要耗费更多、更复杂的社会资源。国家和社会需要提供更多的医院床位、承担医务人员培养的压力。因此，从经济学和社会学角度考虑，微创也是首先考虑的治疗方法。

4. 手术的熟练原则 医师是外科疾病治疗最重要且直接的参与者，外科医师治疗技术水平的高低直接决定着手术的治疗效果。外科医师的技术水平包括理论知识和操作技能。从整体上说，新技术代表了更好的疗效、更短的疗程以及更快的康复。外科手术是医师复杂的体力和脑力劳动结合的过程。每种新技术都需要学习和掌握的过程，每名医师都有不同的学习掌握过程。我国地域广阔，医院级别差异较大，医师个人的能力、接受新技术的过程也不尽相同。从患者的角度讲，不能期望面对的医师已经掌握了最新的技术。要看者熟练掌握什么技术，发挥医师最大特长，追求现有条件下最好的治疗结果。从医师的角度讲，初学者要接受标准的培训过程，不要拿患者作为手术学习对象。以后还要不断学习和掌握新理论、新技术，用更熟练的、创伤更小的技术为患者服务。

5. 阶梯治疗的原则 不同的手术方法有不同的优势和最佳的手术适应证，而一种疾病在发生与发展的不同时期有不同的最佳治疗方法。比如腰椎间盘退行性变的过程中，早期的病变仅仅是影像学出现突出的信号改变，合并腰腿痛，主要是保守治疗 3 个月左右。保守治疗的内容包括卧床休息、物理治疗、非甾体药物治疗，以及硬膜外治疗。保守治疗无效后可以行内镜治疗。如仍无效还可以进行脊柱非融合技术治疗。最后才考虑融合的治疗方法。跨时期治疗，疗效比较差。如在已经发生了严重的退行性病理改变的情况下，强行使用介入的方法，不会获得好的疗效。仅仅是盘源性腰痛就使用融合的方法，不仅手术过程长，而且创伤过大，有时也可能导致早期发生相邻节段的退行性病变。不同时期病变的程度不同，尽可能使用相应阶段内不同的治疗方法是阶梯治疗原则的根本。

6. 以人为本的理念 理念、技巧、技术都是为了提高医疗技术水平，目的是让患者达到更好的治疗效果。医学的服务对象是人，人不是简单的生物个体，人的价值观不同，对社会的认知程度就不同，对同一事物的看法也不同。同样的疾病，因为社会背景、心理素质不同，采取不同的治疗方法是常见的。而同样的疾病、同样的治疗过程，因为个体差异，获得不同的疗效也是不足为奇的。医患双方要互相理解、互相尊重，医师用自己所学专业知识与技能倾心为患者解除病痛。患者要尊重医师，及时告知医师自己身体所发生的任何状况，积极配合医师所做的治疗，在现有的医疗条件下获得最满意的治疗效果。医师和患者双方应互相尊重，我为人人，人人为我。

7. 早日恢复的理念 由美国 NIH 公司资助一项大型的多中心退变性腰腿痛保守治疗与手术治疗临床效果及成本效益比的对照研究（SPORT 试验），研究显示腰椎间盘突出症在开始治疗前，症状持续的时间越长，最终的治疗结果就越差，无论手术治疗还是非手术治疗都是如此，这样的结果无法否定外科手术可以短期缓解临床症状，患者可以早日康复的临床治疗结果。与此同时，该研究还表明腰椎间盘突出症手术治疗远期疗效更佳。笔者认为可以忍受的非手术治疗的最低标准是，不要因为疾病而无法体验正常的生活。例如腰椎间盘突出症，许多情况下通过保守治疗可以治愈，但是要遵循时间和效果最佳比例的原则。在现代影像学大量应用于临床以前，治疗的标准是：保守治疗无效 6 个月的患者，实施手术治疗。在现代影像学大量应用于临床后，这个标准明显滞后于患者和时代的要求，临床医师应该尽量缩短治疗和康复的时间。对于腰椎间盘突出患者现在采用"阶梯化治疗"理念。微创手术的广泛应用，降低了医师和患者的手术风险，缩短了患者康复的时间，是未来发展的方向。

8. 不做预防性手术的理念 疾病治疗贵在预防，正所谓上医治未病。应用保守的方法预防腰椎间盘突出症的发生是可取的。但是，将这个原则扩展到应用外科手术预防可能发生的症状和体征，就是明显错误的导向，可能导致过度治疗的滥用，产生不必要的失败病例，造成一定的经济浪费。它主要体现在两个方面：①没有严重症状的责任间隙是否需要外科治疗；②腰椎疾病经常遇到多间隙多节段的问题，在治疗责任间隙时是否顺带治疗影像学变化但临床没有症状的邻近间隙。笔者的观点是：①对于没有超过患者身体、心理承受能力的疼痛症状不做手术，即使微创手术也不做；②不做没有临床症状的邻近间隙病变。

9. 单纯椎间盘摘除的理念 融合手术曾经被认为是脊柱疾病治疗的金标准。随着临床病例的大量应用,发现了融合手术带来的相关性问题。能否通过类似关节置换的技术,缓解或者克服融合脊柱产生的症状? 由此产生了脊柱非融合的理念。脊柱非融合的理念拓展了人们对脊柱疾病诊疗的认识。但是,脊柱关节和四肢关节不同,非融合技术的创伤、手术的难度、手术的失败率、返修的难度、手术的返修率等问题又引起了医师的反思,阻碍了该技术的推广。对于单纯腰椎间盘突出症患者,目前的单纯椎间盘微创摘除技术实际上只切除了压迫神经根的部分髓核,而尚有2/3的椎间盘组织保留在椎间,维持了椎间盘的大部分功能。另外,椎间的小关节完全保留,这就维持了脊柱的节段功能。这是比较理想的非融合治疗方法之一,符合了最小手术原则、阶梯治疗原则和最低花费的原则。最关键的是符合社会生活常理,容易被患者接受,值得临床医师深入对照研究。

10. 技术发展创新思维的理念　什么是腰椎间盘突出症治疗的金标准? 目前还是以传统的椎间盘切除手术为金标准。而腰椎狭窄症、腰椎不稳等则以腰椎融合为金标准。诚然,即某个阶段,某种治疗的方法被认为是最好的、被医师广泛掌握应用的方法。腰椎间盘突出症治疗的目的在于消除或缓解疼痛、恢复和改善神经功能,从而解除痛苦和恢复患者的工作。基于对突出物病理认识的不断深入,病理和病情不断细化,治疗方法也呈多样化的发展,包括保守治疗、介入治疗及手术治疗等。随着脊柱生物力学研究的日益深入,手术疗法也受到了前所未有的挑战。这些挑战促使人们不断改良原有术式或调整手术适应证。医学的发展趋势清楚地表明,腰椎间盘突出症的治疗正在朝以尽量保持脊柱稳定为基本要素的无创与微创技术方向发展。深入研究、发掘、提高以及客观评定各种非手术和手术疗法,接受各种新理念、新方法,具有重要的临床意义。

方向比速度重要是最简单和实用的道理,方向错了无论什么样的先进交通工具都无法把我们带到目的地。手术的原则错了,任何好的方法都无助于获得好的结果。当关注各种先进的手术方法时,不要忘记了最初手术的目的。

(张西峰　刘尚礼)

参考文献

1. Kambin P,Gellman H. Percutaneous lateral discectomy of lumbar spine a preliminary report. Clin Orthop,1983,174:127.

2. Yeung AT,Tsou PM. Posterolateral endoscopic excision for lumbar disc herniation:Surgical technique,outcome and complications in 307 consecutive cases. Spine,2002,27(7):722-731.

3. Hoogland T,Schubert M,Miklitz B,et al. Transforaminalposterolateral endoscopic discectomy with or without the combination of a low-dose chymopapain;a prospective randomized study in 280 consecutive cases. Spine,2006,31(24):890-897.

4. Ruetten S,Komp M,Merk H,et al. Use of newly developed instruments and endoscopes:full-endoscopic resection of lumbar disc herniations with the interlaminar and lateral transforaminal approach. J Neurosurg Spine,2007,6(6):521-530.

5. Foley KT,Smith MM. Microendoscopic discectomy. Tech Neurosurg,1997,3:301-307.

6. Perez-Cruet MJ,Foley KT,Isaacs RE,et al. Microendoscopic lumbar discectomy:technical note. Neurosurgery,2002,51(5 Suppl):129-136.

7. Rantanen J,Hurme M,Falck B,et al. The lumbar multifidus muscle five years after surgery for a lumbar intervertebral disc herniation. Spine,1993,18(5):568-574.

8. Kim DY,Lee SH,Chung SK,et al. Comparison of multifidus muscle atrophy and trunk extension muscle strength: percutaneous versus open pedicle screw fixation. Spine,2005,30(1):123-129.

9. Kawaguchi Y,Matsui H,Tsuji H. Back muscle injury after posterior lumbar spine surgery. A histologic and enzymatic analysis. Spine,1996,21(8):941-944.

10. Stevens KJ,Spenciner DB,Griffiths KL,et al. Comparison of minimally invasive and conventional open posterolateral lumbar fusion using magnetic resonance imaging and retraction pressure studies. J Spinal Disord Tech,2006,19(2):77-86.

11. Sihvonen T,Herno A,Paljärvi L,et al. Local denervation atrophy of paraspinal muscles in postoperative failed back syndrome. Spine,1993,18(5):575-581.

12. Kim KT,Lee SH,Suk KS,et al. The quantitative analysis of tissue injury markers after mini-open lumbar fusion. Spine, 2006,31(6):712-716.

13. Zander T, Rohlmann A, Klöckner C, et al. Influence of graded facetectomy and laminectomy on spinal biomechanics. Eur Spine J,2003,12(4):427-434.

14. Muramatsu K, Hachiya Y, Morita C. Postoperative magnetic resonance imaging of lumbar disc herniation:comparison of microendoscopic discectomy and Love's method. Spine,2001,26(14):1599-1605.

15. Wu X, Zhuang S, Mao Z, et al. Microendoscopic discectomy for lumbar disc herniation:surgical technique and outcome in 873 consecutive cases. Spine,2006,31(23):2689-2694.

16. Righesso O, Falavigna A, Avanzi O. Comparison of open discectomy with microendoscopic discectomy in lumbar disc herniations:results of a randomized controlled trial. Neurosurgery,2007,61(3):545-549.

17. McAfeePC, Regan JR, Zdeblick T, et al. The incidence of complications in endoscopic anterior thoracolumbar spinal reconstructive surgery:a prospective multicenter study comprising the first 100 consecutive cases. Spine, 1995, 20(14): 1624-1632.

18. Watanabe K, YaukeS, Kikuchi S, et al. Complications of endoscopic spinal surgery:a retrospective study of thoracoscopy and retroperitoneoscopy. J Orthop Sci,2007,12(1):42-48.

19. Newton PO, MarksM, Faro F, et al. Use of video-assisted thoracoscopic surgery to reduce perioperative morbidity in scoliosis surgery. Spine,2003,28(20):249-254.

20. Khoo LT, Fessler RG. Microendoscopic decompressive laminotomy for the treatment of lumbar stenosis. Neurosurgery,2002, 51(5 Suppl):146-154.

21. Weiner BK, Walker M, Fraser RD. Vascular anatomy anterior to lumbosacral transitional vertebrae and implications for anterior lumbar interbody fusion. Spine,2001,1(6):442-444.

22. Ikuta K, Tono O, Tanaka T, et al. Surgical complications of microendoscopic procedures for lumbar spinal stenosis. Minim Invasive Neurosurg,2007,50(3):145-149.

23. Castro-Menéndez M, Bravo-Ricoy JA, Casal-Moro R, et al. Midterm outcome after microendoscopic decompressive laminotomy for lumbar spinal stenosis:4-year prospective study. Neurosurgery,2009,65(1):100-110.

24. Foley KT, Holly LT, Schwender JD. Minimally invasive lumbar fusion. Spine,2003,28(15 Suppl):26-35.

25. Pimenta L, Lhamby J, Gharzedine I, et al. XLIF approach for the treatment of adult scoliosis:2 year follow-up. Spine J,2004, 7(Suppl):52-53.

26. Knight RQ, Schwaegler P, Hanscom D, et al. Direct lateral lumbar interbody fusion for degenerative conditions:early complication profile. J Spinal Disord Tech,2009,22(1):34-37.

27. Regev GJ, Lee YP, Taylor WR, et al. Nerve injury to the posterior rami medial branch during the insertion of pedicle screws:comparison of miniopen versus percutaneous pedicle screw insertion techniques. Spine,2009,34(11):1239-1242.

28. Kim CW, Lee YP, Taylor W, et al. Use of navigation-assisted fluoroscopy to decrease radiation exposure during minimally invasive spine surgery. Spine J,2008,8(4):584-590.

29. 李春海,黄东生,刘尚礼,等. 显微内镜椎间盘切除系统治疗腰椎间盘突出症. 实用医学杂志,2000,16(1):289-290.

30. 黄东生,李春海,刘尚礼,等. 椎间盘镜髓核摘除术治疗腰椎间盘突出症. 中国脊柱脊髓杂志,2001,11(5):266-268.

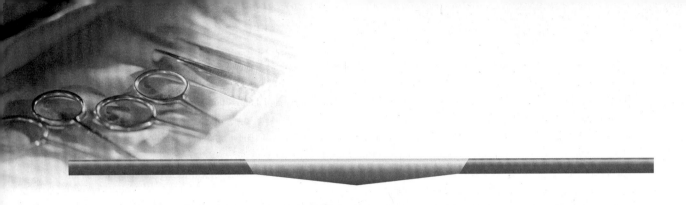

第二章
脊柱内镜的相关应用解剖学

随着微创手术技术日益受到临床各科医师的重视,以及内镜等各种小切口手术器械及其相关技术的发展和完善,脊柱内镜在脊柱外科领域的应用越来越广,推广普及很快。与此相呼应,针对各种术式入路的应用解剖学研究也取得了丰硕的成果,为脊柱内镜的应用和完善提供了有益的思路和基础保障,这些成果同时也是本篇得以成书的基础。

由于从某一局部进入脊柱所涉及的路径和层次,在处理相同部位的不同病症时大同小异,但又因选用的术式和器械不同而各有侧重,本章并不打算穷举各个具体术式入路的应用解剖学研究数据,而主要是集中介绍一些脊柱内镜术中所涉及的层次和结构的应用解剖学要点,为读者理解本书后面各章节的具体术式入路提供参考。

第一节　脊柱的应用解剖

幼年时,构成脊柱的椎骨有33块,即颈椎7块,胸椎12块,腰椎5块,骶椎5块,尾椎4块。随着年龄的增加,5块骶椎融合为1块骶骨,4块尾椎融合为1块尾骨,故成人的椎骨共有24块,它们借助椎间盘、韧带和椎间关节等连成脊柱。

脊柱是人体的中轴,容纳并保护脊髓和脊神经根,同时参与胸腔、腹腔和盆腔的构成,对各腔内的脏器起保护作用。就人体分区而言,脊柱纵向矗立于颈、项、胸、背、腰、腹和盆部等多个局部的深处,周围毗邻结构复杂。作为一个完整的功能和结构体系,同时又是脊柱手术的终端处理目标,从整体上把握其基本构造,对正确处理相关结构和选择常规手术或内镜等微创手术是很有帮助的。

脊柱作为一个具有支持和运动功能的整体,其稳定性的保持有赖于"三柱"结构的完整。"三柱"概念由 Danis 于 1984 年提出,前柱为前纵韧带、椎体前份和椎间盘前份;中柱为椎体后份、椎间盘后份和后纵韧带;后柱为包括关节突、黄韧带、棘上韧带和棘间韧带等在内的椎弓根后方的诸多结构。前屈暴力主要影响前柱,纵向压缩暴力波及中柱,此时发生的椎体骨折常不致影响脊柱的稳定;若同时伴发后柱的损害则导致脊柱不稳。因此,在处理突出的椎间盘等病变结构时,对包括椎间关节在内的后柱结构的切除必须慎重,不可随意扩大范围。

一、椎骨的应用解剖

除上、下两端的几块椎骨差异较大外,其余居中的椎骨都具有较为相似的共同形态特征,即由前方的椎体和后方的椎弓组成,椎弓又可分为椎弓根和椎弓板两部分,并伸出一对横突、一对上关节突、一对下关节突和一个棘突共7个突起。

（一）各部椎骨的特征

由于所处的部位不同,各部椎骨所承受的压力和受周围结构的影响也大不相同,因此,在具有相

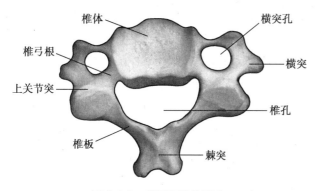

图 2-1-1　普通颈椎的形态

似的共同形态的基础上,各部位椎骨的特征性差别也很明显。

1. 颈椎　是所有椎骨中的最小者,共 7 个。第 1、2、7 颈椎形态比较特殊,属特殊颈椎,其余 4 个(第 3～6 颈椎)为普通颈椎,或称典型颈椎(图 2-1-1)。

普通颈椎的椎体小,椎体的横径较矢状径大。椎体前面圆,后面扁平,椎体上面两侧隆凸,前后凹陷;下面两侧凹陷,前后隆凸,因此,椎体的上、下面均呈鞍状,使相邻椎体的连接更加稳定。椎体上面两侧呈嵴样的隆起,称为椎体钩或钩突;下面两侧缘相应的部位有斜坡状的唇缘,常说的钩椎关节(Luschka 关节)即由上位颈椎的唇缘与下位颈椎的钩突构成。颈椎椎弓根向后外侧突出,椎板则转向伸往后内侧,故围成的椎孔较大,呈三角形。横突短而宽,根部有一圆或椭圆形的孔,称横突孔,内有椎动脉和椎静脉通过。横突的末端分裂成前结节和后结节。前结节为肋骨的遗迹,尤以第 6 颈椎的前结节最大,是颈总动脉压迫止血的主要受力点,故常称其颈动脉结节;后结节是颈夹肌、斜角肌等颈部肌肉的附着点。上、下关节突的关节面近似水平位。棘突的末端分叉。

(1) 第 1 颈椎:又名寰椎,由前弓、后弓和两个侧块构成,呈环状,无椎体、棘突和关节突,后弓上面有椎动脉沟,椎动脉出寰椎横突孔后即经此沟行向枕骨大孔,此沟到后正中线的距离,以内侧骨皮质计量为 10mm,以外侧骨皮质计量则为 18mm。前弓正中处,内面有向后凹的后关节面,与齿突构成寰枢正中关节;外面有向前突起的前结节,是上颈椎前路手术用以触摸并判断前正中线位置的重要结构(图 2-1-2)。

(2) 第 2 颈椎:又名枢椎,比其他颈椎多了一个齿突,即由椎体的上面向上发出的指状突起。齿突向上插入寰椎前弓的后面并与之形成寰枢正中关节,是头部旋转运动的解剖学基础(图 2-1-2)。

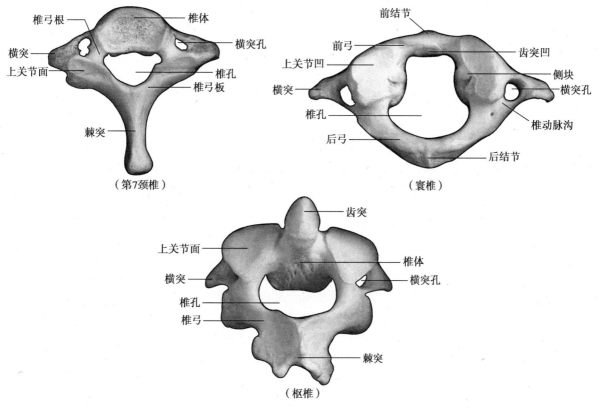

图 2-1-2　特殊颈椎的形态

齿突长 14~16mm,其根部最窄且略扁,内外径 8~10mm,前后径 10~11mm。齿突与椎体不是简单的垂直关系,其长轴与枢椎体下表面约呈 64°的夹角,在行齿突螺钉内固定术时应予注意。枢椎的椎弓根宽约8mm,高度约10mm,有倾斜的上关节面覆盖,方向为由外下至内上方。横突孔紧靠椎弓根外侧,方向为由内下至外上。椎弓根轴的投影点在椎板上缘下 5mm 和椎管外侧边外 7mm 处,向内偏33°,向上偏20°。

（3）第7颈椎:又名隆椎,其形态及大小与典型颈椎相近,但其棘突特长而粗大,呈水平位后伸,末端不分叉而呈结节状,在项背交接部皮下容易触到,是辨别椎骨序数的一个标志(图 2-1-2)。

2. 胸椎　共 12 个,椎体自上而下逐渐增大。上部胸椎的椎体与颈椎相似,下部则类似腰椎。椎体的两侧和横突末端的前面有半圆形或圆形的浅窝,称肋凹,分别与肋骨小头和肋结节的关节面相关节。胸椎的上、下关节突和关节面近似冠状位,棘突细长,呈垂直位向下,相邻棘突似瓦片状重叠排列(图 2-1-3)。

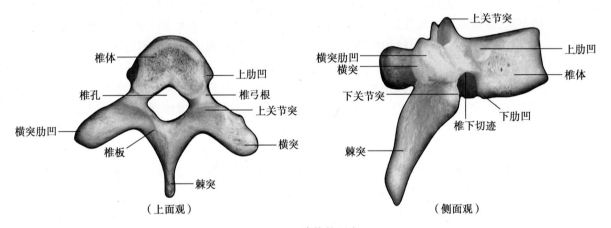

（上面观）　　　　　　　　　　　　　　（侧面观）

图 2-1-3　胸椎的形态

3. 腰椎　有 5 个,椎体高大,椎孔呈三角形,孔径比胸椎大,比颈椎小。横突薄而长,其根部的后下侧有一个小结节,称为副突。从发生学角度说,腰椎的横突是肋骨的遗迹,本来的横突则蜕变成了副突。上关节突后方亦有一称乳突的小结节,与副突之间多由骨嵴相连。腰椎关节突和关节面呈矢状位,上、下位关节突的位置是内外关系;棘突为长方形扁板,后缘较厚,呈水平位伸向后方,这些结构特点均与腰部较大幅度的脊柱运动相适应。靠近椎弓根处的椎体后缘骨皮质明显变薄,易产生应力集中,在骨折时骨块易由此处进入椎管,压迫脊神经和脊髓圆锥。位于上、下关节突之间狭窄的椎弓部分常称为峡部,腰椎的峡部形态较颈胸椎明显,并存在一道伸向乳突的骨嵴,称峡部嵴。峡部嵴与自副突伸向乳突的骨嵴(乳突副突嵴)呈倒 V 字形相交,现多将此二嵴合称为“人字嵴”,可作为选取腰椎椎弓根穿刺点的一个定位标志(图 2-1-4)。

4. 骶骨　由 5 块骶椎愈合而成,略呈三角形,底朝上,尖朝下。底的上面呈椭圆形,借椎间盘与第5 腰椎相接。骶骨上面向前突出的前缘称为骶骨岬,是重要的骨性标志。骶骨的两个侧面各有一耳状面与髂骨的耳状面形成骶髂关节(图 2-1-5)。

在骶骨的骨盆面可见 4 条横线,为 5 块骶椎愈合的痕迹。横线的两端各有一孔,称骶前孔,有骶神经前支及血管通过。骶骨背面粗糙而隆凸,正中的纵嵴称骶正中嵴,由 3~4 个结节连接而成,是骶椎棘突愈合的遗迹。骶正中嵴两侧各有一条不太明显的粗线,称骶关节嵴,由关节突愈合而成。骶关节嵴的下端突出,称骶角,之间的缺口为骶管裂孔,是骶管的下口。骶关节嵴外侧有骶后孔,是骶神经后支及血管的通路。

5. 尾骨　整体呈三角形,上宽下窄,由 3~5 块尾椎愈合而成,是脊柱的终末部分,在人类为退化之骨,有时与骶骨相愈合。尾骨侧缘有韧带和肌肉附着(图 2-1-5)。

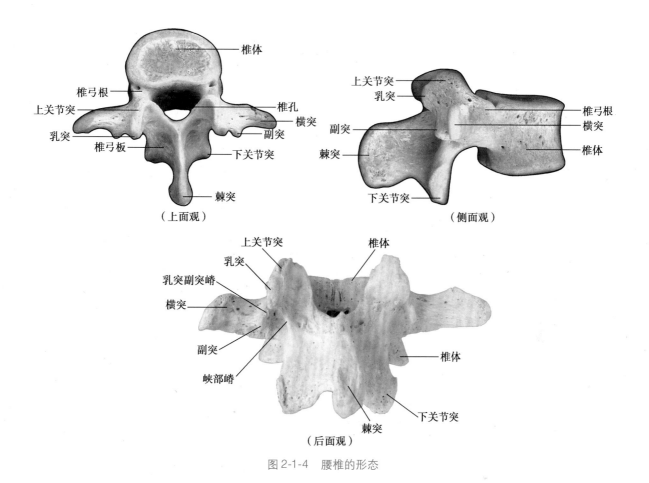

图 2-1-4　腰椎的形态

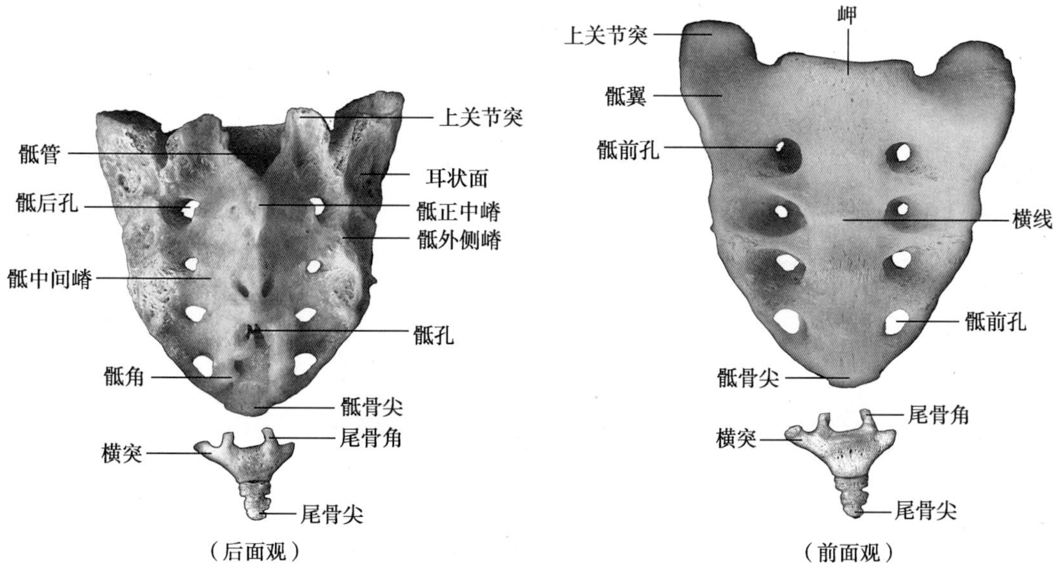

图 2-1-5　骶骨和尾骨的形态

（二）椎骨各部的应用解剖

1. 椎体　表层的骨密质较薄,内部的骨松质是其主体。构成骨松质的骨小梁按压力和张力方向有序地排列,形成一个以椎体前面为基底,以椎体中央为尖顶的骨小梁密度较为稀疏的锥形区,因此,椎体的压缩性骨折常呈楔形(图2-1-6)。

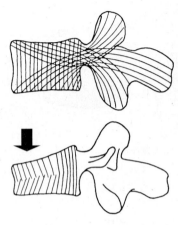

图2-1-6　压缩性骨折

椎体的上、下面在青春期前为两片完整的透明软骨。青春期开始后,在透明软骨周围部分出现环状的次级骨化中心,称骺环。至25岁左右,骺环骨化完全并与椎体骨质融合,使椎体上、下面的周缘突出,但透明软骨的中央部分终生不骨化,并与椎间盘相贴而存在。从发生学看,此层透明软骨当归属椎体,但临床上却从应用角度将其视为椎间盘的一个有机组成,称为终板或软骨板。

由于负重自上而下逐渐增加,椎体的横断面积也随之自上而下增大,至第5腰椎达到极致,此腰椎横断面积约为第3颈椎的3倍,从而保证它们在单位面积上承受的压力基本一致。

椎体上、下缘的骨赘是椎间盘退变后椎体进行功能代偿的产物,有其积极的一面,但如果骨赘压迫附近的神经根、椎动脉、自主神经丛,甚至脊髓,则需要对其进行处理和治疗。

2. 椎弓　包括两侧的椎弓根和椎弓板,与黄韧带一起围成椎管的侧后壁。

（1）椎弓根:前端接椎体,稍宽,骨密质较椎体厚,但骨松质仍较多;后端接椎板,横突和上关节突附于其侧面和上面,是应力集中部,几乎全由骨密质构成,是椎骨最为坚固的部分,也是临床上常选用的螺钉固定点。椎弓根与椎板交界处,位于上、下关节突之间的部分较为缩窄,称峡部,以腰椎最为明显。从峡部旋入螺钉,向前通过椎弓根全长可直入椎体侧部。

由于椎弓根结构个体差异较大,特别是胸椎,尽管对其进行的调查已很多,但各家的数据和结论难以全面吻合,故在此亦不一一列出。总的情况是,胸椎椎弓根的高度大于宽度,其截面近似椭圆形,其宽度可以容纳直径在4～5mm的螺钉。胸椎椎弓根轴线从关节突至椎体前缘的长度在3.3～4.7cm,以第4胸椎为界,以上小于4cm,以下大于4cm。椎弓根与矢状面有一定的倾斜角度,第1～10胸椎椎弓根轴线与矢状面的夹角在15°～23°之间,与水平面的夹角在10°左右(图2-1-7),故螺钉的钻入在胸椎应有相应的方向和角度。

不同节段胸椎椎弓根后缘中点与相应横突根部有比较恒定的位置关系。在第1、第2胸椎,椎弓根及横突均位于椎体上半部,椎弓根的中点对应于横突根部中点;在第3～10胸椎,由于横突位置逐

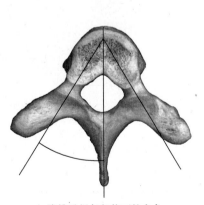

胸椎弓根与矢状面的夹角

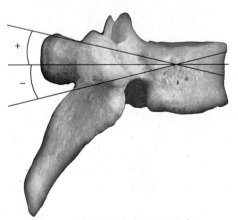

胸椎弓根与水平面的夹角

图2-1-7　椎弓根的角度

渐下移至椎体中1/3部,而椎弓根仍位于椎体上半部,因此,椎弓根中点对应于横突上缘;在第11、第12胸椎由于椎弓根矢状径明显增加,加上椎体高度增加,造成横突位置相对上移,椎弓根中点再次对应于横突根部中点。

椎弓根的高度和宽度从胸至腰均逐渐增大,据国人资料,其最小值分别为10mm和5.4mm,故选用直径为4~5mm的螺钉仍是合适的。从后向前贯穿椎弓根全长直达椎体前面的总长度从胸到腰亦逐渐增大,在第3腰椎约为45mm。椎弓根的长轴与矢状面的夹角在下胸椎至第3腰椎均为0°,与水平面的夹角在腰椎几近为0°,螺钉的钻入方向应与之适应。据统计,椎弓根内面与脊髓的距离最近处仅约2mm,椎弓根下切迹比上切迹弧度深,故有学者提出,为减少脊髓误伤的几率,进针的方向宁可稍偏外、偏上,而不宜偏内和偏下。

对椎弓根螺钉进针点的确定,定位方法众多,各家的方法和心得均有独到之处。对初学者而言,若以解剖结构明显、容易辨识为依据,以下标志(线)可作参考:①椎板外骨嵴,在腰椎的椎板外缘有一典型的骨嵴,或称峡部嵴,其外或外上方有一凹陷,该处约与椎弓根中心点重叠,可作为腰椎椎弓根穿刺的进针点;现多将该嵴与其外侧的乳突副突嵴合称人字嵴,将进针点定位于"人"字嵴顶点下方凹陷处;②下关节突下缘,该缘与关节突关节面中点垂直线的交点,其外侧3mm处可作为胸椎椎弓根穿刺的进针点(图2-1-8)。

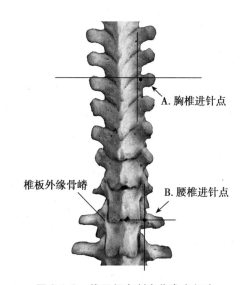

A. 胸椎进针点

椎板外缘骨嵴

B. 腰椎进针点

图2-1-8 椎弓根穿刺定位参考标志

胸、腰椎椎弓根的解剖学测量,起初主要是为椎弓根螺钉技术的临床应用提供参考,对随后发展起来椎体成形术等通过椎弓根入路的脊柱微创手术亦有重要的参考价值。随着影像诊断技术的日益精准和普及,在进行任何椎弓根穿刺操作之前,还需要结合患者的X线片、CT片等确认其椎弓根的相关数据,以确定选取椎弓根螺钉的直径、长度,以及穿刺针的进针部位、方向和角度。现有医疗条件下,应避免机械地利用既往测量数值进行盲穿,以减少对患者的医源性伤害。

(2)椎板:左、右椎板在后正中线上融合,若不融合则形成脊柱裂,多见于第5腰椎至第2骶椎一段。脊柱裂使肌肉缺乏正常的附着点,易致慢性劳损,是腰痛的病因之一。椎板的厚度在腰椎平均为5mm,以第3腰椎的最厚,平均达5.9mm。椎板增厚是椎管狭窄的重要病因之一。切除一侧或双侧椎板以施行椎管减压,或进入椎管探查和切除椎管内的病变组织,是脊柱外科常用的技术手段。

3. 横突 颈椎横突根部有横突孔,其内有椎动脉、椎静脉和缠绕它们的交感神经丛通过。两侧椎动脉98%以上均进入第6颈椎横突孔上行,个别进入第7或第5颈椎横突孔。有时两侧横突孔大小不一,有时横突孔会出现横行骨嵴将其分成完全或不完全的两孔,孔的容积因此缩小,这些都可能是形成颈椎病(椎动脉型)的原因之一。

上胸椎的横突较长,下胸椎的横突则较短,从第1胸椎至第12胸椎依次递减,第1腰椎横突的长度与第12胸椎相仿,第2腰椎横突迅速增长,至第3腰椎横突达到最长。显露至关节突后,在其外侧或后外侧的横突上、下缘容易辨识和显露,也可以作确定椎弓根穿刺进针点的辅助标志。

大量肌肉和韧带通过在横突和棘突的附着对脊柱的运动和稳定发挥作用。附着于横突的主要结构有腰大肌、腰方肌、竖脊肌、横突间肌、胸腰筋膜(深层)和横突间韧带等。腹内斜肌和腹横肌通过胸腰筋膜也间接附着于横突。众多肌肉的过度牵拉可导致其在横突附着处的慢性劳损,产生无菌性炎症和局部粘连。腰部受扭转暴力,更可致横突骨折。第3腰椎横突最长,受牵扯最重,因而发病机会较多,称第3腰椎横突综合征。

横突是保证脊柱稳定的重要结构,对腰椎前滑脱的患者可行横突间植骨融合。

4. 棘突　主要由骨松质构成,只在其表层有薄的骨密质覆盖。第2～6颈椎棘突末端分叉,第7颈椎棘突不分叉并形成项背区后正中线上最高的隆起。胸椎棘突细长,呈覆瓦状自上向下叠盖。腰椎棘突呈平板状伸向后方,因肌腱牵拉后缘较厚。棘突上有众多肌肉和韧带附着,如斜方肌、背阔肌、菱形肌、竖脊肌、夹肌、项韧带、棘上韧带、棘间韧带等。暴力使脊柱前屈时,棘突可因棘上韧带和棘间韧带的强力牵拉而分裂成两半或从根部折断。

二、椎骨连结的应用解剖

椎骨借椎骨间的各种连结连成脊柱,这些连结按连接部位可分为椎体间连结和椎弓间连结,前者包括椎间盘、前纵韧带和后纵韧带,后者包括黄韧带、棘间韧带、棘上韧带、横突间韧带和关节突关节等。按连接形式分则有3种,包括软骨连结(椎间盘)、关节突关节和各种韧带连结。此外,在上、下两端与颅骨、骨盆交接处还有特定的骨连结方式。

(一) 椎骨和颅骨的连结

椎骨和颅骨的连结包括寰枕关节和寰枢关节。

1. 寰枕关节　由两侧枕骨髁和寰椎侧块上面的上关节凹构成,是包括左、右侧两个关节的联合关节。关节囊松弛,其内侧部薄弱,外侧部和后部较肥厚,在关节囊周围尚有寰枕前膜、寰枕后膜以及寰枕外侧韧带等结构。前两者分别连接枕骨大孔前缘、后缘和寰椎前、后弓之间;后者是连接寰椎横突与枕骨颈静脉突之间的韧带,加强关节囊的外侧壁。寰枕关节使头部可沿冠状轴作屈伸运动,沿矢状轴作侧屈运动。

2. 寰枢关节　包括3个关节,即2个分居两侧的寰枢外侧关节和1个居中的寰枢正中关节组成。寰枢外侧关节由寰椎的下关节面和枢椎的上关节面组成。寰枢正中关节通常又分为寰齿前关节和寰齿后关节,前者由枢椎齿突前关节面与寰椎前连合后面的齿突关节面构成,后者由枢椎齿突的后关节面寰椎横韧带构成。寰椎横韧带连接寰椎左、右侧块的内侧面,自寰椎横韧带的中部向上、下各发出一条纵行纤维束,分别附着于枕骨大孔前缘和枢椎体的后面,与寰椎韧带合称十字韧带,限制齿突后移。在十字韧带深侧,齿突与椎骨之间还有翼状韧带和齿突尖韧带,以限制头部运动。上述韧带均被从枕骨斜坡连至枢椎椎体后壁的覆膜所覆盖(图2-1-9)。

(二) 椎骨间的连结

椎骨间的连结有3种形式,即椎间盘、关节突关节和各种韧带连结(图2-1-10)。

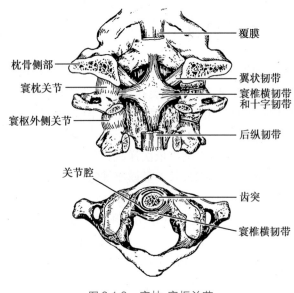

图2-1-9　寰枕、寰枢关节

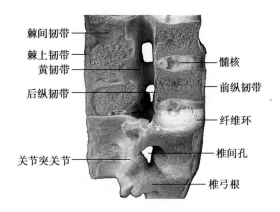

图2-1-10　椎骨间的连结

1. 椎间盘　是椎体之间的主要连结形式。除第1、第2颈椎，骶骨和尾骨之外，其他椎骨的椎体之间都以椎间盘相互连结，故椎间盘的总数为32个，其总厚度约为脊柱长度的1/4。椎间盘具有增加脊柱活动和缓冲震荡的弹性垫作用，单个椎间盘的厚薄可反映该段脊柱活动度的大小；以胸段最薄（最薄者仅2mm），颈段次之，腰段最厚，腰骶间盘的前缘更厚达17mm。椎间盘的结构可分为以下3部分。

（1）软骨板：又称终板，为覆盖于椎体上、下面骺环中间的软骨板，构成髓核的上、下界。胎儿时期有自椎体穿过软骨板的血管供应髓核，10岁左右此血管通道大部分闭锁，其后髓核的代谢在一定程度上取决于该软骨板的通透性。软骨板与纤维环一起将胶状的髓核密封，软骨板完整时髓核不能突入椎体，如软骨板不完整，则髓核可突入椎体形成Schmorl结节。

（2）纤维环：位于髓核的四周，成年后纤维环内圈与髓核并无明显分界。纤维环由纤维软骨构成，在横切面上可见多层纤维软骨呈同心圆排列，相邻的板层中纤维束排列呈相反的斜度而交叉（30°~60°），这样的纤维排列和走向可限制扭转活动和缓冲震荡。纤维环周边部的纤维穿入椎体骺环的骨质中，近中央部的纤维附着于透明软骨板，中央部的纤维与髓核的纤维互相融合。纤维环前部比后部宽，板层间的间隙大，因此，髓核偏于椎间盘后部。脊柱的运动轴通过此部。纤维环较坚固，紧密附着于软骨板上，使脊柱在运动时成为一个整体，保持了脊柱的稳定性。但纤维环后部较薄弱，板层间的间隙小，板层密集，力量较弱，这是髓核容易向后方突出的一个解剖学因素。

（3）髓核：髓核是一种半流体状富于弹性的胶冻样物质，占椎间盘切面的50%~60%，并可随外界压力的变化而改变其位置和形态。纤维环和软骨板将髓核固定，使整个椎间盘呈密封状态，髓核在其间滚动，将所受压力均匀地传递到纤维环和软骨板，起到吸收震荡的作用。椎间盘的弹性和张力与其含水量的改变有密切关系，当含水量减少时，其弹性和张力均减退。椎间盘在受压状态下，水分可通过软骨终板外渗，含水量减少；压力解除后，水分重新进入椎间盘使体积增大，弹性和张力增高。随着年龄的增长，水分的脱失和吸收失调，髓核逐渐呈脱水状态，其弹性和张力减退，因而易受损伤（图2-1-11）。

需要指出的是，由于颈曲的存在，颈椎间盘前面的高度为后面的2~3倍。在矢状切面上可见颈椎前面的下缘低于下位椎体的上面，也就是说，颈椎间盘的实际位置比从椎体前面所看到的间隙要高，这在上一个椎体前面下缘有增生的骨质向下方突出时更是如此。经前路行颈椎间盘切除时，应注意这种解剖关系，以免过多挖去下一个椎体上面的骨质而把应去除的椎间盘组织残留于上一个椎体的下面（图2-1-12）。

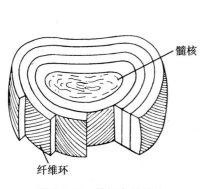

图2-1-11　椎间盘的结构

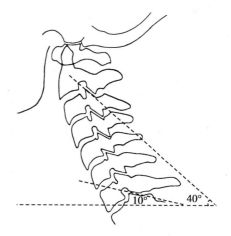

图2-1-12　颈曲对椎间盘位置的影响

2. 关节突关节　属于滑膜关节，由相邻的上、下关节突的关节面构成。关节囊较松弛，关节面覆盖透明软骨，其游离缘有关节囊附着。在颈部，上关节突朝向后上，下关节突朝向前下，其角度在第

3~7颈椎为30°~80°,且两侧角度多不相等,相等的仅占20%,角度由上向下依次增加。由此可见,颈椎的关节突关节接近水平位,稳定性较差,在外力作用下容易脱位。在胸部,上、下关节突的关节面几乎呈冠状位,比较稳定;在腰部,关节面近似矢状位,关节囊较薄弱,前方有黄韧带加强,后方有部分棘间韧带加强,下位腰椎的上关节突居外侧。

关节突关节由脊神经后支支配。后支分出的内、外侧支均有小分支分布至关节突关节囊,因此,当小关节移位时,这些神经有可能受压迫引起腰背痛,即临床上的小关节综合征。

第2~3颈椎关节突关节面与水平面呈向前开放的40°~50°角,往下角度逐次减小,至下颈部关节面趋于水平位。颈部关节突关节的关节囊大而松弛,有较大的活动范围,受暴力时易脱位而少骨折。由于关节突不高,半脱位或跳跃性前脱位均可经牵引复位(图2-1-13)。

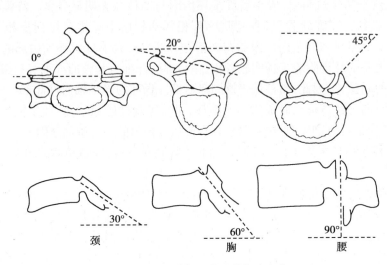

图2-1-13 关节突关节面的角度变化

胸段关节突关节面呈冠状位且与水平面成角较大,部分关节面近乎垂直排列,关节突较高,连结稳定而活动度小,受暴力时易致关节突骨折。若发生跳跃性前脱位,因交锁较紧,牵引复位较困难,常需手术复位(图2-1-13)。

腰段关节突关节面与地面垂直,关节间隙斜列,至腰骶部则趋于冠状位(图2-1-13)。关节囊紧张,可容许屈伸和侧屈,但几乎不能旋转(每对腰椎间的旋转只有1°左右),受暴力时易致关节突或峡部骨折,脱位较少。腰椎间关节与黄韧带关系密切。黄韧带不但构成关节囊的前部和内侧部,还于前份参与构成关节窝,即从内侧扩大了上关节突关节面,与上位椎骨的下关节突关节面相贴。有些标本上此处黄韧带的表面出现纤维软骨。

3. 钩椎关节 又名Luschka关节或颈椎体侧关节,见于第2~7颈椎体侧方,是为适应颈部负重及运动逐渐发展起来的,在儿童期及以前并不明显。钩突由椎体上面两侧部的骺环增高形成,与上位椎体下面两侧微凹的唇缘构成关节。两关节面均有软骨覆盖,前、后、侧方均有关节囊包绕,囊的后外侧部纤维层增厚,形成钩椎韧带。由于关节腔无滑膜覆盖,此关节不属于真正意义上的滑膜关节。

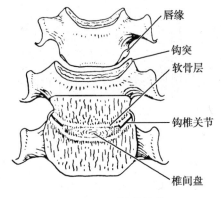

图2-1-14 钩椎关节

钩椎关节的内侧面为椎间盘纤维环的外侧缘,故此关节构成颈椎间盘的前内侧界,其存在使得椎间盘不可能向侧方突出,但也给在颈段进行经皮椎间盘切除术造成了一些困难。而且,钩突在骨质增生时可压迫脊神经根和椎动脉造成病患(图2-1-14)。

4. 脊柱的韧带　在椎体和椎弓及其突起上有多种韧带附着,加强脊柱连结的稳定性。

(1) 前纵韧带:位于脊柱的前面,上起于枕骨底部的咽结节和寰椎前结节,下至骶骨上半部。韧带的宽窄与厚薄各部有所不同。在颈、腰两段较宽且厚,在胸段则窄而略薄。而且,前纵韧带在椎体前面不但缩窄变薄,与椎体的连结也较疏松,相反,在椎间盘前面则显宽厚,并与椎间盘和椎体边缘紧密相连。前纵韧带是人体最长的韧带,非常坚强,具有限制脊柱过伸的功能。前纵韧带由 3 层并列的纵行纤维束构成,浅层纤维跨越 3~4 个椎体,中层跨越 2~3 个椎体,深层则只连接于两个椎体之间。

(2) 后纵韧带:位于椎体的后部。上自枢椎椎体背面与覆膜相续,下达骶骨,若将覆膜视为后纵韧带的延续,则后纵韧带与前纵韧带一样均起自颅底。后纵韧带的浅层纤维可跨越 3~4 个椎体,深层只连接相邻的两个椎体,与前纵韧带相比,后纵韧带较薄弱和狭窄,但其宽窄与厚薄同前纵韧带一样在脊柱各部并不相同。在颈椎、上胸段及椎间盘的部分较宽,下胸段、腰椎和各椎体的部分较窄。由于后纵韧带于椎间盘后部变宽并贴附紧密,故椎间盘少有向正后方突出,而以向两侧突出多见。在椎体后方缩窄的后纵韧带,如桥状架于上、下微突的椎间盘之间,与椎体间留有空隙,供进出椎体的血管横过。

前纵韧带的预张力比后纵韧带约小 1/3,但它能承受的拉力约为后纵韧带的 2 倍,故一般认为前纵韧带主要防止脊柱过伸,而后纵韧带则防止过屈。在椎体压缩性骨折时,前纵韧带发生皱褶,其深面形成压迫性血肿,可挤压两侧及前方的交感神经纤维,产生腹胀等自主性神经紊乱症状。

(3) 黄韧带:又名弓间韧带,呈黄色膜状,张于相邻上、下椎板之间,由弹力纤维构成。自第 2 颈椎至骶骨,全程共 22 对。黄韧带于上方起自上位椎骨椎弓板的下缘和前面,向下止于下位椎骨椎弓板的上缘及前面,两侧黄韧带在中线处有一裂隙,有小静脉穿过。

黄韧带的厚度自上而下逐渐增大,在第 2 颈椎下约 1.74mm,第 7 颈椎下约 2.6mm,第 4 腰椎下最厚可达 4mm。黄韧带在脊柱处于中立位时已呈绷紧状态,预张力比前纵韧带大,在脊柱后伸时可缩短 10% 并变厚,过屈位时可延长 35%~45%。

每侧黄韧带可分为椎板间部和关节囊部,前者纤维纵列,后者从外上向内下斜列。但在腰段略有不同,因其关节囊部的外侧份已不参与关节囊构成,而椎板间部的前份却已参与。故在腰段,撇开关节囊而依黄韧带附着方位分为斜部和冠状部似更合理,其中,斜部包含了椎板间部并吸纳了部分原关节囊部,余下的关节囊部(包括不参与关节囊的已独立分出的外侧份)为冠状部(图 2-1-15)。

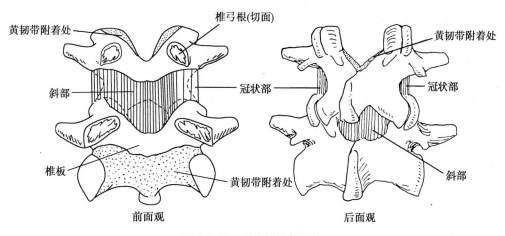

图 2-1-15　腰椎间的黄韧带

腰段黄韧带有两个解剖学特征与临床症状密切相关,一是它直接构成椎间关节囊前内侧壁的一部分;二是构成椎间管的前壁。黄韧带前突时于两处均可产生对神经根的压迫。腰段的黄韧带在胎儿及儿童期几乎只有斜部,两侧黄韧带的夹角为钝角,青壮年以后由于关节突内聚,椎板内陷,冠状部面积较前增加,斜部夹角缩小为锐角,加上椎间盘向后膨隆等因素,神经根受压的可能性随之增大。

据统计,黄韧带骨化症在胸段的发生率远高于颈段和腰段,这可能与脊柱胸曲凸向后使黄韧带承受较大的张力有关。由于胸段脊柱活动度较小,故出现症状者少于颈段,但胸段椎管较狭小,一旦出现症状常较为严重。

(4)棘上韧带:呈连续的细索状突起,是一条连接棘突的坚强韧带。上端起自第7颈椎棘突,向下主要附着于第3~5腰椎棘突,最远端可至骶正中嵴,由纵行的胶原纤维组成。其深部纤维连接相邻棘突,浅部纤维跨越3~4个棘突,但全长被近乎横行的胸腰筋膜的纤维分割包围。纤维束内,胶原纤维呈波浪状弯曲,在脊柱前屈时被拉直,后伸时复原,具有一定的弹性,但过屈时可受损。

第3腰椎以上的棘上韧带较发达,于中线相接而附着于棘突末端的后方及两侧,能控制脊柱过度前屈。附着于第4、第5腰椎棘突的棘上韧带已很稀少,第5腰椎以下则几乎没有棘上韧带附着,其空间由竖脊肌腱纤维左右交叉代替,腱纤维束之间有弹性纤维横行连结并向内附着于棘突。棘上韧带在该部的缺失,形成了一个结构上的薄弱区,是 $L_5 \sim S_1$ 棘间韧带损伤远高于其他处的重要原因之一。

由第7颈椎棘突向上,棘上韧带移行为项韧带,作为两侧项肌的纤维隔,有斜方肌等附着其上。项韧带整体呈三角形,其表层的索状部为其后边,张于第7颈椎棘突与枕外隆凸之间;深层的膜状部由索状部发出,向深面附着于枕外嵴、寰椎后结节和第2~6颈椎棘突,该附着缘构成三角的前边;底边在上,附着于枕外隆凸和枕外嵴;尖向下,附着于第7颈椎棘突尖。人类项韧带的弹性远小于四足动物,属于退化结构,支持项部肌肉的作用也较小(图2-1-16)。

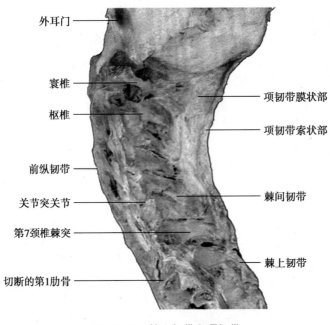

图2-1-16 棘上韧带和项韧带

外耳门

寰椎

枢椎

前纵韧带

关节突关节

第7颈椎棘突

切断的第1肋骨

项韧带膜状部

项韧带索状部

棘间韧带

棘上韧带

项韧带虽然一直被视为棘上韧带在颈段的延续,但其组织结构与棘上韧带并不相同,主要是由弹性纤维组成,其间可含纤维软骨,故可出现块状或条索状的软骨化或骨化灶。因多见于退变椎间盘节段,推测是一种代偿性骨质增生的表现,以第5、6颈椎棘突后较常见。

(5)棘间韧带:位于相邻椎骨的棘突间,向前连黄韧带,向后移行于棘上韧带,两侧棘间韧带之间常留有一缝隙。棘间韧带主要由紧密排列的胶原纤维构成,杂以少量弹性纤维,其纤维结构可分三层:两侧浅层纤维由前上向后下;中层纤维由后上向前下。这种交叉结构可以防止腰部屈曲时椎骨前移和腰伸直时椎骨后移,但其本身却要在这种运动中受到牵拉和挤压。在腰部旋转时,棘间韧带和棘上韧带离旋转轴最远,受到的拉力也大。若竖脊肌和多裂肌软弱或萎缩,则这些韧带承受的应力将更大,特别是在腰骶部,容易受损伤而发生变性。

颈段和胸段的棘间韧带较薄弱,腰段的最为发达。腰棘间韧带左右各一,起自上一椎骨棘突的下缘,纤维斜向下前方,分别附着于下一椎骨的乳突、黄韧带后面和椎板后面的上1/3。附着于下位椎骨棘突上缘的纤维主要来自胸腰筋膜后层,上缘的后1/3尚有竖脊肌腱附着。从棘突间隙弯向下外附着于下位椎板后面的纤维,手术中常被误认为黄韧带的一部分,从而产生黄韧带特别增厚的报道,被连同黄韧带一起切掉。如先将其翻起保护,减压完毕后还原重建,对保持棘间韧带生物力学上的完整性,预防术后关节失稳及脊膜膨出将有积极意义(图2-1-17)。

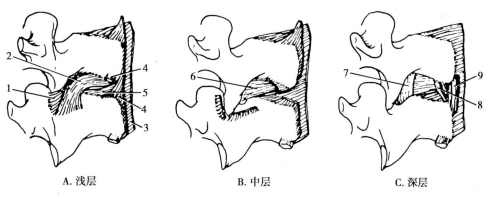

图2-1-17 棘间韧带的纤维附着

在脊柱后路手术使用尖齿拉钩时,尖齿可以插入到棘上韧带和棘间韧带复合体中,但应注意不要撕裂或穿透此中线韧带复合体,尤其是其深层,以免误入椎管及造成术后脊柱不稳。

(6) 横突间韧带:位于相邻椎骨的横突之间。横突间韧带可分为内、外两部,内侧部作腱弓排列,参与构成腰神经后支所穿行的骨纤维孔,起保护脊神经后支及血管的作用。其厚度由上而下逐渐增厚。在上腰椎横突间隙,外侧部发育不良,仅为薄的筋膜层,在下两个腰椎横突间隙,参与构成髂腰韧带。在腰5与骶骨间,横突间韧带即为髂腰韧带的腰骶部。

（三） 椎骨与骨盆的连结

包括骶髂关节及其周围的韧带连结(图2-1-18)。

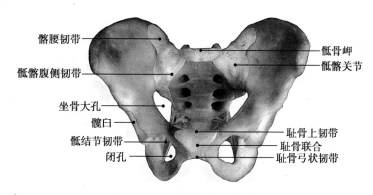

图2-1-18 椎骨与骨盆的连结

1. 骶髂关节 骶骨与两侧髋骨的髂骨部相接,通过两者的耳状面构成骶髂关节。骶髂关节的关节面粗糙不平;关节囊极为紧张,附着于关节的周缘;关节腔较小,呈裂隙状,随年龄的增长,部分关节腔可发生闭锁,但在骶外侧嵴与髂后上棘和髂骨粗隆间可出现副关节腔。骶髂关节在构造上属于滑膜关节,但从运动范围来看,只可视为微动关节。骶骨通过骶髂关节与骨盆环后部连结,参与盆腔的构成。至此,脊柱所承受的重力向两侧分开,经骶髂关节和两侧的髋关节传递给下肢。

2. 骶髂关节周围韧带　骶髂关节周围有许多韧带将骶、髂两骨紧密地连结在一起,从而对髋关节的稳定性起到加强的作用。

(1) 骶髂前韧带:位于骶髂关节前面,为宽而薄的纤维束,内侧起自骶骨盆面的外侧,向外止于髂骨耳状面的前缘及耳前沟,仅在关节上部存在。

(2) 骶髂后韧带:分为长、短两部分,为坚强的纤维束,从骶外侧嵴向外斜至髂骨,加强关节后部。后短韧带的纤维近乎水平,后长韧带斜行,在后短韧带的浅面向下与骶结节韧带相融合。骶髂骨间韧带位于骶髂后韧带的深面,连结髂骨粗隆与骶骨粗隆之间,为众多短而坚强的纤维束,从后上方加强了骶髂关节的关节囊。

(3) 髂腰韧带:位于骶髂关节的上方,为肥厚坚韧的三角形韧带。起于第4腰椎横突下缘和第5腰椎横突,呈辐射状止于髂嵴后部的内唇。

(4) 骶腰韧带:为髂腰韧带的一部分,起于第5腰椎体与横突,止于髂窝与骶骨底。

(5) 骶结节韧带:为一坚强的纤维束,起点甚宽,一部分与骶髂背侧韧带相融合,由髂后上棘和髂嵴的后部向下止于坐骨结节,其附着处由坐骨结节沿坐骨支前延为镰状突,臀大肌的一部分起于此韧带的下部纤维,部分肌纤维与股二头肌的起点相混。该韧带构成骨盆出口的后外侧界,也是坐骨小孔的下界。

(6) 骶棘韧带:呈扇形,甚为坚强,韧带的基底由骶尾骨的侧面向外止于坐骨棘,后部为阴部神经所通过。此韧带介于坐骨大孔与坐骨小孔之间,为二孔的分界线。从臀部观察,骶棘韧带位于骶结节韧带的深面。

骶结节韧带及骶棘韧带使骶骨稳定于坐骨结节及坐骨棘上,防止骶骨在髂骨上向后转动,从而加强了骶骨与骨盆环的连结。

(四) 椎骨与肋骨的连结

在脊柱胸段,胸椎的两侧与肋骨形成肋椎关节,包括肋头关节和肋横突关节两种(图2-1-19)。

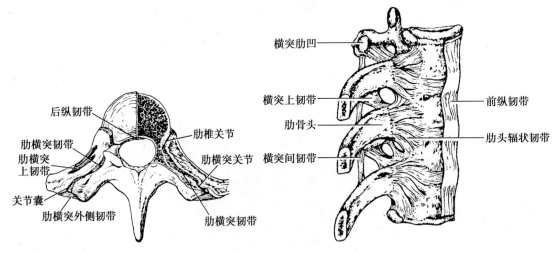

图2-1-19　肋椎关节(上、侧面观)

1. 肋头关节　每个肋骨头原来只与其相应序数的椎体的肋凹及椎间盘构成关节,如第1、第11、第12肋骨头仍然保持这种关系。但以后因为肋骨上移,第2~9肋骨不但与其相当的椎体构成关节,同时还与其上一节段的椎体构成关节。第10肋有时也和相邻的两个椎体构成关节。因此,肋椎关节实际上也属椎骨间的一种特殊连结。

第2~9肋骨头的关节面呈楔形,覆盖着一层纤维软骨,倾斜的上、下关节面借肋头嵴分隔。在肋头嵴与椎间盘之间有肋头关节内韧带相连,将关节腔分为上、下两部,关节囊的前方有放射状的肋头辐状韧带加强。这些典型的肋头关节跨过椎间盘,如第4肋骨头跨过$T_{3、4}$椎间盘与第3、第4胸椎构成关节,欲从侧方进入椎管摘除突出的椎间盘,则必须先行处理肋骨头。第1、第11、第12肋头关节的关节囊较松弛,肋头关节面也仅与一个椎体构成关节,无肋头嵴,也没有肋头关节内韧带,在处理这些部位的椎间盘病变时,则可经去除椎弓根上部进入椎管,而不需处理肋骨头。

2. 肋横突关节　上7个肋骨的肋结节呈椭圆形,与同序数胸椎横突末端前面的肋凹组成关节,关节面覆盖一层透明软骨,可以作相当程度的旋转。第8～10肋结节接近肋骨的下缘,扁平,与相应胸椎横突末端的上缘构成关节,可以作一定程度的滑动。

在肋横突关节的内侧有韧带相连系,内侧纤维(肋颈韧带)介于横突前和肋颈之后,外侧纤维(肋结节韧带)介于横突末端和肋结节最外侧部分之间。在上一椎骨横突下缘和下一肋颈嵴之间尚有肋横突前韧带,向外与肋间内膜相续,在它的内缘与椎体之间围成一孔,有肋间神经后支和肋间动脉通过。在椎骨横突和下关节突的根部,有肋横突后韧带斜向外下方,止于肋颈的后面,呈腱索状,向外与肋间外肌相接。

肋头关节与肋横突关节在功能上属联合关节,运动轴为由肋骨头至肋结节的连线。运动时,肋颈围绕此轴转动,使肋的前部上升或下降。

(五)　椎管

为纵贯脊柱全长,由各椎骨的椎孔及骶管连接而成的骨纤维性管道。其前壁为椎体和椎间盘的后面以及覆盖其上的后纵韧带,后壁为椎板和黄韧带,两侧壁为椎弓根内面和椎间孔,其内容纳脊髓、神经根及马尾等。

与各部椎骨的椎孔形态相对应,横断面上,椎管的形态在颈段呈三角形,胸段近圆形,腰上段呈椭圆形,腰中段呈三角形,腰下段呈三叶形。新生儿腰椎管全为椭圆形,上述变化乃后天负重致关节突内聚的结果。

1. 颈椎椎管　以X线片测量国人颈椎椎管内矢状径,颈2～颈7一段平均值均在15mm以上,椎管面积平均为224mm^2,以C_2处最大(265mm^2),C_7最小(207mm^2)。颈椎椎管与硬脊膜之间有少量疏松结缔组织和脂肪,因其量少,颈椎CT有时难以区别椎间盘是否突出。在黄韧带与硬脊膜之间存在着纤维连结,有时在中线处呈一纵行矢状纤维隔,在正常情况下对硬脊膜起固定和悬吊的作用,但在外伤时也因限制了脊髓活动而使之受损伤。在颈椎椎管后开门术掀开椎板时,需边掀起边切断此硬膜黄韧带连结。在颈部,硬脊膜和黄韧带之间的椎管内静脉丛有时很粗大,且吻合成网并与椎板内静脉相连,后开门时撕裂此静脉可导致大出血。从横断面看,脊髓的外侧缘相当于椎板与关节突交界部,故后开门椎板开窗时一般对脊髓损伤不大。椎管的缓冲容积是足够大的,有人观察到在颈段矢状径减少60%的情况下,尚未对椎管内容物造成不良压迫。一旦因各种原因发生骨性或纤维性结构异常,导致一处或多处椎管狭窄,压迫上述内容物引发症状,则称为椎管狭窄症。向椎管的突入物除椎间盘外,还可以是后纵韧带骨化、黄韧带增厚、椎板增厚、关节突骨质增生、椎体后缘骨质增生等,而这些常继发于椎间盘退变或外伤性因素。

椎管容积随体位改变而发生变化。在伸位时,颈段椎管容积变小,脊髓松弛(其矢状径增大2～3mm),此时黄韧带发生皱褶突向椎管,若已有椎管狭窄或骨刺较大,脊髓即受压迫。在前路手术时,颈部若取过伸位,加上操作时的震动,脊髓就很容易受损,临床上有手术造成截瘫的教训,故对颈椎管狭窄患者,全麻插管也需避免颈部过伸。

2. 胸椎椎管　横断面积平均174mm^2,以T_{12}最大(216mm^2),$T_{3,4}$处最小(约164mm^2)。相对于颈、腰椎椎管,胸椎椎管容积小,缓冲余地小,而脊髓所占空间相对要大,故胸椎管狭窄的后路减压手术效果较差而危险性却较大。在胸段,硬脊膜与黄韧带之间的连结有时在中线形成较完整的膈,这可能是硬膜外麻醉产生半侧麻醉的解剖学基础。在胸部,椎间孔内有肋间神经和根血管,椎间孔的外口在上、下横突根部前方,手术时可循肋间神经为标志进入椎管。

3. 腰椎椎管　横断面积最大,L_5处可达271mm^2。腰椎椎管可分为中央椎管和侧椎管两大部分(图2-1-20)。

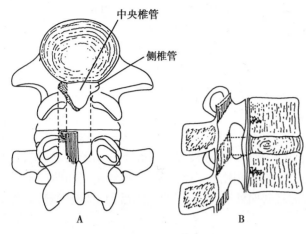

图 2-1-20　腰椎椎管的分部

中央椎管指椎管中央部分,对应硬膜囊存在的区域,内有硬膜囊及马尾神经。由于成人脊髓末端只达第 1 腰椎下缘或第 2 腰椎上缘,故在 L_3 水平以下,硬膜囊内只有马尾神经而无脊髓,是腰椎穿刺的常用部分。腰椎椎管后部的硬膜黄韧带连结在 L_5、S_1 处恒定存在,L_3、L_4 少见,手术中应注意此结构的存在并小心切断以防止硬膜撕裂。

中央椎管以外的两侧部分为侧椎管,其中平对椎间盘的部分称盘黄间隙,平对椎体的部分称侧隐窝。也有学者将两者统称为侧隐窝,将盘黄间隙视为其上部,平对椎体处视为其下部。

盘黄间隙的前壁为椎间盘侧部,后壁为上关节突和突前的黄韧带,向外通椎间管,向下通侧隐窝,间隙内主要是硬膜囊侧部及其内的马尾神经。椎间盘与黄韧带之间的最近距离,L_1 为 4.7mm,L_2 为 3.4mm,L_3 为 2.5mm,L_4 为 1.9mm,L_5 为 2.5mm。由于 L_5、S_1 神经根的硬膜囊外段在较高的平面就已形成,其上端可分别出现在 $L_{4,5}$、$L_5 \sim S_1$ 盘黄间隙内。腰椎黄韧带正常厚度为 2.8～4.3mm,但病变时可增厚至 8～16mm,可致盘黄间隙狭窄。因黄韧带增厚、椎间盘后突或上关节突骨质增生造成盘黄间隙狭窄时,受压迫的常是下一位甚至下两位的马尾神经,即神经根硬膜囊内段,只有在 $L_{4,5}$、$L_5 \sim S_1$ 盘黄间隙才可能同时压迫下位神经根硬膜囊外段。由于同序数的神经根并未进入盘黄间隙即转向外出椎间孔,故不受影响。腰椎间盘后突压迫神经根以 $L_{4,5}$、$L_5 \sim S_1$ 盘黄间隙处最为常见。

侧隐窝上接盘黄间隙,下外通连椎间管,前壁为椎体后面,后壁为椎板,外侧壁为椎弓根,内侧壁为硬膜囊,实际上是神经根硬膜囊外段所行经的一段骨性通道。侧隐窝的有无与深浅,与椎骨的解剖学形态有关。L_1 椎孔为椭圆形,基本上无侧隐窝;L_2、L_3 椎孔以三角形为主,侧隐窝并不明显;L_4、L_5 以三叶草形为主,侧隐窝最为明显。国人侧隐窝的矢状径多在 4.5～7mm 之间,一般认为侧隐窝矢状径小于 3mm 即为狭窄,是神经根受压的重要原因。由于盘黄间隙与侧隐窝不存在截然界线,且侧隐窝后壁的上份也有黄韧带覆盖,故临床上将两者的狭窄统称为侧隐窝狭窄。陆裕朴认为绝大多数腰椎椎管狭窄为侧隐窝狭窄,而绝大多数侧隐窝狭窄合并或继发于椎间盘突出。

腰椎椎管屈位时容积可加大 3.5～6ml,伸位时则因后壁缩短容积缩小,椎间盘后突、黄韧带前突可使本已受压的神经根受压加重,症状更为显著,借此可在伸位按压腰部找出压痛部位,帮助定位诊断。

（六）椎间管（孔）

相邻两椎弓根之间形成椎间孔,其前壁为上位椎体的下后部,椎间盘侧后部;后壁为上、下关节突形成的关节突关节和黄韧带,上、下壁各为椎弓根切迹。椎间孔内有上位序数的神经根及其伴行的根血管等出入,如 $C_{5,6}$ 椎间孔穿出的是 C_5 神经根,$L_5 \sim S_1$ 椎间孔穿出的是 L_5 神经根。椎间孔内有横行的椎间孔韧带将孔分为上下两部分或三部分,神经、血管各行一部。通常为神经根走行在上部分,血管和脂肪走行在下部分,若椎间孔韧带与椎间孔围成的部分太小,也会造成神经卡压（图 2-1-21）。

（七）骨纤维孔和骨纤维管

1. 骨纤维孔　又称脊神经后支骨纤维孔,位于椎间孔外口的后外方,开口向后,与椎间孔的方向垂直,内有腰神经后支通过。其上外界为横突间韧带,下界为下位椎体横突的上缘,内侧界为下位椎体上关节突的外侧缘。腰神经后支穿过此孔时,紧贴横突间韧带,周围脂肪组织极少,是其易受卡压

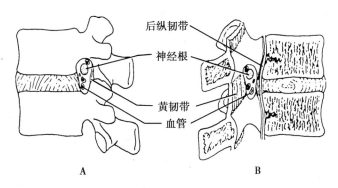

图 2-1-21　椎间孔内的结构

的部位。骨纤维孔的体表定位相当于同序数腰椎棘突外侧的下述两点的连线:上位点在第 1 腰椎平面后正中线外侧 2.3cm,下位点在第 5 腰椎平面后正中线外侧 3.2cm(图 2-1-22)。

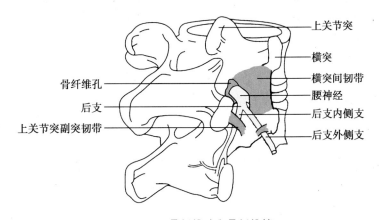

图 2-1-22　骨纤维孔和骨纤维管

2. 骨纤维管　即乳突副突间骨纤维管,由位于腰椎乳突与副突之间的骨性凹槽,和连于乳突前方的上关节突至副突之间的上关节突副突韧带围成,内有腰神经后支的内侧支通过,故又称腰神经内侧支骨纤维管。该管自外上方斜向内下方,常分为前、后、上、下 4 个壁:前壁为乳突副突间沟,后壁为上关节突副突韧带,上壁为乳突,下壁为副突。上关节突副突韧带绝大部分起自于上关节突的外下缘,也有小部分起自乳突,或可称为乳突副突韧带。上关节突副突韧带有骨化的倾向,骨化后在乳突与副突之间出现骨桥,使骨纤维管成为完全的骨性管,且腰椎序数越大,年龄越大,骨性管的出现率越高(图 2-1-22)。

骨纤维管是一个近似“拱形”的隧道。从上外到内下有一个转折,即乳突副突间沟的骨面向后突起,此处上关节突副突韧带较厚,是骨纤维管的一个狭窄区。腰神经后支内侧支与伴行的血管在此狭窄区折曲走行,容易遭受挤压,且其伴行的小动脉表面缠绕有来自腰交感干的神经纤维,在受到挤压时也同样会引起腰痛。骨纤维管的体表定位相当于同序数腰椎棘突外下方的下述两点的连线:上位点在第 1 腰椎平面后正中线外侧 2.1cm,下位点在第 5 腰椎平面后正中线外侧 3.5cm。在纵向上,L$_1$ ~ L$_3$ 在棘突上缘上方 0.5cm 范围以内,L$_4$、L$_5$ 可在棘突上缘偏下不超过 0.5cm 范围以内。

骨纤维孔和骨纤维管属于结构坚韧、缺乏弹性的孔道,行于其中的腰神经后支及其分支缺乏缓冲空间,故在腰部活动幅度过大时、在手术中牵拉竖脊肌不当时均易被拉伤。若因骨质增生、韧带骨化,使孔道变形变窄而压迫其中的血管神经,也可引起腰部不适及腰腿痛等症状,需与腰椎间盘突出症相鉴别。

（八）三角形工作区

三角形工作区（triangular working zone）前边界为神经根,下界为下一椎体的上缘终板,内缘为硬膜囊和硬膜外脂肪组织,为不扰动椎管内结构而又能巧妙地摘除腰椎间盘组织的一个小区域的三角形操作空间。测量结果显示,从三角形工作区可以插入直径在6~7mm之间的套管而不会损伤周围的神经结构。但穿刺角度应根据影像资料仔细推敲,角度过大易造成硬膜囊和神经根的损伤;角度过小则会擦过椎体向前造成腹腔脏器和椎体前外侧血管的损伤。若能将套管准确插至三角形工作区,伸入手术器械切开纤维环即可切除髓核(图2-1-23）。

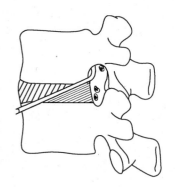

图 2-1-23　三角形工作区

三、脊柱的血供

脊柱的血供不但营养椎骨及其附着结构,更重要的是,这部分血管的一些分支还参与了对脊髓和脊神经的营养。因此,了解脊柱血供的特点,不仅有利于处理术区局部,减少出血,更是为了防止术中随意的分离结扎伤及脊髓的重要血供而造成截瘫等难以挽回的神经损伤,这点在视野局限的微创手术中尤其应该引起注意。

（一）脊柱的动脉

脊柱的动脉具有明显的节段性,节段动脉的分支之间存在纵行吻合链,位于椎体两侧、横突前外侧、椎弓后方、椎体后面、椎弓前面共5对绳梯式吻合,其中后两对位于椎管内。同节段左、右分支之间,在椎体前面、椎管前后壁表面、椎弓后方等处也存在横行的动脉吻合。

脊柱动脉的配布可分为骨外血管网和骨内营养动脉两大部分。骨外血管网又分成横突前、横突后和椎管内3区(图2-1-24）。

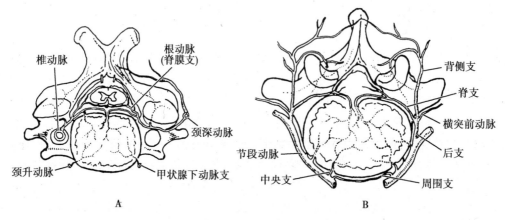

图 2-1-24　脊柱节段动脉的配布

节段动脉主干行经椎体两侧时向椎体发出两种短支:周围支和中央支。周围支营养骨膜、韧带及附近结构,并构成椎体两侧的纵链吻合和椎体前的横行吻合,其数目随年龄而增加。中央支常为1~3支,数目在出生后即很少变化,于椎体中穿入骨内,是骨内的营养动脉。

节段动脉于邻近椎间孔处发出后支。后支向外发出横突前支,分布于附近结构并形成纵行吻合链;向椎间孔发出脊支进入椎管,其终支名背侧支,向后越过横突分布于椎弓后方诸结构(图2-1-25）。

脊支于椎间孔处分成3支:①椎管前支,于椎体后面分出升支和降支,从升支发出横支经椎体后面中央的静脉窦孔进入椎体成为椎内营养动脉,进入前可与对侧横支形成吻合,升、降支与来自上下

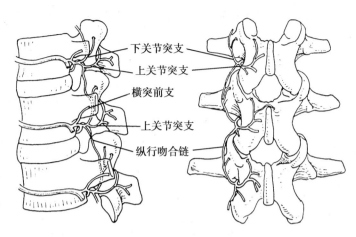

图 2-1-25　脊柱节段动脉的吻合

位的相应支吻合,构成纵行吻合链;②根动脉,又名脊膜支,多从椎管前支分出,随脊神经根走行并分布于脊神经根和脊髓;③椎管后支,于椎管后壁前面分升、降支和横行吻合支,构成绳梯式稀疏的吻合链,于椎弓根下缘处发出椎弓营养动脉,从下缘后份的滋养孔进入骨内。

　　背侧支在横突根部附近分出上关节支、关节间支和下关节支。上位的下关节支和下位的上关节支在横突后方形成纵行吻合链。上关节支还发出一支恒定的椎弓营养动脉,于上关节突根部附近进入椎弓。

　　1. 脊柱颈段的动脉　来源比较分散,横突前区和椎管内的动脉来自椎动脉、甲状腺下动脉和颈升动脉。它们向椎体发出的周围支在颈长肌的内侧缘处吻合成一纵行动脉链,上达寰椎前结节。动脉链上发出的横支在前纵韧带深面横过椎体与对侧者吻合。分布于椎管内的脊支主要由椎动脉发出,又名椎间动脉。横突后区的动脉绝大多数来自颈深动脉,上份有时来自枕动脉降支。颈深动脉相当于肋间后动脉的后支,它与最上肋间动脉共同由锁骨下动脉的分支肋颈干发出(图 2-1-26)。

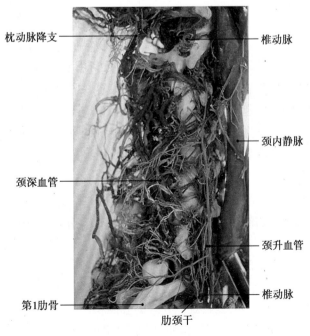

图 2-1-26　脊柱颈段的血管铸型

椎弓外面的营养动脉多从峡部的旁中央沟进入骨内,椎弓内面的营养动脉多从椎弓根与椎板的连结线中点附近进入骨内。前者口径平均为 0.34mm,后者为 0.25mm。后路手术时应予以注意,避免造成大量出血。颈段的椎管前支在钩突外侧,从外下向上内绕过钩椎关节背外侧,经前路做钩突切除等手术时有误伤的可能。

齿突的情况特殊,由椎动脉发出的前升动脉、后升动脉和由咽升动脉发出的前水平动脉、后水平动脉供应。这4对动脉在齿突顶部吻合成顶弓。前、后升动脉各发出一营养动脉于齿突基底部进入齿突内,是齿突的主要营养动脉。齿突尖部由顶弓分支供应,经齿突尖韧带、翼状韧带进入齿突。如齿突骨折发生在前、后升动脉的穿支进入齿突处之上,齿突的血供将严重不足,导致延迟愈合、不愈合、齿突缺血坏死等。若骨折时伴有韧带撕裂,齿突血供将更为不足(图 2-1-27)。

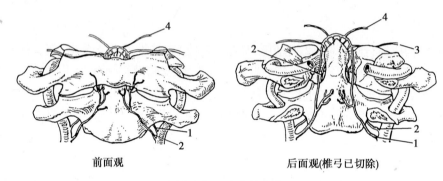

前面观　　　　　　　　后面观(椎弓已切除)

图 2-1-27　齿突的动脉

2. 脊柱胸段的动脉　第1、第2胸椎段由甲状腺下动脉、椎动脉和最上肋间动脉发支配布。第3~12胸椎段由第3~11对肋间后动脉和肋下动脉发支配布。椎弓外面的营养动脉多从上关节突根部后面进入。由于存在着丰富的血管吻合,在处理术区局部时,这些节段性血管均可在椎体侧方结扎切断。但也有实验表明,节段动脉的结扎会影响前路骨融合的效果,造成融合骨块的硬度下降,且对椎间盘退变的发生有明显影响。

脊髓的动脉除颈上段来自椎动脉外,其余由节段性动脉发出的根动脉供应,随脊神经前根到脊髓者名脊髓前支,共3~9支,相互吻合成脊髓前正中动脉;随脊神经后根到脊髓者名脊髓后支,共5~21支(平均11支),互相吻合成脊髓后外侧动脉。由于数目不多,如损伤根动脉,特别是损伤脊髓前、后纵行吻合的连续性,将造成脊髓缺血,发生截瘫。最容易波及的是 T_4 和 L_1 两处。有两支较粗的脊髓前支,其一为腰膨大动脉,起自 $T_7 \sim L_3$ 一段范围内,以 T_9 最常见;另一为颈膨大动脉,起自 $C_4 \sim T_4$ 一段范围内,以 C_8 最常见。前者外径平均 1.0mm,后者外径 0.9mm,是脊髓的重要供血动脉。故术中需要分离结扎节段性动脉时,一定不要在椎间孔周缘附近进行,以免造成脊髓血供损伤(图 2-1-28)。

3. 脊柱腰段的动脉　主要来自腹主动脉发出的4对腰动脉;骶正中动脉发出的腰最下动脉(第5腰动脉)分布于第5腰椎前外侧面;髂腰动脉的腰支发出脊支进入椎管,发出背侧支分布于第5腰椎后面。

腰段的横突前支较粗大,经横突前面斜向下外到横突下方,分布于附近的腰大肌、腰方肌,并发支与上、下同名动脉构成纵行吻合链。腰部手术时不宜扩大解剖到横突的前面,以免损伤横突前动脉引起大出血或术后产生巨大的腹膜后血肿,导致难以处理的肠麻痹。

腰动脉进入椎体内的中央支数目自上而下递减,以第5腰椎最少。成人椎间盘的营养几乎全靠椎体渗透而来,腰下段椎间盘退变较为显著,可能与动脉供应不够充分有一定关系。椎弓根的营养动

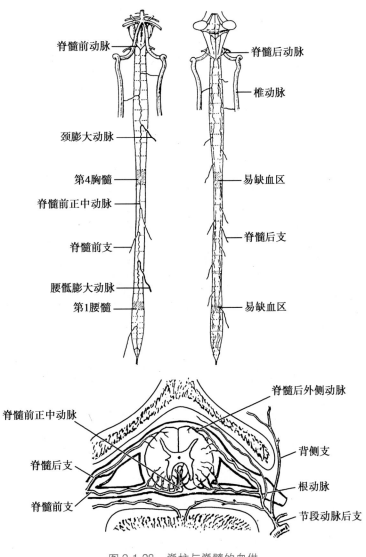

脊髓前动脉
颈膨大动脉
第4胸髓
脊髓前正中动脉
脊髓前支
腰骶膨大动脉
第1腰髓

脊髓后动脉
椎动脉
易缺血区
脊髓后支
易缺血区

脊髓前正中动脉
脊髓后外侧动脉
脊髓后支
背侧支
脊髓前支
根动脉
节段动脉后支

图 2-1-28　脊柱与脊髓的血供

脉,外面的来自腰动脉背侧支,多从乳突基底部进入;内面的若来自椎管前支,多于椎弓下缘前部进入;若来自椎管后支,多从椎弓下缘后部进入,从椎弓上缘进入者极少(图 2-1-29)。

胸腰段脊柱背侧的肌肉,尤其是竖脊肌,主要由节段性来源的肋间后动脉背侧支和腰动脉背侧支营养。它们的管径较细小,多与脊神经后支伴行,从相邻横突之间进入脊柱背面,然后分为内侧支和外侧支进入肌内,主要营养竖脊肌及其附着的椎板和突起等结构,以及后正中线两侧的皮肤。其中,腰动脉背侧支的内侧支与腰神经后支内侧支伴行穿过乳突副突之间的骨纤维管,在骨纤维管的韧带骨化或受卡压时易受影响。

4. 脊柱骶尾段的动脉　骶骨的动脉来自骶正中动脉和骶外侧动脉。骶正中动脉分布于骶骨前面直至尾骨尖,并分支进入两侧骶前孔。骶外侧动脉发支进入一侧骶前孔,与骶正中动脉的分支吻合或不吻合,其在骶管内分支的分布情况与上位各段的模式相似,但发一终支从骶后孔穿出,此即为背侧支,分布于骶骨后面。骶外侧动脉发支向上参与横突前吻合链(图 2-1-30)。

(二) 脊柱的静脉

脊柱的静脉广泛吻合成静脉丛,可分为椎管外静脉丛和椎管内静脉丛两大部分。其共同特点是无静脉瓣,血液可以双向流动;管壁薄,同一段血管口径可不一致,呈局部膨大甚至串珠状;不与动脉

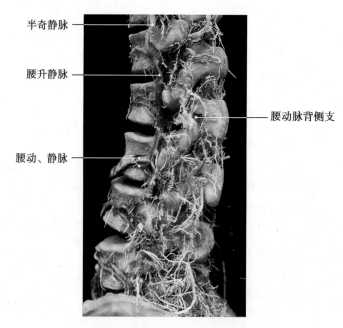

半奇静脉

腰升静脉

腰动、静脉

腰动脉背侧支

图 2-1-29 脊柱腰段的血管铸型

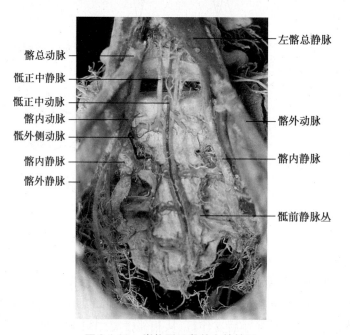

髂总动脉

骶正中静脉

骶正中动脉

髂内动脉

骶外侧动脉

髂内静脉

髂外静脉

左髂总静脉

髂外动脉

髂内静脉

骶前静脉丛

图 2-1-30 脊柱骶尾段的血管铸型

密切伴行（图 2-1-31）。

1. 椎管外静脉丛 以横突为界分为前丛和后丛。椎外前静脉丛收纳椎体及前纵韧带的静脉，位于椎体的前外侧面，与椎体内静脉交通。椎外后静脉丛收纳椎弓后面诸结构的静脉，位于椎板后方，围绕棘突和关节突，与椎管内静脉丛交通。椎管外静脉丛以颈段最为发达，其次为骶骨前面，它们汇入椎静脉、肋间后静脉、腰静脉、骶正中静脉和骶外侧静脉。

2. 椎管内静脉丛 位于硬膜外腔内，贴附椎管前、后壁，周围填充丰富的脂肪组织，可分为椎管内前静脉丛和椎管内后静脉丛两部分，各有两条纵行的静脉，分别称为前窦和后窦（图 2-1-32）。

（1）前窦：排列于后纵韧带两侧，有 1~2 条横支于椎体后面穿越后纵韧带深面将两侧吻合成网，椎体内静脉即汇入横支内。因此，切除椎体后壁之后，一定会有椎管前纵窦破口出血。若在椎体后壁

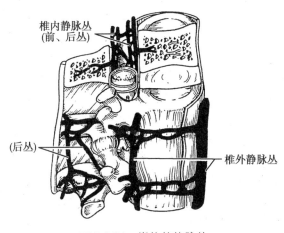
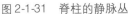

图 2-1-31　脊柱的静脉丛

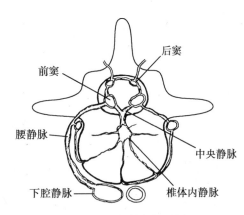

图 2-1-32　前窦与后窦

分离并保留后纵韧带完好,则静脉窦的破口只有一处;若后纵韧带已破损或随椎体后壁一并被切除,则静脉窦破口较多,出血也较多。对这些破口,不论多少一般均宜用明胶海绵压迫止血,而不宜试图结扎出血的静脉窦,以免为止血而造成更多的出血。

（2）后窦:排列于椎弓和黄韧带前面、中线两侧,有横支相连成网并穿越左、右黄韧带之间与椎外后静脉丛交通。前窦与后窦之间有丰富的吻合支,收纳来自脊髓和根静脉的静脉血。吻合网向椎间管汇集成椎间静脉出椎间孔,每孔可有 1~3 支,分别行于椎间管的上下份,向外开口于椎静脉、肋间后静脉、腰静脉和骶外侧静脉。

3. 脊柱腰段的静脉丛　从应用角度可区分出椎间孔——神经根静脉丛。它包括神经根静脉、椎间静脉和腰升静脉,与神经根关系密切,出椎间孔处可互相吻合成圈网,套于孔的周缘。静脉可于侧隐窝及椎间管内与神经根一起受到压迫,导致静脉回流不畅、组织增生和粘连等。

腰段椎管内两条前纵窦的行程,在椎弓根处突向内,于椎间盘处突向外,故后路椎体融合术时的植骨部位不宜过分偏外。根据腰段静脉丛的配布情况,椎管的前方和两侧均有丰富的静脉丛,只有后方静脉较少,因此,进入腰段椎管宜首选后入路。

脊柱静脉的结构特点为肿瘤转移到脊柱以及通过无瓣膜静脉丛向与之相连的躯干转移提供了一个途径。盆腔内的炎症或肿瘤或寄生虫,可不经肺循环而直接经脊柱静脉丛侵入椎骨、颅内或其他远隔器官。此外,脊柱内、外静脉交通涉及咽脊柱静脉,咽后方的感染可通过这一静脉系统扩散到寰、枢椎,致使寰枢韧带充血松弛,从而导致寰枢椎半脱位。Balson 基于脊柱静脉的特殊性,提出可以把它视为并列于腔静脉系、肺静脉系和肝门静脉系三者的第四个静脉系统。作为上、下腔静脉间的沟通环节,它可以平衡压差在静脉阻塞时可作为代偿通道。由于脊柱静脉系统缺乏瓣膜,血液可双向流动,下腔静脉系或腹内压力的增高均可直接导致脊柱静脉丛血压的增高,增加手术时的出血量,故俯卧位进行手术时应避免腹部受压。

四、脊柱的神经支配

脊柱的神经支配比较复杂,但主要由 31 对呈节段性分布的脊神经后支支配。通常,后支的内侧支分布于脊柱的外骨膜、关节面、椎弓间的韧带并支配竖脊肌中的棘肌、多裂肌和回旋肌;后支的外侧支则主要支配竖脊肌中的最长肌和髂肋肌;椎管以内的相关结构由脊神经的脊膜支-窦椎神经分布。

（一）脊神经后支

脊神经后支于椎间孔外口处脊神经节的外侧发出,向后行经骨纤维孔,在下位上关节突与横突根部上缘交界处,至横突间肌内缘分为内侧支和外侧支。脊柱腰段的脊神经后支在微创手术中颇受重视。资料显示,上腰段脊神经发出后支的分支点在椎间孔外1.5cm 处,下腰段的后支分支点约在椎间孔外 2cm 处,分支点距横突根部的长度小于 3mm 的最多,约占 43%。后支分出外侧支和内侧支之前的主干段长 5~10mm,以 L_5 最长,平均 (6.03±1.23) mm;L_1 最短,平均 (5.18±1.09) mm。L_1~L_5 后支的直径以 1~1.5mm 者最多,占 70%。

1. 后支外侧支 较粗,沿下位椎体横突背侧的骨性纤维管向外下侧穿过竖脊肌的最长肌和髂肋肌,在此行程中相邻节段的外侧支存在交通支。L_1~L_4 脊神经后支外侧支于距横突根部上缘约 3mm 处发出,与血管伴行沿横突走向外下方,约在距横突上、下缘等距离处被一纤维束固定在横突上,周围无明显脂肪组织,此部位亦可称为后支外侧支骨纤维管。出骨纤维管后,后支外侧支继续沿横突背面向外下方斜行,穿竖脊肌和胸腰筋膜至皮下,沿途发出肌支和皮支。L_1~L_3 的后支外侧支较长,其本干穿过胸腰筋膜浅层并跨髂嵴至臀区皮下,构成臀上皮神经,支配臀上部和外侧部皮肤。L_4~L_5 的后支外侧支短而分散,跨髂嵴经臀到骶后,参与构成臀中皮神经。后支外侧支的分支主要分布于椎间关节连线以外的结构,如横突间韧带、髂腰韧带、横突间肌、胸腰筋膜、竖脊肌的最长肌和髂肋肌。L_1~L_5 后支外侧支的直径以 L_1 为最粗,约 1.5mm,其余按序数往下逐渐变细。后支外侧支出椎间孔处、过横突的骨纤维管处和穿胸腰筋膜浅层入臀处均较固定,这些部位如遭受卡压、损伤或牵拉,可产生局部或牵涉性腰腿痛。

2. 后支内侧支 较细,L_5 后支内侧支进入骶骨上关节突、骶翼间沟下行,然后进入腰神经后支内侧支骨纤维管;L_1~L_4 后支内侧支绕下位椎骨的上关节突外侧面向后而行,至横突后面与来自腰动脉背侧支的分支伴行,走向乳突与副突之间的腰神经后支内侧支骨纤维管。进入骨纤维管后,后支内侧支的行程类似 S 形,先行向上外方,翻越骨嵴后转向内下,然后出骨纤维管,沿椎弓板继续向内下方斜行,分支分布于关节连线内侧的关节囊、韧带及肌肉。后支内侧支在未进入骨纤维管之前,发出 1~2 支关节支分布于关节的上部,出骨纤维管后又发出一返支勾绕向上,分布于关节的下部。同时内侧支还发出一关节支向下行,分布于下位椎间关节的上内侧部,因此每一椎间关节至少接受两个神经节段的支配(图 2-1-33)。进入竖脊肌的内侧支,主要支配竖脊肌内侧部的肌纤维,如胸背部的棘肌、腰骶部的多裂肌,且相邻节段的内侧支之间鲜有交通支。腰神经后内侧支的直径以 0.5~0.9mm 者最多,占 60%。其中以 L_2 为最粗,平均值为 (0.80±0.20) mm,L_1 次之,平均值为 (0.75±0.18) mm,L_3 以下按序数逐渐变细。

腰神经后支的外侧支和内侧支均有来自腰动脉的小分支伴行。内侧支穿骨性纤维管之后,恰行于乳突的下方,位于腰椎关节突关节连线上,此处也正是分离多裂肌与最长肌间隙的目标区域,故往两侧牵拉多裂肌和最长肌显露术野时,有压迫及拉伤内侧支的可能;若使用电刀或电凝止血,在该间隙深处则易伤及有小动脉伴行的内侧支,这些都是造成多裂肌等脊椎深部肌肉术后恢复受限、肌力下降的不利因素。

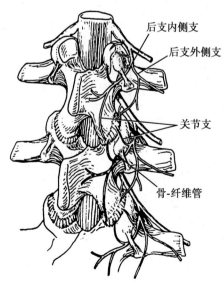

图 2-1-33 脊神经后支

（二）窦椎神经

窦椎神经几乎都起源于靠近交通支与脊神经结合处的交通支上。最多可见 5 支窦椎神经进入一个椎间孔,但是,较为典型的分组是一支粗神经和几根细支。然而,在上颈区和骶区,窦椎神经的粗支常缺失。窦椎神经进入椎间孔后,行向脊神经节腹侧并在此发出一些细支。当窦椎神经进入椎管后,其主支分支的分布与脊髓动脉的后中央支的走行类似,分为一个长升支和一个短降支,从这些支中分出 1~3 根旋支支配腹侧硬脊膜(图 2-1-34)。

与源自椎间盘的疼痛关系密切的后纵韧带,由发自窦椎神经的不规则的神经丛支配。这些神经丛的纤维在韧带内分布密集并扩展至椎间盘后部。对于单个节段窦椎神经的走行长度和支配区域,可以有如下几种情况:①上升一个节段;②下降一个节段;③分为上、下两对,一对上

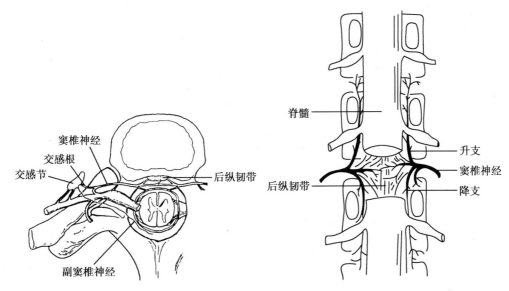

图 2-1-34　窦椎神经

升一个节段或水平走行,一对下降一个节段;④上升两个或更多节段。虽然后两种情况并不常见,但它的存在修正了以往认为窦椎神经的支配不多于两个邻近节段的说法,且说明了由一个损伤的椎间盘所引起的疼痛与窦椎神经相当广泛的分布范围相关。窦椎神经在后纵韧带的分布,除在不能活动的下骶区内较少外,在其他区域无显著性差异。

后纵韧带由许多神经丛或神经末梢支配,并且向两侧延伸,通过椎间孔覆盖了椎间盘的背面和大部分背侧面。在急性椎间盘突出症时,这层薄而富含神经纤维的结缔组织带是导致疼痛的一个主要原因。

组成窦椎神经的神经纤维至少有粗细两种,其中一部分细小纤维是来自胸腰椎自主性神经节的节后纤维,它们可通过调节平滑肌以控制椎管内的血管,而一些较粗的纤维则参与本体感觉功能。临床和实验室研究均证实窦椎神经含有痛觉纤维,但究竟哪部分是引起椎间盘性疼痛的感受器及其结构如何至今尚无定论。

目前,对椎间盘是否有神经支配及神经支配的范围多有争议,但多数倾向于认为椎间盘纤维环的外层含有神经纤维,这些纤维末梢来自支配后纵韧带扩展部分的窦椎神经分支。

大多数关于窦椎神经的描述认为主要的窦椎神经纤维分布到硬脊膜的腹侧面,而硬脊膜背内侧面则被认为是无神经纤维区,针刺时在该区域内可以无痛性穿过。Parke 和 Watanabe 还观察到,下腰区腹侧的硬脊膜常常被许多结缔组织固定于椎管腹侧面,且以在下腰区椎间盘边缘处的固定最为牢固。在显微镜下强行切断这些结缔组织将导致附着于其上的神经纤维破坏。推测当突出的椎间盘将硬脊膜拱起时,这种结构关系也是引起椎间盘性疼痛的一个原因。

五、脊柱的功能

脊柱作为人体结构的中轴与栋梁,承托头颅,支持并传导体重,并借胸廓支持上肢,借骨盆支持下肢,在人体进行各种运动时,均起着重要的平衡作用。

脊柱构成胸腔、腹腔和盆腔的后壁,因此对消化、呼吸、泌尿、生殖及循环各系统的器官都起支持和保护作用,其生理弯曲和椎间盘可以大大减轻外力或剧烈运动时对脑和其他脏器的震荡,脊髓和脊神经根更是受到脊柱的良好保护。

脊柱除具有支持和保护功能外,还具有重要的运动功能。虽然相邻的两个椎骨之间因连结稳固而造成可运动范围狭小,但各椎间运动的协同与叠加则使脊柱整体的运动范围变得很大,故脊柱在肌肉作用下可进行前屈、后伸、侧屈、旋转和环转运动。

脊柱各部的运动性质和范围,主要取决于关节突关节面的方向和形状、椎间盘的厚度及周围韧带的位置、弹力、厚薄及松紧等。如寰枢关节只能做旋转运动,每侧约为40°,过度旋转则受翼状韧带限制。颈部其他颈椎的关节突关节面约呈水平位,椎间盘相对较厚,所以可作前述各种运动,幅度也较大。

胸椎关节突的关节面接近冠状位,椎间盘较薄,棘突呈覆瓦状,而且又与肋骨相连,这些因素均限制了脊柱胸段(特别是中胸部)的运动,所以,上胸部可做旋转运动,中胸部的运动范围则很小。

腰部的关节突关节面决定了它们不适宜做旋转运动,但由于腰椎间盘很厚,其前屈、后伸和侧屈的幅度都最大。

由于颈、腰部的运动轴向多、幅度大,故损伤多见。而各部交接段,因上下运动幅度变化较大,如胸腰部和腰骶部的损伤则更为常见。

六、脊柱的定位和体表标志

无论在脊柱的常规体检或脊柱手术中,准确的脊柱定位都十分重要。若定位发生错误,必定影响体检和手术效果。随着各种先进检查仪器的普及,对脊柱病变的定位主要是根据术前和术中的 X 线照片及 CT 影像等来确定。但是,各部脊椎的形态及其表面标志对定位的重要参考意义不应因此而受到忽视,而应与 X 线照片、CT 影像等进行核对,相互印证,以免发生定位错误。

(一)　脊柱的体表定位

主要借助椎骨本身的特征性结构以及相邻诸骨较恒定而明显的骨性标志进行定位。

1. 颈椎的定位　在正常情况下,从第6颈椎以下,各椎骨的棘突皆可从体表扪及,尤以第7颈椎棘突最为明显,但有时也可能与邻近突起的棘突相混淆。一般来讲,若见到 2 个明显的突起,则下位的是第 7 颈椎棘突;若见到 3 个明显突起,则中间的是第 7 颈椎棘突。仰起头时,一般从上向下第 1 个扪到的是第 7 颈椎棘突。通常第 7 颈椎棘突最长,第 5 颈椎以上的棘突分叉,环状软骨平第 6 颈椎。这对临床上确定椎骨序数有一定帮助。

2. 胸椎的定位　胸椎的棘突可由第 7 颈椎棘突向下或自第 4 腰椎棘突向上数出,也可根据肋骨来定位。通常肩胛冈内侧缘平第 3 胸椎,肩胛下角平第 7 胸椎。此外,两肩胛冈内侧端的连线通过第 3 胸椎棘突;两肩胛骨下角的连线通过第 6、7 胸椎棘突之间。借此可以认定某一椎骨或某一病变椎骨的位置。

3. 腰椎的定位　经过脐的水平线通过第 3 腰椎棘突;两侧髂嵴最高点的连线通过第 4 腰椎棘突。

4. 骶骨的定位　两侧髂后上棘的连线通过第 2 骶椎(图 2-1-35)。

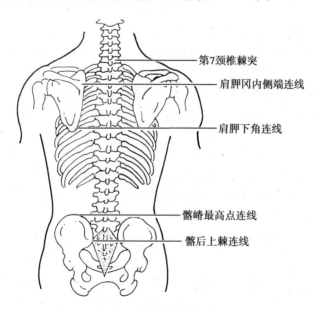

图 2-1-35　脊柱的体表定位

（二）椎骨与脊髓节段的对应关系

人胚早期,脊髓与椎管的长度相等,脊神经呈水平方向进出椎间孔。之后,由于椎骨的增长速度开始大于脊髓增长的速度,脊髓不再充满椎管,因其上连延髓而固定于头端,使脊柱和椎管呈现显著向尾端增长之势。出生时,脊髓末端只到第3腰椎平面,至成人时,脊髓末端约平第1腰椎下缘。与此同时,被椎间孔固定了位置的脊神经根,也从最初的水平走向变成了程度不同的倾斜走向,加上各脊髓节段长度与各椎骨高度本身之间的差异,因此形成了31个脊髓节段与椎骨序数之间独特的对应关系。

在成人,上颈髓节段($C_1 \sim C_4$)大致与同序数椎骨相对应,下颈髓节段($C_5 \sim C_8$)和上胸髓节段($T_1 \sim T_4$)比同序数的椎骨高一个椎体的位置;中胸部($T_5 \sim T_8$)的脊髓节段约比同序数的椎骨高二个椎体的位置,下胸部($T_9 \sim T_{12}$)的脊髓节段约比同序数的椎骨高三个椎体的位置,全部腰髓节段居第10~12胸椎椎体之后,骶、尾髓节段则居第1腰椎之后(图2-1-36)。

在了解脊髓节段与椎骨椎体的对应关系的同时,还应该对椎体与棘突的位置关系有所了解,因为临床检查多是用棘突来定位相应椎骨的。棘突尖与相应椎体的位置关系大致如下:颈椎、腰椎和第1~3胸椎棘突尖平其本椎体下缘,第4~7胸椎棘突尖平下一椎体中部,第8~12胸椎棘突尖接近下一椎体下缘。将这些因素考虑进去,才可

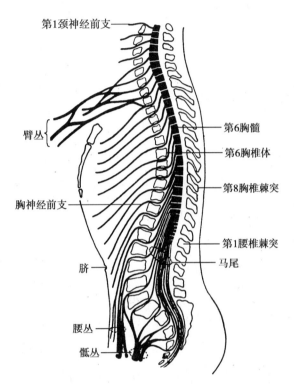

图2-1-36　脊柱与脊髓的对应关系

应用上面的推算方法定位脊髓节段的大致位置。例如椎管内有肿瘤压迫胸髓第10节段而需手术治疗时,一般在切除第7胸椎椎板后,即可找到肿瘤。因此,正确掌握脊髓节段与椎骨的对应关系及椎骨棘突与椎骨体的位置关系,不但能对常见的脊柱外科疾病进行准确的定位和描述,还能为脊柱手术入路的选择带来极大的方便。

第二节　脊髓的应用解剖

通过脊柱内镜治疗脊柱相关的各种功能性和器质性病变的同时,很重要的一个治疗目的就是要解除脊柱病变结构对脊髓和脊神经根的压迫,并且在手术中还要避免对这些神经组织造成新的损伤,因此,掌握脊髓及其相关结构的应用解剖学知识,对正确开展和应用脊柱内镜技术大有裨益。

一、脊髓

脊髓位于椎管中央,上端于枕骨大孔处与延髓相接,下端以脊髓圆锥终于第1腰椎水平,借由圆锥末端延续向下的终丝固定于尾骨背面(图2-2-1)。

脊髓为前后稍扁的圆柱体,全长有两处膨大。颈膨大,在$C_5 \sim T_1$脊髓节段,主要支配上肢;腰膨大,在$L_2 \sim S_2$脊髓节段,主要支配下肢。腰膨大以下逐渐变细称为脊髓圆锥。

脊髓表面有6条纵行的沟裂,前正中裂位于前正中线,深约3mm,软脊膜连同血管深入其中。后

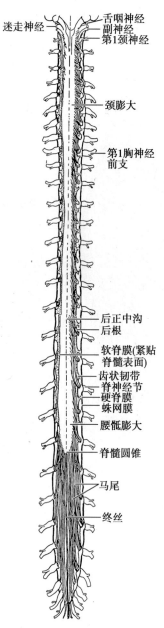

图 2-2-1 脊髓的形态

（标注）迷走神经 舌咽神经 副神经 第1颈神经 颈膨大 第1胸神经前支 后正中沟 后根 软脊膜(紧贴脊髓表面) 齿状韧带 脊神经节 硬脊膜 蛛网膜 腰骶膨大 脊髓圆锥 马尾 终丝

正中沟较浅,居于背侧正中线上,沟的深部有薄的胶质板形成后正中隔,深入脊髓约 5mm 而直达脊髓灰质。前外侧沟平而浅,左右各一,组成脊神经前根的根丝由此出脊髓。后外侧沟较深,左右各一,脊神经后根的根丝于此成列进入脊髓。

脊髓全长共有 31 对脊神经,每对脊神经的前后根与脊髓相对应的部分,称为一个脊髓节段,故脊髓全长共分 31 个节段,即 8 个颈髓节段、12 个胸髓节段、5 个腰髓节段、5 个骶髓节段和 1 个尾髓节段。

脊髓下端由大缩细的脊髓圆锥集中了全部骶尾髓节段。由于脊髓下端多终止于 L_1 椎体的中上部,所以在 $T_{11} \sim L_1$ 椎体后就集中了腰、骶、尾髓及其相应的神经根,此处骨折脱位,可能既有脊髓损伤又有神经根损伤,通常在脊髓损伤未恢复前,神经根损伤多有恢复,故胸腰段骨折脱位合并截瘫者,其神经根损伤常可有一定恢复,挽回部分功能,积极的手术治疗仍不应轻易放弃。

二、脊髓被膜

脊髓表面和脑一样覆有层结缔组织被膜,由外向内依次为硬脊膜、蛛网膜和软脊膜,对脊髓起保护作用(图 2-2-2)。

（一）硬脊膜

硬脊膜为厚实而坚韧的管状膜,上端与硬脑膜在枕骨大孔处移行,并与枕骨大孔紧密贴附,下端在成人约至第 2 骶椎水平。硬脊膜下端形成封闭的盲端并包裹终丝,整体呈一向上开口的盲管,故又称硬脊膜囊。硬脊膜全长包裹脊髓和脊神经根,因此可按其包裹结构的不同,相应地分为脊髓硬膜和根硬膜两部分。在根硬膜与脊髓硬膜交界处,硬脊膜形成一称为硬膜颈环的狭窄部。根硬膜比脊髓硬膜略薄,尤其在椎间孔附近最薄,向外延续为脊神经干的神经外膜。

（二）脊髓蛛网膜

脊髓蛛网膜薄而柔软,无血管,呈透明蛛网状,在枕骨大孔处直接延续为脑蛛网膜,在脊柱下端则包裹脊髓末端和马尾,止于第 2 骶椎。蛛网膜向深面发出许多蛛网膜小梁附着于软脊膜表面。在蛛网膜的内、外面及小梁表面,覆盖着一层具有吞噬功能的间皮细胞。

（三）软脊膜

软脊膜为一层菲薄而富有血管神经的被膜,紧贴脊髓表面。软脊膜虽然薄,但可分内外两层。内层称内软膜,由网状纤维和弹性纤维构成,紧贴神经组织。外层称外软膜,是胶原纤维束形成的网络,与蛛网膜小梁相延续,在脊髓两侧形成齿状韧带和前面的软脊膜前纤维索。

齿状韧带是由软脊膜外层在脊髓前后根之间形成的一系列尖端向外的三角形皱襞,由枕骨大孔延至第 1 腰椎平面,直达脊髓圆锥。每侧齿状韧带的数目为 18 ~ 24 个,以 20 ~ 22 个多见。齿状韧带尖端附着的位置,在颈段较有规律,位于上下两神经根穿硬脊膜之间,胸段以下则多位于两神经根穿硬脊膜之间的上份中点或下方。由于齿状韧带的附着点偏后,故脊髓的前 2/3 在齿状韧带之前。

齿状韧带对脊髓起悬吊作用,可防止脊髓因运动、外力等原因而发生振荡和移位。从后路显示椎管前方组织时,必须先将其切断。

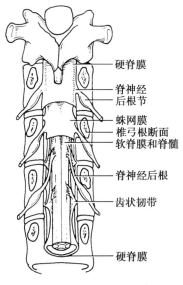

图 2-2-2 脊髓的被膜

三、脊膜腔

各层脊膜之间及硬脊膜与椎管壁之间存在着潜在的或充满液体的腔隙,强化了脊膜对脊髓的保护作用(图 2-2-3)。

（一）硬膜外腔

是硬脊膜囊与椎管的骨内膜和黄韧带之间的潜在腔隙,其中有疏松结缔组织、脂肪、淋巴和椎内静脉丛,略呈负压状态,且因腔隙中填充着较多脂肪组织,易于活动。

硬脊膜外面粗糙,有纤维束与硬膜外的脂肪相连,特别是在前正中线上与后纵韧带相连,在后正中线上有时也与椎板和黄韧带相连并形成纤维隔,这些纤维连接限制了硬膜囊的活动度。硬膜外腔的大小在椎管各段略有不同。以硬膜囊所占椎管空间计,颈段占73%最大,胸段占67%次之,腰段最小只占60%,相应地,硬膜外腔以腰段、胸段空间为大,颈段较小,故对矢状方向力量的缓冲,胸腰段要强于颈段。

硬膜外腔被两侧的神经根分为前后和两侧 4 个间隙。硬膜外后间隙位于后根硬膜外后方与椎弓骨膜和黄韧带之间。整个颈段的后间隙十分狭小,多为 1.5mm 左右,上颈段或可闭锁。自胸段向下,后间隙逐渐增宽,中胸段宽 2~4mm,腰 2~腰 3 一段可达6mm。后间隙内有较发达的椎内静脉丛,但后正中线附近较少,是硬膜外导管留置的部位。

硬膜外侧间隙又称根间隙,居于前、后根硬膜与椎管之间,其外即为椎间孔。硬膜外间隙在脑脊液的吸收、硬膜外麻药的吸收和渗透等方面十分重要。硬膜外腔内脂肪组织的多少与人的体型有关,分布规律是骶管较多,腰上部及胸下部较少,中胸部增多,上胸部又趋减少,颈部几乎无脂肪而代之以纤维组织。在颈段,中线处的纤维组织增多,并可连结硬脊膜后面与椎弓板及黄韧带,形成纤维隔(图2-2-3)。

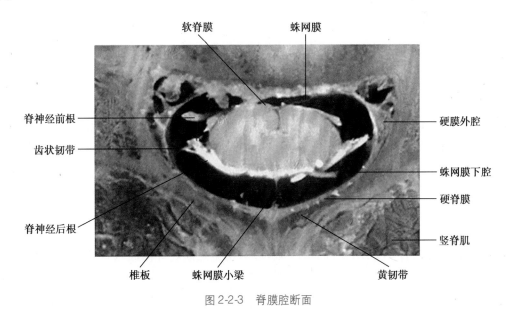

图 2-2-3 脊膜腔断面

（二）硬膜下腔

硬脊膜内面与浅面的蛛网膜较紧密地相贴,两者之间的潜在腔隙称为硬膜下腔,其中仅有少量浆液,起润滑作用,尚未发现有何重要的生理和临床意义。

（三）　蛛网膜下腔

蛛网膜下腔为蛛网膜与软脊膜（入颅则为软脑膜）之间的腔隙，其间充满脑脊液。脊髓蛛网膜下腔向上于枕骨大孔处与脑蛛网膜下腔相沟通，腔内的脑脊液由此经上矢状窦两侧的蛛网膜粒回流，在下则于腰部水平扩大为终池。终池内无脊髓，大量的脑脊液浸泡着马尾和终丝，是腰椎穿刺的理想部位。

（四）　马尾神经

马尾神经是 L_2 水平以下蛛网膜下腔内神经根纤维束的统称，因其整体形态与马尾相似而得名。在硬膜囊中，每一神经根由 1 条前根纤维和 3 根后根纤维组成，自脊髓圆锥以下有 $L_2 \sim S_5$ 共 9 对神经根，故每侧有 36 条马尾神经纤维，两侧共 72 条，外加 1 条终丝。各神经纤维顺行向下，每合成 1 对神经根就减少 8 条神经纤维，至 L_5/S_1 椎间盘水平，只剩下 5 对骶神经根和 1 条终丝，即越向下，硬膜囊内的马尾神经纤维就越少。从横断面看，后正中线排列的是 S_5、S_4 马尾神经，外侧排列的依次为 S_3、S_2 和 S_1，越高的节段越靠外排列，故硬膜正中部位（手术）损伤极易合并 $S_3 \sim S_5$ 损伤而引起二便失禁、马尾神经功能受损的症状和体征。

在合成神经根的 4 条马尾神经纤维中，位于前内侧的 1 束是运动根，位于后外侧的 3 束是感觉根，这些神经纤维在穿出硬脊膜之前 $4 \sim 5$ cm 就被蛛网膜包被在一起并贴附于硬脊膜侧缘的内侧面下行，一般情况下它们共同穿出硬膜囊。故有时 L_4/L_5 椎间盘侧后方突出，既可压迫 L_5 神经根，又可压迫硬膜囊内的 S_1 神经根和 S_2 马尾神经纤维，产生双神经卡压的症状和体征。

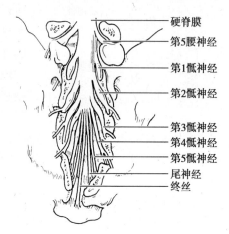

硬脊膜
第5腰神经
第1骶神经
第2骶神经
第3骶神经
第4骶神经
第5骶神经
尾神经
终丝

图 2-2-4　骶神经和尾神经

构成第 1 骶神经以下的马尾纤维进入椎管，合成的骶、尾神经的前支和后支分别于骶骨的骶前孔、骶后孔以及骶管裂口出骶管（图 2-2-4）。

四、脊髓的血供

脊髓的血供既有纵向的血管链，又有横向加入的节段性血管进行补充，对保持脊髓在各种状态下获得稳定的血供十分有利。

（一）　脊髓的动脉

脊髓的动脉来源有脊髓前动脉、脊髓后动脉和节段性的根动脉，它们在脊髓表面形成 3 条纵行的动脉。1 条脊髓前动脉沿前正中裂下行，2 条脊髓后动脉沿后外侧沟下行，途中不断有根动脉加入。

1. 脊髓前动脉　在桥延沟下方起自椎动脉，约下行至椎体交叉平面与对侧同名动脉合成一支，然后沿前正中裂下降，沿途不断接受节段性动脉的加入而延伸到脊髓圆锥，并延续为一细支与终丝伴行。脊髓前动脉全程粗细不等，在颈膨大和腰膨大处可达 0.7mm，而在胸髓 $3 \sim 6$ 节段处仅有 0.3mm。脊髓前动脉除发出外侧支参与软脊膜小动脉丛外，主要是深入前正中沟并发支营养脊髓前角及其周围神经组织。

2. 脊髓后动脉　共有 2 支，均起自小脑下后动脉，绕至延髓后外侧面入脊髓后外侧沟，在后根内侧迂曲下行，沿途接受许多根动脉加入。除发支参与软脊膜小动脉丛外，其穿支进入脊髓分布于脊髓后角及部分后索。

3. 根动脉　由节段性动脉在行至椎间孔附近发出脊支，随脊神经前根和后根进入椎管。这些节段性动脉，在颈段为椎动脉、颈深动脉和颈升动脉，约有 60% 的咽升动脉也发支供养脊髓；在胸段为肋间后动脉；在腰段为腰动脉；在骶部为骶外侧动脉、第 5 腰动脉、髂腰动脉及骶正中动脉等，其中骶外侧动脉发出的脊支随脊髓圆锥远侧的神经根进入，参与脊髓后动脉在圆锥部位的十字吻合（图 2-2-5）。

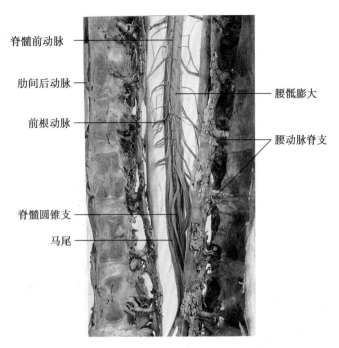

脊髓前动脉

肋间后动脉

前根动脉

脊髓圆锥支

马尾

腰骶膨大

腰动脉脊支

图 2-2-5　脊髓下部的节段性动脉

根动脉在胚胎时共有 60 条之多,出生后大多退化。成人根动脉的大小、数目及分布变化甚大,部分根动脉仅供养脊神经根和脊髓被膜,而不分布至脊髓。根动脉的分支为前根动脉和后根动脉,分别与脊神经的前根和后根相伴行。成人约有 8 支前根大根动脉加入脊髓前动脉,有 12 支后根大根动脉加入脊髓后动脉。在脊髓第 4 胸髓和第 1 腰髓节段,血供较为薄弱,侧支循环相对欠佳,此部损伤根动脉易致截瘫发生。由于肋间后动脉等节段性动脉在经过横突之前即发出脊支入椎间孔,此后的终支延续为背侧支,因此,就对脊髓血供的保护而言,后路手术比前路手术的安全性更高,但过度分离和牵拉深部肌肉等结构仍应避免。

脊柱手术中,阻断节段动脉后出现脊髓缺血性损伤多有文献报道。有研究指出,节段血管脊支在进入椎间孔以后发出的分支,同一节段两侧或相邻的上、下节段血管分支可形成吻合丰富的血管网,共同营养椎体和脊髓,故单侧单根或单侧少数节段动脉的结扎对脊髓供血的影响不大,但随着被阻断的节段血管数目增多,发生脊髓缺血性损伤的危险性也随之大增。有学者认为,在椎间孔和主动脉之间的椎体中部阻断和结扎节段动脉,可减少对脊支和根动脉的损伤。

（二）脊髓的静脉

脊髓静脉属于椎静脉系,其分布大致与动脉相似。脊髓静脉伴行于脊神经,最终流入 Batson 静脉丛的椎管内硬膜外部分,该静脉丛由椎内、椎外和椎管内硬膜外 3 部分组成。

脊髓的静脉血经根静脉进入椎间静脉,而脊髓软脊膜静脉丛与椎间静脉有吻合,故其静脉血可经椎内静脉丛进入椎间静脉。由于椎后内静脉丛和椎后外静脉丛之间有吻合,因此脊髓静脉血也可经椎后外静脉丛回流。在脊髓外部,纵行的脊髓后外静脉互相吻合形成静脉网,接受脊髓内静脉,并和椎内静脉丛相交通,此外也和椎静脉、小脑静脉和颅底静脉丛或静脉窦相交通。脊髓前、后静脉均为一支,在不同平面借根静脉引流,伴随腰神经的根静脉最大。当腹压增加过大时,脊髓静脉丛可因丰富的椎内外交通而淤血、受压,引起脊髓水肿,这在行脊柱后路手术应引起足够的重视。而根静脉所汇入的腰静脉等节段性静脉,管壁薄、牵拉易出血,手术中应给予妥善结扎,对脊髓血供几乎没有影响。

第三节 颈部的应用解剖

颈椎内镜的入路与常规手术入路在方位选择上同样有前路和后路,涉及相同的颈部层次。

一、颈前外侧部

颈前外侧部借胸锁乳突肌等结构划分为多个三角形区域,熟悉各区的层次与结构,是正确选择和使用内镜入路,避免损伤颈部重要器官和结构的基础(图 2-3-1)。

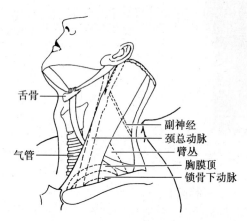

图 2-3-1 颈部重要结构的体表投影

（一） 皮肤和浅筋膜

颈前外侧部的皮肤较薄,移动性大,皮纹呈横向走行。皮下组织(浅筋膜)为含有脂肪的一层疏松结缔组织,内含一菲薄的皮肌,即颈阔肌。颈部手术关闭切口时,仔细缝合该肌及所在层次有利于减少瘢痕形成。颈阔肌深面的浅筋膜内有颈前静脉、颈外静脉、颈外侧浅淋巴结、颈丛的皮支以及面神经的颈支等。

1. 浅静脉 主要有颈前静脉和颈外静脉。

颈前静脉起自颏下部,于颈前正中线两侧沿下颌舌骨肌浅面下行,至锁骨上方转向外侧,穿入胸骨上间隙,汇入颈外静脉末端或锁骨下静脉,亦有少数汇入头臂静脉。左、右颈前静脉在胸骨上间隙内借横行的颈静脉弓相吻合。若左、右颈前静脉合为一支,沿颈前正中线下行,则称颈前正中静脉,其存在对颈前正中切口有较大影响。

颈外静脉在下颌角的后下方,由下颌后静脉后支与耳后静脉和枕静脉等汇合而成。沿胸锁乳突肌浅面斜行向下,于锁骨中点上方 2~5cm 处穿颈深筋膜,汇入锁骨上静脉或静脉角,少数也可注入颈内静脉,甚至椎静脉。颈外静脉与颈深筋膜结合紧密,当静脉壁受伤破裂时不易止血并可致气体栓塞,故颈部手术涉及该静脉时需确实结扎。

2. 皮神经 颈部浅层有面神经和颈丛的分支分布。

面神经颈支自腮腺下缘穿出,在下颌角附近进入颈部,行于颈阔肌深面并进入该肌支配它。面神经下颌缘支从腮腺下缘穿出后,于颈阔肌深面跨过面动、静脉,继而沿下颌骨下缘前行,支配下唇诸肌及颏肌。行上颈椎前路内镜手术,牵拉下颌骨时,应注意避免损伤下颌缘支造成局部面肌瘫痪。

颈丛的皮支由胸锁乳突肌后缘中点浅出,位置表浅且相对集中,主要有:①枕小神经,浅出位置最靠上方,勾绕副神经并沿胸锁乳突肌后缘上行,分布至枕部及耳廓背面上部的皮肤;②耳大神经,为颈丛最大的皮支,于胸锁乳突肌后缘中点浅出后,沿该肌表面上行,分布至耳廓及腮腺区皮肤;③颈横神经,横越胸锁乳突肌中份,分布于颈前区的皮肤;④锁骨上神经,多分为内、中、外三支,分别分布于颈前外侧部、胸前壁上部和肩部等处的皮肤(图 2-3-2)。这些神经不支配骨骼肌,单支损伤时感觉障碍也不明显,它们在胸锁乳突肌后缘中点集中穿出处是颈前区局麻的麻醉点。

3. 浅淋巴结群 均位于颈阔肌深面。颈前浅淋巴结群沿颈前静脉排列;颈外侧浅淋巴结群沿颈外静脉排列于胸锁乳突肌表面及其后缘处,它们的输出管可注入颈外侧下深淋巴结或锁骨上淋巴结。

（二） 颈深筋膜

位于浅筋膜和颈阔肌深面,包绕颈、项部的肌肉、血管、神经、气管和食管等各器官。颈深筋膜可分为浅、中、深三层,各层之间的疏松结缔组织构成筋膜间隙(图 2-3-3)。

1. 浅层 即封套筋膜,它上附于头颈交界线,下附于颈、胸和上肢交界线,向前于颈前正中线处

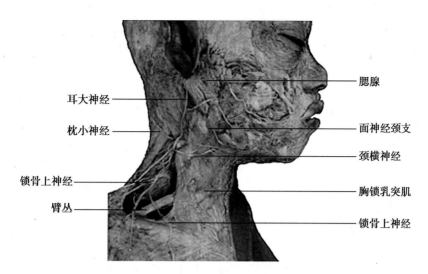

图 2-3-2　颈部的皮神经

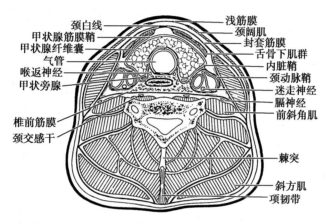

图 2-3-3　颈筋膜各层次(横断面)

左、右两侧互相延续,向两侧包绕斜方肌和胸锁乳突肌并形成两肌的鞘,向后附于项韧带和第 7 颈椎棘突,形成一个完整的封套结构。封套筋膜在其包裹结构处分为深、浅两层。除分层包绕斜方肌和胸锁乳突肌外,还在舌骨上部分为深、浅两层,包裹二腹肌前腹和下颌下腺;在面后部,分为深、浅两层包裹腮腺;在舌骨下部于甲状腺峡附近分为深、浅两层向下,分别附着于胸骨颈静脉切迹的前、后缘,形成胸骨上间隙。

2. 气管前筋膜　又称颈深筋膜中层或内脏筋膜,此筋膜包裹咽、食管颈部、喉、气管颈部、甲状腺和甲状旁腺等器官,并形成甲状腺鞘。在甲状腺与气管和食管上端邻接处,甲状腺鞘后层增厚并形成甲状腺悬韧带。前下部覆盖于气管者称为气管前筋膜,后上部覆盖颊肌和咽缩肌者则称为颊咽筋膜。气管前筋膜向上附着于环状软骨、甲状软骨斜线和舌骨,向下经气管前方和两侧入胸腔与心包上部相续。此筋膜层在颈根部有许多纤维性扩张部覆于大血管干上,使血管保持开放状态,一旦不慎损伤血管,甚难闭合,可致空气进入引起空气栓塞。有时,也将该筋膜形成的包裹颈部诸内脏器官的筋膜鞘称为内脏筋膜鞘。

3. 椎前筋膜　又称颈深筋膜深层或椎前层,在前正中线处位于咽和食管后方,两侧居颈部大血管的后方,覆盖椎前肌等颈深肌群和前纵韧带。椎前筋膜较厚实,行颈前入路时,常须将其切开才能处理椎骨和椎前肌等结构。此层筋膜向上附着于颅底、向下续于胸内筋膜,向两侧覆盖臂丛、颈交感干、膈神经、锁骨下动脉及锁骨下静脉。由斜角肌间隙开始,椎前筋膜向外下方包裹锁骨下动、静脉和臂丛,并走向腋腔形成腋鞘。

4. 颈动脉鞘 是颈深筋膜在两侧包绕颈总动脉、颈内动脉、颈内静脉和迷走神经形成的筋膜鞘。鞘的前壁与气管前筋膜相融合,后壁与椎前筋膜有不太紧密的粘连,侧壁与气管前筋膜之间为一潜在间隙,组织疏松可行钝性分离,是颈前入路手术常用的通道。颈动脉鞘后壁的深面有颈交感干,前壁有舌下神经降支及其参与构成的颈袢,用器械牵拉固定时应予注意。

（三）颈部筋膜间隙

颈深筋膜各层之间的疏松结缔组织构成筋膜间隙(图 2-3-4)。

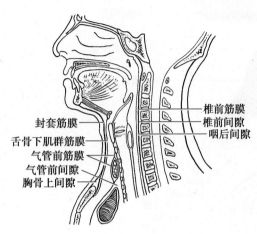

图 2-3-4 颈筋膜间隙(矢状面)

椎前筋膜
椎前间隙
咽后间隙

封套筋膜
舌骨下肌群筋膜
气管前筋膜
气管前筋膜
胸骨上间隙

1. 胸骨上间隙 颈深筋膜浅层在甲状腺峡之下,距胸骨柄上缘 3～4cm 处分为深、浅两层,向下分别附着于胸骨颈静脉切迹前、后缘,两层之间即为胸骨上间隙。内有颈前静脉下段、颈静脉弓、胸锁乳突肌胸骨头、淋巴结和脂肪组织等。

2. 咽后间隙 位于颊咽筋膜与椎前筋膜之间,内无大的血管、神经走行,但纵行和横行的小血管较多。其延伸至咽侧壁外侧的部分为咽旁间隙。该间隙的存在,使其前方被气管前筋膜包裹的食管和气管获得较好的移动性,可被推过中线以显露颈椎椎体。

3. 气管前间隙 位于气管前筋膜与气管颈部之间,内有甲状腺最下动脉、甲状腺下静脉、甲状腺奇静脉丛、头臂干和左头臂静脉。小儿还有胸腺上部伸入。

4. 椎前间隙 位于脊柱颈部、颈深肌群与椎前筋膜之间。颈交感神经干居此间隙内,纵行于椎前肌浅面。颈椎结核脓肿多积于此间隙,并可向两侧扩散至椎外侧区,经腋鞘扩散至腋窝;脓肿溃破后,可经咽后间隙向下扩散至后纵隔。

（四）肌层及颈部器官

颈前外侧区肌肉数目众多,器官毗邻复杂,通常以胸锁乳突肌、舌骨等明显标志将其划分为数个区域,以利于学习和应用。以胸锁乳突肌为标志可分为颈前区、胸锁乳突肌区和颈外侧区。颈前区又以舌骨为界分舌骨上区和舌骨下区,其中舌骨上区含颏下三角和左、右下颌下三角;舌骨下区含左、右颈动脉三角和肌三角。颈外侧区又被肩胛舌骨肌分为枕三角和锁骨上大窝(图 2-3-5)。

1. 舌骨上区 内含左、右下颌下三角和颏下三角。

（1）下颌下三角:由下颌体下缘与二腹肌前、后腹围成,又称二腹肌三角。该三角的顶为颈筋膜浅层,其浅面有皮肤、浅筋膜和颈阔肌;底为下颌舌骨肌、舌骨舌肌及咽中缩肌;三角内有下颌下腺、面动脉、面静脉、舌下神经、舌神经、下颌下神经节及下颌下淋巴结等结构。

舌骨借肌肉和韧带悬固在颈前部,下颌骨与甲状软骨之间。在头后仰时,颈部上端与口腔底接壤处的舌骨轮廓明显,用手指可触及舌骨体和两侧的大角,并可将其向两侧移动。舌骨也随说话和吞咽等动作向上、下和前方运动。舌骨大角约在 C_2/C_3 椎间盘水平,可作为颈椎定位的标志。附于舌骨上、下的数块小肌肉被划分为舌骨上肌群和舌骨下肌群。

舌骨上肌群位于舌骨与下颌骨之间,每侧均有 4 块:①二腹肌,前腹起自下颌骨二腹

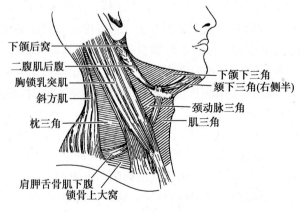

下颌后窝
二腹肌后腹
胸锁乳突肌
斜方肌
枕三角
肩胛舌骨肌下腹
锁骨上大窝

下颌下三角
颏下三角(右侧半)
颈动脉三角
肌三角

图 2-3-5 颈部分区

肌窝,后腹起自乳突内侧,两个肌腹以中间腱相连,并借筋膜形成的滑车系于舌骨;②下颌舌骨肌,居二腹肌前腹深部,起自下颌骨,止于舌骨,与对侧肌会合于正中线,组成口腔底;③茎突舌骨肌,居二腹肌后腹之上并与之伴行,起自茎突,止于舌骨;④颏舌骨肌,居下颌舌骨肌深面,起自颏棘,止于舌骨。它们的主要作用为上提舌骨。

面动脉在舌骨大角稍上方起于颈外动脉,向内经二腹肌后腹的深面进入下颌下三角,通过下颌下腺的深面向前,于咬肌的前缘处绕下颌骨下缘至面部。面动脉在咬肌前缘处位置表浅,在活体可摸到其搏动。舌动脉经舌下神经与舌骨大角之间、舌骨舌肌的深面前行入舌。面静脉伴行于面动脉的后方进入下颌下三角,与下颌后静脉的前支汇合后,于舌骨大角附近注入颈内静脉。

舌骨大角约在 C_2/C_3 椎间盘水平,而且容易在体表触摸定位,曾被考虑过于此处行经皮颈椎间盘切除术,但由于上述结构均于舌骨大角附近横行而走,难以避开,现多不主张采用(图2-3-6)。

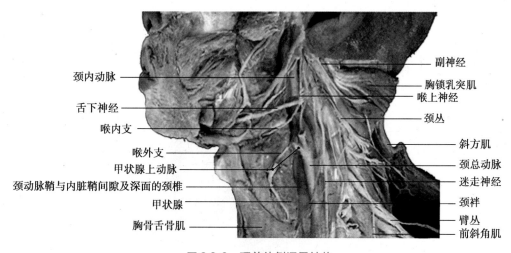

图2-3-6　颈前外侧深层结构

舌下神经经二腹肌后腹深面入下颌下三角,于下颌舌骨肌的深面、舌骨舌肌的浅面前行至口底,支配舌肌。舌神经于下颌下腺深部的内上方,沿舌骨舌肌的表面前行入舌。在舌骨舌肌的表面,舌神经位于下颌下腺导管的上方;在舌骨舌肌的前缘处舌神经绕下颌下腺导管的外下方至其内侧。下颌下神经节位于二腹肌中间腱的上方,舌神经与下颌下腺深部之间,上方连于舌神经,下方有分支至舌下腺和下颌下腺。

(2)颏下三角:由舌骨体与两侧的二腹肌前腹围成。此三角的顶为颈筋膜浅层,其浅面有皮肤和浅筋膜;三角的底为下颌舌骨肌及其筋膜。该三角内有颏下淋巴结。

2. 舌骨下区　含左、右颈动脉三角和肌三角。

(1)颈动脉三角:上界为二腹肌后腹,前下界为肩胛舌骨肌上腹,后界为胸锁乳突肌上部的前缘。此三角的浅面有皮肤、浅筋膜、颈阔肌、颈筋膜浅层,深面为椎前筋膜,内侧是咽侧壁及其筋膜。三角内有颈总动脉及其分支、颈内静脉及其属支、颈外侧深淋巴结及后3对脑神经。

颈总动脉位于颈内静脉的内侧,沿食管、气管和喉的外侧上升至甲状软骨上缘高度分为颈内动脉和颈外动脉。颈动脉窦为颈总动脉的末端和颈内动脉起始处的膨大部,其窦壁上有压力感受器,当血压升高时,刺激压力感受器,可反射性地引起心跳变慢,血管扩张,血压下降,从而保持血压的相对稳定。行颈前入路手术,在颈动脉鞘与内脏鞘之间分离暴露颈椎及使用拉钩时,应对其注意保护。颈动脉小球为一米粒大小的扁椭圆形小体,借结缔组织连于颈总动脉分杈处的后方。该小体为一化学感受器,当血液中氧分压降低、二氧化碳分压升高时,可反射性使呼吸加深加快。

颈内动脉先位于颈外动脉的后外侧,继而位于其后内侧,在二腹肌后腹的深面上升至颅底,经颈动脉管进入颅腔。该动脉在颅外无分支。如误扎颈内动脉,可引起同侧脑部血液循环障碍,而导致对侧偏瘫和感觉障碍,甚至死亡。颈外动脉先位于颈内动脉的前内侧,经二腹肌后腹的深面入腮腺区。此动脉在颈动脉三角内有5条分支,由下往上从前壁发出的为甲状腺上动脉、舌动脉、面动脉,后者经二腹肌后腹深面至下颌下三角。咽升动脉发自颈外动脉起始处的内侧壁,发支营养附着于颈椎前侧壁的颈长肌,并与颈升动脉有吻合,故颈长肌血供很丰富,手术及穿刺时应予注意。枕动脉平对面动脉发自颈外动脉后壁至枕部。

颈内静脉位于颈内动脉和颈总动脉的外侧,胸锁乳突肌的深面。颈内静脉在颈静脉孔处续乙状窦,在颈动脉鞘内下行至胸锁关节后方,与锁骨下静脉汇合为头臂静脉。此静脉的属支有面静脉、舌静脉、甲状腺上静脉、甲状腺中静脉。颈内静脉壁附着于颈动脉鞘,并通过此鞘附着于颈深筋膜及肩胛舌骨肌中间腱,其管腔常处于开放状态,有利于静脉回流。当颈内静脉损伤时,由于管腔不易闭锁,加之胸腔负压对静脉血的吸引,易导致空气栓塞(图2-3-7)。

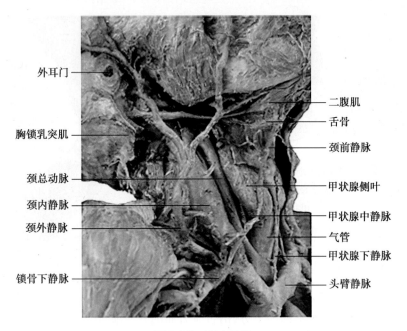

图2-3-7　颈内静脉

舌下神经为躯体运动神经,由舌下神经管出颅,经二腹肌后腹的深面进入颈动脉三角,继而向前下在颈总动脉分权处上方1cm越过颈内、外动脉的浅面,再经二腹肌后腹深面进入下颌下三角。舌下神经在绕过颈内动脉处发出颈袢上根,经颈总动脉表面下降。副神经为特殊内脏运动神经,与迷走神经及舌咽神经共同经颈静脉孔出颅,由二腹肌后腹的深面入颈动脉三角,越过颈内静脉的浅面向后外,穿胸锁乳突肌上部的深面进入枕三角,支配胸锁乳突肌和斜方肌。迷走神经为混合神经,内含一般内脏运动纤维、特殊内脏运动纤维、一般内脏感觉和一般躯体感觉纤维。迷走神经位于颈动脉鞘内,在颈内动脉、颈总动脉与颈内静脉之间的后方下行。此神经在下神经节处发出喉上神经行向喉部,在颈动脉三角内发出颈上心支参与心丛。

颈动脉鞘包被迷走神经、颈内静脉、颈总动脉及颈内动脉,沿颈部两侧走行,与包被食管、气管和甲状腺的内脏鞘之间存在一些疏松结缔组织。两鞘之间某些部位间隙明显,且没有重要的血管和神经分布,稍加分离即是从颈前进入椎前间隙的一个良好通道(图2-3-8)。

(2)肌三角:由颈前正中线、肩胛舌骨肌上腹和胸锁乳突肌前缘围成,内有舌骨下肌群、甲状腺、甲状旁腺、喉、气管和食管颈部等结构。

舌骨下肌群位于舌骨下方正中线的两旁,居喉、气管及甲状腺的前方,每侧均有4块,各肌均依其起止点命名:①胸骨舌骨肌,呈带状薄片,居颈部正中线两侧;②肩胛舌骨肌,居胸骨舌骨肌的外侧,为

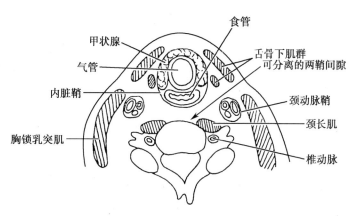

图 2-3-8　内脏鞘与颈动脉鞘之间筋膜间隙(示意图)

细长带状肌,分上腹和下腹,由位于胸锁乳突肌下部深面的中间腱相连;③胸骨甲状肌,居胸骨舌骨肌的深面;④甲状舌骨肌,居胸骨甲状肌的上方,并被胸骨舌骨肌遮盖。它们的主要作用为下降舌骨和喉。

舌骨下肌群各肌的上、下部均有颈袢的肌支进入。在环状软骨高度切断舌骨下肌群,可保留从肌的上部和下部进入的神经。若术中损伤进入舌骨下肌群的神经,可导致术后肌萎缩,气管突出。

甲状腺是肌三角内的重要器官,呈 H 形,可分为一峡两叶。约有 50% 的人从甲状腺峡向上伸出一锥状叶,其位置多偏向左侧。甲状腺峡位于第 2~4 气管软骨环的前方;侧叶位于喉下部和气管颈部的前外侧,上至甲状软骨中部,下达第 6 气管软骨环。

甲状腺的前方由浅至深依次为皮肤、浅筋膜(内有颈阔肌)、颈筋膜浅层、舌骨下肌群、气管前筋膜。甲状腺侧叶的后内侧邻近喉与气管,咽与食管及喉返神经;侧叶的后外侧邻颈动脉鞘和交感神经。在第 4、5 颈椎水平,其侧叶与颈动脉鞘有部分重叠掩盖,手术循颈动脉鞘与内脏鞘之间暴露颈椎体,尤其是行经皮穿刺颈椎间盘切除术时,应注意将两者先行向两侧分开,避免经侧叶穿刺。

甲状腺由外向内包有甲状腺鞘(假被膜)和纤维囊(真被膜)。假被膜由气管前筋膜构成。两层被膜之间的间隙称囊鞘间隙,其内有甲状旁腺、神经、血管及疏松结缔组织。甲状腺的被膜在某些部位局部增厚,形成韧带。在侧叶上端,假被膜增厚并连于甲状软骨,称甲状腺悬韧带;在侧叶内侧的中部有甲状腺侧韧带连于环状软骨及第 1~2 气管软骨环;在峡的后方有峡部固定带连于气管上端。由于甲状腺借上述韧带与喉和气管相连,故颈前路手术时,可与气管食管一同向内牵开。

甲状腺的动脉包括甲状腺上动脉、甲状腺下动脉及甲状腺最下动脉,它们在甲状腺内有丰富的吻合。甲状腺上动脉为颈外动脉始段的分支,与喉上神经外支伴行至甲状腺侧叶上极附近分为前、后两支进入腺体。此动脉发出的喉上动脉与喉上神经内支共同穿甲状舌骨膜入喉。甲状腺下动脉是甲状颈干的分支,沿前斜角肌内侧缘上升至环状软骨平面,经颈动脉鞘后方向内至甲状腺下极后方,分为上、下两支,分布于甲状腺、甲状旁腺、食管和气管。此动脉若妨碍颈动脉鞘与内脏鞘间隙的分离及颈椎暴露,可分离后在距甲状腺稍远处结扎切断,对甲状腺血供无不良影响。甲状腺最下动脉起于头臂干或主动脉弓,沿气管前方上升至甲状腺峡,分布于甲状腺峡及邻近腺组织。此动脉出现率约 10%,易被忽视。当行经胸骨入路暴露下颈椎及上胸椎手术时,应避免伤及此动脉。

甲状腺的静脉包括甲状腺上、中、下三对静脉。甲状腺上静脉与甲状腺上动脉伴行,注入颈内静脉。甲状腺中静脉起于甲状腺侧叶中部的外侧,向外经颈总动脉的前方注入颈内静脉。甲状腺下静脉起于侧叶下端及甲状腺峡,经气管前面下行注入头臂静脉。两侧甲状腺下静脉在气管的前方吻合成甲状腺奇静脉丛。在颈前入路及经胸骨入路时应注意对其处理,以免术中或术后过多出血。

喉上神经发自迷走神经的下神经节,在颈内动脉内侧沿咽侧壁下行,至舌骨大角处分为内、外两支。内支与喉上动脉伴行,穿甲状舌骨膜分布于会厌、舌根、声门裂以上的喉黏膜。外支与甲状腺上动脉伴行,距上极 0.5~1cm 处与动脉分开,弯向内侧,支配环甲肌。

喉返神经自迷走神经发出的起点不同,带来了其在上行途径中的差异。左喉返神经绕主动脉弓的下缘至其后方,右喉返神经绕右锁骨下动脉下缘至后方。两侧喉返神经经气管食管间沟上行至侧叶深方与甲状腺下动脉交叉,继而上升至咽下缩肌下缘、环甲关节后方进入喉内,分布于声门裂以下的喉黏膜及除环甲肌以外的喉肌。约在甲状腺侧叶中、下 1/3 交界处,喉返神经在此与甲状腺下动脉发生复杂的交叉关系。左喉返神经多在气管食管间沟上行,常在甲状腺下动脉后方与其交叉;右侧喉返神经多行于气管食管间沟的前方,常在甲状腺下动脉的前方与其交叉或穿行于甲状腺下动脉上、下分支之间。故术中结扎切断甲状腺下动脉不应贴近甲状腺腺体进行。因喉返神经与食管、气管被同一内脏鞘包裹,分离颈动脉鞘与内脏鞘间隙时,可与气管和食管一起向内牵开,这对保护喉返神经是极为有利的。故在注意处理前述血管问题的前提下,从两鞘间隙进入颈椎并不会对喉返神经造成直接损伤,但应避免持续牵拉压迫而造成的间接伤害(图 2-3-9)。

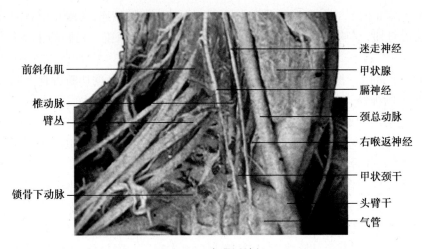

图 2-3-9 右喉返神经

前斜角肌 —
椎动脉 —
臂丛 —

锁骨下动脉 —

— 迷走神经
— 甲状腺
— 膈神经
— 颈总动脉
— 右喉返神经
— 甲状颈干
— 头臂干
— 气管

与左喉返神经在颈部全程被脏层筋膜包裹并行于气管食管沟内不同,右喉返神经在颈部的行程可分为脏层筋膜内段和脏层筋膜外段两部。脏层筋膜外段为自迷走神经发出后绕锁骨下动脉斜向内上方的一段,约在第 7 颈椎水平至第 1 胸椎上半个椎体之间穿入脏层筋膜。若将气管食管牵至颈椎左侧,该段神经接近水平走向。右喉返神经穿入脏层筋膜后即为脏层筋膜内段,先贴筋膜内壁上行,在第 6~7 颈椎间向内进入气管食管沟,分支支配食管并向上分支进入喉腔。

鉴于上述解剖关系,右喉返神经在颈椎手术术中受损伤的机会大于左侧。但是,右侧入路由于没有下颌障碍,便于术者(多为右利手)操作,在右喉返神经穿入脏筋膜以上部分,即第 7 颈椎或 C_7/T_1 椎间盘以上操作仍是相对安全的,但应避免暴露时过度牵拉和分离颈动脉鞘与内脏鞘间隙过大。

甲状旁腺如黄豆大小,呈棕黄色,一般为上、下两对。甲状旁腺位于囊鞘间隙内,或位于甲状腺实质内。上一对在甲状腺侧叶上、中 1/3 交界的后方,下一对多位于甲状腺侧叶下 1/3 的后方,甲状腺下动脉的附近。甲状旁腺分泌甲状旁腺激素,其作用为使血钙升高。

气管颈部上平环状软骨下缘平面,下平胸骨颈静脉切迹,向下移行为气管胸部,由 6~8 个气管软骨环构成。气管颈部的前方由前向后依次有皮肤、浅筋膜,颈筋膜浅层,胸骨上间隙、气管前筋膜。第 2~4 气管软骨环的前方有甲状腺峡。峡的下方还有甲状腺下静脉、奇静脉丛及甲状腺最下动脉。此外,在幼儿还有胸腺、左头臂静脉和主动脉弓。气管颈部两侧有颈动脉鞘及其内容,喉返神经、交感干;后方为食管颈部。气管颈部的周围有结缔组织包绕,因而其移动性较大,可由中线位置牵向两侧。

食管颈部在环状软骨平面与咽相续,稍偏向左侧,经颈椎的前方下降至颈静脉切迹处与食管胸部相续。食管颈部的前方为气管颈部,两者之间为气管食管间沟,其内有喉返神经通过。食管后方为椎前筋膜及其覆盖的颈椎和椎前肌,两侧有颈动脉鞘及其内容、甲状腺侧叶,其后外侧为交感干。食管与椎前筋膜之间填充着较多的疏松结缔组织,使其可与气管一起较容易地向两侧牵开,此特点对进行颈前入路的颈椎微创手术十分有利(图2-3-8)。

喉以软骨为支架,借韧带、关节、肌肉连结而成。位于颈前部正中,成年相当于第 3 ~ 6 颈椎的高度。喉的上端借喉口与喉咽相通,下端与气管颈部相连。喉的后方为咽,前方有皮肤、浅筋膜、颈筋膜浅层、舌骨下肌群。两侧为颈动脉鞘及其内容、甲状腺侧叶。

喉软骨构成喉的支架,包括单块的甲状软骨、环状软骨、会厌软骨及成对的杓状软骨。甲状软骨和环状软骨都是颈部重要的体表标志。

甲状软骨位于舌骨的下方,由两块甲状软骨板构成,形成喉的前外侧壁。甲状软骨板前缘在前正中线处彼此会合并向前突出,称前角。前角的上端向前突出称喉结,男性的喉结突出明显,女性不明显。甲状软骨板的后缘游离并向上、下方突起,分别称上角和下角。上角借韧带与舌骨大角相连;下角与环状软骨构成环甲关节。甲状软骨上角大约在 C_3/C_4 椎间盘水平,此处及下至第 5 颈椎水平,甲状软骨与颈动脉鞘间有较多疏松结缔组织存在,形成较明显的间隙,若轻推甲状软骨(上角)向内,则间隙加大。利用此,可于颈动脉鞘内侧穿刺进针,入椎间盘内切除髓核。

环状软骨位于甲状软骨的下方,向下与气管相连。环状软骨形如指环,由前方狭窄的环状软骨弓和后方宽阔的环状软骨板构成。环状软骨是喉软骨中唯一完整的软骨环,对维持呼吸道的通畅非常重要,一旦损伤可能导致喉狭窄。弓的后方平对第 6 颈椎横突,可作穿刺时体表定位的参考。

3. 胸锁乳突肌区　指胸锁乳突肌在颈部所占据和覆盖的区域。其浅面有皮肤、浅筋膜、颈丛皮支、颈外静脉、颈外侧浅淋巴结,深面有颈动脉鞘及其内容、颈袢、交感干及颈丛等结构。

胸锁乳突肌为颈部的重要标志,其两个头分别起自胸骨上缘的前面和锁骨内侧部,肌纤维向上逐渐靠拢并交汇,止于乳突和上项线。其运动受副神经和 $C_{2~4}$ 前支支配。副神经约在乳突下方(41.4±9.8)mm,距前缘(18.9±4.4)mm 处,伴枕动脉的肌支进入肌门,然后斜向外下,约在胸锁乳突肌后缘中上 1/3 交界处穿出该肌筋膜,斜越二腹肌和颈内静脉,经颈后三角分布于斜方肌。两侧胸锁乳突肌同时收缩,使头后仰;一侧胸锁乳突肌收缩,使头屈向同侧,面部转向对侧,故在头后仰及转向一侧时该肌张力增高,轮廓非常明显。

(1) 颈动脉鞘及其内容:颈动脉鞘从颅底向下至颈根部,其内有颈内动脉、颈总动脉、颈内静脉、迷走神经。迷走神经位于颈内静脉与颈总动脉或颈内动脉之间的后方。颈动脉鞘的浅面有胸锁乳突肌、胸骨舌骨肌、胸骨甲状肌、肩胛舌骨肌下腹、颈袢;甲状腺上、中静脉。鞘的后方有甲状腺下动脉,隔椎前筋膜与颈椎横突、颈交感干相邻。鞘的内侧有喉、气管、咽、食管、甲状腺侧叶及喉返神经。

(2) 颈袢:由第 1 ~ 3 颈神经的分支组成,发支支配舌骨下肌群。第 1 颈神经前支的部分纤维进入舌下神经,与舌下神经伴行一段距离至颈动脉三角,在此处发出颈袢上根(舌下神经降支),沿颈内动脉、颈总动脉浅面下行。来自第 2、3 颈神经前支的部分纤维组成颈袢下根,沿颈内静脉的浅面下行至环状软骨平面,与颈袢上根在颈动脉鞘表面合成颈袢。

(3) 颈丛:位于胸锁乳突肌上部的深面,中斜角肌与肩胛提肌的表面,由第 1 ~ 4 颈神经的前支组成。其皮支分布于头、颈前部、胸上部、肩部的皮肤,肌支支配舌骨下肌群及颈深肌;膈神经为混合神经,主要分布于膈。

(4) 颈交感干:位于脊柱颈部的外侧,为椎前筋膜所覆盖,由颈上、中、下神经节及其节间支构成。颈上节位于第 2 ~ 3 颈椎横突的前方,C_2 ~ C_3 关节囊的前外侧,呈梭形,最大。颈中神经节位于颈动脉结节的前方,最小。颈下神经节常与第 1 胸神经节融合成颈胸神经节,又称星状神经节,位于椎动脉起始部的后方,第 7 颈椎平面。颈上、中、下神经节各发出心支参与心丛;发出灰交通支至臂丛和颈丛,随神经丛的分支分布。

交感干行于颈长肌之前,并从上到下逐渐靠近中线,但颈长肌内侧缘却是从 C_2 开始逐渐远离中线的,约在 $C_{6~7}$ 水平时颈交感干至颈长肌内侧缘距离最为接近。因此,在下颈椎和颈胸段手术时,助手拉钩时不应置于颈长肌之上,最好沿颈长肌内侧缘剥离少许,于颈长肌下方向外侧小心牵拉。而体形较大的颈上节,在 C_1 ~ C_2 侧块关节突表面进行前方植骨时易被损伤。操作内镜时,若在椎前筋膜表面反复用力滑动套管,也可能会损伤颈交感神经干,特别是过度用力而将套管滑入头长肌和颈长肌内时。

损伤颈交感干可致患者出现 Horner 综合征,术后一侧面部潮红、无汗、瞳孔缩小和眼睑轻度下垂。欲从前外侧暴露椎体前缘的外侧部分、钩椎关节、椎动脉或横突孔等结构,当将颈长肌或颈长肌连同椎动脉一起牵向外侧时,偶尔也会引起暂时性的 Horner 综合征表现。

4. 颈外侧区 由胸锁乳突肌后缘、斜方肌前缘和锁骨中 1/3 段围成。肩胛舌骨肌下腹将此区分为枕三角和肩胛舌骨肌锁骨三角(锁骨上大窝)。

(1)枕三角:由斜方肌前缘、胸锁乳突肌后缘和肩胛舌骨肌下腹上缘围成。该三角的浅面有皮肤、浅筋膜、颈筋膜浅层;深面为椎前筋膜及其覆盖的前、中、后斜角肌,肩胛提肌,夹肌。三角内有副神经、副神经淋巴结、颈丛及臂丛的分支。

副神经从颈静脉孔出颅,沿颈内静脉外侧下行,经二腹肌后腹的深面下行于胸锁乳突肌上部的深面,并分支支配该肌,然后经胸锁乳突肌后缘中、上 1/3 交界处入枕三角,继而沿肩胛提肌浅面向外下,经斜方肌前缘中、下 1/3 交界处入该肌深面,并发出分支支配斜方肌。

颈丛的皮支于胸锁乳突肌后缘中点穿过颈筋膜浅层至浅筋膜,分布于头、颈、胸前壁上部及肩部的皮肤。

肩胛背神经和胸长神经自臂丛神经根发出,前者在副神经的下方与其平行,支配肩胛提肌和菱形肌;后者经臂丛后方入腋窝,贴胸前外侧壁下行,支配前锯肌。肩胛上神经起自臂丛上干,经肩胛上切迹进入冈上窝,支配冈上肌和冈下肌。

(2)肩胛舌骨肌锁骨三角:又称锁骨上三角,因在体表明显凹陷,故又称锁骨上大窝,由肩胛舌骨肌下腹、锁骨中 1/3 及胸锁乳突肌后缘围成。该三角的浅面为皮肤、浅筋膜、颈筋膜浅层,深面为椎前筋膜及其覆盖的前、中、后斜角肌。内有锁骨下动脉第 3 段,锁骨下静脉、臂丛及其分支、颈横动脉、肩胛上动脉、锁骨上淋巴结等。

锁骨下动脉穿斜角肌间隙进入此三角,至第 1 肋的外缘续为腋动脉,其前下方隔前斜角肌毗邻锁骨下静脉,后上方为臂丛,下方为第 1 肋。上肢出血时,可在锁骨中点上方向后下将锁骨下动脉压迫在第 1 肋上进行止血。

锁骨下静脉位于锁骨下动脉的前下方,在第 1 肋的外缘续接腋静脉,经前斜角肌下端的前面向内,在胸锁关节的后方与同侧的颈内静脉汇合为头臂静脉。其汇合处所形成的角称静脉角。左、右静脉角分别有胸导管和右淋巴导管注入。锁骨下静脉管腔粗大,血管壁与第 1 肋骨膜及附近肌表面的筋膜紧密结合,故其位置固定是静脉穿刺置管的良好部位。

臂丛由第 5 ~ 8 颈神经前支及第 1 胸神经前支的大部分组成。5 条神经根穿斜角肌间隙至此三角后,第 5 ~ 6 颈神经前支成上干,第 7 颈神经前支单独构成中干,第 8 颈神经前支及第 1 胸神经前支合成下干。三干各分为前、后两股,经锁骨后方入腋窝。

二、颈根部

位于颈部与胸部的交界区。此区有出入胸廓上口的血管、神经,也有与上肢相连的重要血管、神经,结构及毗邻复杂。浅层结构同颈前外侧区,深层的前斜角肌是颈根部的重要肌性标志(图 2-3-10)。

(一)颈深肌群

包括内侧群和外侧群。内侧群为椎前肌,外侧群为斜角肌。

1. 斜角肌 包括前斜角肌、中斜角肌和后斜角肌。前斜角肌位于胸锁乳突肌深面,由 4 条肌束起自第 3 ~ 6 颈椎横突前结节,其纤维向下外走行,止于第 1 肋骨的斜角肌结节。中斜角肌起自第 1(或

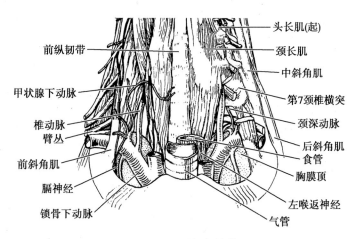

图 2-3-10 颈根部结构

2) ~ 6 颈椎横突后结节,止于第 1 肋骨上的锁骨下动脉沟之后。后斜角肌在中斜角肌深面,起自第 4 ~ 6 颈椎横突后结节,止于第 2 肋骨。

在 3 对斜角肌中,以前斜角肌最为重要,它是颈部的重要标志。肌的浅面有膈神经自外上方向内下方斜行,下部浅面有锁骨下静脉横过,左侧尚有胸导管跨过;肌的后方是与中斜角肌和第 1 肋围成的呈三角形的斜角肌间隙,内有臂丛和锁骨下动脉通过。

2. 椎前肌 位于颈椎体的前方,包括颈长肌和头长肌等,主要作用为屈颈和侧屈,由 $C_{3 \sim 8}$ 神经前支支配(图 2-3-11)。

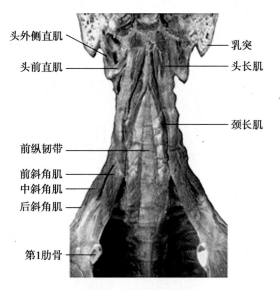

图 2-3-11 椎前肌

头长肌起自第 3 ~ 6 颈椎横突前结节,肌纤维斜向内上方,止于枕骨底部的咽结节后侧。居颈长肌的上方,遮盖后者的上部。

颈长肌位于头长肌下方,交界处有部分肌纤维被头长肌遮盖。颈长肌居脊柱颈部和上 3 个胸椎体的前侧面,延伸于寰椎前结节和第 3 胸椎体之间,可分为上内侧和上外侧两部,两部互相遮盖。下内侧部起自第 1 ~ 3 胸椎体和第 5 ~ 7 颈椎体,止于上位(第 2 ~ 4)颈椎体及下位(第 5 ~ 7)颈椎横突的前结节。上外侧部起自下位(第 3 ~ 6)颈椎横突前结节,止于寰椎前结节,故两侧颈长肌上端汇合处可视为前正中线的标志。颈长肌下端附着于 $T_{1 \sim 3}$ 椎体外侧和横突前方,最低点一般恒定为 T_3 椎体,可作为前路颈胸段脊椎手术中辨认椎体水平的一个标志。

颈长肌距前正中线的距离在 C_3 水平为 5.5mm,越往下越宽,到 C_7 水平增加到 7.0mm。在 $C_{6,7}$ 水平,颈交感干至颈长肌内侧缘距离最为接近,是置入套管或剥离颈长肌等操作最容易损伤颈交感干的部位。而且,交感干有分支与颈长肌相连,过度牵拉颈长肌也有可能造成颈交感干受损,这在内镜术中也应予以足够的重视。

(二) 血管

1. 锁骨下动脉 左、右锁骨下动脉分别起自主动脉弓和头臂干。此动脉经胸锁关节后方至颈根部,呈弓形越过胸膜顶的前方,穿斜角肌间隙向外至第 1 肋外缘移行为腋动脉。根据锁骨下动脉与前斜角肌的关系,可将该动脉分为 3 段。前斜角肌后方的一段为第 2 段,其内侧和外侧分别为第 1 段和第 3 段。各段的主要分支如下:

(1) 椎动脉:起于锁骨下动脉第 1 段,穿上 6 个颈椎横突孔,经枕骨大孔入颅腔,分布于脑和脊髓。椎动脉脊柱段位于钩椎关节的后外侧,如该关节发生退行性变,有骨赘增生时,可使椎动脉扭曲或受压迫,引起椎-基底动脉供血不足,出现眩晕、血管性头痛、视觉障碍等症状,即椎动脉型颈椎病。

(2) 胸廓内动脉:起于锁骨下动脉第 1 段,由椎动脉相对侧发出,向下入胸腔,行于胸骨两侧、第 1~7 肋软骨后面,末端分为肌膈动脉和腹壁上动脉。

(3) 甲状颈干:起于锁骨下动脉第 1 段的上壁,分出甲状腺下动脉、颈横动脉和肩胛上动脉。

(4) 肋颈干:起于锁骨下动脉第 1 或第 2 段的后壁,分出颈深动脉和最上肋间动脉,分别分布于颈深肌和第 1、2 肋间隙。

2. 锁骨下静脉　见肩胛舌骨肌锁骨三角。

（三）神经

1. 膈神经　由第 3~5 颈神经前支组成。位于椎前筋膜的深面,前斜角肌的前面。膈神经经前斜角肌的前方由外上斜向内下至其内侧,于锁骨下动、静脉之间由胸廓上口入胸腔,其运动纤维支配膈肌,感觉纤维分布于心包、胸膜、膈下面的腹膜。右膈神经尚分布于肝、胆囊和肝外胆道的浆膜。

2. 迷走神经　于颈总动脉与颈内静脉之间的后方下行,经颈根部至胸腔。右迷走神经行经右锁骨下动脉第 1 段前面时,发出右喉返神经。

3. 臂丛　见肩胛舌骨肌锁骨三角。

（四）胸导管与右淋巴导管

颈部淋巴结多沿血管纵行排列,包括颈前淋巴结群和颈外侧淋巴结群。每一淋巴结群又可分为浅、深两组。颈浅淋巴结引流颈部浅层组织的淋巴,其输出管注入颈深淋巴结。颈深淋巴结引流颈深筋膜深面各器官的淋巴,其输出管组成颈干,左侧经胸导管注入左静脉角,右侧经右淋巴导管注入右静脉角。在头颈交界处有数群引流头部淋巴的环形淋巴结,它们的输出管直接或间接注入颈深淋巴结。

1. 胸导管　由食管左侧出胸廓上口,至第 7 颈椎高度弓形向外,形成胸导管弓,经颈总动脉后方注入左静脉角。在胸导管的末端,有左颈干、左锁骨下干和左支气管纵隔干注入。胸导管的前方为颈动脉鞘及其内容,后方有椎动脉、锁骨下动脉、甲状颈干、膈神经及交感干,行颈根部手术切口时,在分离血管和肌肉的过程中,应避免损伤胸导管(图 2-3-12)。

2. 右淋巴导管　长约 1.5cm,由右颈干、右锁骨下干及右支气管纵隔干汇合而成,注入右静脉角。右淋巴导管有时缺如,各淋巴干直接注入右静脉角或锁骨下静脉及颈内静脉。

（五）胸膜顶

为覆盖肺尖的壁胸膜,突入颈根部,高出锁骨内 1/3 上方 2~3cm。颈根部手术或臂丛麻醉时应注意不要损伤胸膜顶,以免引起

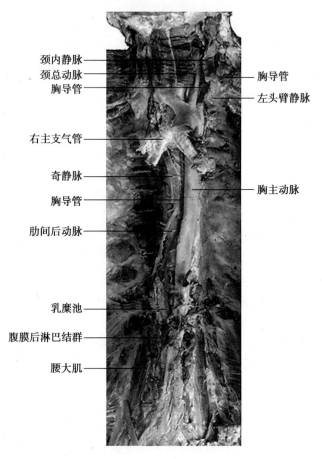

颈内静脉
颈总动脉
胸导管
右主支气管
奇静脉
胸导管
肋间后动脉
乳糜池
腹膜后淋巴结群
腰大肌

胸导管
左头臂静脉
胸主动脉

图 2-3-12　胸导管

气胸。胸膜顶的前方有锁骨下动、静脉,膈神经,迷走神经,前斜角肌及胸导管;后方为交感干、第1胸神经前支及第1、2肋;外侧为臂丛;内侧为气管与食管。覆盖胸膜顶上方的筋膜为胸膜上膜,又称Sibson筋膜,对胸膜顶起悬吊作用。

（六） 椎动脉三角

位于前斜角肌、颈长肌和锁骨下动脉第1段之间。三角内有椎动、静脉,甲状腺下动脉及颈胸神经节;后方为胸膜顶和第7颈椎横突;前方有颈动脉鞘、胸导管弓及膈神经。星状神经节后方为第7颈椎横突和第1肋骨,稍下方为胸膜顶,前方有颈动脉鞘及其内容。

三、颈后部

颈后部又称为项部,以斜方肌前缘与颈前外侧部分野,上界为枕外隆凸和上项线,下界为第7颈椎棘突至两侧肩峰的连线。

（一） 皮肤和浅筋膜

颈后部又称为项部。与颈前外侧区不同,此部皮肤厚而致密,移动性小,有较丰富的毛囊和皮脂腺。浅筋膜致密而厚实,含脂肪较多,并通过许多结缔组织纤维束与深筋膜相连。

1. 浅血管 项区的浅动脉主要来自枕动脉、颈浅动脉和肩胛背动脉等的分支,各动脉均有伴行静脉。

2. 皮神经 项区的皮神经来自颈神经后支,其中较粗大的有枕大神经和第3枕神经后支。枕大神经是第2颈神经后支的分支,在斜方肌的起点上项线下方浅出,伴枕动脉的分支上行,分布至枕部皮肤。第3枕神经为第3颈神经后支的分支,穿斜方肌浅出,分布至项区上部的皮肤。

（二） 深筋膜

项区的深筋膜分为深、浅两层,包裹斜方肌,属封套筋膜的一部分。浅层覆盖在斜方肌表面;深层在该肌深面,称为项筋膜,包裹夹肌和半棘肌,向内侧附着于项韧带,向上附着于上项线,向下移行为胸腰筋膜后层。

（三） 主要肌肉

上颈椎后方的肌肉分浅、中、深三层,浅层为斜方肌,中层为头夹肌和头半棘肌,深层为枕下小肌群。下颈椎后方的肌肉见胸背部。

1. 斜方肌 是位于项区和胸背区上部的扁肌,宽大且血供丰富,由副神经支配。血液供应主要来自颈浅动脉和肩胛背动脉,其次为枕动脉和肋间后动脉。

2. 菱形肌 位于斜方肌深面,起自第6颈椎至第4胸椎的棘突,向外下附着于肩胛骨内侧缘。

3. 夹肌和半棘肌 ①夹肌位于斜方肌、菱形肌的深面,起自项韧带下部、第7颈椎棘突和上部胸椎,向外上方止于耳后的乳突和第1~3颈椎横突,作用为仰头和转头;夹肌外侧与胸锁乳突肌和肩胛提肌邻接,向前内侧遮覆半棘肌;②半棘肌位于颈椎棘突的两侧,后外方被夹肌覆盖。颈半棘肌起自上数个($T_{1~5}$)胸椎横突,止于上数个($C_{2~5}$)颈椎棘突,比胸半棘肌厚实。头半棘肌起于第7颈椎至第6胸椎的横突和下数个($C_{5~7}$)颈椎的关节突,向上止于枕骨上、下项线间的骨面,肌纤维完全直行上升,颈半棘肌和头半棘肌可以牵引颈部向后,加深颈段脊柱前凸。两肌上部的深面为枕下小肌群及其围成的枕下三角(图2-3-13)。

4. 枕下小肌群 位于夹肌和半棘肌的深面,包括头后大、小直肌和头上、下斜肌。头后大直肌起自枢椎棘突,向上止于枕骨下项线下骨面的外侧份。头后小直肌起自寰椎后结节,向上止于枕骨下项线下骨面的外侧份,其外侧部为头后大直肌所覆盖。头上斜肌起自寰椎横突,止于枕骨上、下项线间骨面的外侧。头下斜肌厚而圆,起自枢椎棘突,止于寰椎横突(图2-3-14)。

以头下斜肌为外下界,头上斜肌为外上界,头后大直肌为内上界,枕下小肌群在项区上部深层围成的三角形区域称为枕下三角。三角的底为寰枕后膜和寰椎后弓,浅面借致密结缔组织与夹肌和半棘肌相贴,枕大神经行于其间。三角内有椎动脉和枕下神经经过(图2-3-15)。

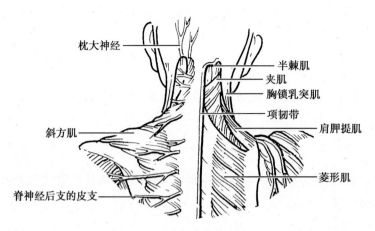

图 2-3-13 颈后部的肌肉

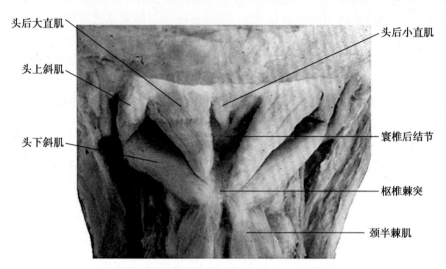

图 2-3-14 枕下小肌群和枕下三角

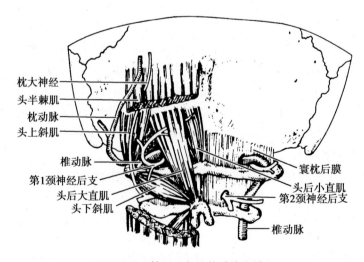

图 2-3-15 枕下三角区的动脉和神经

椎动脉穿寰椎横突孔后转向内侧,行于寰椎后弓上面的椎动脉沟内,再穿寰枕后膜进入椎管,最后经枕骨大孔入颅。颈椎的椎体钩骨质增生、头部过分旋转或枕下肌痉挛都可压迫椎动脉,造成脑供血不足。

枕下神经是第 1 颈神经的后支,在椎动脉与寰椎后弓间穿寰枕后膜而出,行经枕下三角,支配枕下肌。

枕大神经是第 2 颈神经的后支,较粗大,从脊神经干起始后经寰枢椎间狭窄的骨性间隙穿出,在头下斜肌的下缘绕出,向上走行并分支支配头半棘肌,穿过头半棘肌和斜方肌后的皮支伴行于枕动脉内侧,分布于枕部皮肤。其起始段在颈部外伤或过度后伸时,易受挤压和刺激。

第 3 ~ 8 颈神经后支从脊神经干发出后向后行,穿经类似腰神经后支走行的骨纤维孔和骨纤维管样结构。颈骨纤维孔位于椎间孔的后外方,开口向后外,与椎间孔方向成 80° ~ 100° 夹角。颈骨纤维管位于上、下关节突之间,自外上稍斜向内下,后支分出的内侧支在横突间区后缘处经骨纤维孔进入骨纤维管,该管可定位于同序数颈椎横突前结节的后上约 1.5cm 处。

第四节　颈椎内镜入路应用解剖

通常将寰椎和枢椎作为上颈椎,第 3 ~ 7 颈椎作为下颈椎,其主要内镜入路分述如下。

一、上颈椎前路

(一) 入路简介

仰卧位,依目标椎体和所需操作角度确定切口高度,在右侧胸锁乳突肌内侧缘做皮肤切口,切开浅筋膜及颈阔肌,在胸锁乳突肌内侧触摸辨认颈动脉鞘加以保护,然后撑开颈动脉鞘内侧与内脏筋膜鞘之间的深筋膜间隙,钝性分离至椎前筋膜,辨识 C_2 椎体以引导穿刺针插入和置管(图 2-4-1)。在 C 型臂 X 线机辅助下,通过该入路可行齿突螺钉内固定和 C_3/C_4 椎间盘切除等术式处理上颈椎疾病。

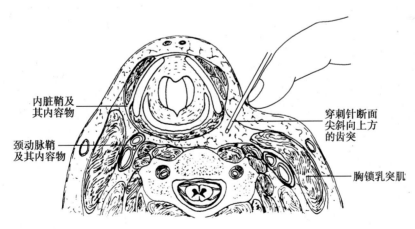

内脏鞘及其内容物

颈动脉鞘及其内容物

穿刺针断面尖斜向上方的齿突

胸锁乳突肌

图 2-4-1　齿突内固定术-上颈椎前路

(二) 应用解剖学要点

1. 入路依次经过皮肤、浅筋膜(含颈阔肌)、封套筋膜、颈动脉鞘与内脏筋膜鞘之间的潜在间隙、椎前筋膜和椎前肌。

2. 此路径利用了颈动脉鞘和内脏筋膜鞘之间的潜在间隙由前路显露上颈椎。内脏筋膜鞘在颈上部包裹的是喉和咽,以甲状软骨为标志,将其推向对侧,将颈动脉鞘向外侧拉开,可使间隙明显增宽,间隙内组织疏松,除舌骨大角平面外缺乏横行的大神经血管,容易分离,穿刺相对安全。

3. 从胸锁乳突肌后缘中点穿出的4支皮神经中,横越颈前外侧部的颈横神经可能会受损伤,但一般无明显的不良影响,无须多虑。

4. 支配胸锁乳突肌的副神经在该肌的中上1/3处入肌,一般在乳突尖下方3~4cm处,通常不会损伤。

5. 上颈椎前路术中容易损伤喉上神经,它与甲状腺上动脉伴行,多从入路的下方经过,故不应向颈动脉鞘下端分离间隙过大过长。另外,置管位置靠下时,喉上神经还可因长时间牵拉或挤压而受损,致伤侧声门裂以上的喉黏膜感觉迟钝,出现误吸、呛咳等。

6. 面神经的下颌缘支在长时间持续牵拉下颌骨时也易因压迫受损,致口裂下方的部分表情肌瘫痪,应予注意。

7. 前正中线的确认,可借触摸寰椎前弓正中的前结节(咽结节)以确认,也可简单地以两侧颈长肌内侧缘汇合处作为前正中线,因它们向上均延伸附着于居前正中线上的寰椎前结节。

8. 若需切断附着于寰椎前结节的颈长肌并向外剥离以充分暴露寰椎前弓和枢椎椎体,应注意保护居颈长肌浅面的颈交感干和较大的颈上节。

二、上颈椎后路

(一) 入路简介

后正中线皮肤切口,向两侧分离暴露后,于枢椎侧块下缘,外下限处,使螺钉与中线成15°~20°角,并向上与横断面成35°~45°角置入寰椎侧块。

(二) 应用解剖学要点

1. 入路依次经过皮肤、浅筋膜、斜方肌、封套筋膜、头夹肌和头半棘肌,头下斜肌、枢椎侧块。

2. 头下斜肌连于枢椎棘突和寰椎横突,为寰枢关节的旋转运动肌肉,也是枕颈区寰枢椎间的标志性结构。以头下斜肌为外下界,头后大肌为内上界,头上斜肌为外上界,枕下小肌群在项区上部深层围成三角形的枕下三角,其底即为寰枕后膜和寰椎后弓,浅面借致密结缔组织与夹肌和半棘肌相贴。在头下斜肌中部,上有即将进入椎管的椎动脉,下有第2颈神经后支即枕大神经。头下斜肌内侧从后向前有寰枕后膜、第2颈神经节、行于寰枢椎间的椎动脉和这些结构周围的静脉窦。枕下神经在椎动脉与寰椎后弓间穿出,行经枕下三角,支配枕下肌。

3. 椎动脉是本入路的重点保护对象。在寰枢椎间,椎动脉行于寰枢椎侧关节正外侧,其外为头下斜肌,内为寰枢椎侧关节的关节囊,后有第2颈神经节;穿寰椎横突孔后,椎动脉绕寰枕关节外后侧进入椎管。穿刺导针、扩大套管或拧入螺钉时,若偏向外侧,易致椎动脉损伤。

4. 术中在处理头下斜肌时,应时刻留意该肌上面的椎动脉,切勿损伤;下部的第2颈神经后支如妨碍显露可以切断,对整体功能无大影响。

三、下颈椎前路手术

(一) 入路简介

仰卧位,在颈前一侧,相当于甲状软骨上缘高度作5~7cm的横切口,全层切开皮肤和颈阔肌。纵向松解颈深筋膜,沿胸锁乳突肌前缘内侧循颈动脉鞘作钝性分离,即可抵达颈椎体前外侧面的椎前间隙(图2-4-2)。

(二) 应用解剖学要点

1. 入路依次经过皮肤、浅筋膜和颈阔肌、封套筋膜、颈动脉鞘与内脏鞘间隙、椎前筋膜、椎前间隙、椎前肌,抵达脊柱颈段。

2. 第2~6颈椎节段的手术可选择左侧或右侧进入,这取决于术者本人的经验和偏好。第6颈椎至第1胸椎节段则多采用左侧入路,因右侧喉返神经于颈根部绕锁骨下动脉发出后走向内侧的气管

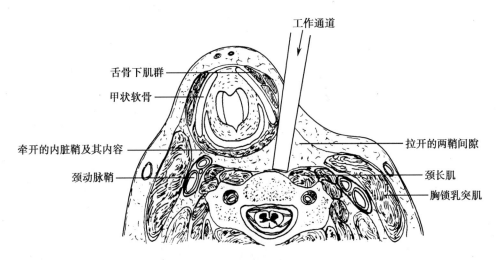

图 2-4-2　下颈椎的颈前入路

食管间沟,位置较左侧高、浅,易被误伤。但左侧入路时,应注意胸导管在第 7 颈椎高度弓形向外,经颈动脉鞘后方绕出并注入左静脉角。此处的胸导管位置表浅,容易寻找,在找到后循踪深入,可避免在深部的操作中误伤。胸导管后方的椎动脉、锁骨下动脉、甲状颈干、膈神经及交感干亦应加强保护。

3. 气管前筋膜包裹咽、食管、喉、气管等结构形成内脏筋膜鞘,其内还有于食管气管沟内上行的喉返神经。颈动脉鞘为颈深筋膜向两侧扩展包绕颈总动脉、颈内动脉、颈内静脉和迷走神经形成的筋膜鞘。两鞘之间的深筋膜薄弱,连接疏松,其间少有横行的血管和神经,故只需沿颈动脉鞘内侧稍作钝性分离,即可分别向两侧牵开两鞘,暴露颈椎前方结构。

4. 椎前筋膜覆盖颈长肌等椎前肌和前纵韧带,两者之间为椎前间隙,间隙内有位于颈动脉鞘后的交感干,行于颈长肌外侧缘处,应避免损伤。

5. 颈长肌位于脊柱颈部和上 3 个胸椎体的前侧面,下端最低处一般恒定为 T_3 椎体,可作为辨认椎体水平的一个标志。当牵开显露不理想时,可从该肌内侧缘进行分离以显露相关的椎体和椎间盘。该肌血供较丰富,可电凝止血,但应注意勿损伤行于其前面近外侧缘处的交感干。在解剖显露良好的情况下,在该肌定位插针有助于正确放置钢板。

四、下颈椎后路手术

（一）入路简介

俯卧位,取后正中切口,在中线切开浅筋膜至项韧带及斜方肌、菱形肌和肩胛提肌沿脊柱的附着点,沿目的椎板骨膜下分离肌肉和韧带组织,到达关节突关节侧面。

（二）应用解剖学要点

1. 入路依次经过皮肤、浅筋膜、项韧带、棘突及两侧肌肉(斜方肌、菱形肌和肩胛提肌)附着部,抵达椎板(图 2-4-3)。

2. 从后路到达脊柱的路径最短,而且后正中线及其稍近的两旁无重要的血管和神经。在骨膜下剥离肌肉附着点,可减少肌肉出血。

3. 各颈椎椎弓根螺钉的进针点和角度虽不相同,但进针时应始终保持与上终板平行,尽量向内侧钻孔和置钉,以避免损伤椎动脉,而且可使螺钉切入内侧皮质骨增加抗拔出力。

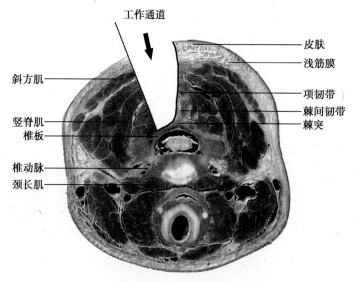

工作通道

皮肤
浅筋膜
项韧带
棘间韧带
棘突

斜方肌

竖脊肌
椎板

椎动脉
颈长肌

图2-4-3　颈椎后路手术

第五节　胸部的应用解剖

采用胸腔镜等微创技术由前路抵达胸椎,必须熟悉胸前外侧壁和纵隔两侧的应用解剖层次和结构。

胸壁由皮肤、浅筋膜、深筋膜、胸廓外肌层、胸廓、肋间肌和胸内筋膜等构成。各胸椎微创手术入路的施行主要涉及胸壁层次和纵隔两侧的解剖结构。

（一）皮肤和浅筋膜

胸前区和胸外侧区的皮肤较薄,尤其是胸骨前面和乳头的皮肤。浅筋膜与颈部、腹部和上肢的浅筋膜相续,胸骨前面较薄,其余部分较厚,故除胸骨前面的皮肤外,其余部位的皮肤均有较大的活动性。浅筋膜内含浅血管、皮神经、淋巴管和乳腺。采用胸腔镜技术时,皮肤切口一般应依皮纹张力尽量平行于肋骨,切口长度根据套管大小而定,多在 10～20mm 之间。

1. 浅血管

（1）动脉:胸廓内动脉的穿支在距胸骨外侧缘约1cm 处穿出,分布于胸前区内侧部。肋间后动脉的前、外侧穿支与肋间神经的前、外皮支伴行分布。胸肩峰动脉和胸外侧动脉的分支也分布于胸壁。女性胸廓内动脉的第3～6穿支和第3～7肋间后动脉的穿支还分布于乳房,其中胸廓内动脉的第2～4穿支管径较大。

（2）静脉:除与胸廓内动脉和肋间后动脉的穿支相伴行的同名静脉外,胸壁浅筋膜内较大的浅静脉还有胸腹壁静脉。胸腹壁静脉无伴行动脉,起自脐周静脉网,行向外上方,收集腹壁上部和胸壁的浅层静脉血,在胸外侧区上部汇合成胸外侧静脉,注入腋静脉。

2. 皮神经　胸前、胸外侧区的皮神经来自颈丛和肋间神经。

（1）锁骨上神经:来自颈丛,有2～4支,分布于胸前区上部的皮肤。

（2）肋间神经的皮支:肋间神经在腋前线附近发出外侧皮支,分布于胸外侧区和胸前区外侧部的皮肤。近胸骨外侧缘处肋间神经发出前皮支,分布于胸前区内侧部的皮肤。第4～6肋间神经的外侧皮支和第2～4肋间神经的前皮支还分布于女性乳房。肋间神经的皮支呈节段性分布,各肋间神经皮支对应的主要体表标志大约为:第2肋间神经的皮支对应于胸骨角平面,第4肋间神经对应于乳头平面,第6肋间神经对应于剑突平面,第8肋间神经对应于肋弓平面。了解这些分布特点有助于测定麻醉平面和诊断脊髓损伤节段。

3. 乳房　由皮肤、纤维组织、脂肪组织和乳腺构成。

小儿和男性的乳房均不发达。女性乳房的大小和形态变化较大,位于胸肌筋膜前面,在胸骨旁线与腋中线之间,平第 2～6 肋高度。乳房与胸肌筋膜之间的间隙称乳房后间隙,内有疏松结缔组织和淋巴管,故乳房基底于胸肌浅面可轻度移动。乳房表面中央有乳头,乳头周围是色泽较深的环形乳晕。乳腺被结缔组织分隔为 15～20 个乳腺小叶,每个乳腺小叶均有一输乳管,末端开口于乳头。乳腺小叶和输乳管以乳头为中心呈放射状排列。套管置入时,必须小心防止损伤乳腺。

（二）深筋膜

胸前外侧壁的深筋膜分浅、深两层。

1. 浅层　深筋膜的浅层薄弱,覆盖于胸大肌和前锯肌表面。向上附着于锁骨,向下续于腹外斜肌表面的筋膜,向内附着于胸骨,向后与胸背区的深筋膜相续。

2. 深层　深层位于胸大肌深面,自锁骨向下包绕锁骨下肌和胸小肌,在胸小肌下缘与浅层汇合,并与腋筋膜相续。位于喙突、锁骨下肌和胸小肌的筋膜称锁胸筋膜。胸肩峰动脉的分支和胸外侧神经穿出该筋膜,分布于胸大、小肌。头静脉和淋巴管穿该筋膜入腋腔,分别注入腋静脉和腋淋巴结。

（三）胸廓外肌层

胸廓外肌层包括胸上肢肌和部分腹肌。浅层有胸大肌、腹直肌和腹外斜肌的上部;深层有锁骨下肌、胸小肌和前锯肌。胸大肌和胸小肌之间为胸肌间隙,内含 2～3 个胸肌间淋巴结和疏松结缔组织。胸肌间淋巴结接受胸大、小肌和乳腺深部的淋巴管,引流向尖淋巴结。

与胸椎内镜置入关系密切的肌肉主要有胸大肌、背阔肌和前锯肌(图 2-5-1)。

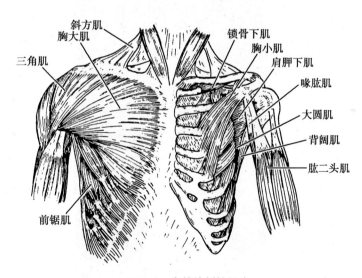

图 2-5-1　胸前外侧壁肌肉

胸大肌轮廓分明,宽大而表浅,参与构成腋窝前壁,经其外缘与胸壁相交处所作的垂直线即为腋前线,该线通常是套管针置入的前界。

背阔肌自胸背后下方向前覆盖胸后外侧壁,形成腋后线的肌肉后界,也是套管针置入的后界。在后方扩大入路时需分离该肌。采用胸腔镜技术进行脊柱微创手术时,通常应在术前清晰标记出胸大肌和背阔肌的边界,以免套管针贯穿肌肉。

前锯肌覆盖胸壁侧面,形成腋窝内侧壁,其起点呈锯齿状附着于第 1～8 肋骨,套管针置入时需要对其锯齿状附着部进行钝性分离。

腹外斜肌为腹前外侧壁的一部分,与前锯肌相邻接的锯齿状附着点起自第 5～12 肋,肌纤维向前下方走行并逐渐移行为腹外斜肌腱膜,套管针置入时需钝性分离该肌。

（四）胸廓

胸廓由1块胸骨、12块胸椎和12对肋构成的骨性支架及其间的肋间肌等围成,除保护和支持胸腹腔器官外,主要参与呼吸运动。胸廓的形态有明显的个体差异,与年龄、性别、营养和健康等因素有关。

肋间隙内有肋间肌、肋间血管和神经等。肋间外肌居浅层,其肌纤维由后上方行向前下方,在肋骨前端向前内续为肋间外膜;肋间内肌居中,其肌纤维走向与肋间外肌相反,两者互成织网状,在肋角处肌纤维向后续为肋间内膜;肋间最内肌只在肋间隙中份出现,肌纤维走向与肋间内肌相同。肋间内肌和肋间最内肌之间有肋间血管和神经通过。

肋间后动脉、肋间后静脉和肋间神经伴行。肋颈干发出的最上肋间动脉分布于第1、2肋间隙;发自胸主动脉的肋间后动脉则分布于第3~11肋间隙。肋下动脉行于第12肋下方,与肋间后动脉源同径似。肋间后动脉和肋间神经的主干在肋角处发出的较粗的上支和较细的下支,分别沿肋沟和下位肋骨上缘前行。行于肋骨上缘的神经血管分支细小,对机体的影响也较小。在肋沟处,较粗的肋间血管和神经排列规则,自上而下依次为静脉、动脉和神经,但在入肋沟之前,尤其肋角至正中线一段,这种排列关系并不确定,且血管和神经多行于肋间隙中位。根据肋间血管和神经的走行规律,在腋后线、腋中线和腋前线穿刺和安置套管时,均可于肋间隙中下部贴肋骨上缘进针(图2-5-2)。

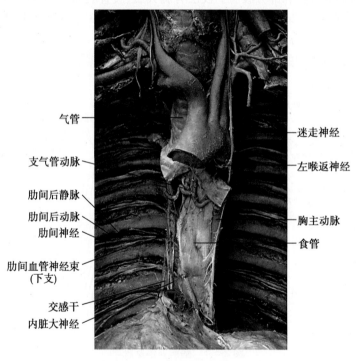

气管 —
支气管动脉 —
肋间后静脉 —
肋间后动脉 —
肋间神经 —
肋间血管神经束
(下支)
交感干 —
内脏大神经 —

— 迷走神经
— 左喉返神经
— 胸主动脉
— 食管

图2-5-2 肋间的血管神经

肋角内侧有肋间淋巴结,其后组较恒定,输出淋巴管注入胸导管。

（五）胸廓内血管

胸廓内动脉发自锁骨下动脉第1段,向下入胸廓并贴第1~6肋软骨后面,沿胸骨侧缘外侧约1.25cm处下行,至第6肋间隙分为肌膈动脉和腹壁上动脉。胸廓内动脉上段发出的心包膈动脉与膈神经伴行。胸廓内动脉上段的后面紧贴胸内筋膜,下段借胸横肌与胸内筋膜分隔。两侧的胸廓内动脉均各有2条同名静脉伴行(图2-5-3)。

胸骨旁淋巴结沿胸廓内血管排列,引流乳房内侧部和胸前壁的淋巴,并收纳膈上淋巴结的输出淋巴管,其输出淋巴管参与合成支气管纵隔干。

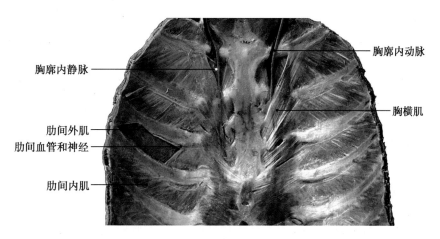

图 2-5-3　胸廓内动脉

（六）胸内筋膜

衬于胸廓内面,向上覆盖于胸膜顶上面,称胸膜上筋膜;向下覆盖于膈上面,称膈胸膜筋膜。胸骨、肋和肋间肌内面的部分较厚,脊柱两侧的部分较薄。

（七）膈肌

位于胸、腹腔之间的扁肌,呈穹隆状,封闭胸廓下口且是主要的呼吸肌。膈的腱性部为中心腱,呈三叶状。肌性部则依起点不同分为胸骨部、肋部和腰部。胸骨部起自剑突之后;肋部起自下 6 肋;腰部较复杂,其内侧肌束以左脚和右脚起自上 2 ~ 3 个腰椎椎体,外侧肌束起自内侧弓状韧带和外侧弓状韧带。各部肌束止于中心腱,故膈肌中央平坦,两侧向上隆凸。膈的下面左有脾、胃,右有肝、胆。受肝的影响,右侧隆凸高于左侧(图 2-5-4)。

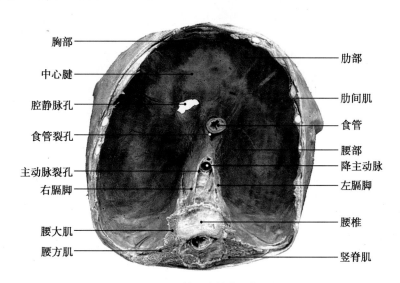

图 2-5-4　膈的形态结构(腹面观)

膈肌隆凸的高低,还因年龄、体位、呼吸状态和腹腔器官充盈状态的不同而发生变化。小儿的膈肌位置高,老人较低;坐立位时低,卧位时升高。极端情况,如完全呼气时,右侧隆凸可上移至第 4 肋间隙,左侧可上移至第 5 肋。了解影响膈肌位置高低的因素和毗邻器官,有助于预防术中置入套管针时刺破膈肌损伤肝、脾等器官。

胸腰段脊柱前路手术中,通过分离膈,可使整个胸腰段脊柱在胸腔镜下很好地暴露。膈的最低点(肋膈隐窝)在脊柱上的投影约在 L_2 终板上方,因此,只需在膈上做一个 4 ~ 10cm 的切口,就可以暴露整个 L_2 椎体,切口远小于传统的开放性手术。

（八） 胸膜和胸膜腔

胸膜分为脏胸膜和壁胸膜两部。脏胸膜被覆于肺表面，与肺紧密结合；壁胸膜贴附于胸内筋膜内面、膈上面和纵隔侧面。依其贴附部位不同，通常将壁胸膜分为肋胸膜、膈胸膜、纵隔胸膜和胸膜顶4个部分。胸膜顶高出锁骨内侧1/3上方2~3cm，其向上贴附的胸内筋膜对其起到固定作用。壁胸膜与胸内筋膜之间有疏松结缔组织，以脊柱两旁较发达，两层膜易于分开，对术中分离壁胸膜暴露椎体十分有利。

脏胸膜和壁胸膜在肺根处互相移行形成潜在性间隙，称为胸膜腔。胸膜腔左、右各有一个，互相独立，呈负压状态，含有少量浆液。某些因素可造成脏、壁胸膜粘连，影响呼吸功能和术中肺萎缩。当沿肋骨上缘穿刺成功，刺穿壁胸膜后，在套管插入前应首先用指尖探查胸膜腔间隙，以排除胸膜粘连。

壁胸膜各部互相转折处，即使深吸气时肺缘也不能深入其间，这些部位称胸膜腔的胸膜隐窝。肋胸膜与纵隔胸膜转折形成肋纵隔隐窝，因左肺心切迹的影响，左侧较右侧大；肋胸膜与膈胸膜转折形成半环形的肋膈隐窝，是坐立位时胸膜腔的最低部位，在平静呼吸时深度约5cm，其最低点在脊柱上的投影约在 L_2 椎体下缘或终板上方。在行胸腰椎连接部的前方入路时，若使用肋骨牵开器不当，肋膈隐窝底部的膈肌附着点可能会被撕裂，应予注意（图2-5-5）。

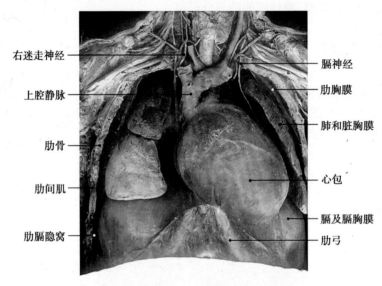

图2-5-5 胸腔与胸膜

脏胸膜的血供来自支气管动脉和肺动脉的分支；壁胸膜的血供主要来自肋间后动脉、胸廓内动脉和心包膈动脉的分支。静脉与动脉伴行，最终注入肺静脉和上腔静脉。

脏胸膜由肺丛的内脏感觉神经分布，对触摸、切割和冷热等刺激不敏感，但对牵拉刺激敏感。壁胸膜的肋胸膜和膈胸膜周围部由肋间神经分布，胸膜顶、纵隔胸膜和膈胸膜中央部由膈神经分布，它们都属于躯体神经，对机械性刺激敏感。

（九） 肋椎关节

肋骨与胸椎形成的关节可分为两部分：通过肋结节与胸椎横突肋凹构成的肋横突关节；通过肋骨头与胸椎椎体肋凹构成的肋头关节。除第1、第11和第12肋骨的肋骨头只与相应序数的胸椎构成肋头关节外，其余肋骨均与相邻的两个胸椎相关节。这些典型的肋骨头有上、下两个关节面，上关节面与上一个胸椎椎体的下肋凹相接，下关节面与下一个胸椎椎体的上肋凹相接，之间跨过椎间盘。如第4肋骨跨 T_3/T_4 椎间盘与第3、第4胸椎构成关节。因此，在处理 C_7/T_1、T_{11}/T_{12} 和 T_{12}/L_1 椎间盘病变时，可经去除椎弓根上部进入椎管，其他的则需先处理肋骨头，将其推开方可进入。

每个肋骨头都有联系椎体和椎间盘的韧带附着。关节内韧带将两个肋骨头表面的边缘与椎间盘外侧纤维连接在一起。辐状韧带可增强关节囊的强度,其走行呈辐射状,上下两部分分别附着在上下两个椎体,中部呈水平状横过椎间盘达前纵韧带。为了进入胸2～胸10的硬膜外间隙,需切除相应肋骨头及其近端部分时,这些结构都要被切断。

肋头关节外侧有交感神经节(椎旁节)及节间支构成的胸交感干,并借胸内筋膜及壁胸膜与肺相隔;内侧连结椎间盘及上、下位椎体;后上方和后下方有进出椎间孔的神经和血管;上方和下方则有横过的肋间后动、静脉;下数个肋头关节的前方还有向前内下方斜行组成内脏大神经的交感神经节前纤维,这些结构在处理肋头时必须谨慎(图2-5-6)。

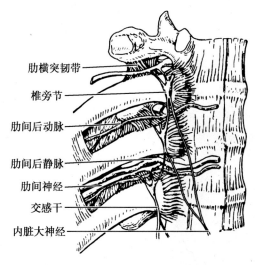

图2-5-6　肋头关节及其毗邻

肋横突韧带附着在肋横突关节上,其纤维束向上止于上一个椎骨的横突。

（十）纵隔侧面观

胸腔镜进入胸腔后,建立单侧肺通气使术侧肺逐渐萎缩,此时对胸壁内层及其结构,特别是对后纵隔侧壁结构的仔细辨认和处理情况决定了将要进行手术的成败。也有学者将每侧胸腔分为上(T_2～T_4)、中(T_5～T_9)、下(T_{10}～T_{12})三部分,各部分的血管和骨性结构略有不同。此处仍按左、右两侧做一总述。

1. 纵隔左侧　中部为左肺根,其前下方为心包隆凸。主动脉弓于左肺根上方跨行至其后方向下移行为胸主动脉,遮蔽胸椎的左前侧壁,并发肋间后动脉贴胸椎中凹部斜行或横行走向肋间隙,它们在进入肋间隙前常发出上、下纵行的小动脉互相吻合成动脉链,列于肋头关节前或前外侧。在胸主动脉后外2cm处可见到交感干。左迷走神经经主动脉弓左前方向后转入肺根与胸主动脉间下行,并在主动脉弓左前方发出左喉返神经绕主动脉弓下后方上行。主动脉弓最靠左侧的分支为左锁骨下动脉,它与主动脉弓和后方的脊柱围成一个三角形区域称为食管上三角,内有胸导管和食管上份。心包、胸主动脉和膈围成食管下三角,内有食管下份。肺根前方,有经主动脉弓左前方下行至膈的膈神经和心包膈血管(图2-5-7)。

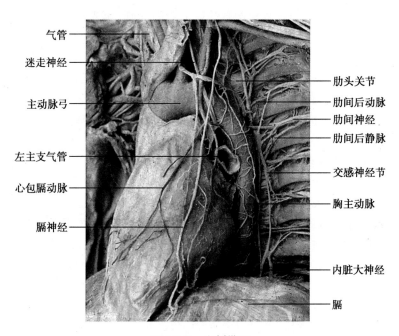

图2-5-7　左侧纵隔

节段性的肋间后血管在脊柱前外侧并不紧密伴行,动脉发自胸主动脉和锁骨下动脉。其中,第1、第2肋间后动脉由锁骨上动脉的肋颈干分支——最上肋间动脉发出,第3以下的肋间后动脉则直接自胸主动脉发出。静脉部分,第1肋间后静脉注入左头臂静脉,第2~4肋间后静脉先合成肋间上静脉然后注入左侧头臂静脉,第5以下的肋间后静脉多呈水平位汇入半奇静脉和副半奇静脉。半奇静脉及副半奇静脉互相交通并向右行,在T_7至T_9水平汇入右侧的奇静脉。由于降主动脉紧贴静脉壁并遮蔽之,半奇静脉和副半奇静脉都不能被直接看到。

2. 纵隔右侧　中部为右肺根,其前下方为心包隆凸。膈神经和心包膈血管经上腔静脉右侧和肺根前方下行至膈。右迷走神经在右锁骨下动脉前方发出喉返神经后,本干于脊柱前方、气管右侧和肺根后方下行。脊柱侧前方的主要结构还有食管、奇静脉、交感干和内脏大神经等(图2-5-8)。

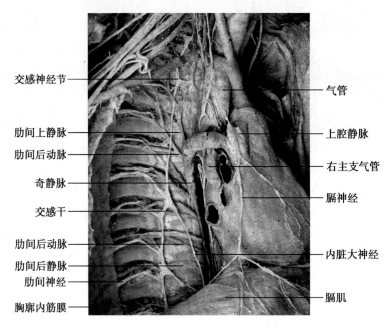

图 2-5-8　右侧纵隔

第1、第2肋间后动脉同样来自锁骨上动脉的最上肋间动脉;第3以下的肋间后动脉则直接自胸主动脉发出,并多数贴前纵韧带浅面,斜行跨越椎体和椎间盘进入各胸椎右侧凹部。越过中线后,肋间后动脉与静脉相伴行,贴椎体向后再向外进入肋间隙。在肋头前方,动脉发出上、下支形成纵行的动脉吻合链。静脉部分,第1肋间后静脉汇入头臂静脉;第2~4肋间后静脉则先行合成肋间上静脉,然后汇入奇静脉,其汇入点在第4胸椎水平;第5肋间后静脉及其以下者直接汇入奇静脉。奇静脉在第4胸椎水平跨过右主支气管向前汇入上腔静脉,肋间上静脉在奇静脉的汇入点可作为该水平面的一个识别标志(图2-5-9)。

3. 交感干　位于脊柱两侧约相当于肋骨头位置的前方,其前方在纵隔左侧有半奇静脉和胸主动脉,纵隔右侧有奇静脉。胸交感干借灰、白交通支与肋间神经相连。每侧胸交感干有10~12个胸神经节。第1肋骨颈上能看到分支众多的星状神经节,第2肋骨颈部有T_2交感神经节,其他胸神经节与交感干位置一致,纵列于肋骨头位置的前方。上5对胸神经节发出的节后纤维参与构成心丛、肺丛和食管丛。穿过第6~9胸神经节的交感神经节前纤维构成内脏大神经,沿脊柱前外侧面向下斜行,穿过隔脚终于腹腔神经节。穿第10~12胸神经节的节前纤维构成内脏小神经,向下穿膈脚终于主动脉肾节。

4. 胸导管　约平第12胸椎下缘起自乳糜池,经主动脉裂孔进入胸腔,于胸主动脉与奇静脉之间上行,至第5胸椎高度沿食管与脊柱之间向左侧斜行,然后于食管与纵隔胸膜之间上行至颈部。胸导管上段和下段与纵隔胸膜相贴,受损时乳糜液可经纵隔胸膜裂孔进入胸膜腔而导致乳糜胸。

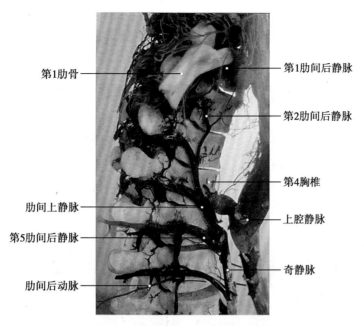

图 2-5-9　右侧肋间后静脉与奇静脉铸型

第六节　胸椎内镜入路的应用解剖

采用胸腔镜等器械,可经由胸壁小切口取道胸膜腔间隙,利用肺萎缩获得的操作空间,进行胸椎微创手术。实际应用中,顺利进入胸膜腔,准确识别及处理后纵隔处的血管、神经等重要结构是手术获得成功的关键。

一、经胸骨入路解剖

(一) 入路简介

皮肤切口自左侧胸锁乳突肌内侧斜向内下至胸骨颈静脉切迹中点,然后纵行至胸骨角下方。沿胸锁乳突肌内侧分离并切断肩胛舌骨肌、胸骨舌骨肌,钝性分离胸骨柄后方软组织,暴露胸骨角,用胸骨电锯沿中线纵行切开胸骨柄至胸骨角稍下方。用线锯从第 2 肋间隙横穿胸骨后面,横断已锯开两半的胸骨。用胸骨撑开器撑开胸骨,将气管、食管与颈总动脉、左头臂静脉分开,并将前两者推向右侧,后两者推向外侧,切开椎前筋膜,即可显露 $C_6 \sim T_3$ 椎体。进一步向上、下分离更可以显露 $C_5 \sim T_4$ 椎体(图 2-6-1)。

(二) 应用解剖学要点

1. 颈胸段脊柱生理弯曲明显后凸,邻近解剖结构复杂,前路手术显露椎体部位深在,手术难度和风险较大。

2. 胸骨柄后主要为上纵隔的结构,器官由前向后可分为前、中、后 3 层(图 2-6-1)。前层有胸腺,左、右头臂静脉和上腔静脉;中层有主动脉弓及其 3 大分支、膈神经和迷走神

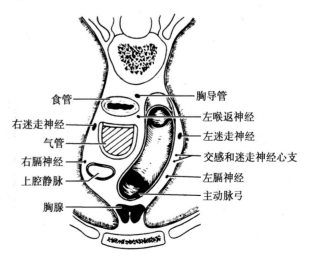

图 2-6-1　经胸骨入路的上纵隔断面

经;后层有食管、气管、胸导管和左喉返神经等。胸膜与胸骨之间有少量疏松结缔组织存在,两者不难分开。应注意的是,成人主动脉弓上缘约平胸骨柄中点或稍上方,左侧的膈神经和迷走神经均自主动脉弓左前方下行,在与胸膜等结构自胸骨柄后分离时一定要注意保护(图 2-6-2)。

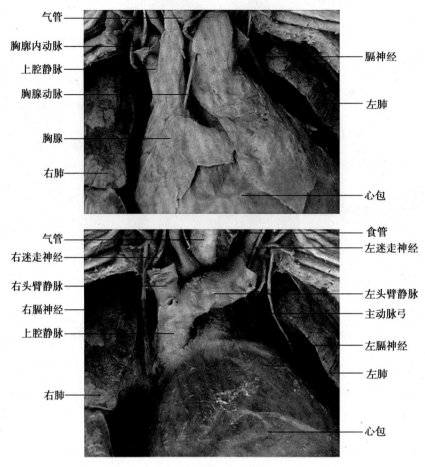

图 2-6-2　胸骨后上纵隔结构

3. 甲状腺下动脉在第 6 颈椎平面于颈动脉鞘与椎血管之间弯向内侧,于甲状腺侧叶下极附近潜入甲状腺侧叶后面,于此处与喉返神经发生复杂的交叉关系,故在颈部分离结扎甲状腺下动脉时,应远离甲状腺进行,以免损伤喉返神经。

4. 左头臂静脉于左胸锁关节后方合成,向右下方斜行,于胸骨柄上半和胸腺后方越过主动脉弓 3 大分支的前方,在显露 T_4 椎体时往往需要结扎切断,必须慎重。

5. 胸导管由食管左侧出胸廓上口,至第 7 颈椎高度弓形向外,形成胸导管弓,经颈动脉鞘后方绕出并注入左静脉角。在其末端,有左颈干、左锁骨下干和左支气管纵隔干注入。因此,左侧入路虽然回避了右喉返神经高位而复杂的走行,但却要面临收集全身约 3/4 淋巴回流的胸导管,并非可以大意。胸导管的前方有颈动脉鞘及其内容,后方有椎动脉、锁骨下动脉、膈神经及交感干等,术中应注意识别和保护。

二、胸腔镜入路解剖

(一) 入路简介
采用图像辅助的胸腔手术(VATS)是脊柱前方手术的一种新方法。除胸腰结合部外,通常取右侧入路。有上胸椎($T_2 \sim T_5$)、中胸椎($T_6 \sim T_9$)和下胸椎($T_{10} \sim T_{12}$)三种不同的取孔位置。以中胸椎为例,典型的套管位置是倒 L 形,即 3 个套管纵行排列在腋前线,使中间的套管恰好位于与目标椎体同一平面的前方,另2个分别位于其上方和下方,第4个套管置于腋中线并与腋前线最下一个套管处于同一肋间隙(图2-6-3)。在选择好的肋间隙行10~20mm的切口,置入第1个套管。显露壁胸膜并切开,插入一个手指探查确认肺已萎缩,然后插入胸腔镜探查胸腔,直视下证实肺萎缩,并解除影响实施VATS的粘连和纤维化。X线透视再次确认病变胸椎,从而确定其他套管的位置。切开胸壁,在内镜的直视下穿透壁胸膜,放置套管,完成术区暴露。之后,切开遮覆椎体一侧的壁胸膜,分离软组织,即可进行矫形或椎间盘摘除等多种手术操作。

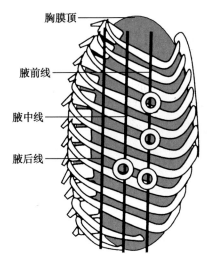

图2-6-3 胸腔镜套管置入部位

（二）应用解剖学要点

1. 套管置入的位置 可分别位于腋前线、腋中线和腋后线的肋间隙,套管的数量与需要插入的手术器械直接相关。对于上段胸椎(T_1～T_5)和下段胸椎(T_{10}～L_1),前3个套管仍可纵列在腋前线上,第4个套管则应根据对牵开器的使用要求定位,以利于暴露手术视野。

2. 矫形手术 有两种方法可从软组织中分离出胸椎前缘,其选择取决于手术需要空间的大小。一是在椎间盘位置上切开,二是在椎体侧方作一个平行于脊柱并跨越节段血管的纵行切口,均分离显露出椎体前方至肋骨头前缘的脊柱前外侧面。利用单极电切,切开椎间盘的纤维环,开窗以咬骨钳取出髓核,用环状骨膜刀或钝性边缘剥离器切除上、下终板。如果镜下可以看到对侧纤维环,则用高速电钻在预先放置保护奇静脉器械的前提下去除前纵韧带和残留纤维环,否则应用Kerrison咬骨钳去除,以敷料压迫控制椎间隙出血。

其他手术还包括半椎体切除或椎体截骨,都可以在术区暴露清楚后进行。

3. 骨折手术 由于血肿以及陈旧性骨折的瘢痕组织和新生骨使得椎体前区解剖很困难,在暴露过程中容易使血管破裂出血,故应找到供区血管予以缝扎。辨认邻近纤维环直到椎体终板的固定点。再辨认与骨折椎体相关联的肋骨头。以电钻去除15~20mm长的肋骨头,此时要辨清下一位椎弓根及肋间神经。小心摘除上下的椎间盘,防止后侧碎片突入椎管。椎间盘完全摘除后,以Kerrison咬骨钳沿着骨折椎骨的椎弓根去除骨质直到椎管。用电钻磨小突入椎管的骨折块,然后自硬膜囊前方摘除碎片。在取净椎管内骨折片或椎间盘组织碎片的前提下,尽可能保留椎体对侧部分。利用圆柱形电钻在邻近椎体钻取植骨床准备植骨。

4. 纵隔相关结构 需仔细分辨。右侧面的中部为右肺根,脊柱侧前方的主要结构除肋间血管外,还有奇静脉、胸导管、交感干和内脏大神经等。

（1）血管:肋间血管与肋间神经走行于肋间隙中份偏上,静脉贴近肋骨下缘的肋沟,其下为动脉,再下为神经。肋间右侧T_5以下的肋间后动脉,自胸主动脉发出后于各胸椎凹部越过中线后与静脉伴行进入肋间隙,T_3～T_5间后动脉则贴椎体前方向后上方斜行,至肋头附近水平进入肋间隙。T_4以下的肋间后静脉直接汇入奇静脉,第1肋间后静脉汇入头臂静脉;第2～4肋间后静脉则合成肋间上静脉汇入奇静脉,其汇入点在第4胸椎水平,可作为识别标志;第5肋间后静脉及其以下者直接汇入奇静脉,它们都斜行跨越胸椎椎体和椎间盘侧面,暴露时应在肋头稍前方结扎。肋间血管必须妥善结扎后再切断,以免术中或术后发生大出血。若因病变影响不能清晰显露肋间血管,可依肋骨头至肋骨体延伸的方向估计血管位置做相应处理。

（2）神经:右交感干及交感神经节大致位于肋头关节的右前方,内脏大神经由第6~9胸神经节穿出后沿脊柱前外侧面向下斜行,穿过膈脚。内脏小神经由第10~12胸神经节穿出后向下穿过膈脚。

（3）胸导管:在约平第12胸椎下缘处起自乳糜池,入胸腔后于胸主动脉与奇静脉之间上行,不扰动椎体前方结构通常不易伤及,但胸导管在上段和下段受损后可因乳糜液进入胸膜腔而导致乳糜胸。

三、椎体成形术的解剖

(一) 入路简介

以经椎弓根入路最为常用。俯卧位,在相应椎弓根稍外侧做1cm长纵行切口,穿刺针对准椎弓根外上缘,向椎弓根内下缘方向呈15°~30°角穿刺,抵达椎体后缘。透视确认后,即可将针推进至椎体前1/3处,准备造影和注射(图2-6-4)。

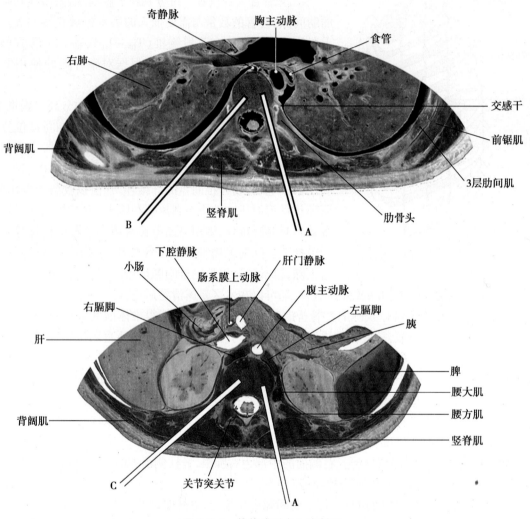

图2-6-4　椎体成形术入路断面

(二) 应用解剖学要点

1. 入路依次经过皮肤、浅筋膜、胸腰筋膜、竖棘肌、椎弓根后外上角,穿椎弓根进入椎体。本入路及随后述及的椎弓根外侧入路和后外侧入路,也适用于由椎体成形术发展而来的椎体后凸成形术。

2. 在 T_5 ~ L_5 一段,正常情况下探针经椎弓根能相对安全地进入椎体。在 T_8 以上或有时在 L_2 椎弓根宽度较小,实行该技术受到限制。椎弓根的宽度可以从 CT 或 MRI 片上测出。椎体压缩性骨折降至椎弓根以下水平,经此入路可能难以治疗。实际上,在椎弓根水平以下的胸椎压缩性骨折,用任何方法或入路均十分困难。

3. 若患者骨折靠上,探针应位于中线偏下;若骨折在下终板,则探针应位于中线偏上。如果椎体高度为1.5cm或小于1.5cm,探针应对向侧位片上椎体前壁皮质的中点。

4. 椎弓根上、下有脊神经根穿行,外侧隔肋骨头和肋间肌毗邻壁胸膜及胸腔内的肺脏,内侧为硬膜囊,前侧方及椎体前侧面有奇静脉或下腔静脉、降主动脉等大血管,故必须在 CT 等影像设备引导下进行穿刺和注射,不主张单纯依形态学数据定位操作。

5. 对于中部胸椎或其他椎弓根较小的胸椎,进入椎弓根易使器械滑向外侧,可选用经椎弓根外侧入路。穿刺经过同上,但皮肤进针点稍外,刺向椎弓根的上方及稍外方,探针经椎弓根外侧直接进入椎体。本入路须以肋骨头内侧为其外界限制,若太靠外,可能进入胸膜腔导致气胸;若太靠下,可能刺破节段动脉;若太靠内,可能进入椎管损伤脊髓。

6. 对于椎弓根较窄的腰椎椎体可以采用侧后方入路。皮肤进针为中线旁开 8～10cm,与垂直轴呈 40°～50°角。穿刺针经过皮肤、浅筋膜、胸腰筋膜、竖脊肌外侧部、腰方肌进入椎体侧后方的外侧部分,探针位于神经根的前侧,在椎体中心部分附近。侧位像上,探针位于横突的前面。从解剖学观察,髂嵴的最高点前方 1～2cm 处通常为腹腔后壁向后突出的弧度的顶点。故经髂嵴最高点作一垂直线,其与脊柱前缘的连线大致位于腹腔后凸顶点的内后方,在该直线内侧向椎体中心穿刺可避免损伤腹膜及腹腔脏器。

四、前方胸椎间盘切除术的解剖

(一) 入路简介

通常选右侧为术侧。依目标椎体在体表的投影水平决定胸前侧壁皮肤切口的位置,长度 4～6cm。切开皮肤及浅筋膜暴露前锯肌侧面,沿其肌纤维走向分离即可暴露其下的肋骨和肋间隙。处理好肋骨和肋间隙后,切开壁胸膜,探查胸腔后置入肋骨撑开器。安置内镜,在后胸壁内侧贴近椎体前外侧部分。辨认各肋骨头,可依靠 X 线透视确认胸椎序数。于肋骨头处作 T 形切口打开壁胸膜,钝性分离椎体前外侧部分,辨清目标椎体和相应椎间盘,分离暴露即告一段落(图 2-6-5)。

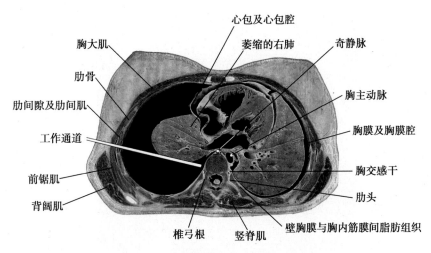

图 2-6-5　前方胸椎间盘摘除术入路断面

(二) 应用解剖学要点

1. 通过术前 X 线、CT 和 MRI 等检查,不但要明确病灶节段定位,更要对术区主要血管,如胸主动脉、奇静脉或半奇静脉的大小和位置分析清楚,做到心中有数。

2. 对于第 7 胸椎以上的平面,背阔肌常需牵开或切开以暴露肋骨和肋间隙。进入胸腔有 4 种技术方法可供选择,根据手术目的选定。①间隙入路,紧贴下位肋骨的上缘分开肋间肌,再分开胸内筋膜和壁胸膜进入胸腔;②开窗技术,紧贴下位肋骨的上缘分开肋间肌,再分开下缘,暴露一段 4～6cm 长的肋骨,利用弯的剥离器将肋骨从骨膜床上分离开,切断暴露出来的肋骨前后部分,将肋骨取出,如此即可打开一个长 5～6cm,宽 3～4cm 的"窗口";③开门技术,与"开窗"相近,但只需从肋骨上缘分开肋间肌,截骨后不取出,使骨段与所附着的肋间肌形成一扇可以翻动的"门";④滑动技术,分离后只截断一端肋骨,使肋骨可跨过肋间隙"滑"向另一肋骨,以获取比肋间隙入路更大的切口。

3. 去除肋骨头及其周围韧带,可显露其下的椎间隙;切除邻近 3 ~ 5mm 范围的椎骨并磨掉椎弓根上缘骨质即可暴露硬膜囊;循着硬膜囊可切除包括后纵韧带和突出椎间盘在内的胸椎间盘的后 1/3 部。

4. 对奇静脉、主动脉、胸导管、心脏、肋间神经、交感干、内脏大神经等应避免直接或间接损伤,节段性的肋间后血管如妨碍椎体暴露可于肋头前方夹闭切断。右侧纵隔主要结构的位置毗邻参见胸腔镜入路解剖。

五、胸腰椎连接部的前方入路解剖

(一) 入路简介

常选择左侧入路。在左侧胸腰连接部相应的胸前外侧壁作 4 ~ 6cm 皮肤切口,暴露前锯肌下部和腹外斜肌上部,沿各自肌纤维走向将其分开,暴露其下的肋骨和肋间隙。根据手术目的选择经肋间隙或经咬切肋骨进入胸腔。探查胸膜腔,确认分开脏、壁两层胸膜,并暴露膈肌。用改良 Langenbeck 钩牵开膈肌,暴露膈肌基底和下段胸椎的前外侧面。辨认各节段的肋骨头和节段性血管,可依靠 X 线透视确认椎体节段。在膈肌基底上方、第 11、第 12 肋骨头之前,以 T 形切口打开壁胸膜,钝性分离椎体前外侧部分。

从基底开始分离膈肌。为避免损伤腹膜后的结构,应在骨膜下将膈脚从椎体上剥离。随后小心抬起膈脚并在距椎体 3 ~ 4cm 处垂直切断。一旦看到腹膜后脂肪组织,即改为钝性剥离,即可暴露 T_{12}/L_1 的前外侧半和 L_2 的上半部。若需暴露 L_1/L_2 椎间盘,则尚需将左侧腰大肌自起点处从椎体上分离。目标区域下方的椎体也显示清楚后,置入横膈拉钩及持钩器等作相应处理,整个目标区域即可充分暴露(图 2-6-6)。

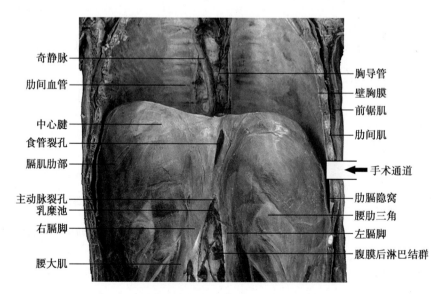

图 2-6-6　胸腰连接部前方入路断面

左侧标注(从上到下):奇静脉、肋间血管、中心腱、食管裂孔、膈肌肋部、主动脉裂孔、乳糜池、右膈脚、腰大肌

右侧标注(从上到下):胸导管、壁胸膜、前锯肌、肋间肌、手术通道、肋膈隐窝、腰肋三角、左膈脚、腹膜后淋巴结群

(二) 应用解剖学要点

1. 进入胸腔前的应用解剖要点同前。

2. 根据病变的部位选择左、右侧入路时,在 T_{11}/T_{12} 以上以右侧的操作空间较大;在 T_{12}/L_1 以下两侧操作空间无显著性差异,但左侧相邻的主动脉及分支弹性好,较少出现与动脉相关的并发症;右侧则离下腔静脉较近,静脉管壁薄、弹性差、易损伤,又有肝脏抬高膈的影响,故常选择左侧入路。

3. 胸廓切口通常在膈肌附着点的上方。但由于膈肌在肋骨下部的附着点存在解剖变异,上移的附着点可能会出现在切口的下位肋骨内面,在重新核对肋骨和肋间隙前不必慌张。

4. 使用肋骨牵开器时,应注意保护胸廓切口前方肋膈隐窝底的膈肌附着点,以免撕裂。

5. 分离膈脚时,一旦看到其下方出现较多脂肪组织,即表示已经进入腹膜后间隙,应改为钝性剥离,暴露 T_{12}/L_1 的前外侧半和 L_2 的上半部。腰大肌起自第 12 胸椎至第 4 腰椎的椎体和椎间盘的侧面,欲暴露 L_1/L_2 椎间盘则需将左侧腰大肌自起点处分离,此时需注意分离结扎从肌肉附着部与椎体之间向后穿行的腰动脉及其伴行静脉。

6. 正确处理腰大肌深面的血管是保证手术成功的关键一步。由于椎体前横过的腰动脉由腹主动脉直接发出,管径粗、压力大,一旦损伤就会有大量出血的危险。有学者推荐在椎间孔和主动脉之间的椎体中部阻断节段动脉,以减少对根动脉侧支的损伤。行胸腔镜下前路单纯椎间盘切除或植骨融合时,宜尽可能利用椎间盘外侧的、相邻节段血管与交感干之间的乏血管神经的"安全区"进行操作,以保留节段性动脉,减少因结扎节段性动脉而造成脊髓缺血性损害的风险,同时也有利于植骨融合。

7. 处理节段性血管时,注意保护交感干等神经。胸交感干位于脊柱的外侧、胸肋关节的前方,在 T_{11}/T_{12} 椎间盘、T_{12} 椎体前外侧逐渐向腰椎中线靠近。内脏大神经走行于脊柱前外侧,右侧于奇静脉外侧下行,左侧于半奇静脉外侧下行;在 T_{12}/L_1 椎间盘高度逐渐伴行于交感干内侧,多在 L_1 椎体中上份前侧方穿出膈,主要纤维终止于腹腔神经节。腰交感干于腰椎前外侧从膈的内侧脚和中间脚之间的裂隙穿出,右侧行于下腔静脉的后方,左侧行于腹主动脉外侧,约在 L_2 椎体中上份高度于腰椎前外侧与腰大肌内侧缘之间穿出。腰交感干距离内侧弓状韧带最高点约 2.5cm,镜下仔细辨认膈中间脚,尽可能在其外后方操作,有利于保护腰交感干。之后,沿椎间盘侧面向下、向上、向后分离腰大肌,可减少对腰动脉、腰丛神经的损伤。

8. 胸导管起自约平第 12 胸椎下缘前方的乳糜池,经膈肌主动脉裂孔进入胸腔后行于胸主动脉与奇静脉之间,在分离膈脚和处理腰大肌时切记不要损伤(图 2-6-7)。

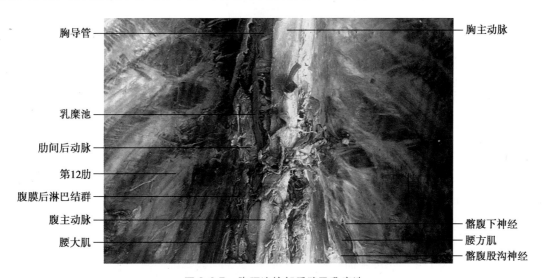

图 2-6-7　胸腰连接部后壁及乳糜池

第七节　腹盆部的应用解剖

腰椎内镜入路涉及胸腹盆和腰背部的各层次结构,由于盆部单独涉及的结构较少,故择其要者在腹部之后一并介绍。

腹前外侧壁在不同部位,层次和结构差别很大。进行脊柱内镜手术时,在不同部位作手术切口,必须熟悉其不同层次和结构。

一、腹前外侧壁

（一）皮肤和浅筋膜

腹前外侧壁的皮肤薄而富有弹性,与皮下组织(浅筋膜)连接疏松。除了腹股沟附近的皮肤移动性较小外,其他部位皮肤的伸展性和移动性都相当大。浅筋膜主要由脂肪和疏松结缔组织构成,脂肪厚度虽然随人的胖瘦有很大差异,但均比身体其他部位厚。大约自脐平面以下,浅筋膜分为深浅两层:浅层称为 Camper 筋膜,含丰富的脂肪组织,又称脂肪层,向下与股部的浅筋膜相互延续;深层称为 Scarpa 筋膜,是富含弹性纤维的膜性层,在中线处紧紧附着于白线,向下在腹股沟韧带下方约一横指处,紧紧附着于股部的深筋膜(又称阔筋膜),但在两侧耻骨结节之间并不附着,而是越过耻骨联合向下入阴囊,与会阴浅筋膜(又称 Colles 筋膜)相延续。

浅筋膜内有腹壁浅血管、淋巴和皮神经等结构(图 2-7-1)。

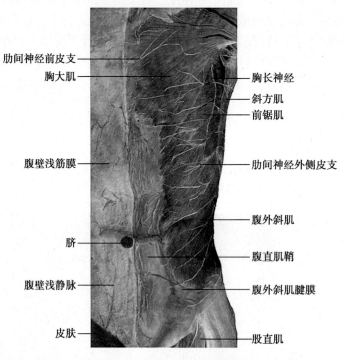

图 2-7-1 腹前外侧壁浅层

1. 浅血管 腹壁的浅动脉有 3 组。来自肋间后动脉、肋下动脉和腰动脉的分支较细小,分布于腹侧壁;来自腹直肌鞘内的腹壁上动脉和腹壁下动脉的分支,主要分布于正中线附近的腹前壁;腹壁下半部分则主要由起自股动脉的腹壁浅动脉和旋髂浅动脉分支分布。腹壁浅动脉发自股动脉后,向内越过腹股沟韧带中、内 1/3 交界处走向脐部;在其外侧,是走向髂嵴的旋髂浅动脉。

腹壁的浅静脉丰富且吻合成网,尤以脐区最为明显。脐以上的浅静脉经胸腹壁静脉回流入腋静脉;脐以下的浅静脉经腹壁浅静脉回流入大隐静脉,再注入股静脉,构成了上、下腔静脉系统之间的沟通途径。腹壁浅静脉在脐区还可与深部的附脐静脉相吻合,借此途径沟通肝门静脉。

2. 浅淋巴管 与浅血管伴行,脐以上者汇入腋淋巴结,脐以下者汇入腹股沟浅淋巴结。脐部淋巴管可经肝圆韧带与肝的淋巴管交通。

3. 皮神经 与胸壁相似,有前皮支和外侧皮支。前皮支从正中线两旁浅出,外侧皮支在腋中线的延长线处穿腹外斜肌浅出。它们在分布上有明显的节段性。第 8 肋间神经(T_8)分布约在剑突平面;第 10 肋间神经(T_{10})分布约在脐平面;肋下神经(T_{12})分布约在腹股沟韧带的上方。脊髓胸段发生病变或损伤时,根据腹壁皮肤感觉障碍及过敏的平面可大致推断脊髓病变或损伤的节段。

（二）深层结构

1. 肌肉　由腹前正中线两侧的腹直肌及其外侧的 3 层扁肌组成（图 2-7-2）。

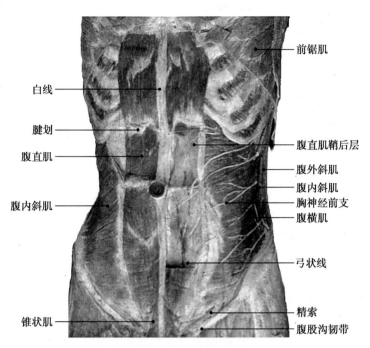

图 2-7-2　腹前外侧壁肌肉

（1）腹直肌：纵列于正中线两侧，上宽下窄，起于胸骨的剑突和第 5～7 肋软骨的前面，止于耻骨联合和耻骨嵴。在脐以上，两肌内侧缘距离较宽，脐以下则较窄。腹直肌被腱膜形成的腹直肌鞘包裹，鞘内全肌被 3～4 条由致密结缔组织形成的横行的腱划分为多个肌腹。腱划与腹直肌鞘后层结合疏松易分离，但与前层结合紧密，剥离困难，且腱划内常有血管，故经腹直肌切口分开腹直肌纤维时，在腱划处应注意止血。

腹直肌鞘包裹腹直肌，分为前、后两层。腹直肌鞘前层由腹外斜肌腱膜和腹内斜肌腱膜的前层组成，后层由腹内斜肌腱膜的后层和腹横肌腱膜组成。但在脐下 4～5cm 以下，三层扁肌的腱膜均伸至腹直肌的前面参与构成鞘的前层，使鞘的后层在此平面以下缺如，并形成一凹向下方的弓状游离缘，称弓状线或半环线。故弓状线以下，腹直肌之后仅有增厚的腹横筋膜、腹膜外筋膜和壁腹膜。

白线位于腹前正中线上，由两侧腹直肌鞘纤维彼此交织而成。脐以上的白线宽约 1cm，脐以下则因两侧腹直肌相互靠拢而变得很窄。白线坚韧而少血管，故经白线行正中切口进腹腔，层次简单，出血量少，进入较快，但愈合后瘢痕不很坚牢。

（2）腹外斜肌：以锯齿状附着部起自下 8 对肋的外面，起始部与前锯肌和背阔肌相交错。肌纤维从外上方斜向内下方，在髂前上棘与脐连线附近移行为腹外斜肌腱膜，参与构成腹直肌鞘的前壁，至正中线止于白线。腱膜的纤维与腹外斜肌走向相同，与深筋膜紧密相连，其下缘伸张于髂前上棘与耻骨结节之间，向后卷曲返折增厚形成腹股沟韧带。

（3）腹内斜肌：位于腹外斜肌深面，肌纤维起自腹股沟韧带外侧 1/2 或 2/3、髂嵴及胸腰筋膜，呈扇形斜向内上，后部纤维止于下位 3 对肋，其余纤维至腹直肌的外侧缘处移行为腱膜，分前、后两层，参与形成腹直肌鞘包裹腹直肌，最后终止于白线。

（4）腹横肌：位于腹内斜肌深面，较薄弱，起自下 6 对肋软骨的内面、胸腰筋膜、髂嵴和腹股沟韧带的外侧 1/3，肌纤维自后向前内横行，同样于腹直肌外侧缘移行为腱膜。腱膜上部与腹内斜肌腱膜后层愈合并经腹直肌的后方止于白线，参与构成腹直肌鞘后层；腱膜下部则与腹内斜肌腱膜的后层一起经腹直肌前方至白线，参与构成腹直肌鞘前层。

2. 血管、淋巴和神经

（1）血管：腹壁深层的动脉主要有穿行于腹内斜肌和腹横肌之间的下5对肋间后动脉、1对肋下动脉和4对腰动脉。腹上部还有行于腹直肌和腹直肌鞘后层之间的腹壁上动脉，该动脉是胸廓内动脉的终支之一。腹下部还有腹壁下动脉和旋髂深动脉，两者都是髂外动脉在腹股沟处发出的分支。腹壁下动脉行于腹横筋膜与壁腹膜之间，经腹股沟管深环的内侧斜向内上穿腹横筋膜，继续上行于腹直肌与腹直肌鞘后层之间，在脐附近与腹壁上动脉相吻合，并与肋间后动脉的终末支在腹直肌的外侧缘相吻合。腹壁下动脉较粗大，其体表投影是腹股沟韧带中、内1/3交界点与脐的连线，在此附近操作应避免损伤该动脉。

旋髂深动脉与腹壁下动脉约在同一水平发自髂外动脉，行向外上方，达髂前上棘，穿腹横肌分布于三层扁腹肌、腰大肌和髂肌等。

腹壁的深静脉与同名动脉伴行。

（2）淋巴：腹壁上部的深淋巴注入肋间淋巴结或胸骨旁淋巴结，腹壁中部者注入腰淋巴结，腹壁下部者注入髂外淋巴结。

（3）神经：第7～12胸神经前支斜向前下，行于腹内斜肌与腹横肌之间，至腹直肌外侧缘处进入腹直肌鞘，沿途发出肌支支配腹前外侧壁诸肌。其前皮支和外侧皮支已于前述。

髂腹下神经在腹内斜肌和腹横肌之间斜向前下，至髂前上棘内侧2.5cm附近穿过腹内斜肌，在腹外斜肌腱膜深面向下行。在腹股沟管浅环上方约2cm附近穿过腹外斜肌腱膜，分布于耻骨联合上方的皮肤，肌支支配腹前外侧壁下部的肌肉。髂腹股沟神经在髂腹下神经下方约一横指，并与其平行，于腹外斜肌腱膜深面，行于精索的前上方，随精索穿出腹股沟管浅环，分布于男性阴囊或女性大阴唇上部的皮肤。生殖股神经生殖支沿精索内侧下行，分布于提睾肌和阴囊肉膜。

3. 腹横筋膜　位于腹横肌和腹直肌鞘的深面，为腹内筋膜的一部分，其上方连膈下筋膜，下方续髂筋膜和盆筋膜。腹横筋膜在上腹部较薄弱，向下逐渐增厚，近腹股沟韧带、腹直肌外侧缘和腹直肌后层以及弓状线以下的部分较致密。腹横筋膜与前面的腹横肌结合较疏松，但与腹直肌鞘后层紧密连接，手术时常作为一层打开（图2-7-3）。

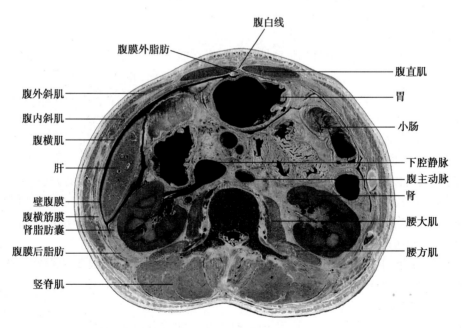

图2-7-3　腹部横断面

4. 腹膜外筋膜　为腹横筋膜与壁腹膜之间的疏松结缔组织，上腹部薄弱，向下脂肪组织则沉积较多，将腹横筋膜与壁腹膜分隔，形成潜在性的腔隙，称腹膜外间隙或腹膜外脂肪层，向后与腹膜后间隙,向下与盆部的腹膜外间隙(骶前间隙)相延续。输精管、输尿管和腹壁下动脉等均位于此层内。脊柱微创手术可通过此间隙推开壁腹膜以避免进入腹膜腔,对相关椎体和椎间盘进行腹膜外手术。

5. 壁腹膜 为腹前外侧壁的最内层,向上移行为膈下腹膜,向下在腹股沟韧带下方移行于盆腔腹膜。由于上腹部的腹横筋膜和腹膜外筋膜均较薄弱,故膈下腹膜与膈紧密愈着,受膈运动的影响,张力较大,致使上腹部切口缝合腹膜时较易撕裂,宜连同腹直肌鞘的后层一起缝合。

6. 腹膜腔 腹膜覆盖于腹、盆腔各壁内面及腔内诸器官表面,薄而光滑,是呈半透明状的一层浆膜。依其覆盖的部位不同,可分为两部:衬于腹、盆腔壁内面的部分为壁腹膜(或称腹膜壁层);由壁腹膜返折并覆盖在腹、盆腔脏器表面的腹膜为脏腹膜(或称腹膜脏层)。脏、壁腹膜互相延续所围成的不规则的潜在性腔隙称腹膜腔。腔内仅有少量(70～80ml)稀薄的浆液,有润滑腹膜,减轻脏器活动时摩擦的作用。壁腹膜较厚,与腹、盆腔内壁之间有一层疏松结缔组织,称为腹膜外组织。腹后壁及腹前壁下部的腹膜外组织中含有较多脂肪,故又称腹膜外脂肪。脏腹膜紧贴脏器表面,从组织结构和功能上看,都已成为其所覆盖的脏器的一部分,如胃、肠壁最外层的浆膜即为脏腹膜。

由于胚胎期器官转位,将腹膜腔分隔成大、小两腔隙。小腹膜腔即网膜囊,位于小网膜和胃后方;大腹膜腔即除网膜囊以外的腔隙,两者借网膜孔相互交通。

腹腔和腹膜腔在解剖学上是两个不同而又相关的概念。腹腔是指膈以下、盆膈以上,腹前壁和腹后壁之间的腔;腹膜腔则指脏腹膜和壁腹膜之间的潜在腔隙,腔内仅含少量浆液。腹腔内的脏器实际上均位于腹膜腔之外。腹膜具有分泌、吸收、保护、支持和修复等功能:①分泌少量浆液,润滑和保护脏器;②吸收腹膜腔内的液体等,通常腹膜腔上部(膈下隐窝)较下部(盆腔)的吸收能力强,因此膈下脓肿发生的毒血症常比盆腔脓肿的更严重,所以腹腔炎症或手术后的患者应尽可能采取半卧位,以减少对腹膜渗出液的吸收;③支持和固定脏器;④防御功能,腹膜和腹膜腔内浆液中含有大量的巨噬细胞,可吞噬细菌和有害物质;⑤有较强的修复和再生能力。

根据脏器表面被腹膜覆盖的范围大小,可将腹、盆腔脏器分为3类,即腹膜内位、间位和外位器官(图2-7-4)。

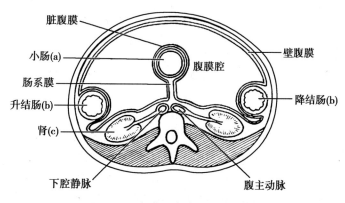

图2-7-4 腹膜及腹腔内器官的分类

(1) 腹膜内位器官:器官表面几乎完全被腹膜覆盖,如脾、胃、十二指肠上部、空肠、回肠、盲肠、阑尾、横结肠、乙状结肠、卵巢和输卵管等。这类器官均借韧带或系膜连于腹后壁或其他脏器,活动性较大。

(2) 腹膜间位器官:器官表面有三面或大部分被腹膜覆盖,如肝、胆囊、升结肠、降结肠、直肠上段、子宫和膀胱等。

(3) 腹膜外位器官:器官仅有一面被腹膜覆盖,如十二指肠降部和水平部、直肠下段、胰、肾、肾上腺及输尿管等。这类器官多位于腹膜后方,故脊柱微创手术中,可经腹后外侧壁在腹膜外对它们进行处理,如肾、输尿管等,由于不打开腹膜腔,可避免腹腔内的感染和术后脏器粘连。

7. 腹膜后间隙 位于腹后壁的壁层腹膜与腹内筋膜之间,上起自膈,下达骶岬和骨盆入口处。此间隙向上经腰肋三角与后纵隔相通,向下与盆腔腹膜后间隙相延续,内有肾、肾上腺、胰、部分十二指肠、输尿管、腹部大血管、神经、淋巴结及大量疏松结缔组织(图 2-7-5)。腹膜后间隙的疏松结缔组织存在无重要血管、神经等结构的无血管平面,可作为胸腔镜辅助下内镜手术的外科平面,在该层面游离可以减少对脊柱周围血管、神经等重要结构的损伤。

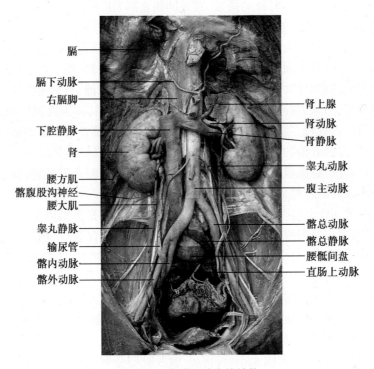

图 2-7-5　腹膜后隙内的结构

8. 肾　为实质性器官,左右各一,形似蚕豆。长约 10cm,宽约 5cm,厚约 4cm,重量为 134～150g,女性肾略小于男性。

肾内侧缘中部凹陷,称肾门,有肾动脉、肾静脉、淋巴管、神经和肾盂通过。通过肾门的各结构被结缔组织包裹形成肾蒂,由于下腔静脉靠近右肾,故右肾蒂较短。由肾门伸入肾实质的腔隙称肾窦,主要容纳肾动脉的分支、肾静脉的属支、肾大盏、肾小盏、肾盂及脂肪组织等。肾盂离开肾门后向内下走行,逐渐变细,约在第 2 腰椎体上缘移行为输尿管。

肾位于脊柱的两侧,腹膜后间隙内,为腹膜外位器官。受其上方的膈肌影响,肾的位置可随呼吸运动而有轻度的上下移动。左肾在第 12 胸椎体上缘至第 3 腰椎体上缘之间,右肾在第 12 胸椎体下缘至第 3 腰椎体下缘之间。右肾较左肾低 1～2cm。女性肾低于男性,儿童低于成人。肾上端距正中线的距离左侧为 4.2cm,右侧为 4.0cm。下端距正中线的距离左侧为 5.4cm,右侧为 5.6cm。第 12 肋斜越左肾后面的中部,右肾后面的上部。肾门约平第 1 腰椎,距中线约 5cm。竖脊肌的外侧缘与第 12 肋相交处的区域称肾区(脊肋角),可作为肾的体表定位标志。

肾与其上方的肾上腺共为肾筋膜包绕,其间有疏松结缔组织分隔。左肾前上部与胃底后面相邻,中部和内侧与胰尾和脾血管接触,下部邻近空肠和结肠左曲。右肾前上部与肝右叶相邻,下部与结肠右曲接触,内侧缘邻近十二指肠降部。两肾后面的上 1/3 部与膈和肋膈隐窝相邻,下 2/3 部自内向外与腰大肌、腰方肌及腹横肌相邻,在行腰椎间盘后方入路手术时,若进针点太靠外,穿刺角度过大,则有损伤肾及肾上腺等腹膜后间隙内的器官的危险。

肾的表面由内向外包有 3 层被膜:①纤维囊,包裹于肾实质的表面,由致密结缔组织和少量弹性纤维构成,纤维囊与肾实质连结疏松,易于剥离,在肾破裂或肾部分切除时应缝合此膜;②脂肪囊,又称肾床,是位于纤维囊外周的脂肪层,在肾的边缘部和下端较为丰富;脂肪经肾门伸入到肾窦内,充填于各管道结构和神经之间,将局麻药注入肾脂肪囊内可作肾囊封闭;③肾筋膜,位于脂肪囊的外周,包裹肾和肾上腺,由它发出的一些结缔组织小梁穿过脂肪囊与纤维囊相连,为肾的主要固定结构之一。肾筋膜分前后两层,分别称为肾前筋膜和肾后筋膜,两者在肾上腺的上方和肾的外侧缘相互愈着,在肾的下方两层分开,其间有输尿管通过。在肾的内侧,肾前筋膜被覆于肾血管的前面,并与腹主动脉和下腔静脉前面的结缔组织及对侧的肾前筋膜相移行。肾后筋膜向内经肾血管和输尿管等结构的后方附于腰大肌、椎体和椎间盘筋膜。

肾动脉在平第 1~2 腰椎间盘高度起自腹主动脉两侧,在肾静脉的后上方向外至肾门,在肾门处通常分为前支和后支进入肾窦。前支较粗,分出 4 个分支与后支一起进入肾实质。这些分支在肾内分布于相应的肾段内,故称肾段动脉。相邻肾段动脉分支之间缺乏吻合,不存在侧支循环,故称乏血管带,一个肾段动脉如出现血液循环障碍,它所供应的肾段可出现坏死。肾静脉及其属支与同名动脉伴行。肾动脉的分支入肾部位常有变异,其中经肾上极入肾的称上极动脉,经肾下极入肾的称下极动脉。

肾内的静脉与肾内的动脉不同,有广泛吻合,无节段性,出肾门后合为肾静脉,多为 1 支,走行于肾动脉的前方,以直角注入下腔静脉。肾静脉的长度左、右侧分别为 6.5cm 和 2.7cm,外径分别为 1.4cm 和 1.1cm。左肾静脉收纳左肾上腺静脉和左睾丸(卵巢)的静脉。约 50% 的左肾静脉借交通支与左腰升静脉相连,经腰静脉与椎内静脉丛和颅内静脉窦相通。

9. 输尿管　输尿管为成对的肌性管道,属腹膜外位器官,上端在平第 2 腰椎体上缘续于肾盂,下端终于膀胱,全长 20~30cm,管径 0.3~1.0cm。

输尿管全长按走行部位可分为腹部、盆部和壁内部。腹部自第 2 腰椎体上缘续于肾盂起始后,经腰大肌前面下行。在小骨盆入口处,左输尿管越过左髂总动脉末端前方,右输尿管则经过右髂外动脉起始部的前方。盆部自小骨盆入口处下行,经盆腔侧壁和髂内血管、腰骶干和骶髂关节前方下行,跨过闭孔神经血管束,达坐骨棘水平。男性输尿管走向前、下、内方,经直肠前外侧壁与膀胱后壁之间,在输精管后方并与之交叉后至膀胱壁。女性输尿管在子宫颈外侧约 2.5cm 处,从子宫动脉后下方绕过,向前下内至膀胱底。壁内部长约 1.5cm,在膀胱底处斜行穿过膀胱壁,经输尿管口开口于膀胱。在膀胱空虚时,两输尿管口间距约 2.5cm。

输尿管全长有 3 个狭窄,上狭窄位于输尿管起始处;中狭窄位于小骨盆入口跨越髂血管处;下狭窄位于输尿管穿经膀胱壁处,此处为最窄处,管径约 0.3cm。这些狭窄为结石易嵌留部位。

输尿管的血供为多源性,上部由肾动脉分支供应,中、下部由腹主动脉、睾丸(卵巢)动脉、髂总动脉和髂内动脉供应。各输尿管动脉到达输尿管内侧边缘分为升支和降支进入管壁,上、下相邻的分支相互吻合,在输尿管外膜形成血管网。由于输尿管的动脉从输尿管内侧进入,故手术显露以外侧为宜。输尿管静脉与动脉伴行(图 2-7-6)。

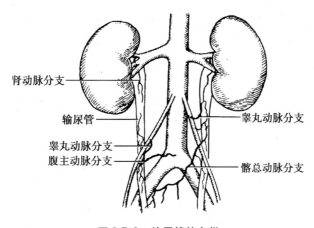

图 2-7-6　输尿管的血供

腰椎节段的脊柱微创手术中，肌性的输尿管可因手术刺激而收缩变细，在视野有限的腹腔镜下和小切口手术时需仔细辨认，以免误伤。其在小骨盆缘跨过髂血管处较易辨认，下腰椎手术可先于此处寻找。由于输尿管前壁与壁腹膜后层粘合较紧，行腹膜外入路时可连同壁腹膜一起向内分离掀起，对保护输尿管和从其内侧进入的血供系统是可行且十分有利的。

10. 肾上腺　位于腹膜后隙的脊柱两侧，上端平第11胸椎高度，与肾共同包被于在肾筋膜内。左肾上腺为半月形，右肾上腺呈三角形。肾上腺高5cm，宽3cm，厚0.5~1.0cm，重5~7g。左肾上腺内侧缘接近腹主动脉，右肾上腺内侧缘紧邻下腔静脉，左、右肾上腺的后面均为膈，两者之间为腹腔丛。

肾上腺的动脉有上、中、下3支。肾上腺上动脉发自膈下动脉；肾上腺中动脉发自腹主动脉；肾上腺下动脉来自肾动脉。这些动脉在肾上腺被膜内互相吻合成网，再从网上发出细支进入实质内。左肾上腺静脉有1~2支，汇入左肾静脉。右肾上腺静脉多为1支，汇入下腔静脉，少数汇入右膈下静脉、右肾静脉或副肝右静脉。行胸腰连合部脊柱手术时，对肾上腺及其周围血管要避免损伤。

11. 腹主动脉　在第12胸椎下缘前方经膈肌主动脉裂隙孔进入腹膜后间隙，沿脊柱左前方下行，至第4腰椎下缘分为左、右髂总动脉，全长14~15cm，周径约3cm。腹主动脉的前面为胰、十二指肠升部及小肠系膜根等；后面为第1~4腰椎及椎间盘；右侧为下腔静脉；左侧为左交感干腰部。腹主动脉的分支有脏支和壁支两种。

(1) 脏支：又有成对与不成对之分，营养腹、盆腔脏器并与其个数相对应。主要有：①腹腔干，为不成对分支，长2.45cm，在主动脉裂孔的稍下方，第12胸椎或第12胸椎与第1腰椎之间发自腹主动脉前壁，分出胃左动脉、脾动脉和肝总动脉；②肠系膜上动脉，为不成对的分支，在腹腔干发出部位的稍下方，约平第1腰椎处发自腹主动脉前壁，经胰颈与十二指肠水平部之间进入肠系膜，呈弓形行至右髂窝；③肠系膜下动脉，为不成对的分支，在第3腰椎水平发自腹主动脉前壁，在腹膜后向左下行，经乙状结肠系膜进入盆腔，终末支为直肠上动脉；④肾上腺中动脉，1对，约在第1腰椎高度发自腹主动脉的侧壁，向外经膈的内侧脚至肾上腺；⑤肾动脉，1对，在第2腰椎高度发自腹主动脉的侧壁，左肾动脉长2.62cm，右肾动脉长3.49cm；⑥睾丸(卵巢)动脉，1对，在肾动脉起点平面稍下方发自腹主动脉侧壁，在腹膜后隙向外下越过输尿管。睾丸动脉经腹股沟管分布于睾丸；卵巢动脉在小骨盆上缘进入卵巢悬韧带分布于卵巢。

(2) 壁支：营养腹、盆腔各壁及附着于其上的肌肉等，主要动脉有：①膈下动脉，在主动脉裂孔处发自腹主动脉(46.2%)，向上分布于膈，起始段外径均超过1.5mm。也可起始于腹腔动脉(36.4%)，或肾动脉、副肾动脉、胃左动脉和肝总动脉等。左膈下动脉发出后行向左上方至膈下，被覆膈腹膜，经左脚的前方，在中心腱左叶右缘、食管后方分为前、后两支：前支在中心腱前叶与左叶交界处前行，呈扇形分支分布于中心腱左叶和前叶左半；后支行向后外，分布于中心腱左叶后部。右膈下动脉发出后行向右前上方至膈下，被覆膈腹膜，经右脚的前方，在下腔静脉的后方、中心腱右叶左方分为前、后两支：前支紧贴下腔静脉右后侧向前外方走行，分支分布于中心腱前叶后部及中间部；后支向后外走行，分布于中心腱右叶后1/3。因膈下动脉自主动脉裂孔处发出的位置高于膈在胸腹后壁的附着缘，故切开膈时，距膈附着线边缘不宜过高，以防损伤膈下动脉造成出血或术后腹膜后血肿。②腰动脉，有4对，由腹主动脉侧壁发出，呈水平位经腰椎微凹的中部向外横行。右腰动脉行经第1~4腰椎中部的前面，左腰动脉则沿第1~4腰椎侧壁向后，均有同名静脉伴行。腰动脉在腰大肌的内侧缘分出背侧支和腹侧支，背侧支行向深面分布于脊柱、背部诸肌和皮肤；腹侧支分布于腹壁，与腹前外侧壁的其他血管吻合。腰动脉及其伴行静脉在妨碍术区显露时均可结扎后切断，但位置不可太靠近椎间孔，以免损伤其发出的根动脉和干扰椎间孔内的血管吻合链，在椎间孔和主动脉之间的椎体中部处理腰动脉是一个较好的选择。分离和结扎血管时，对贴其前面纵行的腰交感干要注意识别和保护。③骶正中动脉，多为1支，起自腹主动脉分权处的后壁，距离下缘2~3mm处，经第4、第5腰椎、骶骨及尾骨前面下行，并向两侧发出腰最下动脉(又称第5腰动脉)，贴第5腰椎体走向外侧，向邻近组织供血。在处理下位腰椎、骶骨和L_4/L_5、L_5/S_1椎间盘时，通常需将骶正中动脉及其伴行静脉结扎切断(图2-7-7)。

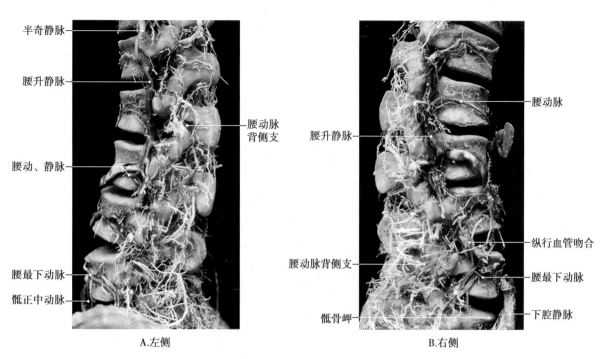

左图标注（从上到下）：
半奇静脉
腰升静脉
腰动、静脉
腰最下动脉
骶正中动脉
腰动脉背侧支

右图标注：
腰升静脉
腰动脉背侧支
骶骨岬
腰动脉
纵行血管吻合
腰最下动脉
下腔静脉

A.左侧　　　　　　　　　　B.右侧

图 2-7-7　腰动脉及腰最下动脉铸型(A、B)

12. 下腔静脉　由左、右髂总静脉在第 5 腰椎高度汇合而成,走行于脊柱的右前方,沿腹主动脉右侧上行,经肝后的腔静脉窝,穿膈肌的腔静脉孔,开口于右心房。下腔静脉后面为右膈脚、第 1 ~ 4 腰椎右前壁、右交感干和腹主动脉的壁支;右侧为腰大肌、右肾和肾上腺;左侧为腹主动脉。

下腔静脉的属支有髂总静脉、右睾丸(卵巢)静脉、肾静脉、右肾上腺静脉、肝静脉、膈下静脉和腰静脉,大部分属支与同名动脉伴行。睾丸静脉起自蔓状静脉丛,穿腹股沟管深环,进入腹膜后方,经腰大肌和输尿管的前面上行,合为 1 支。右侧者汇入下腔静脉,左侧者垂直上行汇入左肾静脉。卵巢静脉自盆侧壁上行,越过髂外血管后的行程及汇入部位与睾丸静脉相同。

腰静脉有 4 对,收集腰部组织的静脉血,汇入下腔静脉。左侧腰静脉走行于腹主动脉的后方。腰静脉与椎外静脉丛和椎内静脉丛有广泛交通,可收纳椎内和脊髓的部分血液。各腰静脉间的纵行的交通支称腰升静脉。两侧的腰升静脉向下与髂腰静脉、髂总静脉及髂内静脉交通,向上与肾静脉、肋下静脉交通。两侧的腰升静脉分别经左、右膈脚上行入后纵隔,左侧的移行为半奇静脉,右侧的移行为奇静脉,最终汇入上腔静脉。

下腔静脉的变异多见于双下腔静脉、左下腔静脉和下腔静脉肝后段缺如等,变异静脉起点、行程、汇入部位以及与属支和周围结构的毗邻关系均有较大改变,在行腹膜后隙手术时应特别注意。尽管通过术前 CT、MRI 等检查可以大致掌握下腔静脉有否变异及变异情况,但由于变异的下腔静脉及其属支走行和毗邻仍存在一定的不明确因素,加上静脉壁薄而易破,不如动脉容易辨认和处理等原因,一般腰椎微创手术多采用左侧入路。

13. 腰交感干　由 3 ~ 4 个椎旁节和节间支构成,位于脊柱与腰大肌之间,上方续胸交感干,向下延续为骶交感干,约在 L₂ 椎体中上份高度于腰椎前外侧与腰大肌内侧缘之间穿出,与腹腔丛之间存在数条交通支,左、右交感干之间也有多条横向交通支。左交感干与腹主动脉左缘相距约 1cm。右交感干前面除有下腔静脉外,还有 1 ~ 2 条腰静脉越过。两侧交感干的外侧均有从腰大肌前面穿出并下行的生殖股神经并行,下段则分别位于左、右髂总静脉的后方,被髂总静脉和动脉掩盖(图 2-7-8)。

腰交感神经节(椎旁节)位于第 12 胸椎体下半部至腰骶椎间盘(L_5/S_1)之间,由于神经节的融合或缺如,数目常有变异。第 1、第 2、第 5 腰神经节位于相应的腰椎体平面,第 3 腰神经节多位于第 2 腰椎下方的 L_2/L_3 椎间盘平面,第 4 腰神经节多位于第 3 腰椎下方的 L_3/L_4 椎间盘平面。

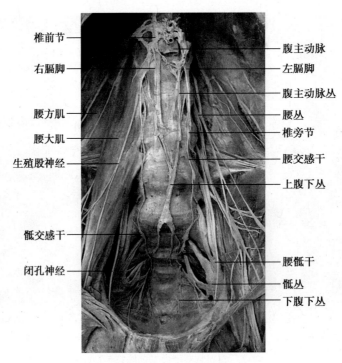

左侧标注（从上到下）：椎前节、右膈脚、腰方肌、腰大肌、生殖股神经、骶交感干、闭孔神经

右侧标注（从上到下）：腹主动脉、左膈脚、腹主动脉丛、腰丛、椎旁节、腰交感干、上腹下丛、腰骶干、骶丛、下腹下丛

图 2-7-8　腰交感干及内脏神经丛

在腰大肌后方向前分离其在脊柱的附着部以显露椎间盘和椎骨体,有利于对腰交感干的保护。在交感干附近尚有形态与交感神经节近似的小淋巴结,在视野有限的脊柱内镜手术中不应混淆。

14. 乳糜池　约有 50% 位于第 1、2 腰椎椎体的右前方,左、右两膈肌脚之间,与后方的腰椎椎体隔前纵韧带相贴,接受肠干和左、右腰干这 3 大淋巴干的汇入。乳糜池左前方为腹主动脉,两者相伴行,向上经膈肌的主动脉裂孔进入胸腔,乳糜池即续为胸导管。因淋巴液颜色浅淡,胸导管和乳糜池并不很显眼,手术中不仔细找寻很难发现。而且,淋巴干的弹性及活动度很小,在牵拉和处理膈肌、腰大肌、腹腔器官等周围结构时,可能会将乳糜池、淋巴干或其主要属支撕裂,形成腹膜后乳糜液漏。漏出的乳糜液若经膈肌裂口进入胸腔,则可形成乳糜胸。

二、盆部

骨盆由左、右侧髋骨和骶、尾骨及其连结结构组成,由界线(自骶岬、弓状线、耻骨梳、耻骨结节至耻骨联合上缘组成)将其分为上部的大骨盆和下部的小骨盆。女性的小骨盆又称产科骨盆,骨盆上口为界线,骨盆下口由耻骨联合下缘、耻骨下支、坐骨支和坐骨结节、骶结节韧带及尾骨尖围成。坐骨支与耻骨下支相连构成耻骨弓,左、右耻骨弓之间的夹角称耻骨下角。骨盆上、下口之间为骨盆腔。骨盆腔的前壁为耻骨及耻骨联合;后壁为骶骨、尾骨及骶尾关节;两侧壁为髂骨、坐骨、骶结节韧带及骶棘韧带,两韧带与坐骨大、小切迹围成坐骨大、小孔。侧壁前部有闭孔,由闭孔膜封闭,其上缘与耻骨上支之间留有一管道,称闭膜管,闭孔神经和血管由此穿行。骨盆有效地传递重力并保护盆部脏器,其薄弱处在骶髂部、髂骨翼和闭孔区。

人体在直立时,骨盆向前倾斜,两侧髂前上棘与耻骨结节在同一冠状面上,尾骨尖与耻骨联合在同一水平面上。男、女骨盆有明显的性别差异,主要在于女性骨盆与孕育胎儿及分娩有关。

（一）肌肉和筋膜

1. 盆部肌　包括盆壁肌和盆底肌。

（1）盆壁肌:盆壁内有闭孔内肌和梨状肌。闭孔内肌位于盆侧壁前部,起于闭孔盆面周围骨面和闭孔膜,肌束向后形成肌腱穿过坐骨小孔。梨状肌位于盆侧壁后部,起于骶前孔外侧的骨面,向后穿坐骨大孔。两肌均止于股骨转子窝,使髋关节外旋。

(2) 盆底肌:盆底有肛提肌和尾骨肌,两侧肌肉合成漏斗状,共同封闭小骨盆下口及承托盆腔脏器。此外,有固定骶、尾骨的作用。

2. 盆筋膜　可分为盆壁筋膜、盆脏筋膜和盆膈上、下筋膜。

(1) 盆壁筋膜:覆盖于盆腔的前、后、侧壁的盆面及闭孔内肌、梨状肌盆面,按其分布的部位,分为闭孔筋膜、梨状肌筋膜和骶前筋膜。从耻骨联合后面至坐骨棘之间的盆壁筋膜明显增厚形成肛提肌腱弓,为肛提肌起始及盆膈上筋膜的附着处。骶前筋膜与骶骨之间,尤其中下 2/3 部,存在丰富的骶前静脉丛,不易止血,术中应避免损伤。

(2) 盆脏筋膜:是包绕盆腔各脏器周围的结缔组织,其内有通向脏器的血管神经,形成这些脏器的筋膜鞘和韧带,如前列腺筋膜(男)、子宫主韧带(女)、骶子宫韧带(女)等。盆脏筋膜向下与盆膈上筋膜相移行,在直肠与阴道之间形成直肠阴道隔(女),在直肠与膀胱、前列腺、精囊及输精管壶腹之间形成直肠膀胱隔(男)。

(二) 盆筋膜间隙

盆筋膜间隙位于盆壁筋膜与盆脏筋膜之间或相邻的盆脏筋膜之间,主要有以下几个间隙。

1. 耻骨后隙　位于腹膜返折处之下,耻骨联合与膀胱之间。间隙内充以疏松结缔组织和静脉丛,耻骨骨折引起的血肿和膀胱前壁损伤造成尿外渗,可填充到此间隙。腹膜外膀胱手术及剖宫产手术均在此间隙进行。女性患者 L_5/S_1 椎间盘摘除,行前方腹膜外直肠旁入路时也可于此进入,分离腹膜。

2. 直肠旁隙(骨盆直肠隙)　位于盆底腹膜与盆膈之间,内侧界为直肠筋膜鞘,外侧界为髂内血管鞘及盆侧壁,前界男性为膀胱和前列腺,女性为子宫下部、阴道上部及子宫阔韧带,后界为直肠,借直肠侧韧带与直肠后隙相隔。此间隙较大,充满结缔组织,当有积脓时用直肠指检在直肠下部两侧可触及。

3. 直肠后隙(骶前间隙)　位于直肠筋膜与骶前筋膜之间。上达腹膜后隙,下达盆膈。此间隙与腹膜后间隙为同一层次的筋膜间隙,两者以骶骨岬为分野,互相沿续,故腹膜后隙注气造影,气体可由此间隙上升到肾周围的脂肪囊内。该间隙后壁,内脏神经丛(上腹下丛)与前纵韧带贴附较紧,缺乏移动性,行 L_5/S_1 椎间盘摘除术时,应小心分离。损伤该神经丛在男性可能会导致逆行射精。

(三) 盆腔内器官

主要有直肠、膀胱、部分尿道和男、女性的内生殖器官等。

1. 直肠　在第 3 骶椎前方续于乙状结肠,沿尾骨前面下行,穿盆膈移行于肛管,全长 15~17cm。直肠在矢状切面有骶曲和会阴曲,前者凸向后,后者凸向前。在冠状切面上有 3 个侧曲,偏向为左、右、左,一般中间的侧曲曲度较大。

直肠的后方借直肠筋膜、骶前间隙和骶前筋膜与骶骨、尾骨和梨状肌相邻,其间的疏松结缔组织内有直肠上血管、骶丛、盆内脏神经、骶交感干和骶正中血管、骶静脉丛等。直肠两侧借直肠侧韧带连于骨盆侧壁,韧带内含直肠下血管、盆内脏神经等,韧带后方有髂内血管及盆丛的分支。直肠前方的结构,男、女不同,在男性直肠上部隔直肠膀胱陷凹与膀胱底上部、精囊及输精管相邻,如直肠膀胱陷凹有液体时,常用直肠指检协助诊断,还可切开直肠前壁或穿刺进行引流。直肠下部(腹膜返折线以下)借直肠膀胱隔与膀胱底下部、前列腺、精囊、输精管壶腹及输尿管盆部相邻。在女性,直肠上部隔直肠子宫陷凹底与阴道穹后部相邻,直肠下部(腹膜返折线以下)借直肠阴道隔与阴道后壁相邻。

2. 输尿管　左侧输尿管跨左髂总动脉末端进入盆腔,右侧输尿管跨右髂外动脉起始部进入盆腔。越过小骨盆以下的部分即归为输尿管的盆部,经腰骶干、骶髂关节的前方下行,跨过闭孔血管、神经,达坐骨棘水平,男性的续行于输精管后方并与之交叉,女性的在子宫颈外侧 1~2cm 处横行穿越子宫动脉的深面。输尿管壁内部自膀胱底后外侧角向内下斜穿膀胱壁,开口于膀胱。

3. 膀胱　为储尿的肌性囊状器官。一般成人膀胱平均容量为 300~500ml,其形状、大小随尿液的充盈程度而异。成人的膀胱位于耻骨联合后方,膀胱空虚时,膀胱尖不超过耻骨联合上缘;充盈时,膀胱尖上升到耻骨联合以上,腹膜返折线也随之上移,膀胱前下壁直接与腹前壁相贴。新生儿膀胱的位置比成人高,老人比成人低。膀胱的后方,在男性有精囊、输精管壶腹和直肠,在女性有子宫和阴道。膀胱的下方,男性毗邻前列腺,女性邻接尿生殖膈。行耻骨联合上水平切口时,可按腹膜反折线及膀胱顶的体表投影进行腹膜剥离。

4. 卵巢　为女性生殖腺,呈扁卵圆形,位于髂内、外动脉分权处的卵巢窝内。

5. 输卵管　长 8 ~ 12cm,位于子宫的两侧,临床上常将输卵管和卵巢合称为子宫附件。左侧与小肠和乙状结肠相邻,右侧与小肠、阑尾及输尿管相邻。输卵管由内向外分为 4 个部分,即:子宫部、输卵管峡部、输卵管壶腹部和输卵管漏斗部。

6. 子宫　似前后稍扁的梨形,可分为底、体、颈三部。子宫位于盆腔中央,膀胱与直肠之间,上方邻小肠袢,下方接阴道,两侧有输卵管、卵巢、子宫阔韧带及子宫圆韧带,呈前倾前屈位姿势。子宫的位置及姿势的维持,除了尿生殖膈、阴道的托持及子宫周围的结缔组织牵拉等作用外,还依靠子宫阔韧带、子宫圆韧带、子宫主韧带、骶子宫韧带等子宫韧带的固定作用,当这些结构受损或松弛时,可造成子宫脱垂。

子宫的血供主要来自子宫动脉,部分来自卵巢动脉。子宫静脉汇入髂内静脉,子宫静脉丛与膀胱静脉丛、直肠静脉丛及阴道静脉丛均有吻合。子宫底、子宫体上部淋巴管注入腰淋巴结和髂总淋巴结,子宫两侧部分淋巴管沿子宫圆韧带入腹股沟浅淋巴结,子宫体和子宫颈淋巴管注入髂内、外淋巴结,部分向后注入骶淋巴结。子宫的神经来自子宫阴道丛,随子宫动脉分支而分布(图 2-7-9)。

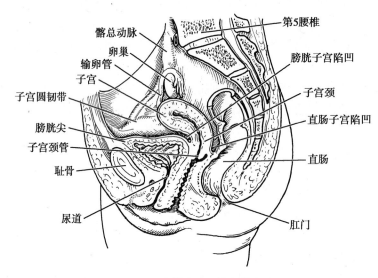

图 2-7-9　女性盆腔正中矢状切面

7. 阴道　为前后较扁,富有伸展性的肌性管道,长 7 ~ 9cm。上端环绕子宫颈阴道部形成阴道穹。阴道后穹较深,与直肠子宫陷凹仅隔阴道后壁及腹膜,腹膜腔积血、积液可在此穿刺或切开引流。阴道的前壁上部以膀胱阴道隔与膀胱为邻,下部隔以尿道阴道隔与尿道为邻。后壁与直肠及肛管相邻,其间有直肠阴道隔、会阴中心腱。

8. 前列腺　位于膀胱颈与尿生殖膈之间,有尿道穿过。形态及大小均似栗子,自上而下分为底、体、尖三部。体的前面隆凸,后面平坦,正中有前列腺沟,是直肠指检时确认前列腺的重要标志。前列腺的血供来自膀胱下动脉、输精管动脉、直肠下动脉等,多沿腺体后外侧、膀胱与前列腺相毗邻处进入腺体。在前列腺筋膜与前列腺表面结缔组织和平滑肌形成的囊之间有前列腺静脉丛。由于前列腺的血管丰富,在施行手术时,应彻底止血(图 2-7-10)。

9. 精囊　为一对长椭圆形的囊状器官,位于前列腺底的后上方,输精管壶腹的后外侧,膀胱与直肠之间。精囊主要由迂曲的小管组成,上端游离膨大,下端细直为排泄管,与输精管末端合为射精管。

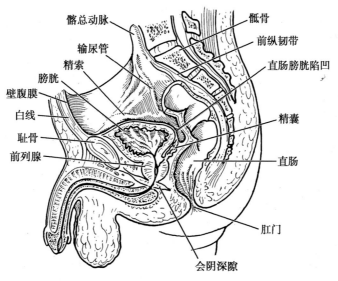

图 2-7-10 男性盆腔正中矢状切面

10. 输精管盆部 输精管分为睾丸部、皮下精索部、腹股沟管部和盆部。盆部自腹股沟管深环,从外侧绕腹壁下血管的起始部,急转向内下方。越髂外血管的前方进入盆腔,沿盆侧壁向内下,从前内侧与输尿管交叉后,转至膀胱底后方,于此处膨大成输精管壶腹。

11. 射精管 由变细的输精管壶腹末端与精囊的排泄管汇合而成。长约 2cm,向前下穿经前列腺中叶和后叶之间,开口于尿道前列腺部。

(四) 盆部的动脉
盆部的动脉主要有髂总动脉、髂内动脉、髂外动脉及其分支。

1. 髂总动脉 左、右各一,在第 4 腰椎水平由腹主动脉向两侧分出,沿腰大肌下部的内侧斜向外下,至骶髂关节前方分为髂内、外动脉。

2. 髂内动脉 为盆内的主要动脉。是一短动脉干,长约 4cm,发出后斜向内下进入盆腔,其前方有输尿管越过。髂内动脉于小骨盆后外侧的盆筋膜内行至坐骨大孔上缘处,分为前、后二干,继而发出壁支与脏支。

(1) 壁支:主要有:①闭孔动脉与同名静脉、神经伴行,沿盆侧壁进入闭膜管达股部;②髂腰动脉向后行,分布于髂腰肌(髂肌和腰大肌);③骶外侧动脉,沿骶前孔内侧下行,分布于梨状肌、尾骨肌等结构;④臀上动脉和臀下动脉分别穿梨状肌上、下孔至臀部,分布于臀肌和髋关节。

(2) 脏支:主要有:①膀胱上动脉,起自前干,由脐动脉的近侧部发出,向下至膀胱上、中部;②膀胱下动脉,发自前干,沿盆壁向内下,分布膀胱下部、精囊、前列腺及输尿管盆部;③直肠下动脉,多发自前干,经直肠侧韧带进入直肠下部;④子宫动脉,发自前干,行向前下,在子宫颈外侧约 2cm 处,跨越输尿管前上方至子宫颈旁发出阴道支至阴道上部,然后向上沿子宫颈侧缘到子宫底。

3. 髂外动脉 沿腰大肌内侧下行,穿血管腔隙至股部。起始部的前方有输尿管跨过,女性还有卵巢血管跨过,其外侧在男性有睾丸动、静脉及生殖股神经与之伴行,末段前方有输精管(男)、子宫圆韧带(女)越过。

4. 骶正中动脉 起自腹主动脉分权处的后壁,于第 5 腰椎间盘前方越过骶骨岬进入盆腔,走行于骶骨及尾骨前面。显露盆腔后壁腰骶部结构时,通常需将骶正中动脉及其伴行静脉结扎切断。

(五) 盆部的静脉
盆部静脉数量较多,壁薄,吻合丰富,主要有髂内静脉及属支、骶正中静脉及其属支。

1. 髂内静脉 在盆后侧壁与动脉伴行并多半被动脉遮蔽,其属支分别来自膀胱静脉丛、前列腺静脉丛、直肠静脉丛、子宫静脉丛及阴道静脉丛等。在骶髂关节前方,髂内静脉与髂外静脉汇合成髂总静脉。

2. 骶正中静脉　与同名动脉伴行,部分属支起始于直肠后壁,并与椎内静脉丛间有吻合。在骶骨前作直肠切除术时,游离直肠后壁时较易损伤骶正中静脉及其属支,而引起骶前出血及椎内静脉丛出血,故常规在第4骶椎前结扎骶正中静脉直肠支,这是防止骶前出血的重要手段。腰骶椎间盘微创手术鲜有报道类似出血,但为防意外,亦不宜过分向下分离组织。

膀胱静脉丛与椎静脉丛有吻合,血液在其间双向流动。当咳嗽、用力致腹内压增高时,下腔静脉受压,迫使膀胱静脉丛血流注入椎静脉丛。膀胱、前列腺癌细胞可经此途径转移到脊椎,还可直接由椎静脉丛侵入颅内或其他远隔器官。血液进入椎静脉丛后可通过肋间后静脉和腰静脉再到奇静脉。因此,如果下腔静脉阻塞,膀胱、前列腺的静脉血可通过上腔静脉系回流心脏。

（六） 淋巴结和神经

1. 淋巴结　盆部淋巴结主要有髂内、外淋巴结和髂总淋巴结,沿同名血管排列。

2. 神经　有骶丛和腰丛的分支以及丰富的内脏神经丛。

（1）骶丛:出骶前孔后位于梨状肌前面。分支经梨状肌上、下孔出盆腔,分布于臀部、下肢和会阴。

（2）闭孔神经:发自腰丛,经腰大肌内侧缘,髂总动脉后方入盆腔,沿盆侧壁行于输尿管的外侧,向前穿闭膜管至股部。

（3）骶交感干:由腰交感干沿续而来,左、右两干沿骶前孔内侧下行至尾骨前面,每干有3~4个神经节,两干汇合处有奇节。从神经节发出的节后纤维参与构成盆丛。

（4）盆内脏神经:又称勃起神经,主要由脊髓骶2~4节段发出的副交感神经节前纤维组成,加入盆丛,再随盆丛分支到结肠左曲以下消化管、盆内脏及生殖器,与这些器官壁内的副交感神经节交换神经元,节后纤维支配该器官。此外,还含内脏感觉纤维,经骶神经传入脊髓。

（5）上腹下丛和下腹下丛（盆丛）:上腹下丛位于第5腰椎前面,由腹主动脉丛向下沿续而来。该丛向下发出左、右腹下神经,行至第3骶椎高度,分别与盆内脏神经和骶交感神经节的节后纤维共同组成左、右下腹下丛（即盆丛）。下腹下丛位于盆腔脏器两侧,发出的纤维沿髂内动脉及分支形成直肠下丛、子宫阴道丛等,随血管分布到盆腔脏器,若损伤此神经丛可导致尿潴留、逆行射精或阳痿。

盆内脏神经由骶丛分出后在直肠侧韧带深方行向前下,距膀胱直肠陷凹后上方2~3cm的直肠侧壁处加入盆丛,盆丛分支伴髂内动脉及分支走行,一部分到直肠上段,大部分分布到直肠下段、膀胱和前列腺。盆丛又延续为直肠下丛、膀胱丛和前列腺丛,盆丛分支密集的部位是直肠下段侧壁和膀胱侧壁后下部。脊柱内镜手术中,于腹主动脉下端与两髂总动脉之间的区域分离组织和处理结扎血管时,应注意保护上腹下丛等盆内脏神经(图2-7-11)。

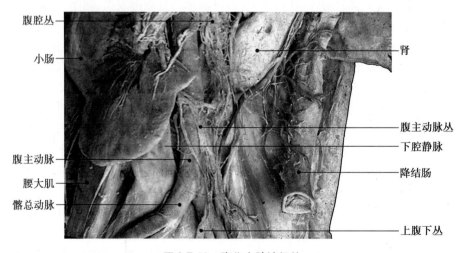

图2-7-11　腹盆内脏神经丛

第八节 腰背部脊柱区的解剖

腰背部脊柱区是脊柱内镜后路手术的必经之地。该部以肌肉为主,没有大的血管、神经分布。

一、皮肤和浅筋膜

腰背部皮肤较厚,有较丰富的毛囊和皮脂腺;浅筋膜致密而厚,脂肪组织较多,借结缔组织纤维束与深筋膜相连。整体看,该部皮肤移动性较小。

浅筋膜内主要有脊神经后支的内侧皮支和外侧皮支分布(图 2-8-1),呈节段性分布,大多数为细小的神经支,较粗大的皮神经为臀上皮神经。臀上皮神经由第 1~3 腰神经后支的外侧支组成,在腰区穿胸腰筋膜浅出,越髂嵴分布至臀上部。

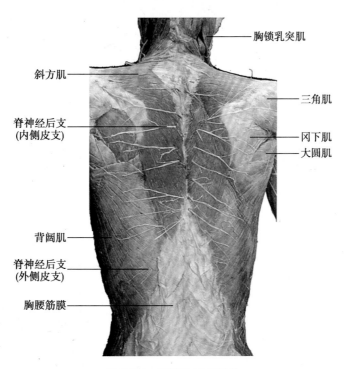

图 2-8-1 腰背部浅层结构

腰背部脊柱区浅层的动脉,节段性和区域性较明显。胸背区来自肋间后动脉、肩胛背动脉和胸背动脉等的分支;腰区来自腰动脉分支;骶尾区来自臀上、下动脉等的分支。各动脉均有伴行静脉,且多与节段性的脊神经后支的分支伴行,形成血管神经束。

二、深筋膜

脊柱区的深筋膜分浅、深两层。浅层覆盖在斜方肌、背阔肌表面,在项区较明显;深层在项区称项筋膜,在胸腰区参与形成坚韧的胸腰筋膜(图 2-8-1)。

(一) 项筋膜

位于斜方肌深面,包裹夹肌和半棘肌,内侧附于项韧带,上方附于上项线,向下移行为胸腰筋膜后层。

(二) 胸腰筋膜

又称腰背筋膜,在胸背区较薄弱,至腰区增厚,覆于竖脊肌表面,向上续项筋膜,向下附于骶骨后面和髂嵴,内侧附于胸腰椎棘突和棘上韧带,外侧附于肋角。胸腰筋膜在胸下部和腰部可分为前、中、后3层。前层又称腰方肌筋膜,位于腰大肌、腰方肌前面。中层分隔竖脊肌与腰方肌,内侧附于腰椎横突尖和横突间韧带,外侧在腰方肌外侧缘与前层愈合,形成腰方肌鞘,并作为腹横肌起始部的腱膜,向上附于第12肋下缘,向下附于髂嵴。中层上部张于第12肋与第1腰椎横突之间的部分增厚,形成腰肋韧带。切断此韧带可加大第12肋的活动度,便于显露肾区。后层覆于竖脊肌后面,与背阔肌和下后锯肌腱膜愈着,向下附于髂嵴,内侧附于腰椎棘突和棘上韧带,外侧在竖脊肌外侧缘与中层愈合而形成竖脊肌鞘(图2-8-2)。

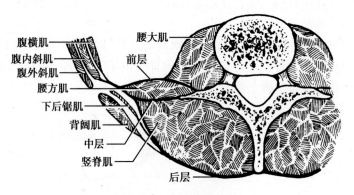

图2-8-2 胸腰筋膜断层

三、背部肌肉

由背肌和部分腹肌组成,由浅至深大致可分为4层。

第1层:主要为斜方肌和背阔肌(图2-8-3)。斜方肌位于项部和背上部的浅层,为三角形的阔肌,左右两侧合在一起呈斜方形。起自上项线、枕外隆凸、第7颈椎和全部胸椎的棘突,止于锁骨的外侧1/3部分、肩峰和肩胛冈。主要作用为使肩胛骨向脊柱靠拢。背阔肌位于背的下半部及胸的后外侧,以腱膜起自下6个胸椎的棘突、全部腰椎的棘突、骶正中嵴及髂嵴后部,肌纤维向外上会合,以扁腱止于肱骨结节间沟,使肱骨内收、旋内和后伸。背阔肌腱膜在内下方与竖脊肌鞘结合紧密,成为胸腰筋膜后层不可分割的一部分。

第2层:为夹肌、肩胛提肌、菱形肌、上后锯肌、下后锯肌和腹内斜肌后部。夹肌位于斜方肌、菱形肌的深面,起自项韧带下部、第7颈椎棘突和上部胸椎,向外上方止于耳后的乳突和第1~3颈椎横突,作用为仰头和转头;肩胛提肌位于项部两侧,斜方肌的深面,起自上4个颈椎的横突,止于肩胛骨的上角,内侧邻接夹肌,作用为上提肩胛骨;菱形肌位于背上部斜方肌的深面,起自第6、第7颈椎和第1~4胸椎的棘突,止于肩胛骨的内侧缘,作用为使肩胛骨向脊柱靠拢并略向上;上后锯肌起于第6、第7颈椎和第1~4胸椎棘突,止于第2~5肋角外面,可提肋,

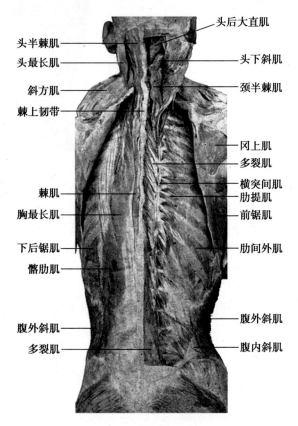

图2-8-3 腰背脊柱区肌肉

助吸气;下后锯肌起于第11、第12胸椎和第1、第2腰椎棘突,止于第9~12肋外面,可降肋,助呼气(图2-8-3)。

第3层:为竖脊肌和腹横肌后部。竖脊肌为腰背肌中最长的肌,纵列于脊柱全部棘突两侧,一侧竖脊肌收缩时脊柱屈向同侧,两侧收缩则脊柱后伸。总体看,竖脊肌下方起于骶骨背面和髂嵴后部,向上至枕骨和颞骨,可分为3列:①外侧列为髂肋肌,止于各肋,在腰段其起始段与背最长肌融合;②中间列为最长肌,止于各椎横突,上端到达乳突,其中:在腰部,背最长肌和腰髂肋肌相混杂,部分纤维附在腰椎横突和副突的整段后表面上,以及胸腰筋膜的前层上;在胸部,背最长肌以圆腱附着至所有胸椎横突的唇上,而且其肌肉附着至下方第9或第10根肋骨的结节和角之间;在头颈部,颈最长肌以细长的腱起始于上方第4或第5根胸椎横突的顶端,并以相似的腱附着至第2~6根颈椎的横突后结节上;头最长肌位于颈最长肌和头半棘肌之间,以腱起始于上方第4或第5根胸椎的横突及下方第3或第4根颈椎的关节突上,并附着至头夹肌和胸锁乳突肌下方的乳突后缘上;③内侧列为棘肌,起点较独特,以3~4条腱起始于第10胸椎至第2腰椎的棘突上,形成一小块条状肌肉,向上分别以肌腱附着于第4~8胸椎的棘突上,故常仅见于背部,其与外侧的最长肌之间存在较明显的疏松结缔组织间隙(图2-8-3)。

第4层:有横突棘肌和横突间肌等。横突棘肌包括半棘肌、回旋肌和多裂肌(图2-8-4)。

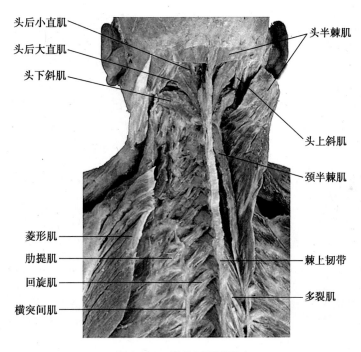

图2-8-4 脊柱区深层肌肉

半棘肌又分为胸半棘肌、颈半棘肌和头半棘肌,此群肌肉在此层位置最浅,跨过4~6节椎骨,起点靠近横突尖,止点则靠近棘突尖,行程比较垂直。胸半棘肌又叫背半棘肌,起自下数个($T_{6~10}$)胸椎横突,止于第6颈椎至第4胸椎的棘突,多为较分散的小肌束,属脊柱的旋转肌。颈半棘肌起自上数个胸椎横突,止于上数个颈椎棘突。头半棘肌起于上数个胸椎横突和下数个颈椎关节突,向上止于枕骨上、下项线间的骨面,肌纤维完全直行上升,颈半棘肌和头半棘肌可以牵引颈部向后,加深颈段脊柱前凸。

回旋肌位于最深层,在胸部最为显著,为一排小肌束,起于椎骨横突,止于上位椎骨的棘突根及邻近的椎板,不易与多裂肌分开(图2-8-4)。

多裂肌位于中间层,由骶骨伸达第2颈椎。在颈部起自关节突,在胸部起自横突,在腰部起自乳突,在下起自骶骨背面与髂后上棘,肌束多跨越 2~4 节椎骨,止于上位 2~3 个椎骨棘突的下缘。多裂肌属脊柱的伸肌,在颈、胸部还可以防止椎骨向前滑脱,在腰部还起维持腰椎前凸的作用。

多裂肌在颈、胸部,多为不易分开但又相对独立的纤细肌束;在腰骶段则明显要粗壮强大的多,并总体形成一个形态相对独立的长椎体形肌块。每侧腰多裂肌可分为 5 束,各束均以短腱的形式止于 $L_{2~5}$ 棘突末端。各束的来源多有三处:①浅层起于骶髂长韧带和髂后上棘内侧,部分肌束以小片的腱膜起于胸腰筋膜后层;②深层起于骶骨椎板、骶髂短韧带和骶正中嵴;③外层以膜状短腱起于 $L_{1~5}$ 乳突和关节突外侧,各肌束中,起于骶正中嵴一侧的肌纤维较短,主要止于 L_5 或 L_4 的棘突末端两侧;起于髂后上棘一侧的肌纤维较长,斜向内上走行,主要止于 $L_{1~3}$ 棘突末端两侧,但各束肌纤维向上走向的斜度不一致,互相交织,在近棘突的止点以外并不能将不同起源的各束肌纤维截然分开,唯有起于乳突外侧的外层肌纤维,虽较薄弱,但表面覆有一层薄片状的筋膜,斜度和走行方向特定,由外下方至内上方斜跨 2 个腰椎,使肌束较易分辨和识别,并可指示关节突的位置所在。腰骶段多裂肌下端在腰骶结合部($L_5 \sim S_1$),肌块厚实,几乎占满整个骶三角区,上端在 L_1 处稍薄弱,整体呈自上而下逐渐变宽的长锥体形,基本位于腰椎乳突外缘至棘突之间的槽沟内。腰多裂肌前内侧覆盖椎板及回旋肌,内侧(两侧多裂肌之间)附于棘突和棘突间肌,浅面被覆竖脊肌筋膜,外侧与最长肌相邻,两者之间存在薄层的疏松结缔组织可供分辨与分离(图 2-8-3,图 2-8-5)。

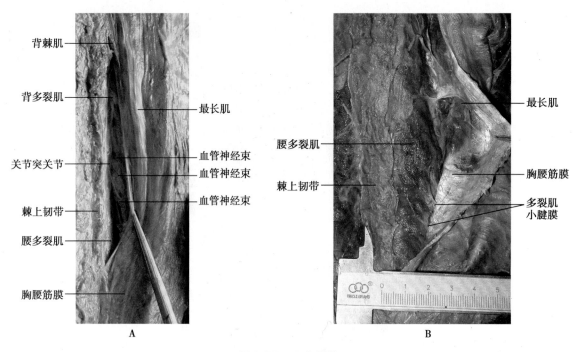

图 2-8-5　腰多裂肌

不同于颈、胸部的多裂肌被厚实的竖脊肌掩埋至深处,腰骶部的多裂肌仅被竖脊肌起始部的胸腰筋膜所覆盖,尤其是下半部分,位置较浅。腰多裂肌与其外侧的最长肌之间存在薄层的疏松结缔组织间隙,此间隙在 L_4 以下明显,向上则逐渐不明显,但间隙深部与背部竖脊肌最内侧的棘肌与最长肌之间的间隙是延续的,了解这种解剖关系有助于寻找和识别多裂肌-最长肌间隙(图 2-8-5)。

棘突间肌左右成对,位于棘突之间,以颈部和腰部较显著。横突间肌位于上、下两横突之间,头外直肌即是此肌的最高部分。

以上肌肉除斜方肌由副神经支配、背阔肌由胸背神经支配、肩胛提肌和菱形肌由肩胛背神经支配之外,其余各肌均由脊神经的后支呈节段性支配。

四、腹后壁肌肉

腹后壁的腰方肌和腰大肌附着于脊柱的两侧、竖脊肌的前方,受腰神经前支支配。

1. 腰方肌　位于腹腔后壁,在脊柱两侧,其与后方的竖脊肌之间仅隔有胸腰筋膜的中层,其前方覆盖的深筋膜即为胸腰筋膜的深层,二层在腰方肌外缘汇合并作为腹横肌起始部的附着缘。腰方肌起自髂嵴后部的上缘,向上止于第12肋骨下缘,向内止于第1~4腰椎横突。作用:下降和固定第12肋,并使脊柱侧屈。

2. 腰大肌　位于腹腔后壁的腰椎两侧,起自腰椎体侧面及横突,从前方遮掩腰方肌内侧缘,向下与髂肌汇合止于股骨小转子,起屈髋的作用,在下肢固定时可使躯干和骨盆前屈。腰大肌深面是腰丛神经,其中的髂腹下神经和髂腹股沟神经从腰大肌外缘与腰方肌之间穿出,并沿腰方肌前面向外下方斜行;生殖股神经则穿腰大肌前面浅出并沿腰大肌前面行向外下方。腰大肌内侧缘与腰椎侧面之间有纵行的腰交感干。

若从一侧竖脊肌外缘与腰方肌外缘之间向内侧分离,可以抵达腰椎的横突。然后,剥离竖脊肌向后可达关节突关节,腰方肌和腰大肌则向前分离,可在咬除横突后进行脊柱侧前方减压和病灶清除等多种操作。由于操作在腰大肌的后面,不易损伤髂腹股沟神经、髂腹下神经、腰交感干和腹部大血管,并能有效避免损伤胸膜和腹膜。

五、血管和神经

项区主要由枕动脉、颈浅动脉、肩胛背动脉和椎动脉供血。胸背区由肋间后动脉、胸背动脉和肩胛背动脉供血。腰区由腰动脉和肋下动脉供血。骶尾区由臀上、下动脉等供血。静脉与动脉伴行,脊柱区的深静脉可通过椎静脉丛广泛地与椎管内、颅内以及盆部等处的静脉相交通。上述血管在影响术区暴露和操作时均可结扎切断或电凝止血。

脊柱区的神经来自31对脊神经后支、副神经(支配斜方肌)、胸背神经(支配背阔肌)和肩胛背神经(支配肩胛提肌和菱形肌)等。

腰神经后支较细,于椎间孔处后根节的外侧由脊神经发出,向后行经骨纤维孔,在下位关节突与横突根部的上缘之间,至横突间肌内侧缘,立刻分为后支内侧支和后支外侧支。

骨纤维孔位于椎间孔的后外方,横突间韧带的镰状缘为其上界,下位椎骨横突的上缘为其下界,内侧界为下位椎骨上关节突的外侧缘,外侧界为横突间韧带的内侧缘。L_4、L_5的骨纤维孔有时被1~3条横行的纤维束分隔为几个间隙,从而将其中穿行的血管和神经隔开。

腰神经后支内侧支穿经骨纤维管进入脊柱后方的竖脊肌等结构,该管前壁为乳突副突间沟,后壁为上关节突副突韧带,上壁为乳突,下壁为副突。腰神经后支内侧支与伴行的血管在此狭窄区折曲走行,容易遭受挤压,引起腰痛等不适。内镜手术中,过度牵拉和分离多裂肌,也可致腰神经后支内侧支受损,应尽量避免。

骨纤维孔和骨纤维管的相关应用解剖详见本章第一节。

六、肌三角

(一) 腰上三角

位于背阔肌深面,第12肋的下方,是由竖脊肌外侧缘、腹内斜肌后缘、第12肋或下后锯肌共同围成的间隙。三角的底为腹横肌起始部的腱膜。腱膜深面有3条与第12肋平行排列的神经,自上而下分别为肋下神经、髂腹下神经和髂腹股沟神经。腱膜的前方有肾和腰方肌,肾手术腹膜外入路必经此三角,当切开此腱膜时应注意保护上述神经。第12肋前方与胸膜腔相邻,为扩大手术野常切断腰肋韧带,将第12肋上提,此时需注意保护胸膜,以免引起气胸。肾周围脓肿时可在此切开引流。腰上三角是腹后壁薄弱区之一,腹腔器官可经此三角向后突,形成腰疝。经竖脊肌腰方肌间隙行脊柱手术时,分离不当会损伤穿行在腰上三角内的肋下神经、髂腹股沟神经和髂腹下神经。

(二) 腰下三角

位于腰区下部,腰上三角的外下方,由髂嵴、腹外斜肌后缘和背阔肌前下缘围成。三角的底为腹内斜肌,表面仅覆以皮肤和浅筋膜,此三角也是腰疝好发部位。在右侧,三角前方与阑尾、盲肠相对应,故盲肠后位阑尾炎时,此三角区有明显压痛。

第九节 腰椎微创入路的应用解剖

由于腰椎间盘突出症多发,加上腰椎体积大,间隙宽,周围毗邻结构不如颈椎、胸椎复杂,故脊柱腰段是应用经皮穿刺以及脊柱内镜等微创手术较早,并开展较多较快的领域。

一、腰椎后路椎间盘镜的入路解剖

(一) 入路简介

俯卧位,在后正中线棘突旁(对应有症状侧)1cm,作长约1.5cm的切口,经拉钩拉开椎旁肌,垂直进入并到达椎板下缘,咬除部分椎板即可暴露神经根及硬膜(图2-9-1)。

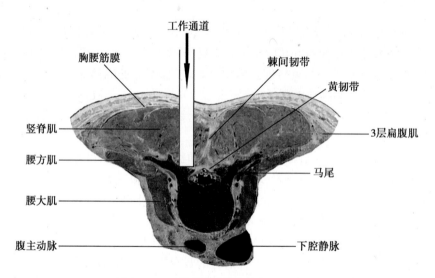

图 2-9-1 腰椎后路椎间盘镜的入路断面

(二) 应用解剖学要点

1. 入路依次经过皮肤、浅筋膜、胸腰筋膜后层、竖脊肌,抵达椎板。由于到达目标区域的通路短而小,因此,皮肤切口的定位要非常精确,椎间隙水平面必须准确投射到皮肤的相应水平,才有可能准确地沿垂直轴进入椎间隙。

2. 在硬膜外静脉充血的情况下,椎管内的显微外科分离非常困难,采用使腹部悬空的特殊床具和体位有助于降低和消除腹压增高的不良影响。进入椎管探查神经根、椎间盘时,对椎管内怒张的静脉丛,在神经根显露清楚的情况下可以采用双极电凝止血。

3. 进入椎管的方法有:椎板下方入路,椎板与下关节突内侧入路,侧方黄韧带入路及椎板间骨性入路4种。从解剖学观察,椎板下缘与下关节突内侧入路最好,因该处解剖结构恒定,存在潜在的硬膜囊后间隙,与硬膜囊有一定间距,位于神经根的外上方,不易损伤硬膜囊后神经根,是较安全的区域。选择椎板下方入路时,应首先显露椎板下缘与黄韧带所形成的"台阶",视X线平片所显示的椎板间隙与椎间隙的对应关系,来决定切除椎板的多少。对于 L_3/L_4,L_4/L_5 一般应切除 0.5 ~ 0.8cm,而 L_5/S_1 一般只需显露其"台阶",由椎板下缘剥离黄韧带即可。选择侧方黄韧带入路,一般指椎间隙较大,且椎板间隙与椎间隙呈对应关系者,将黄韧带显露后,分层剥离至最薄处,然后分离出一小缺口,由缺口处咬除黄韧带,进入椎管。选择椎板间骨性入路时,可用带刻度调控的椎板环锯等将椎板间隙扩大,然后采用经黄韧带剥离方法进入椎管。

4. 在关节突关节的下方边界,有关节脂肪垫可供识别。使用 Kerrison 咬骨钳进入脂肪垫,摘除外层黄韧带的下外部分,暴露内层的黄韧带后,应顺其纤维方向由上向下分离和咬除,咬除范围包括其附着的椎板。

5. 咬除椎板时,应注意不能切除上、下关节突之间的峡部,以免造成节段不稳定。有关实验数据及术者经验均表明,在上位椎板的咬除范围超过 10mm 时,造成峡部区域破坏致脊柱不稳的危险性将大大增加。

6. 在咬除部分上位椎板下缘和下关节突内侧缘后,由此进行黄韧带剥离即可看到椎管内的硬膜外脂肪组织,其下的硬膜囊可以清楚确认,进一步切除黄韧带前,应用神经剥离器探查并分离黄韧带深面有无粘连,特别是近中线处,有时黄韧带与硬脊膜之间存在较紧密的纤维连接,必须先行松解,再行咬除,以免损伤硬膜囊。

7. 一旦进入椎管显露神经根,应以神经根为中心,广泛探查椎管内各种病变。L_4/L_5 椎间盘咬除 L_4 椎板下缘暴露 L_5 神经根,牵开 L_5 神经根及硬膜即可暴露 L_4/L_5 椎间盘,L_4/L_5 椎间盘上缘的 L_4/L_5 椎间孔是 L_4 神经根出处。从此处横断面看,硬膜囊内后正中线排列的是 S_5、S_4 马尾神经,外侧排列的依次为 S_3、S_2 和 S_1,越高的节段越靠外排列,故硬膜正中部位(手术)损伤极易合并 S_3 ~ S_5 损伤而引起二便失禁、马尾神经功能受损的症状和体征。合成的腰骶神经根的马尾神经纤维在穿出硬脊膜之前 4 ~ 5cm 就被蛛网膜包被在一起并附着于硬脊膜侧缘的内侧面,一般情况下它们共同穿出硬膜囊。故硬膜囊的损伤可以是单纯的,也可能伴发神经根损伤。

二、后外侧椎间孔入路的解剖

(一) 入路简介

俯卧位,透视确定手术间隙,采用棘突旁侧后方手术入路。于棘突旁 8 ~ 12cm 选定皮肤穿刺点,穿刺针斜向中线旋转捻入,经三角形工作区抵达椎间盘(图 2-9-2)。

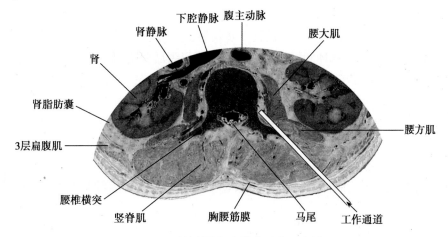

图 2-9-2　后外侧椎间盘摘除手术入路断面

(二) 应用解剖学要点

1. 入路依次经过皮肤、浅筋膜、胸腰筋膜、竖脊肌外侧部、腰方肌,沿下位椎体横突上缘和上关节突外侧缘进入椎间盘后外侧的三角形工作区。

2. 三角形工作区为一直角三角形区域,斜边即其前边界,为自硬膜囊发出的神经根;两个直角边分别为下位椎体的上缘,构成下界;硬膜囊及硬膜外脂肪组织,构成内缘。进入三角形工作区后,切开纤维环即可切除髓核。从解剖学看,自三角区插入直径 6～7mm 的普通套管不会损伤周围的神经结构,适合椎间孔内镜操作。但穿刺角度过大,易增加硬膜囊和神经根损伤的几率;过小则增加腹腔脏器和椎体前外侧血管损伤的几率。

3. L$_2$～L$_4$ 神经根离开硬膜囊、椎间孔后沿椎体呈弧形向前、外、下走行,到椎体外侧构成腰丛,其离开椎间孔和硬膜囊时的夹角约为 44.4°,三角形工作区平面向外下倾斜,以 45° 角进针穿刺容易进入椎间盘髓核中心。L$_5$ 神经根出椎间孔时与硬膜囊的夹角约为 35.4°,向前、下、外走行参与骶丛,此三角形工作区倾斜度小,穿刺时进针角度应在 40° 左右。因此,一般 L$_{2/3}$ 和 L$_{3/4}$ 穿刺点选择棘突中线旁开 8～10cm 处进针,L$_{4/5}$ 和 L$_5$/S$_1$ 选择在棘突中线旁开 12～14cm 处。

4. 因 L$_5$/S$_1$ 椎间盘位置较低,受髂嵴高度和腰椎横突影响较大,术前最好摄腰椎和骨盆的 X 线片进行评估,对髂嵴较高者尤应慎重选择。

5. 髂嵴的最高点前方 1～2cm 处通常为腹腔后凸弧度的顶点。故经髂嵴最高点作一垂直线,其与脊柱前缘的连线大致位于腹腔后凸顶点的内后方,在该直线内侧向椎间盘髓核中心穿刺可避免损伤腹膜及腹腔脏器。

6. 关节突位于三角形工作区的后方,是穿刺针由后外侧进入工作区的重要影响物,当其肥大增生时,应结合 CT 影像等对进针角度作适当调整,否则会因穿刺不到位造成神经根等周围结构损伤。

三、前路腹腔镜下椎间盘摘除的应用解剖

(一) 入路简介

平卧位,由腹白线经腹腔进入。将目标椎间盘(L$_5$/S$_1$)体表定位后,于腹部中线做一 4cm 皮肤切口,切开腹白线,分离腹膜外筋膜层以暴露腹膜。切开腹膜,小心将回肠和肠系膜推向左上腹,将结肠拉向左侧。辨清髂总动脉及其分支与输尿管在腹膜后的位置后,于直肠右侧放置拉钩并将直肠拉向左侧,暴露骶骨岬。于右髂内动脉内侧 1.5cm 处,切开骶骨岬前方腹膜,从右向左钝性分离骶骨前脂肪组织和上腹下丛,并小心将它们从椎间盘处向左侧推开,即可显露 L$_5$/S$_1$ 椎间盘前缘及其前方的骶正中动、静脉。结扎处理血管后,切开前纵韧带,至此目标椎间盘及椎体即显露完毕,可进行椎间盘摘除及椎体间植骨融合。

(二) 应用解剖学要点

1. 入路依次经过皮肤、浅筋膜、白线、腹膜外筋膜层、壁腹膜前壁、腹膜腔、壁腹膜后壁、腹膜后间隙及骶前间隙、前纵韧带,抵达椎体和椎间盘。在切开壁腹膜后壁之前,与一般的腹腔内手术无异。

2. 腹主动脉沿脊柱左前方下行,至第 4 腰椎下缘水平分为左、右髂总动脉,并于分叉处的后壁发出 1 支骶正中动脉沿第 4、5 腰椎和骶骨前面下行至尾骨。下腔静脉多平第 5 腰椎水平由左、右髂总静脉汇合而成,沿脊柱右前方在腹主动脉右侧上行。因其位置居右,故左髂总静脉行程较长,并多于 L$_5$/S$_1$ 椎间盘左前方向右上斜行,其在髂总动脉内下方缺乏动脉的有效遮蔽,因此,该部脊柱手术多采用右侧进入。当下腔静脉的汇合点靠下时,L$_5$/S$_1$ 椎间盘可被其汇合(分叉)部和左髂总静脉遮蔽,这在术前检查时应当明确,以免术中被动。骶骨正中动、静脉影响术区暴露可结扎切断(图 2-9-3)。

3. 左、右输尿管在骨盆上口处分别从前方跨越左髂总动脉末端和右髂外动脉起始部,然后沿盆腔侧壁、骶髂关节前方向后下走行,其在跨动脉处容易辨认,清晰视野下不易误扎。

4. 腹膜后间隙和骶前间隙在骶骨岬处是互相延续的,上腹下丛的主要分支在 L$_5$/S$_1$ 水平多位于骶前间隙的中间和左侧,右侧与右髂总动脉之间的区域,只有小的纤维束,而且在显微镜下容易辨认。在该间隙作分离暴露时应该自右向左进行,以减小对上腹下丛的损伤。

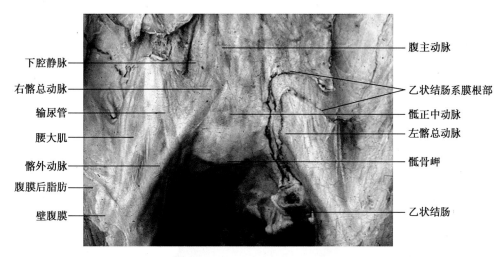

图 2-9-3　壁腹膜遮盖的腰骶部结构

四、视频辅助的腰椎前方腹膜外直肠旁入路解剖

（一）入路简介

以目标椎间盘为中心,于腹部中线上作4cm皮肤纵行切口。打开腹直肌前鞘,在肌腹和后鞘之间进行分离。在弓状线水平的后鞘上打一个小孔,将一个可充气气囊插入到腹膜外筋膜层里,并向下推放到侧方腰区(图2-9-4)。随着气囊充气,腹膜从腹部侧方被逐渐分开。取出气囊,向上分离腹直肌后鞘侧面,由弓状线开始完成对腹膜外筋膜的解剖。轻柔地牵开腹膜,显露腰大肌。辨清腰大肌内侧的大血管,椎间盘和椎体的显露即告一段落。

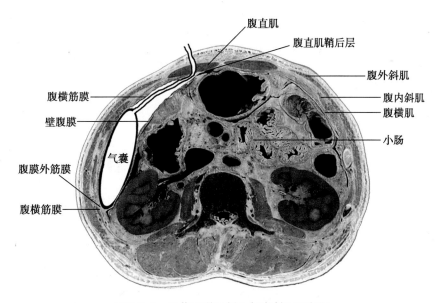

图 2-9-4　工作通道及插入气囊断面示意图

（二）应用解剖学要点

1. 入路依次经过皮肤、浅筋膜、腹直肌鞘前层、腹直肌、腹直肌鞘后层、腹横筋膜、腹膜外筋膜,吹气分离壁腹膜,于其后完成目标术区暴露。

2. 腹直肌鞘后层与薄层的腹横筋膜相贴,后者与壁腹膜之间存在较疏松的腹膜外筋膜,尽管脂肪发达程度因性别和体形等因素而异,但其存在使得壁腹膜很容易完整地与腹壁分开。其间的小血管出血不多,在充气完成收回气囊后,进行压迫或结扎止血均不会有困难(图2-9-5)。

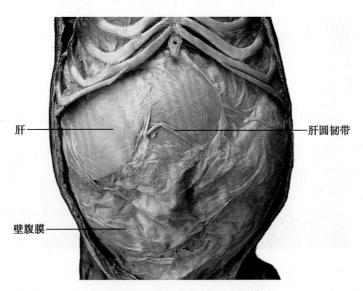

肝

肝圆韧带

壁腹膜

图 2-9-5 可完整分离的壁腹膜

3. 一般 L_3/L_4 行脐上切口, L_4/L_5 以脐为中心, L_5/S_1 手术在脐与耻骨的中点作切口。对于女性患者,为了美观,在行 L_5/S_1 手术时也可作耻骨上水平切口。使用 C 型臂 X 线机确认切口位置以目标椎间盘为中心。

4. $L_2 \sim S_1$ 均可采用此手术入路,但 L_2/L_3、L_3/L_4 手术不常用此入路,因为这时入路位于脐上,不能看见弓状线。气囊必须通过腹直肌后鞘插入腹膜外筋膜层,而不是在弓状线下方。L_2/L_3,L_3/L_4 入路位于左侧,L_4/L_5 入路用气囊分开腹膜后,腹直肌后鞘必须从弓状线开始分离。L_5/S_1 入路在弓状线以下进行,在这个水平没有后鞘,无需分离(图 2-9-6)。

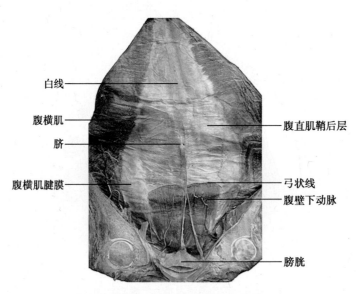

白线

腹横肌

脐

腹横肌腱膜

腹直肌鞘后层

弓状线

腹壁下动脉

膀胱

图 2-9-6 腹直肌鞘后层与弓状线

5. 腰大肌的起点遮覆腰椎和椎间盘侧面,可将腰大肌向外侧拉开,必要时可切断其附着点的部分肌纤维。将腰大肌内侧前方的腹主动脉连同下腔静脉向中线轻轻拉开,切开前纵韧带及骨膜后,即可显露 L_3/L_4 和 L_4/L_5 椎间盘及其椎体。若要显露腰 5 及腰骶关节,宜在腹主动脉分叉下操作,需结扎骶正中动脉、静脉,切开骶前纵韧带及骨膜,即可显露腰 5、骶 1 椎体。

6. 在 L_4/L_5 椎间盘水平,髂总动、静脉与该椎间盘斜行交叉,必须分离并向内向下牵开。交感干纵行于腰大肌与脊柱之间,应注意保护。横行的节段性小血管可以结扎切断。

7. 如上一入路所述,L_5/S_1椎间盘手术首选从右侧进入。右侧髂总静脉被髂总动脉遮蔽保护,认清髂总动脉并小心向外牵开,显露过程不易损伤壁薄的静脉。骶前间隙的神经丛与椎间盘前面的前纵韧带结合较紧密,在腹膜外筋膜中缺乏移动性,不能与腹膜一起牵开,必须逐步轻柔地分离。分离时,应自右向左,并切勿过分向下,以免损伤内脏神经丛和骶前孔前方的盆交感干等。

8. 结扎切断节段性小血管时,位置不宜太靠近椎间孔,以免损伤根动脉和干扰椎间孔内的血管吻合链。一般认为,在椎间孔和主动脉之间的椎体中部阻断和处理腰动脉相对较安全。

五、左侧腹膜后腰椎间盘摘除术入路解剖(右侧卧位)

（一）入路简介

右侧卧位,约在目标椎间盘水平的左肋下行 1.5cm 左右的切口,沿着腋中线,钝性分离腹外斜肌、腹内斜肌和腹横肌,暴露腹膜外筋膜,找到壁腹膜后钝性剥离,轻轻推向中线,将其从腰大肌筋膜上分开,显露腰大肌内缘、椎体外缘及大血管。将长而窄的牵开器伸入,置于腰大肌的前方、腹膜和大血管的后方拉开,即可暴露腰椎侧面。腹腔镜于腋前线置入。适用于 $L_2/L_3 \sim L_4/L_5$ 水平之间的椎间盘切除和关节固定术(图 2-9-7)。

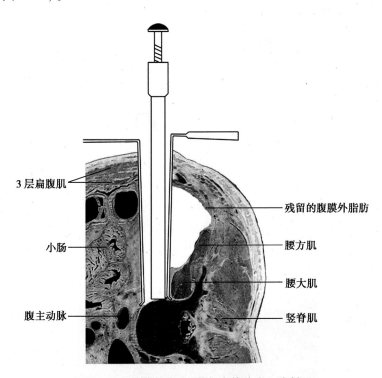

图 2-9-7　左侧腹膜后腰椎间盘摘除术入路断面

（二）应用解剖学要点

1. 工作通道依次经过皮肤、浅筋膜、腹外斜肌、腹内斜肌、腹横肌、腹横筋膜、腹膜外筋膜下分离腹膜,腰大肌内缘及大血管之间显露腰椎侧面。

2. 暴露腹膜外筋膜后,应用手指探查左肾的下缘及前缘,腰大肌通常可在其内下侧方触及。腰大肌内侧为腹主动脉,其后壁发出腰动脉经椎体中部的侧面向外走行,于腰大肌内侧缘分支。腰动脉及与其伴行的腰静脉可结扎切断。腰大肌的前方有输尿管和生殖股神经下行,在前方中部稍下处还有左睾丸(卵巢)动脉斜过输尿管前方;与脊柱之间有纵列的腰交感干和神经节,其与腹主动脉左缘距离约 1cm,分离和拉钩时勿使其损伤。

3. 腰大肌血供丰富,其于腰椎与腰椎间盘侧面的附着部妨碍腰椎显露,可于其内缘适当向后牵拉,鉴于交感干的存在,对血管的确切结扎比电凝止血要安全得多。

六、左侧腹膜后腰椎间盘摘除术入路解剖(平卧位)

(一) 入路简介

平卧位,在左侧髂肋下行1.5cm左右的切口,沿着腋中线,钝性分离腹外斜肌、腹内斜肌和腹横肌,暴露腹膜外筋膜。探查左肾及腰大肌后,将分离球囊和套管置入腹膜后间隙,充放气后置入特定牵开器。在切口水平的前正中线外侧2cm另开一约1.5cm的旁正中切口,分离腹膜后间隙,放置一个牵开器向中线推开腹膜和腹腔内脏器。从第一个入口退出球囊后,即完成一个腹膜后无气体工作腔的设置(图2-9-8)。之后,显露识别腰大肌、大血管、椎体和椎间盘的方法与前面大致相同。

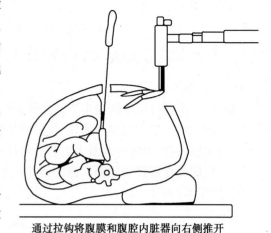

通过拉钩将腹膜和腹腔内脏器向右侧推开

图2-9-8 腹膜后无气体工作腔断面

(二) 应用解剖学要点

1. 工作通道入路依次经过皮肤、浅筋膜、腹外斜肌、腹内斜肌、腹横肌、腹横筋膜、腹膜外筋膜下置入球囊充气分离腹膜,即显露腰大肌、大血管和腰椎前外侧面。

2. 对腹膜后大血管、输尿管、交感干和神经丛的识别和保护以及对小血管和肌肉的处理基本同上法。

七、经多裂肌最长肌间隙入路解剖

(一) 入路简介

俯卧位,皮肤切口可取正中线或旁开2cm处。将胸背筋膜沿棘突一侧纵行切开并分离,即可见纵行排列的最长肌肌束及其内侧的多裂肌,继而沿最长肌与多裂肌之间的间隙钝性分离,直达关节突关节外侧,完成术野显露。1968年,Wiltse等首次提出经多裂肌与最长肌间隙入路治疗极外侧型腰椎间盘突出症,随后在胸腰段脊柱骨折等治疗中得到应用,现已成为腰椎段微创手术的一个重要入路,又称Wiltse间隙入路(图2-9-9)。

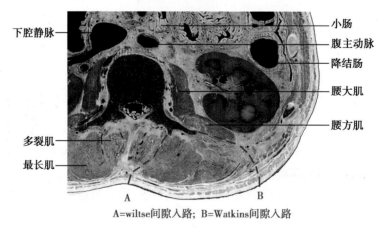

A=wiltse间隙入路; B=Watkins间隙入路

图2-9-9 腰椎后路椎旁肌间隙入路断面

(二) 应用解剖学要点

1. 入路依次经过皮肤、浅筋膜、胸腰筋膜、多裂肌与最长肌间隙,抵达关节突关节外侧至横突根部之间的凹槽区,可以满意显露腰椎横突、关节突关节及椎间孔等结构。

2. 术中准确识别多裂肌与最长肌间隙是关键步骤。通常两肌之间隔有薄层的疏松结缔组织,下部比上部明显,在L_4到S_1之间切开胸腰筋膜后层(竖脊肌筋膜)即可在距后正中线约4cm处见薄层脂肪组织并有小动脉和静脉从深部穿出,借此可明确定位多裂肌与最长肌间隙进行分离。在L_4横突水平以上,该间隙多不容易从表面识别,可尝试沿最内侧排列的第1、第2条肌束之间向外下方的深面分离,有较大的机会进入间隙。如在较高的L_1、L_2水平,还可尝试利用棘肌与最长肌之间的间隙向下分离帮助寻找。此时,从深部穿出走向间隙外侧壁进入最长肌的小血管神经束可作为肌间隙定位的解剖学标志,多裂肌外层起自乳突和上关节突的排列有序的薄片状筋膜构成该间隙的内侧壁,也是一个参考标志(图2-9-10)。

3. 钝性分离肌间隙时,遇小血管出血可用双极电凝止血,用拉钩将多裂肌向内侧牵开,竖脊肌向外侧牵开,可见关节突关节。在间隙深部,关节突上、下均有小的神经血管束贴间隙外侧壁进入最长肌,从关节突下方穿出的小血管神经束可能正好跨过人字嵴顶点下的凹窝,应仔细分离拉开。电凝止血在间隙深部也应慎用,以免灼伤自关节突下方伴腰动脉背侧支分支穿骨纤维管至多裂肌的腰神经后支内侧支(图2-9-10)。

4. 腰多裂肌整体呈长三边形或长锥体形,其与最长肌的交界处由上内方向下外方不断远离后正中线。因此,在$L_1 \sim L_3$水平,因该间隙靠近脊柱,分离后可以轻松显露腰椎关节突关节及横突结构,有利于椎弓根螺钉置入;但若要经此间隙进行腰椎外侧椎间盘摘除或椎体间融合,则较难以清晰显露目标结构。而在$L_4 \sim S_1$水平,因该间隙偏离中线,操作角度变大,可以满意显露椎间孔及腰椎侧面,有利于腰椎滑脱的固定和极外侧椎间盘突出的摘除,但对椎管的显示欠佳。

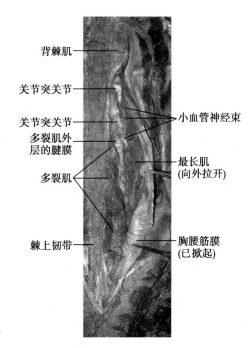

图2-9-10　多裂肌最长肌间隙

八、经竖脊肌腰方肌间隙入路

(一)入路简介

常选左侧入路。侧卧位,在相应腰椎高度切开皮肤、皮下组织、少许背阔肌和下后锯肌,识别竖脊肌外侧缘和第12肋骨后,可切除第12肋骨。从竖脊肌与腰方肌之间用剥离子向脊柱方向剥离,可达T_{12}、L_1、L_2的横突。然后,用剥离子剥离竖脊肌向后达关节突关节处,剥离腰方肌和腰大肌向前,即可显露椎体的后中部分以及神经根等结构。此间隙在1959年就由Watkins等用来施行过多例腰椎融合术,故又称Watkins间隙入路。

(二)应用解剖学要点

1. 入路依次经过皮肤、浅筋膜、背阔肌和下后锯肌、竖脊肌外缘、竖脊肌与腰方肌间隙、腰椎横突,向前向后分离脊柱旁肌显露椎体的后中部。

2. 向后剥离竖脊肌可达关节突关节,向前剥离腰方肌和腰大肌可显露椎体侧面和后部,横突也可视操作需要进行咬除,之后可进行脊柱侧前方减压和病灶清除等多种操作。由于操作在腰大肌的后面,不易损伤髂腹股沟神经、髂腹下神经、腰交感干和腹部大血管,并能有效避免损伤胸膜和腹膜,但剥离腰大肌时应小心避开从其内侧和深面进出椎间孔的腰丛神经。

3. 竖脊肌外缘即髂肋肌的外缘,容易识别。分离该间隙的过程中应注意,脊神经后支的皮支及伴行血管穿行于间隙内,它们是臀上皮神经和臀中皮神经的主要来源,损伤会导致臀区感觉障碍。

4. 该间隙的切口位于胸腰筋膜后层与前层转折处,因此术后应仔细缝合,完全重建胸腰筋膜,以免胸腰筋膜愈合不佳影响穿行其中的腰神经后支外侧支,引起腰背痛。

5. 该间隙操作区距离体表较深,且需剥离较多的椎旁肌,属创伤较大的微创入路,选作脊柱内镜入路时宜慎重。

（温广明　徐达传）

参考文献

1. 包聚良,朱海波. 下颈椎的侧方外科入路解剖及其临床意义. 中国临床解剖学杂志,1998,16(4):339-340.

2. 史亚民,柴伟,侯树勋,等. 胸椎椎弓根形态测量研究. 中国脊柱脊髓杂志,2002,12(3):191-193.

3. 王冰,吕国华,马泽民,等. 胸腔镜技术在脊柱前路手术中的应用. 中国内镜杂志,2001,7(4):55-56.

4. 叶启彬,邱贵兴. 脊柱外科新手术. 北京:中国协和医科大学出版社,2001.

5. 金大地. 现代脊柱外科手术学. 北京:人民军医出版社,2001.

6. 钟世镇. 临床应用解剖学. 北京:人民军医出版社,1998.

7. 叶伟胜,冯世庆,曹沛宏. 微创脊柱外科学. 天津:天津科学技术出版社,2003.

8. 马向阳,钟世镇. 枢椎椎弓根螺钉固定的应用解剖学. 中华创伤杂志,2003,19(5):274-275.

9. 瞿东滨,钟世镇,徐达传. 枢椎椎弓根及其内固定的临床应用解剖. 中国临床解剖学杂志,1999,17(2):153-154.

10. 杜心如. 经椎弓根胸椎内固定应用解剖学研究的进展. 中国矫形外科杂志,1998,10(5):446.

11. 陆志剀,王文钧,赵宏. 脊柱后路椎间盘镜治疗青少年腰椎间盘突出症. 颈腰痛杂志,2003,24(2):84-85.

12. 邵正仁,徐达传,钟世镇. 下颈椎侧方入路的应用解剖. 中国临床解剖学杂志,1999,17(4):340-342.

13. 郑召民,刘尚礼. 经皮椎体成形术. 中国脊柱脊髓杂志,2003,13(2):115-117.

14. 李春海,黄东生,刘尚礼,等. 显微内窥镜椎间盘切除系统治疗腰椎间盘突出症. 实用医学杂志,2000,16(1):22-23.

15. 李健,肖祥池,朱文雄. 经皮穿刺颈椎间盘切除手术入路的应用解剖. 中国临床解剖学杂志,2002,20(5):369-372.

16. 何尚宽,徐达传,王义生,等. 经皮穿刺 L_5-S_1 椎间盘髓核摘除入路的应用解剖. 中国临床解剖学杂志,1993,11(3):174-176.

17. 徐华梓,池永龙,林焱,等. 扩大操作切口的电视胸腔镜下胸椎结核前路手术. 中华骨科杂志,2000,20(5):287-288.

18. 滕皋军. 经皮椎体成形术:手术操作技术与相关问题. 中国医学计算机成像杂志,2002,8(2):125-129.

19. 单建林,姜恒,孙天胜,等. 颈椎前路手术入路中喉返神经的相关解剖学研究. 中华骨科杂志,2003,23(5):315-317.

20. Waisman M,Saute M. Thoracoscopic spine release before posterior instrumentation in scoliosis. Clin Orthopaedics,1997,336:130-136.

21. Barr JD,Barr MS,Lemley TY,et al. Percutaneous vertebroplasty for pain relief and spine stabilization. Spine,2000,25(8):923-928.

22. Bostom MP,Lane JM. Future directions:augmentation of osteoporotic vertebral bodies. Spine,1998,22(24):38-42.

23. Gsrfin SR,Yuan HA,Reiley MA. New technologies in spine:kyphoplasty and vertebroplasty for the treatment of painfull osteoporotic compression fractures. Spine,2001,26(14):1511-1515.

24. Gail ED,Robert M,Richard P. Modified anterior approach to the cervicothoracic junction. Spine,1995,20(13):1519-1521.

25. 王世栋,邓雪飞,尹宗生,等. 腰椎后路椎旁肌间隙入路的解剖学与影像学观察. 中国脊柱脊髓杂志,2013,23(3):257-259.

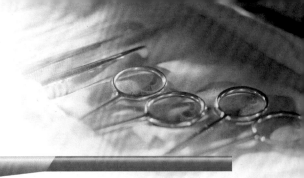

第三章
腰椎内镜技术

随着内镜技术的发展和手术器械的革新,内镜下手术操作成为微创脊柱外科发展的方向。20世纪90年代后,脊柱外科的内镜系统及手术技术有了较大的创新和发展。

1997年,Foley和Smith首次应用显微内镜下椎间盘髓核摘除术(microendoscopic discectomy, MED)治疗腰椎间盘突出症,其完全有别于既往常规开放椎间盘髓核摘除术,具有切口小、出血少、视野清晰、操作安全、术后疼痛少、恢复快等诸多优点,同时达到甚至超过常规开放手术的疗效。随后,MED技术被扩展应用于镜下后路椎管减压术,以及与经皮椎弓根钉等微创内固定技术联合应用治疗各种腰椎退行性病变与不稳。因此,MED作为脊柱内镜技术及微创减压融合技术的基础,是微创脊柱外科医师所必须掌握的基本手术技能之一。

经皮内镜下腰椎间盘髓核摘除术(percutaneous endoscopic lumbar discectomy, PELD)是一种可在局部麻醉下完成的手术操作,具有安全、对脊柱的稳定性破坏小、操作时不易损伤神经、术后瘢痕组织极少造成椎管及神经的粘连、治疗失败行后路补救手术较为容易等优点,适应证相对较广,可拓展性强。

经椎间孔入路PELD技术包括YESS技术(杨氏技术)和TESSYS技术。1999年,Yeung报道了研发的同轴脊柱内镜操作系统(Yeung endoscopic spine system, YESS),2002年,Hoogland发明了THESSYS(Thomas Hoogland endoscopy spine system, THESSYS)系统,该技术使用一种特殊的逐级环钻扩大椎间孔,使术者能够直接通过椎间孔到达椎管内从而取出突出的椎间盘组织,后来将此项技术称为TESSYS技术(transforaminal endoscopic spine system, TESSYS)。虽然这两种技术都是在局麻下经后外侧入路行腰椎椎间盘切除,但无论在手术理念、穿刺方向和手术工作套管的放置部位上都有所不同。

2007年,Ruetten报道了经椎板间入路的PELD技术,具有穿刺定位快,术中透视少,镜下硬膜囊、神经根等重要结构均清晰可见、便于保护,且可直接切除椎管内突出或脱出的椎间盘组织等优点。

极外侧椎间融合术(extreme lateral interbody fusion, XLIF)是一种新的微创技术,它是经腹膜后行前方腰椎椎间融合入路的改良,XLIF不经腹腔,不需要游离和牵开大血管,也不进入椎管,从而也避免了常规前路及后路手术的风险,具有切口小、创伤小、出血少、患者住院时间及恢复时间短等优点。

后路可扩张通道技术通过特殊扩张撑开器设备于小切口下完成手术,通过旁正中微创肌肉撑开入路可减少椎旁肌的剥离及缺血损伤,在减少各种与入路相关并发症的同时达到与常规PLIF相当的临床疗效。同时弥补MISS内镜下"手眼分离"操作困难,适应证较广,具有组织创伤小、疗效确切、恢复快等优点。

随着腹腔镜技术的成熟,其逐步扩展应用于微创脊柱外科。目前有经腹腔和腹膜后两种入路达到腰椎,研究较多的是切除椎间盘后行腰椎融合术及人工椎间盘置换术,也常用于脊柱感染的治疗。

第一节 显微内镜技术（MED）

自从 1999 年以来，显微内镜技术（MED）是目前我国脊柱微创外科开展时间最长久，普及范围最大的技术。MED 的最大优点是根据传统椎间盘切除术的方法设计的一个内镜版的手术。整个手术操作与传统的椎间盘切除术十分相似，因此便利于脊柱外科医师学习。当然要做到图像、镜下视野以及手术操作三者熟练配合，需要一个大约 20 例主刀操作的学习曲线。笔者了解到一些医院虽然购买了 MED 器材，但是其脊柱外科医师不愿意经过这一学习曲线，结果是浪费了钱财，十分遗憾。因此，有志于从事脊柱微创外科的青年医师必须要有热情，有勇气接受学习曲线的训练。同时严格选择手术的适应证、遵守操作规程，就可以减少并发症。

一、应用解剖

腰背部软组织主要为肌肉及筋膜组织，无重要的神经及血管。腰背部肌肉在维持身体姿势，平衡胸廓与腰椎、脊柱与骨盆起着重要作用。腰背部神经主要为脊神经后支，支配脊柱后方韧带、肌肉及椎间关节，调节脊柱正常生理活动并维持稳定。腰椎节段动脉后支滋养腰背部深层肌肉、关节突、棘突、椎板及相关韧带，而节段静脉后支与之伴行，在棘突及横突部位构成静脉丛。

（一）腰背部肌肉

背阔肌位于背部下半及侧胸部皮下，起自髂嵴外缘、全部腰椎棘突、下 6 个胸椎棘突、骶中嵴，止于肱骨小结节。在腰背部主要以腱膜形态位于皮下覆盖于腰背筋膜上方。背阔肌由胸背神经支配。

腰背部深层肌肉可分为三层，骶棘肌位于第一层，横突棘肌位于第二层，第三层为棘突间肌、横突间肌等。

骶棘肌是背肌中最为粗大者，以筋膜和肌性部分起自腰背筋膜和骶骨、腰椎棘突、髂嵴后部，在脊椎棘突和横突（肋角）之间纵行向上。由外向内可分为三柱：外侧柱为髂肋肌，腰段髂肋肌向上止于下位肋骨，可以控制腰椎侧屈；中间柱为最长肌，最为宽厚，腰段主要为胸最长肌止于腰椎副突及横突、胸椎横突及肋骨，为强有力的腰部伸肌；内侧柱为棘肌，仅存在于上腰部向上延展。骶棘肌由脊神经后外侧支支配。

横突棘肌包括多裂肌、半棘肌及回旋肌。腰段以多裂肌为主，半棘肌及回旋肌在胸椎和颈椎较为显著。腰段多裂肌起自骶骨后及乳突，向上内斜向止于上位 2~3 节椎体棘突后缘，由脊神经后内侧支支配。

棘突间肌位于上下棘突之间，左右成对。横突间肌位于上下横突之间，由脊神经后支支配。

（二）腰背筋膜

腰背部筋膜形成纤维鞘保护肌肉，加强腰部支持。浅层最厚，位于背阔肌和骶棘肌之间形成一坚韧的被膜。向上与胸部深筋膜相连续，附于棘突及棘间韧带。中层附于腰椎横突尖，向上附于第 12 肋骨，向下附于髂嵴。深层则位于腰方肌前面。在骶棘肌前后，腰背筋膜形成肌纤维鞘。在骶棘肌外缘，由浅、中、深三层筋膜汇聚成腹横肌腱膜（图 3-1-1）。

（三）脊神经后支

腰神经后支于椎间孔处由腰神经根向后发出，经骨纤维孔，于下位椎体横突上缘，上关节突外缘向后下走行，分为内侧支及外侧支。骨纤维孔上界为横突间韧带的镰状缘，下界为下位椎体横突，内界为下位椎体上关节突外缘，外界为横突间韧带内缘。

腰神经后内侧支经过骨纤维管后分别支配相应椎体上关节突和下关节突。骨纤维管位于腰椎上关节突根部背面，在乳突和副突之间的骨沟内由外上至内下。其四壁为：上壁为乳突，下壁为副突，前壁为乳突副突间沟，后壁为上关节突副突韧带。骨纤维管由于腰椎退变钙化形成狭窄，易致后内侧支挤压而引起腰腿疼痛。

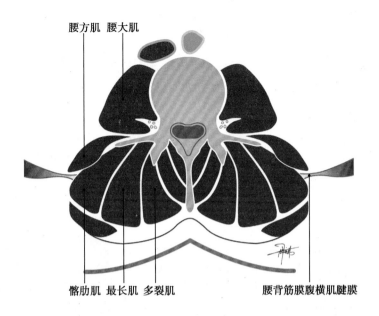

图 3-1-1　腰背部主要肌肉及筋膜

腰神经后外侧支沿横突背面向外下方走行,分布于椎间关节外侧的结构,如髂肋肌、横突间韧带、髂腰韧带、腰背筋膜等(图 3-1-2)。

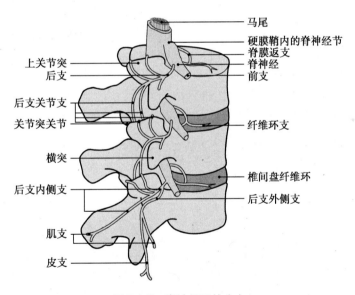

图 3-1-2　脊神经及其分支

（四）　腰椎神经根及变异

腰神经前根和后根离开脊髓后,斜行向下穿过蛛网膜囊和硬膜囊后,在相应的椎间孔处合为完整的腰神经根。腰部神经根存在变异可能,神经根异常发生可占 4% ～ 14%。Kadish 和 Simmons 通过 100 例尸检,将神经根异常分为 4 种类型(图 3-1-3)。Ⅰ 型:神经根丝在硬膜内不同水平吻合;Ⅱ 型:神经根起点异常,此型分为四种亚型:A 头侧起点型;B 尾侧起点型;C 头、尾侧起点混合型;D 神经根融合型;Ⅲ 型:硬膜外神经根吻合型;Ⅳ 型:硬膜外神经根分叉型。由于神经根异常会有碍于椎间盘的切除,影响术中内镜下的操作,常需要更广泛的显露,必须要谨慎操作,切断变异的神经根会造成不可逆的神经损伤。

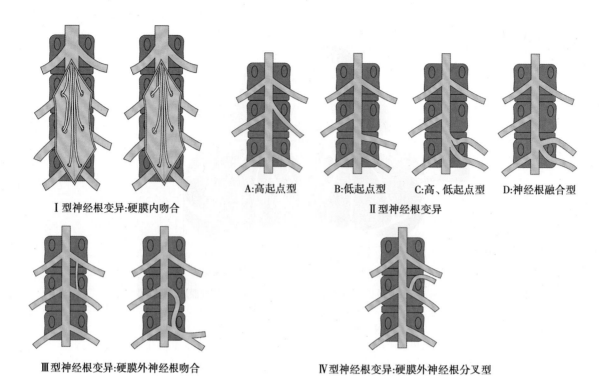

Ⅰ型神经根变异:硬膜内吻合　　　　　A:高起点型　　B:低起点型　　C:高、低起点型　　D:神经根融合型

Ⅱ型神经根变异

Ⅲ型神经根变异:硬膜外神经根吻合　　　　　　　　Ⅳ型神经根变异:硬膜外神经根分叉型

图 3-1-3　神经根变异 4 种类型

脊神经节位于脊神经后根上,在腰段一般位于椎间孔内或孔外,但在腰骶段脊神经节可能位于椎管内,术中操作需要仔细辨认防止损伤。

（五）腰椎后路镜有关血管解剖

1. 静脉　椎管内静脉分椎管内后静脉、椎管内前静脉、根静脉 3 组。其中有许多静脉丛相互连接、横跨椎管前后的纵行管道,称为 Baston 丛。根静脉为节段静脉,分别在两侧椎弓根的上下,经椎间孔穿出。椎管内静脉丛的特点是无静脉瓣,手术中分离椎间孔区时注意止血。椎管外静脉:主要为两侧腰升静脉,在椎体、椎弓根及横突处形成的沟内纵行向上。可分为椎前静脉丛及椎后静脉丛,通过椎间孔与节段性静脉和椎内静脉丛相交通（图 3-1-4）。

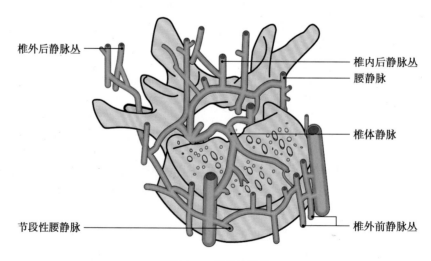

椎外后静脉丛　　　　　　　　　　　　　　　　　　　椎内后静脉丛
　　　　　　　　　　　　　　　　　　　　　　　　　　腰静脉

　　　　　　　　　　　　　　　　　　　　　　　　　　椎体静脉

节段性腰静脉　　　　　　　　　　　　　　　　　　　椎外前静脉丛

图 3-1-4　腰椎静脉丛

2. 动脉　血供来自腰动脉,至椎间孔前缘分为前支、后支及中间支,中间支供应神经根。以上 3 个分支形成椎管内、外血管网。椎管内血管网包括脊前、后支。脊前支分出一小支供应神经根,然后经椎间孔前缘进入椎管内。相邻节段的脊前支分支彼此吻合形成纵行的血管网。脊后支较细,分布于椎板和黄韧带的内侧,与硬膜动脉丛相交通(图 3-1-5)。

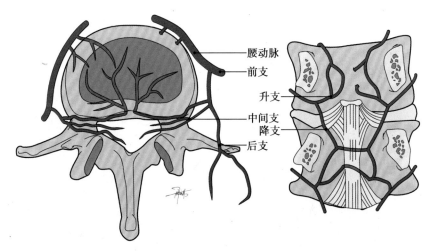

图 3-1-5　腰椎的动脉

（六）腰椎后路镜入路对软组织的保护

传统腰椎手术入路采用后正中切口,需要剥离椎旁软组织,破坏椎旁肌群的止点,并破坏肌肉深面的神经支配,使椎旁肌去神经化。术中分离椎旁肌至关节突外缘,易损伤脊神经后内侧支,椎板拉钩持续牵拉对脊神经后支产生张力,导致腰椎背部深层肌肉失神经支配。剥离的骶棘肌术后通过瘢痕相互愈合,其正常的生理特性受到损伤,躯干肌肉的强度降低,可能导致部分患者术后残留顽固性的腰背部痛。

腰椎后路镜定位于椎间隙,棘突旁开进入椎旁肌间隙,依靠扩张套管分离置入工作套筒。分离过程没有损伤椎旁肌止点,对肌肉及神经损伤很小,对椎旁肌群的愈合和康复干扰很小。术后患者腰背部肌肉愈合,功能康复影响很小。

（七）腰椎后柱结构相关解剖

腰椎后柱主要由骨性结构(棘突、椎板、关节突、椎弓根)和椎间关节、韧带连接结构等组成。椎间关节(尤其是下关节突)和黄韧带是脊柱后路镜的重要解剖结构。

椎间关节为滑膜关节,由上下关节突构成。上腰椎段与胸椎相似,关节面接近矢状面,下腰椎段关节面接近冠状面。关节面覆以透明软骨,关节囊韧带较为松弛,背部较薄,主要为胶原纤维,关节囊前方由黄韧带覆盖。老年人下腰椎明显增生退变,椎间关节骨赘可向内侧明显增生,下关节突增生后可明显覆盖上关节突,可向前突至侧隐窝,造成神经根管狭窄。

黄韧带连接相邻腰椎的椎板,在上附于上位椎板下缘的前面,在下附于下一椎板上缘的后面,如叠瓦状覆盖椎板间隙。黄韧带向外侧延续至椎间关节之前缘。正常黄韧带厚度由上到下逐渐增加。腰 1 ~ 2 约为 3.4mm,腰 2 ~ 3 约为 3.5mm,腰 3 ~ 4 约为 3.9mm,腰 4 ~ 5 约为 4.2mm,腰 5 骶 1 约为 3.6mm。腰椎管狭窄患者黄韧带可以明显肥厚,变为坚厚的纤维组织,厚度可增加至 8 ~ 16mm。腰椎后路镜定位于椎板间隙,在镜下咬除部分椎板下缘及下关节突内缘和(或)打开黄韧带可以进入椎管内显露硬膜和神经根。

（贺石生　张海龙）

二、操作基本要求

显微内镜椎间盘切除系统(microendoscopic discectomy,MED)可以进行标准的腰椎显微手术,能成功进行腰椎间盘突出髓核摘除及腰椎侧隐窝狭窄的减压。与常规开放手术相比,对肌肉及软组织的创伤小,同时避免使用全麻,减少住院日及费用。

（一）术前准备

手术室内要配备 C 型臂或 G 型臂 X 线透视系统、椎间盘镜监视器及数字显像设备。手术室设备的摆放的位置,见图 3-1-6。

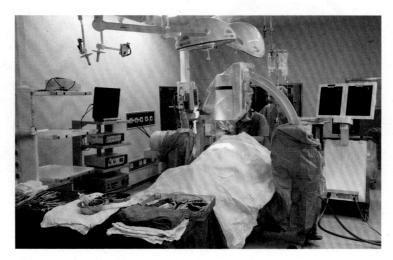

图 3-1-6　手术室设备的摆放位置

（二）麻醉与体位

可以选择硬膜外麻醉或全身麻醉。大部分医师倾向于选择硬膜外麻醉,可以避免全身麻醉带来的不良反应,同时在神经根受到刺激时患者会有反应,从而避免神经根的损伤。全身麻醉通常适用于紧张或者难度较大的病例。

常选用俯卧位,卧于可透视的 Wilson 架上,也可以在胸部和两侧髂前上棘处分别垫软垫,悬空腹部以避免受压,减少静脉出血量,同时可以使患者腰椎前屈,张开椎板间隙,利于手术操作。也有部分学者提倡膝胸卧位,使髋关节和膝关节屈曲,最大限度地减少腰椎前凸和对腹腔血管的压迫。

术前透视,应用定位板或克氏针,明确病变椎间隙的位置(图 3-1-7,图 3-1-8)。

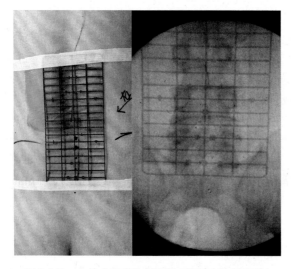

图 3-1-7　术前应用定位板透视(贺石生教授设计)

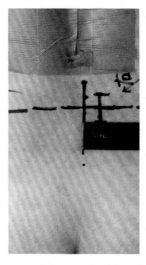

图 3-1-8　明确病变椎间隙,切口距棘突 1.5cm

（三）手术步骤

1. 切口　术野消毒、铺单后确定椎间隙，在棘突旁开1.5cm处插入9号定位针至椎板，再次透视下确认穿刺针位于手术间隙，以穿刺点为中心做长约2cm皮肤纵形切口。暴露切开皮肤及筋膜，插入最小扩张管紧贴于椎板间隙，逐级插入扩张管，扩张肌肉、软组织至椎板，用扩张管头部沿着椎板剥离下缘附着的肌肉，最后插入操作通道管并连接手术床上的自由臂（图3-1-9，图3-1-10）。放置通道管使其与椎板紧密接触，减少软组织滑入通道中。再次摄片确定无误，用髓核钳取出残留在通道中的软组织，防止阻挡内镜而影响视野。连接好摄像系统及光源后，对白平衡，将内镜插入通道中并锁定，调节焦距以获得清晰图像，术中也应随时根据情况调节内镜保持理想的图像。

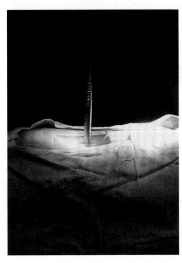

图3-1-9　逐级插入扩张管，扩张肌肉、软组织至椎板

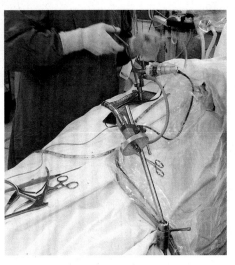

图3-1-10　插入操作通道管连接椎间盘镜及自由臂

2. 减压　用单极电凝清除椎板和小关节上的软组织，显示上位椎板下缘和黄韧带，若有出血可用长的双极电凝止血。用刮匙解剖出上位椎板下缘（图3-1-11），咬除部分上位椎板，从上位椎板下缘开始剥离黄韧带（图3-1-12）。插入神经钩子，分离黄韧带与硬膜外脂肪的粘连，去除部分黄韧带，尽量保留硬膜外脂肪，减少术后硬膜外粘连，可见硬膜及硬膜外脂肪（图3-1-13）。

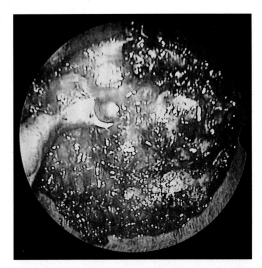

图3-1-11　显示上位椎板下缘和黄韧带；用刮匙解剖出上位椎板下缘

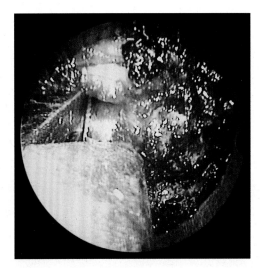

图3-1-12　咬除部分上位椎板，从上位椎板下缘剥离黄韧带

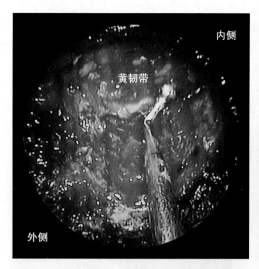
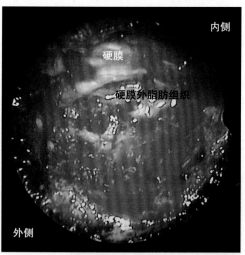

图 3-1-13　咬掉黄韧带后暴露硬膜,可见硬膜及硬膜外脂肪组织

进入椎管,尽量靠近中央的椎板扩大开窗,充分显露神经根和硬膜囊,探明硬膜与黄韧带和椎板的关系,显露硬膜囊并牵向中线,探明椎间盘突出和根管狭窄的情况(图 3-1-14)。用带钩吸引器牵开、保护神经根,尖刀切开后纵韧带及纤维环(图 3-1-15)。摘除髓核,在后纵韧带和硬膜下探查以确定是否还有游离的椎间盘碎片存在(图 3-1-16)。切除椎间盘后应对神经根彻底减压,减压神经根管,探查侧隐窝是否通畅。当神经根完全显露,能自如移动,确定神经根减压已足够。

3. 缝合　冲洗创腔,应用双极电凝确切止血,检查无活动性出血,用 1-0 或者 2-0 可吸收线缝合腰背筋膜 1 针或 2 针,内翻缝合皮下组织,放置半管引流,无菌敷料覆盖伤口。

（四）术后处理

术后患者在恢复室复苏,术后最初两小时患者应卧床休息,静脉滴注地塞米松和抗生素 3 天。术后次日床上练习直腿抬高,2~3 天后根据患者感觉情况床上练习腰背肌,1 周左右戴腰围下床活动,1 周后拆线,可予出院。嘱出院后循序渐进增加站立、行走时间,继续腰背肌锻炼,1 个月后恢复轻体力劳动,3 个月内避免重体力劳动。

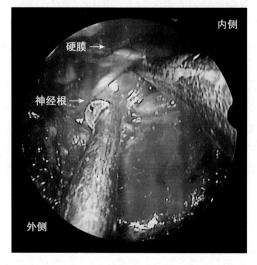
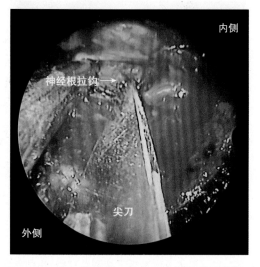

图 3-1-14　识别神经根和硬膜,用神经根剥离子或吸引器将其分离

图 3-1-15　切开纤维环,同时用神经根拉钩保护神经根

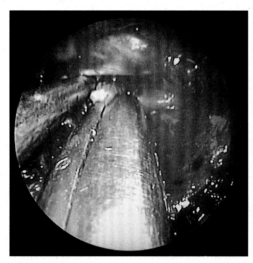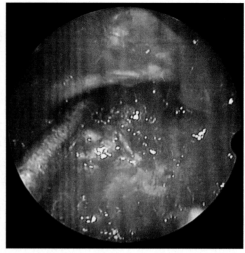

图 3-1-16 摘除髓核,在后纵韧带和硬膜下探查是否有游离的椎间盘碎片

临床效果评分标准:优:疼痛消失,无行动及功能障碍,恢复正常工作生活;良:偶有疼痛,能做轻工作;可:症状有所改善,疼痛仍明显,不能完成正常工作;差:症状体征无改善。

（贺石生　张海龙）

三、适应证与手术操作

（一） 椎间盘突出症

1. 概述　1997 年,Foley 和 Smith 引入了显微内镜椎间盘切除系统(microendoscopic discectomy, MED),这套微创系统可以对腰椎间盘突出导致的神经根压迫进行减压,它和以往的各种微创方法比较具有显著的优点,这种手术的入路与传统入路相似,为大多数的脊柱外科医师所熟悉,且临床疗效良好。

然而,第一代的 MED 也存在明显的缺点,如内镜的使用重复性差,图像质量不稳定,管状牵引器的工作空间受限制。因此在 1999 年后,枢法模公司推出了第二代的 MED 系统,即 METRx。它与第一代 MED 相比较图像质量得到了明显的改善,内镜的尺寸进一步减小,管状牵开器大小的选择性更多,里面的操作空间更大,它不仅可用于侧方型的椎间盘突出,而且还可以用于椎间盘游离和侧隐窝狭窄的患者。另外,管状牵开器除了在内镜下操作外,也可以在显微镜下进行操作,这样大多数对显微镜十分熟悉的医师可以很快适应这种操作。

2. 原理与优缺点　经皮椎间盘镜腰椎间盘髓核摘除术采用极轻液体光纤,类似自然光的氙光源,便利精巧的手术器械,微型变速磨钻等高科技手段,是一种在传统椎板间开窗髓核摘除术的基础上引入了脊柱显微内镜的微创手术,也是直视下的微开窗术式。由于通过内镜在直视下分辨各种解剖结构,清晰探查和精确处理椎管内各种病变,大大降低了损伤硬膜囊和神经根的危险性,而且对脊柱生物力学稳定性的干扰甚少,术后恢复快、手术疗效确切。其优点包括:组织损伤小,可在直视下减压,同时为了便于手术操作,还专门设计了相关的手术器械。这种手术的入路与传统入路相似,为大多数的脊柱外科医师所熟悉,且临床疗效良好。缺点包括:手术中扰乱了手眼之间天然的合作,而这种合作对手术进行是十分重要的;如使用显微镜则会限制视野和视线等。因此,对医师来说需要一个学习和适应的过程。

3. 手术适应证与禁忌证

（1）适应证:椎间盘镜在腰椎后路目前已能完成包括侧隐窝狭窄、椎间盘及后纵韧带钙化、椎间盘突出及游离、黄韧带肥厚及椎间融合、椎弓根螺钉内固定等手术,所以绝大多数适合传统开放手术的病例均可采用该方法。然而,由于微创手术显露范围有限,它更适用于单节段的椎体病变,因此常主要应用于以下情况:①椎间盘突出症;②椎间盘源性下腰痛;③腰椎管狭窄症;④腰椎滑脱症(Ⅰ度或Ⅱ度);⑤椎体后缘离断症;⑥腰椎不稳症等。

(2)禁忌证:无绝对手术禁忌证,但是要求操作者同时具备开放手术的经验和显微操作的技术,能够将传统的直视手术变为手眼分离的脊柱内镜手术。以下几点列为相对手术禁忌证:①老年患者的广泛或重度腰椎管狭窄或者严重骨质疏松患者;②术前定位不明确的患者;③局部解剖层次不清,如峡部裂、二次手术局部粘连严重等情况;④有严重的心肺疾病老年患者;⑤进行椎间植骨融合者要慎用椎间盘镜下腰椎后路减压术,初学者最好不用;⑥明显椎体终板硬化者;⑦活动性椎间盘炎、蛛网膜炎者;⑧多节段的椎间盘病变(超过3个节段)等。

4. 手术操作

(1)术前准备:手术室要安排在一间足够容纳 C 型臂 X 线透视系统、椎间盘镜监视器及数字显像设备的房间。主刀医师应该站在患者的手术侧,助手则站在对侧。显示器放于头侧,确保主刀医师和助手都能舒适地观看影像。

(2)麻醉与体位:麻醉可以选择局部麻醉、硬膜外麻醉或全身麻醉进行。大多数医师倾向于选择硬膜外麻醉,一方面可以避免全身麻醉带来的不良反应,另一方面,当神经根受到刺激时患者会有反应。全麻适用于紧张或者难度较大的病例。手术大多选用俯卧位,卧于可以透过 X 线的 Wilson 架上,也可在胸部和两侧髂前上棘处分别垫以软垫,使腹部悬空而避免受压,减少术中的静脉出血量,还可以使患者腰椎前屈及前凸减小,张开椎板间隙,以利于手术操作。另外,俯卧位还有利于微创手术操作困难时无需改变体位即可改为开放式手术。也有部分学者提倡膝胸位,认为这样可以让髋关节、膝关节屈曲,最大限度地减少腰椎前凸和对腹腔血管的压迫。

(3)手术步骤:

1)切口:术野消毒、铺单后选定椎间隙和入路,在其棘突两侧旁开约 2.0cm 处插入导针经患侧椎旁肌至椎板,透视下确认导针位于手术间隙,然后以穿刺点为中心做长约 2.0cm 皮肤纵切口。

2)暴露:切开筋膜,沿导针插入最小扩张管并抵于上位椎板下缘,经侧位透视证实后拔除导针,用扩张管头部沿椎板剥离下缘附着的肌肉。逐级插入其他扩张管,扩张肌肉、软组织至椎板,最后插入通道管并连接于手术床上的自由臂。下按通道管使其与椎板紧密接触,防止软组织滑入通道管中。锁紧自由臂,取出所有扩张管。再次摄片确定无误,用髓核钳取出残留在通道中的软组织,防止内镜被接触而影响视野。连接好摄像头及光源后将内镜插入通道管中并锁定,调节焦距以获得清晰图像,术中也应随时根据情况调节内镜保持理想的图像。由于显示器放置在患者头侧,调节内镜使上位椎板位于 12 点方向,中线结构在 3 点或 9 点方向。

3)减压:用小咬骨钳或单极电凝清除椎板和小关节上的软组织后,显示上位椎板下缘和黄韧带。若有出血可用双极电凝止血,用刮匙解剖出上位椎板下缘并做部分咬除,有小关节肥厚时也需要切除部分靠近中线的小关节突。从上位椎板下缘开始剥离黄韧带。尽量保留硬膜外脂肪,减少术后硬膜外粘连。

进入椎管,做尽量靠中央的椎板扩大开窗,及时用骨蜡涂抹骨创面,充分显露神经根和硬膜囊,探明硬膜与黄韧带和椎板的关系,显露硬膜囊并牵向中线,轻柔解剖并保护硬膜,探明椎间盘突出和根管狭窄情况,用带拉钩的吸引器牵开、保护神经根,用小尖刀切开后纵韧带及纤维环,髓核钳摘除髓核,方法与开放手术相同。在后纵韧带和硬膜下探查以确定是否还有游离的椎间盘碎片存在。切除椎间盘后还应对神经根进行彻底减压,用球形探子探查侧隐窝是否通畅。当神经根显露长约 1cm,能自如移动 1cm(镜下约为视野的半径),中央管狭窄者受累的硬脊膜及神经根能自如移动,大号球形探头可沿神经根插入神经根管时,确定神经根减压已足够。

4)缝合:透视确定椎间隙无误后,检查有无活动性出血。放置皮片或半管引流,恢复椎旁肌的正常解剖位置。可吸收线间断缝合腰背筋膜 1 或 2 针,内翻缝合皮下组织,无菌敷料覆盖伤口。

5. 术后处理　专业的护理模式能保证患者得到标准护理和在不影响疗效的前提下缩短住院时间。术后卧床休息,静脉滴注地塞米松和抗生素 3 天。术后次日床上练习直腿抬高,2~3 天后根据患者感觉情况床上练习腰背肌,1 周左右戴腰围下床活动,逐渐加强腰背肌锻炼,最早在术后 4 周进行有氧运动如散步、骑自行车、游泳。利用健身器材的躯干屈伸运动补充完成特定的背部康复计划,患者在椎间盘切除术后随访 12 个月。需要强调术后有计划地进行康复训练对获得长期满意疗效有重要意义,仅因为其微创而片面强调术后过早过强的活动,不利于其恢复,且容易导致突出复发。

6. 合理选择脊柱微创手术 与传统的开放式手术方法相比,椎间盘镜下腰椎后路减压椎间盘切除术具有切口小、肌肉和软组织损伤小等特点,因此并发症少,患者术后住院时间短、恢复快,得到了医师和患者双方普遍的欢迎。

减压、矫形、固定及融合是脊柱手术的基本技术,并由此达到治疗疾病的目的。由于脊柱的解剖部位深在、结构复杂,大多数脊柱外科的手术创伤较大,风险也大,腰椎后路手术尤其明显,因此在脊柱外科领域中,微创外科技术的应用与发展有一定的空间。自 20 世纪 80 年代以来,脊柱外科的微创手术有了长足的进展,然而,由于解剖结构上的特点,在脊柱疾患治疗中采用微创技术远比在胸腔、腹腔及盆腔脏器上困难得多。脊柱微创外科的发展过程表明,微创是一项技术、一种手段,疾病的治疗效果才是追求的目标。忽视后者一味追求微创是不可取的。针对不同疾病、不同部位的解剖特点研究与制造适用的微创器械为开展脊柱微创手术的前提。骨科医师的临床经验和微创技术操作训练应视为必不可少的条件,严格选择适合微创技术治疗的病种、部位和手术途径往往是避免意外伤害,获得成功的基础。

7. 并发症与预防 椎间盘镜下髓核摘除术并发症与常规手术相同,主要有如下几种:①残留腰腿痛:术后随访部分患者会残留腰痛,可根据情况采取保守治疗或者再次手术;②神经根损害:发病率低于 2%,只要不切断,多数可在 1~2 年内恢复;③硬脊膜损伤、术后脑脊液漏:发病率低于 5%,术中不必修补,用明胶海绵覆盖加纤维蛋白胶注射即可,术后脑脊液漏也无须特殊处理,一般 2~4 周内可自行闭合;④术后原节段复发:对侧复发可再用椎间盘镜下腰椎后路减压及内固定术,同侧经保守治疗后无效者以侧后路椎间孔镜或开放手术为宜。

预防:①强调术中 X 线定位,定位错误是椎间盘镜下腰椎后路减压及内固定术常见的失败原因,在确定需切除的病变椎间盘之前一定要用 C 型臂 X 线机再定位,并且要与术前 X 线、CT、MRI 片对比,特别是患者有腰椎骶化或骶椎腰化时更应该注意;建议在显露黄韧带、椎板“开窗”前进行 X 线定位,以免发生不必要的错误;②减压时,术中工作通道的放置既要考虑椎间盘的生理倾角,又要调节最佳外展角,便于显露和椎间盘摘除,还可以减少对关节突的切除,维持脊柱的稳定性。矢状面上工作通道的理想角度应与椎间盘的生理倾角相符。如有合并椎间盘游离、下坠,可根据术中的情况,向下调整工作通道的位置。对骨化的椎间盘及椎体后缘骨赘增生压迫明显者,用反向刮匙或附加器械去除。

保持术野清晰,彻底止血。因为手术为镜下操作,术野小,保持术野的清晰是成功的关键,对此应以预防为主:①插入通道管后,紧压在椎板上再固定,椎板切除前,将内镜抬高,用单极电凝烧灼去除椎板和黄韧带表面及通道管周的肌肉和软组织,以免移动通道管时组织进入通道管与椎板之间影响视野,同时预防组织出血干扰手术;②切除椎板等骨质后,及时用骨蜡涂抹,进一步减少出血的机会;③切除椎间盘前用双极电凝烧灼其表面的血管,以免切除椎间盘时扯断血管,血管回缩,造成止血困难;④对于看不见的血管出血,主张用较大块明胶海绵压迫即可,充分发挥其止血作用,同时由于其可吸收、关闭创口前较易吸出,克服了用棉片或纱布压迫的低效率止血,也避免了异物残留的可能,一般采取上述措施可以保证术野清晰,若控制不了出血,最好改用常规手术;⑤术后常规放置引流 24 小时,可以避免血肿形成,减少粘连,防止感染。

8. 典型病例

病例一:患者,女,34 岁,以“腰痛 12 年,加重伴左下肢疼痛、麻木 8 年”为主诉。12 年前无明显诱因下出现腰背部疼痛,不向周边放射,休息可缓解,8 年前腰痛加重的同时出现左下肢后外侧疼痛、麻木,不累及左小腿与左足,间断行理疗等对症治疗,近 1 个月来逐渐加重。笔者所在医院腰椎 MRI 示:腰 5 骶 1 水平椎间盘突出,神经根受压。追问病史,患者自诉 1 年前有外伤病史。体检:脊柱生理弯曲存在,腰椎棘突旁压痛,叩击痛阳性,左下肢皮肤感觉麻木,针刺感减弱,疼痛、麻木由臀部经大腿后方放射至后外侧,左下肢直腿抬高试验40°阳性,加强试验30°阳性,右下肢正常,左膝反射减弱,右膝反射及双侧跟腱反射正常,病理征未引出(图3-1-17)。

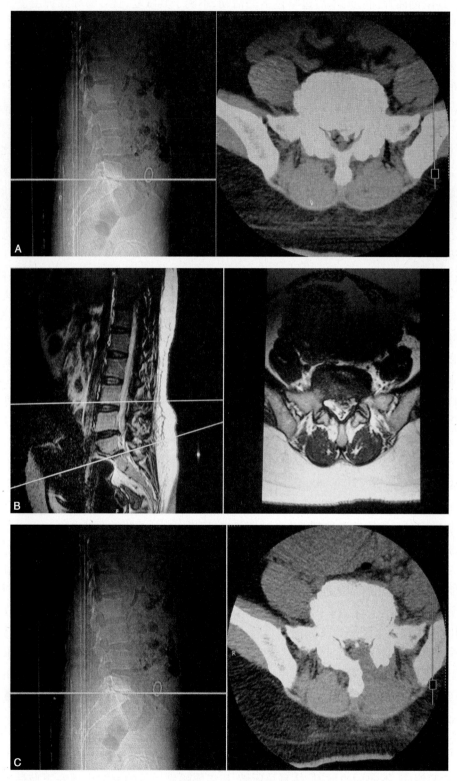

图 3-1-17　CT 所示

A. 术前 CT 示:L_5/S_1椎间盘突出伴钙化,硬膜囊及神经根受压;B. 术前 MRI 示:L_5/S_1椎间盘突出;C. 术后 1 周 CT 示:L_5/S_1钙化椎间盘被切除

　　病例二:患者,男,31 岁,以"腰痛伴左下肢疼痛 6 个月"为主诉。患者疼痛以左下肢为主,由臀部经大腿后方放射至小腿后外侧踝关节处。腰椎 MRI 示:腰 5/骶 1 椎间盘突出(左后方),神经根受压。体检:脊柱生理弯曲存在,腰椎棘突压痛明显,叩击痛阳性,左下肢皮肤感觉麻木,针刺感减弱,疼痛、麻木由臀部经大腿后方放射至小腿后外侧踝关节处,后外侧为主,左下肢直腿抬高试验 35°阳性,加强试验 20°阳性,右下肢正常,左膝反射减弱,右膝反射及双侧跟腱反射正常,病理征未引出(图 3-1-18)。

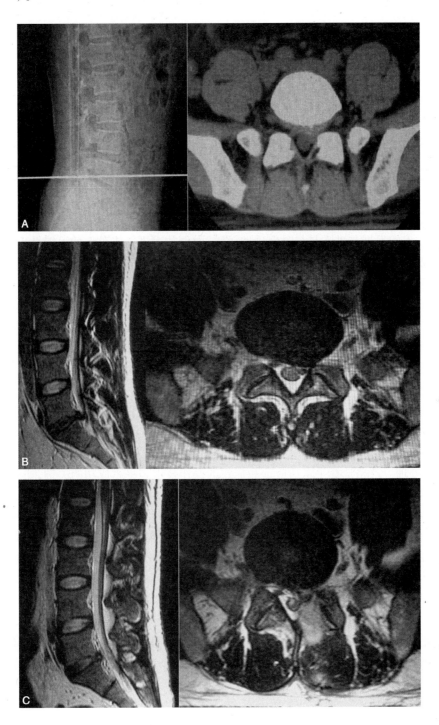

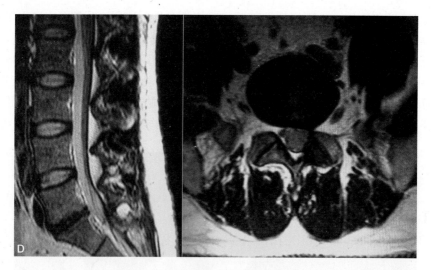

图 3-1-18

A. 术前 CT 示:L_5/S_1 椎间盘突出,硬膜囊及左侧神经根受压;B. 术前 MRI 示:L_5/S_1 椎间盘突出,硬膜囊及左侧神经根受压;C. 术后 10 天 MRI 示:L_5/S_1 椎间盘突出被切除;D. 术后 6 个月 MRI 示:L_5/S_1 椎间盘对硬膜囊及神经根无压迫

9. 展望　技术的发展与进步是与时俱进的,脊柱微创技术进一步革新的可能性也是没有止境的。例如,经计算机处理的非直视影像图片的应用就为覆盖更多的信息提供了可能,医师做手术的过程中患者的重要体征和数据就可以呈现在眼前,同时计算机还会考虑到患者的解剖及手术时的体位,使医师手术中避免伤害到周边组织,从而比较安全。另外,利用机器人系统可以使手术操作更加精准。

除此之外,医师还可以利用远程手术借助于遥感装置进行跨地域的手术,这最初来自于军事上的想法,可以为没有医院的地区提供手术援助。但由于当今通信的限制,这样的想法受到极大的限制,小一点的概念是远程指导,即经验丰富的专家指导在远地手术团队的工作,这样的想法已经得到了科技的支持,技术已经成熟。

微创手术的到来为患者和医疗体系提供了好多好处,但与生俱来的局限也挑战着医师。计算机与机器人的联合会带来一些大的进展。随着科技的不断进步,在花费、训练、安全、精确度及临床实用方面都会得到解决。

10. 围手术处理　严格选择手术适应证和娴熟的操作技术是手术成功的关键,如何防治围术期并发症则可影响术后疗效。本节主要讨论腰椎间盘突出症的围术期处理。

（1）术前处理:

1）医师应仔细研究患者精神状态,并根据其病史、症状、临床检查、X 线片、MRI、CT、造影等临床资料,作出明确的诊断,选择最佳术式。同时还应向患者及家属充分说明有关手术的各种情况。

2）心理准备:绝大多数患者,对治疗既充满希望,又害怕手术失败,要耐心倾听患者诉说,并作相应的科学解释,与患者交谈时强调治疗的效果,使其有安全、亲切感,消除其不良心理,树立战胜疾病的信心。

3）同其他大手术一样,术前应对心、肺、肝、肾功能及全身情况做仔细检查,并除外局部感染,另外还需检查红细胞沉降率等常规化验项目。手术一般出血不多,可根据患者病情及所选术式决定是否备血。

4）呼吸功能锻炼:术后一般需卧床数天左右,需要锻炼在床上深呼吸,并尽早戒烟,减少肺炎和肺不张的发生。

5）床上排尿功能训练:术后卧床排尿可能受影响,为及早拔除尿管,减少泌尿系感染,应在术前即训练床上排尿功能。

6）术前 1~2 周禁用阿司匹林、双密哒莫、华法林等抗凝药，术后何时恢复需根据引流量和伤口愈合程度决定。术前 1 周尽量停用非甾体抗炎药物（如：芬必得、双氯芬酸钠、吲哚美辛、洛索洛芬钠、塞来昔布等），可以使用曲马朵缓释片或对乙酰氨基酚等。术前存在高血压者需控制好血压，应控制在 140~150/80~90mmHg 以下。服用降压药物时注意：术前 1 周内不能用复方降压片、降压 0 号等含有利血平的药物。

7）糖尿病患者：需控制血糖在 10mmol/ 以下（空腹和餐后均应如此）。注意饮食，不能吃甜食和水果，主食不能多吃，蔬菜和肉类可以多吃。心脏病患者应进行内科评估，以决定手术的风险。心动过缓者术前需要行阿托品试验，以决定其对药物的反应性。如反应性不佳则可能需要安装临时起搏器。既往存在脑血管病者（脑血栓、脑出血等）围术期再发脑血管病的几率较正常人明显增高，应引起重视。肝功能异常者应进行保肝治疗，使 ALT（谷丙转氨酶）降至 80IU/dl 以下。

8）戒烟：此建议非常重要，因为吸烟会延长伤口和骨骼愈合的时间，术前手术区局部应清洗，去除污垢。必要时给予镇静剂以保证充足的睡眠。

9）对腰 3 以上的椎间盘突出或腰椎先天发育异常者，术前应采用各种手段定位。充分的准备能提高手术的成功率。不能因为腰椎间盘突出症的手术方法较为完善和成熟，就疏于准备，以免增加出现意外情况和各种并发症的机会，影响疗效。

（2）术中的并发症及其处理：

1）椎管内血管破裂出血：椎管内分布有非常丰富的血管网，尤其是静脉呈网状分布，手术操作稍有不慎将造成静脉丛破裂出血，严重影响镜下操作，盲目操作易致误伤。

防治措施为：①术前 2 周内停止各种物理治疗及椎管内治疗，因其可引起静脉血管扩张及硬脊膜外腔粘连；②术中确保患者腹部悬空勿受压，否则会致静脉压增高易破裂；③术中要仔细分离，避免强行牵扯，无法避开的血管可用双极电凝止血锐性分离；④可用肾上腺素盐水浸泡或肾上腺素盐水棉片填塞硬脊膜外腔片刻，或用肾上腺素盐水冲洗术野，使血管壁收缩变厚，小血管破裂也可很快止血。如术中发生较大血管出血，则可用拉钩吸引器边拉紧神经硬脊膜边压迫吸引，或用脑棉片压迫止血，使术野清晰以完成手术操作，术后常规放置引流管，24 小时内拔除。若出血不止，无法操作，则要变侧卧位或改开放手术。除非必须，椎管内一般不放置明胶海绵等异物。

2）腹腔脏器及大血管损伤：据国外文献统计，腹腔脏器及大血管损伤的发生率为 0.04%~0.06%，死亡率却高达 15%~61%，美国平均每周发生 2 例。Goodkin R 和 Laska LL 强调指出前纤维环/前纵韧带贯通是一种严重而须冷静处理的并发症，其发生可能较预想更为常见。若在钳取髓核中突然出现大量血液涌出，或出现低血容量休克及急性腹部症状体征等，应即考虑腹腔脏器及大血管损伤，立即剖腹有可能挽救生命。据说国内有因采用 MED 行腰椎间盘手术导致腹腔大动脉损伤而死亡 1 例的情况。该并发症多为术者操作经验不足所致，只要仔细操作，严格遵守操作规程，控制好髓核钳的深度和范围，应可避免。

3）硬脊膜和神经损伤：单纯硬脊膜破裂和硬脊膜破裂合并神经根束或马尾神经束损伤，多为椎板钳咬除黄韧带及清理侧隐窝，或髓核钳摘除髓核时发生，只要在操作中仔细认真，保持镜下术野清晰，及时分离硬脊膜外腔粘连等，并坚持"不见神经根决不动刀切椎间盘"的原则，可避免硬脊膜和神经损伤的发生。若术中发现脑脊液外溢，即用小脑棉片填塞，完成椎管内操作后取出。硬脊膜破裂一般为小破口，无须缝合，术后头低足高位 2~3 天即可。1~2 束神经束损伤可引起支配区域的麻木，而神经根断裂则可引起瘫痪。

4）手术遗漏：由于术野的限制，微创手术不能像常规开放手术可以探查椎管。因此，术前要求对患者病变间隙的病理改变有较全面的了解。术前常规 CT 检查，必要时行 MRI 检查，并与临床症状及体格检查资料进行综合分析，以确定须手术椎间隙，以免遗漏。若有 2 个以上间隙须手术或合并中央型椎管狭窄者,应谨慎选择微创手术或行开放手术。术中应尽量取尽突出、破碎、钙化的间盘组织,若无法取尽或操作不便,应及时改开放手术,以免影响术后疗效。

（3）术后的并发症及其处理：

1）腰椎间隙感染：常规开放手术后椎间隙感染的发生率为0.1%～4%。此为一种严重并发症,虽临床少见,但治疗较难,且费用昂贵。由于手术中使用的仪器和器械较多,术中须数次C型臂X线透视,极易污染而引起术后腰椎间隙感染。应注意严格的器械消毒,控制手术室人数,严格的无菌操作,围术期抗生素的应用等。

预防措施是：①选择手术适应证时遵循由简至繁、循序渐进的原则,早期应选择侧后方突出明显者,在较熟练掌握手术操作技巧的基础上,才开始施行突出椎间盘钙化、合并侧隐窝狭窄、2个间隙等复杂手术；②对微创手术的局限性应有充分认识,微创手术尚不能完全取代常规开放手术,因此,对术中转开放手术应视为一种相对积极和防止发生严重并发症的措施,而不是手术的失败；③术前对患者病情应有充分了解,若患者病程较长、合并侧隐窝狭窄、突出椎间盘钙化及曾行椎管内治疗者,术前应有思想准备,术中应小心仔细操作,避免并发症的发生。

2）硬脊膜、神经根粘连：神经粘连症状多在术后半年左右发生,表现为术后消失或减轻的原有症状复发,MRI有助于鉴别椎间盘突出和硬膜、神经粘连。该并发症主要与手术操作粗暴、手术创伤大或术后切口引流不畅有关。

对于术后硬脊膜、神经根粘连重在积极预防。术中要尽可能减少创伤,避免半椎板或全椎板切除等大的破坏,尽量不要剥离硬膜外脂肪。术中伤口内止血应彻底。术中可采用棉片压迫、明胶海绵填塞、冰盐水冲洗、双极电凝等办法止血。另外,术中还可以用1支透明质酸钠注入硬膜外间隙,研究发现透明质酸钠对预防粘连效果突出。术后切口内放置负压引流,尽可能引流椎管内残余和再次渗出的血液。术后早期进行双下肢的直腿抬高锻炼,可以防止未被完全引流出的血液与神经发生粘连。

3）原发节段椎间盘再突出：文献报道,腰椎间盘突出症术后再突出的发生率为5%～11%,而原发节段突出占44%～74%。有关复发原因尚不完全清楚。多数学者认为椎间盘切除不彻底是引起术后椎间盘复发的原因,笔者发现临床上尽管将椎间盘组织尽可能切除,也仍有复发病例。Fountas的一项长期随访研究发现椎间盘切除量的大小与复发率没有明显相关性。Carrage等也认为突出椎间盘纤维环的完整性与术后复发明显相关,纤维环本身缺损大或术中切除广泛者术后复发率高。笔者认为腰椎间盘突出术后复发是椎间盘所处的病理状态、患者自身因素（易感性、性别、体重、吸烟等）及术者的操作技术等多种因素造成的。

4）相邻节段椎间盘再突出：由于初次手术改变了腰椎的正常结构,使局部的生物力学发生了变化,应力向上、下间隙椎间盘集中,导致上、下间隙椎间盘发生退变而突出。

5）腰椎节段性不稳定：目前各种椎间盘切除术均不同程度地影响了腰椎的稳定性,尤其手术范围扩大可以造成术后腰椎不稳、滑脱。因此,关节突的去除范围一般限制在关节突内侧的1/3～1/2。

6）继发性椎管狭窄：根据生物力学载荷分布特点,腰椎间盘切除后随着时间载荷量的增加,势必造成椎间高度的丢失、剩余髓核突出、前后纵韧带松弛、腰椎不稳等,进而导致椎管及神经根管容积减少,继发腰椎管狭窄。

总之,对腰椎间盘突出症患者围术期进行积极、有效、全面、细致的准备十分重要,高质量且行之有效的准备措施可以促进康复,巩固治疗效果,减少并发症的出现。

（二）椎管狭窄症

1. 概述　腰椎管狭窄症是引起腰腿痛的常见疾病之一,严重影响患者的日常生活和工作能力。腰椎管狭窄包括中央管狭窄、侧隐窝狭窄和神经根管狭窄。将受压迫的马尾或神经根彻底减压松解是治疗的主要目的。最常用的传统手术方法是后路开放椎管减压成形术,虽减压充分,但创伤大、肌肉软组织剥离广泛、出血多,且对脊柱后柱结构的破坏易出现术后继发性脊柱不稳,同时术后血肿瘢痕形成将导致疗效不佳,导致其中、远期疗效并不理想。随着微创外科的发展,内镜手术在脊柱外科的应用日益增加,微创减压手术由于既能满足充分减压的需要又能够最大限度地减少手术带来的组织损伤和最大限度地保持术后脊柱生物力学稳定,日益受到国内外脊柱外科医师的重视。MED 已成功应用于腰椎间盘突出症的治疗,该技术具有切口小、组织损伤小、恢复快、术野清晰、可获得与常规开放手术同等疗效的优点,随后又在此基础上 METRx 手术系统被扩展应用于治疗腰椎管狭窄症,即显微内镜下椎板减压术(microendoscopic decompressive laminotomy,MEDL),尤其是通过单侧入路进行镜下双侧椎管减压,其目的是在保证减压手术效果的基础上又尽可能减少手术操作创伤、保持腰椎术后力学稳定性以及减少与手术相关的术后并发症。

2. 原理与优缺点　MED 技术扩展运用到椎管减压(MEDL)治疗腰椎管狭窄症是可行的,具有切口小、组织剥离损伤少、出血少、并发症少、术后恢复快的优越性。单侧入路双侧减压获得良好疗效的具体原因包括以下:

(1)采用扩张管扩张技术建立工作通道,无需广泛剥离骶棘肌和损伤其支配神经支,保留了术后骶棘肌尤其是多裂肌功能;单侧入路也直接避免了对侧软组织的损伤。

(2)由于术野放大 3~5 倍(视镜头距离不同),可精确确定咬除椎板和关节突的范围,最大限度地保留大部分关节突,较好地保留了维持脊柱稳定的骨性结构;镜下操作更加准确,粘连松解能更精细,能有效避免神经根或硬膜囊损伤。

(3)对侧椎管为潜行减压,保留了对侧椎板外层及大部分关节突结构,同时也保留了棘突与棘上韧带,这些后柱骨与韧带结构的保留有利于维持术后脊柱稳定性。

(4)通过向上下调整通道方向,能通过一个 1.8~2.0cm 的小切口对相邻两个节段同侧椎管实施手术,且能保留部分椎板骨桥,以阻挡椎管外组织水肿压迫和粘连。

利用 METRx 手术系统单侧入路可以清楚显示同侧硬脊膜囊、神经根及神经根出孔处,通过调节工作管道角度及方向还可显示椎管对侧后部,从而对侧椎管进行减压,笔者体会显露对侧椎弓根对于双侧减压是极其关键的,直视下减压对侧神经根孔是足够安全的。

3. 手术适应证与禁忌证

(1)适应证:主要适用于单节段或双节段腰椎管狭窄症,对于 3 个或以上节段椎管狭窄者,根据手术者的经验可以向上另作一个小切口,也可以达到微创的目的。当然,如果经验不足则建议选择常规开放手术,具体适应证为:

1)腰痛伴下肢放射痛。

2)神经性间歇性跛行,主要由于腰腿痛而行走受限和(或)不能忍受久站。

3)影像学证实存在退行性腰椎管狭窄并与临床表现一致者。

4)经过至少 6 个月保守治疗无效者。

5)有腰椎不稳者可考虑结合应用其他脊柱微创固定融合术。

(2)禁忌证:

1)临床表现与影像学不一致者。

2)先天性腰椎管狭窄症。

3)超过Ⅰ度的退行性腰椎滑脱与峡部裂性滑脱,或术前腰椎明显不稳且不适应于脊柱微创固定融合术者。

4)Cobb 角度超过 20°的退行性腰椎侧凸或存在严重腰椎畸形。

5)有同节段腰椎手术史(相对禁忌)。

6)存在急性感染或肿瘤性疾病。

7）马尾综合征，或合并巨大中央型椎间盘突出并钙化者。

4. 手术操作

（1）术前准备：术前均行腰椎正侧位、过伸过屈动力位、CT及（或）MRI、椎管造影检查，必要时行CTM检查。CT能很好地显示韧带钙化、关节增生及关节突关节的方向；MRI矢状切面图像可显示神经根孔情况；椎管造影和CTM能较好地显示侧隐窝狭窄与神经根压迫程度，较CT与MRI能更加直观体现狭窄程度。如何选择各项影像学检查主要取决于现有影像学资料是否与临床表现一致，如不一致则需要进一步的检查，最后根据临床表现、体征、影像学检查明确诊断，并排除存在狭窄节段不稳。手术工具与设备主要包括椎间盘镜METRx手术器械与术中透视设备（C型臂或G型臂X线机）。

（2）麻醉与体位：采用腰麻联合硬膜外麻醉。患者俯卧位，胸部、双侧髂嵴双膝垫软垫，腹部悬空。膝关节屈曲、踝关节衬以软垫，防止受压。

（3）手术步骤：

1）术前定位：根据体表标记或透视确认手术目标间隙，并于与之相对应的皮肤表面横行画线标记，通常行后正中纵向切口，长为1.8~2.0cm，双节段椎管狭窄者如仅需同侧减压，切口可设计于两间隙之间，上下移动皮肤切口可建立2个工作通道；如需要对不同节段减压，则设计2个切口。

2）建立工作通道：以L_4/L_5单节段性椎管狭窄症单侧入路为例。沿切口标记线用9号椎管穿刺针沿棘突旁向下肢神经根症状或症状重的一侧深部穿刺至该侧L_4椎板下缘，导针置入此部位，依次递增插入椎间盘镜扩张管进行肌肉软组织扩张，最后置入直径18mm工作套管，连接自由臂固定装置，清楚显示一侧L_4、L_5椎板及其间隙、小关节突内侧部分，建立工作通道（图3-1-19）。

3）同侧椎管减压：清除视野中椎板外残余软组织，双极电凝止血，咬除椎板间韧带，用椎板咬骨钳咬除上下椎板黄韧带附着部、小关节突内侧部分，直角剥离器剥离黄韧带与硬膜之间粘连，咬除黄韧带。根据椎管狭窄情况扩大减压范围，包括L_4椎板下2/3、L_5椎板上1/2或半椎板减压、增生内聚的关节突内侧非关节面部分（图3-1-20），重点对侧隐窝及神经根管减压。对同时存在椎间盘突出者，保护好神经根后行髓核摘除，进一步咬除关节突增生部分，扩大神经根管，减压至同侧L_5神经根松弛无受压（图3-1-21）。

4）对侧椎管减压：向内侧咬除黄韧带至棘突椎板交接处，将工作通道管向对侧倾斜（图3-1-22），镜下咬除椎板与棘突和棘间韧带连接的基底部以扩大中央管，以便在30°角度内镜直视下进行对侧椎管背部空间的减压操作。

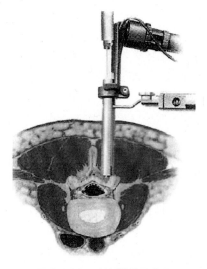

图3-1-19 建立通道示意图

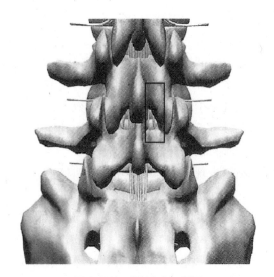

图3-1-20 同侧减压范围

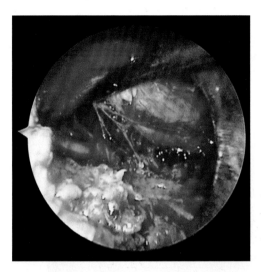

图 3-1-21　减压后同侧 L₅ 神经根松弛

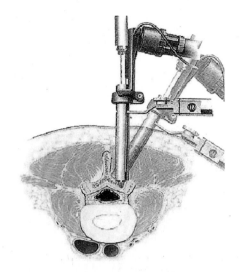

图 3-1-22　倾斜工作通道示意图

工作通道角度可根据需要调整,潜行咬除对侧椎板深层,可用带保护套的高速小磨钻磨除椎板深层,即将对侧椎板磨薄,将椎管对侧部及对侧侧隐窝扩大成形,咬除对侧黄韧带至硬膜囊对侧外缘处与椎弓处,根据对侧小关节增生情况可用磨钻扩大对侧椎间孔与神经根管以解除对侧神经根的压迫(图 3-1-23)。减压成功后,镜下可见对侧硬膜囊外侧缘与 L₅ 神经根根袖(图 3-1-24)。

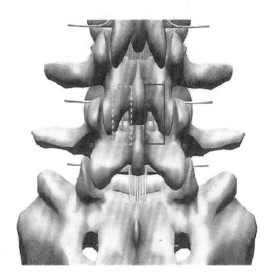

图 3-1-23　双侧减压范围示意图

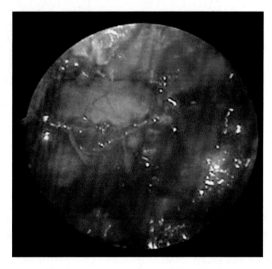

图 3-1-24　镜下可直视硬膜囊对侧外缘

5)术中判断减压效果:术中直视下可见神经根松弛、硬膜囊膨胀,多数据才可判断减压是否充分。对侧神经根减压情况难以判断时,或双节段减压的情况下,可行术中椎管造影来判断手术节段双侧神经根减压情况,于邻近节段(或 L₅S₁ 棘突间隙)用腰穿针穿刺,注入造影剂碘海醇(欧乃哌克)10～15ml,调节脊柱手术床,正侧位与双斜位透视了解造影剂通畅及神经根显影情况(图 3-1-25)。如探查对侧 L₅ 神经根及术中造影提示仍存在狭窄压迫,可利用同一皮肤切口,牵拉到对侧棘突旁建立对侧工作通道。通过此通道实现对侧椎管镜下减压。

6)缝合切口与引流:术中出血可用棉片压迫或双极电凝烧灼静脉丛止血,大量生理盐水冲洗术野,拔出工作通道,常规于椎板外放置引流管,如双侧入路可双侧引流,缝合筋膜、皮肤切口,术毕。

5. 术后处理　术后 3 日内静脉滴注甲泼尼龙 80mg,每日 2 次。术后 1 日拔除引流管,术后 3 日戴腰围下床,5～7 日后开始腰背肌功能锻炼,3～4 周后去腰围继续腰背肌功能锻炼持续 6 个月。

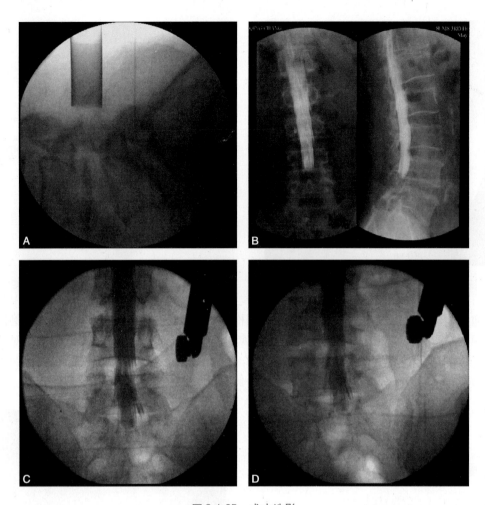

图 3-1-25　术中造影

A. 透视下于 L_5S_1 棘突间隙穿刺, 注入欧乃哌克; B. 术前造影显示 L_4-L_5 节段造影剂梗阻;

C-D. 减压后术中造影显示 L_4-L_5 节段造影剂通畅及双侧 L_5 神经根显影

6. 手术疗效与评价　单侧入路双侧腰椎管减压技术最早由 Young 于 1988 年提出, 此后经过改良并成功地应用于临床, 各种基础与临床研究也证实了其有效性。Guiot 等采用显微内镜对人尸体 L_1 ~ L_5 各节段椎管减压进行研究。通过将工作通道倾斜并运用 30°镜头增大视野范围, 内镜下单侧入路与内镜下双侧入路、开放双侧入路手术一样可获得相同的良好术野显露, 并优于开放单侧入路手术, 这表明单侧入路能满足中央管及双侧侧隐窝的充分减压。Khoo 等自 1999 年开始应用显微内镜实施单侧入路双侧椎管减压治疗 25 例腰椎管狭窄症, 取得与传统开放手术相近的疗效, 随访 1 年所有病例中的 16% 腰痛消失、68% 临床症状改善、16% 无改变; Ikuta 等报道 47 例单侧入路双侧减压, 每节段平均手术时间为 124 分钟、出血量为 68ml, 术后 MRI 显示椎管明显增宽, 术后 JOA 评分较术前提高 72%。

既往关于单侧入路双侧腰椎管减压的报道大多病例数较少、随访时间短, 直至 2006 年 Oertel 等报道了对 102 例腰椎管狭窄症采用单侧入路显微内镜下双侧减压, 97.7% 的患者术后症状即刻改善, 平均 5.6 年的中期随访其疗效优良率为 85.3%; Castro-Menéndez 等于 2009 年报道了对 50 例腰椎管狭窄症单侧入路内镜下双侧减压前瞻性临床研究平均 4 年的中期随访结果, 优良率达到 72%, 68% 的患者感到主观满意, ODI 评分平均增加 30.23 分, 下肢痛 VAS 评分平均增加 6.02 分, 腰痛 VAS 评分平均减少 0.84 分。这些研究结果表明单侧入路双侧减压不仅早期效果良好, 其中期疗效也令人满意。众所周知,疗效满意率可能会随着随访时间延长而降低,综合分析既往文献结果可发现内镜下单侧入路双侧减压的中期疗效优于传统开放手术,而更为长期的疗效比较还有待于进一步的观察与研究。

戎利民等采用前瞻性对比研究评价单侧入路显微内镜椎管减压术治疗腰椎管狭窄症的安全性及疗效,自2006年5月至2009年6月,采用单侧入路METRx内镜下椎管减压术治疗腰椎管狭窄症42例,采用常规后路开窗减压术37例,随访时间12~39个月,平均16个月。采用疼痛视觉模拟评分(VAS)及Oswestry功能障碍指数(ODI)比较两组患者术后症状缓解情况,使用ODI改善率评定手术临床疗效,并对两组手术时间、术中出血量以及围术期并发症进行对比。结果显示内镜组手术时间、出血量、术后引流量分别较开放组少32.8%、42.8%、72.7%。内镜组2例发生并发症,均为镜下硬膜小孔样撕裂脑脊液漏,行相应处理后治愈;随访时未发现腰椎不稳。开放组4例随访术后腰椎不稳。内镜组术后24小时的VAS评分及术后1个月的ODI均较开放组降低,随访手术临床效果显示,内镜组优良率为92.9%,高于开放组优良率89.2%。此组病例中期随访(3.5~6.5年,平均4.2年)结果显示,两组内术后1.5年随访与末次随访之间的VAS评分、ODI评分均无统计学差异,末次随访时内镜组手术疗效优良率为88.9%、开放组82.4%,提示单侧入路显微内镜椎管减压术手术损伤小、术后恢复好,具有更好的早期、中期临床效果,与其他文献报道结论一致。

7. 并发症与预防 本术式的并发症发生率并不高,硬膜撕裂是最常见的并发症,其发生率为4%~17.6%,与单侧入路需要过多的牵拉硬膜囊以暴露对侧椎管及学习曲线有关,但仍然低于常规开放椎板切除术的硬膜撕裂发生率。此外,术中须显露并保护好神经根,小心剥离硬膜外粘连,否则就易造成硬膜撕裂,但即使术中出现这种情况,也不至于出现长期的严重后果,只要术中及时发现与处理,小破裂口用脑棉片压迫即可,大破裂口则需做相应处理。如术中未及时发现而继续操作,则可能进一步损伤马尾与神经根,同时造成严重的脑脊液漏。减压完成后应仔细止血,否则尽管有术后引流也还有可能出现术后硬膜外血肿形成,严重者会导致症状复发。同时应严格无菌操作,内镜严格消毒,对于高龄、糖尿病、低蛋白血症等患者,术前、术后常规使用抗生素,以预防椎管内感染及皮肤切口感染。

8. 典型病例 84岁女性患者,主诉"腰痛1年余,间歇性跛行加重伴下肢麻木、酸痛半年"。药物治疗症状可稍缓解,半年前症状加重,伴双侧自臀部至大腿后侧、小腿背侧及足部皮肤麻木、酸痛、乏力,以右下肢症状为主,每次行走不能超过100米。有"胃大部分切除术"与"胆囊结石"病史。体格检查:正常步态,腰椎无畸形,无压痛,活动轻度受限;右足背部感觉减退,双下肢肌张力、肌力正常,膝反射、腱反射存在,双侧直腿抬高试验(-),Babinski征(-)。影像学检查:X线正侧位与动力位示腰椎退行性变,无明显不稳;MRI示L_3/L_4、L_4/L_5椎间盘退变,黄韧带增生肥厚;L_3/L_4、L_4/L_5节段椎管狭窄严重。诊断为"L_3/L_4、L_4/L_5腰椎管狭窄症"。明确诊断后在腰硬联合麻醉下行"右侧入路内镜下L_3/L_4、L_4/L_5双侧椎管减压术",术后恢复良好,术第7日出院。术前VAS、JOA评分分别为8分、14分,术后VAS、JOA评分分别为2分、24分。术后CT示L_3/L_4、L_4/L_5节段右侧椎板切除,左侧椎板自内侧削薄,椎管较术前明显扩大;术后36个月随访CT显示减压节段未发生狭窄,术后40个月随访MRI显示椎管无狭窄,术后40个月VAS、JOA评分分别为1分、27分(图3-1-26)。

9. 展望 内镜下单侧入路双侧减压术治疗腰椎管狭窄症充分体现了微创优越性,具有切口小、组织剥离少、出血少、并发症少、术后恢复快的特性。虽然其早期及中期疗效相似甚至优于常规开放手术,但其远期疗效仍不明确,尚需高等级循证医学证据支持。

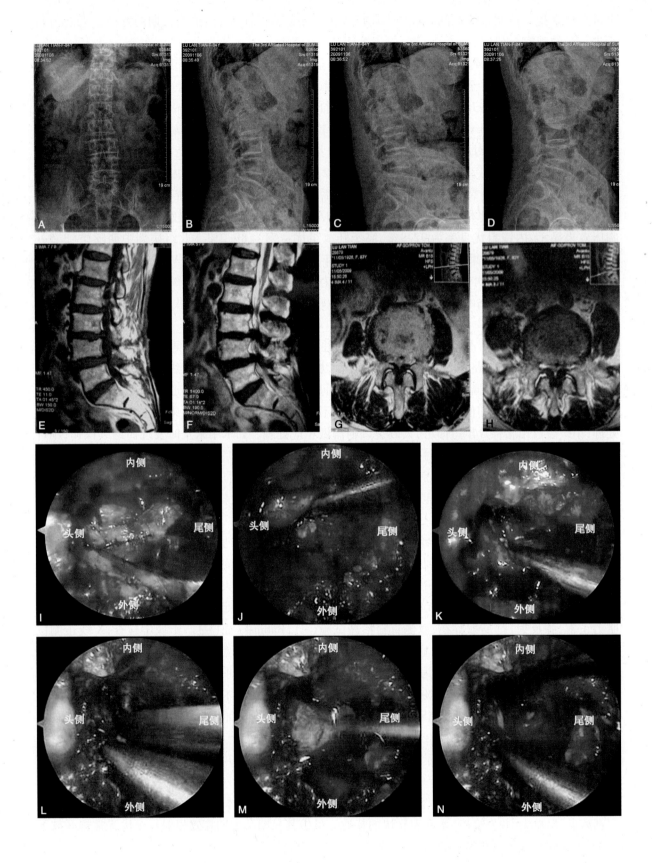

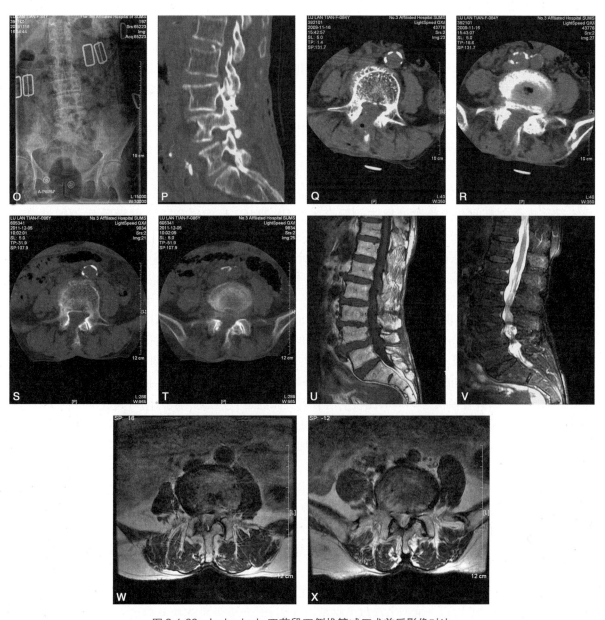

图 3-1-26　L_3-L_4、L_4-L_5 双节段双侧椎管减压术前后影像对比

A ~ D. 术前 X 线正侧位与动力位示腰椎退行性变,无明显不稳;E、F. 术前 MRI T_1 像 T_2 像示 L_3-L_4、L_4-L_5 椎间盘退变突出,黄韧带增生肥厚;G. 术前 MRI L_3-L_4 节段椎管狭窄严重;H. 术前 MRI L_4-L_5 节段椎管狭窄严重;I. 镜下用骨刀凿除 L_3-L_4 同侧增生严重的小关节内侧部分;J. 通畅减压情况,L_4 神经根松弛;K. 对侧减压情况,可直视对侧硬膜囊外缘与对侧 L_4 神经根;L. 咬除 L_4-L_5 棘突基底部与黄韧带,扩大中央管空间;M. L_4-L_5 对侧减压情况,可直视对侧硬膜囊外缘与对侧 L_5 神经根;N. 用神经钩探查对侧椎弓根;O. 术后 X 线正位示减压范围;P. 术后 CT 矢状位示右侧 L_3-L_4、L_4-L_5 椎间孔扩大;Q. 术后 CT 示 L_3-L_4 右侧椎板切除,左侧椎板自内侧削薄,椎管扩大;R. 术后 CT 示 L_4-L_5 右侧椎板切除,左侧椎板自内侧削薄,椎管扩大;S. 术后随访 36 个月 CT 示 L_3-L_4 椎管情况;T. 术后随访 36 个月 CT 示 L_4-L_5 椎管情况;U、V. 术后随访 40 个月 MRI T_1 像 T_2 像示 L_3-L_4、L_4-L_5 节段椎管无明显狭窄;W. 术后随访 40 个月 L_3-L_4 节段 MRI 横断面示椎管无狭窄,黄韧带无增生;X. 术后随访 40 个月 L_4-L_5 节段 MRI 横断面示椎管无狭窄,黄韧带无增生

（戎利民　刘斌）

（三）腰椎滑脱症

1. 概述 腰椎滑脱症是脊柱外科常见疾病之一，传统后路腰椎椎体间融合术（PLIF）或经椎间孔腰椎椎体间融合术（TLIF）是有效治疗手段，但需大范围剥离、牵拉椎旁肌及其周围软组织，会导致局部肌肉坏死及纤维瘢痕化，对脊柱结构破坏较大，术后易发生慢性腰背部疼痛及僵硬不适感等融合病的发生。随着微创理念的发展、相关应用解剖学研究的深入以及手术器械的改进，多种微创技术已应用于临床治疗腰椎滑脱症。目前，内镜（METRx）技术已成为一种成熟技术广为应用，并且以此技术为基础，逐渐扩展应用于椎管减压、椎间植骨等操作。2005 年，Isaacs 等率先提出应用内镜进行椎间盘摘除、椎间植骨融合的 TLIF 手术，获得了与开放手术相当的疗效，但损伤更小。2007 年，周跃等在国内率先报道了应用 METRx 系统行椎间盘摘除、腰椎间植骨融合的 PLIF 手术，研究证实具有良好的初期临床效果。2012 年，戎利民等报道了应用 METRx 系统行经皮微创椎间孔入路腰椎椎体间融合术（MIS-TLIF）治疗单节段腰椎滑脱症等腰椎退行性疾病，同样获得了良好的临床疗效。

2. 原理与优缺点 后路内镜（METRx）下减压技术和椎间融合技术结合，既可以实现微创减压，又可以达到微创复位固定，通过固定工作通道获取手术视野，避免剥离椎旁软组织。在扩张管逐级撑开肌肉间隙或肌束间隙过程中，肌纤维被逐渐推开，其排列顺序不会发生明显改变，手术后肌纤维之间较少形成瘢痕组织，可保留椎旁软组织的生理功能，降低了传统手术入路对腰骶部软组织广泛剥离和过度牵拉所造成的损伤，最大限度地保证了脊柱的稳定性，真正实现了微创治疗的目的。

（1）优点：内镜下减压植骨融合技术属于固定通道技术，具有出血少、切口小、损伤小，术后恢复快的特点。在 METRx 椎间盘镜系统工作套管下即可完成减压、植骨融合等手术操作，而无需辅助其他可扩张通道。因其直径仅为 20mm，比目前所有可扩张通道直径都要细小，同时其底部无需扩张，因此对椎旁肌的牵拉扩张可显著降低，并且较可扩张通道更易倾斜通道、利于调整手术术野及操作。另外，手术视野更加清晰和放大，从而使手术操作更加精细和安全，最大限度降低手术操作过程中的医源性损伤。

（2）缺点：手术技术要求高，术者须有开放手术和内镜手术的经验，且需要特殊设备和工具；因内镜工作通道直径有限，手术操作范围相对较小；射线暴露。

3. 手术适应证与禁忌证

（1）适应证：主要适用于单节段或双节段腰椎滑脱症，对于双节段以上腰椎滑脱者建议选择常规开放手术，具体适应证为：①患者腰腿痛症状持续存在，影响正常生活，经 3 个月以上的系统保守治疗效果不佳；②单节段或双节段Ⅰ度、Ⅱ度腰椎退行性或峡部裂性滑脱。

（2）禁忌证：①Ⅱ度以上或两节段以上腰椎滑脱者；②严重骨质疏松及畸形者；③有同节段腰椎手术史；④存在腰椎感染、肿瘤等疾病；⑤合并严重内科疾病有手术禁忌证者。

4. 手术操作

（1）术前准备：术前均行腰椎正侧位、双斜位、过伸过屈动力位、CT 和（或）MRI、椎管造影或 CTM 检查。X 线能很好地显示腰椎滑脱程度及是否存在峡部裂，CT 可清楚显示骨性结构，有利于术前椎弓根螺钉钉道方向设计，且可判断是否伴有腰椎管狭窄；MRI 矢状切面图像可显示神经根孔情况；椎管造影和 CTM 能较好地显示侧隐窝狭窄与神经根压迫程度。根据临床表现、体征、影像学检查明确诊断。手术工具与设备主要包括 METRx 椎间盘内镜系统、VIPER 经皮椎弓根螺钉内固定系统、Concorde bullet 椎间融合器及微创操作器械，术中透视设备（C 型臂或 G 型臂 X 线机）。以下肢有症状侧或严重侧为行手术减压融合侧，将椎间盘镜显示系统置于手术侧的对面，同时将 X 线机置于手术侧的对面，以利于术者操作。

（2）麻醉与体位：采用气管插管全身静脉复合麻醉。患者俯卧位，胸部、双侧髂嵴双膝垫软垫，腹部悬空，防止受压。

（3）手术步骤：

1）术前定位：以 L_4 单节段腰椎滑脱症为例。根据体表标记或透视确认手术区域准确，术野无杂物遮挡术中透视。透视标准正位（棘突位于双侧椎弓根间的正中线上）确认两椎体双侧椎弓根"卵圆形"轮廓影像，并于体表皮肤标记，以其椎弓根影外缘连线与其横突中线连线的交汇点作为椎弓根钉的入针点，常规消毒、铺手术巾（图 3-1-27）。

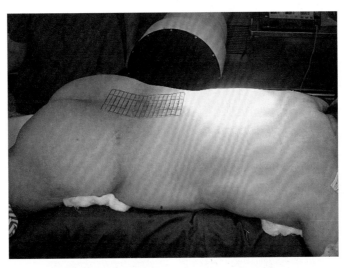

图 3-1-27　应用体外定位器透视下定位椎弓根

2）取自体松质骨：沿邻近髂后上棘的髂嵴处做一长约 1.5cm 的斜行切口，应用环钻钻取松质骨，植骨备用，取骨处塞入明胶海绵，骨蜡封闭创口。缝合筋膜及皮肤。

3）椎弓根穿刺：用粗细两种针头在 X 线机透视下定位融合椎的椎弓根中心点（图 3-1-28，图 3-1-29），以椎弓根中心旁开 2cm 处做 3 处长 1.5cm 横行切口，穿刺针置于椎弓根的外缘（左侧为 9 点钟位，右侧为 3 点钟位）透视下缓慢拧入穿刺针至椎弓根中心，注意调整头倾角以保证穿刺针与椎体上下终板平行，同时注意调整内聚角度，当侧位像显示穿刺针尖位于椎体后缘时，正位像显示针尖未超过椎弓根内缘，表明穿刺成功。拔出穿刺针内芯，将导针插入穿刺针至椎体内 3.5～4.0cm，去除穿刺针，条纱塞入切口内，防止切口渗血。固定导针尾端，避免影响手术操作。可同侧穿刺针同时穿刺椎弓根，然后透视下调整；可减少透视时间（图 3-1-30）；亦可逐一穿刺椎弓根（图 3-1-31）。

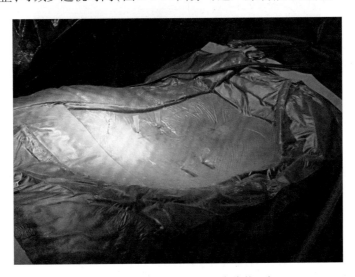

图 3-1-28　针头穿刺透视下定位椎弓根

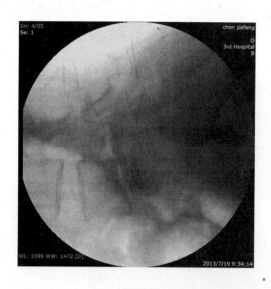

图 3-1-29 透视下腰椎侧位像,显示 L₄椎体滑脱,及定位针头的位置

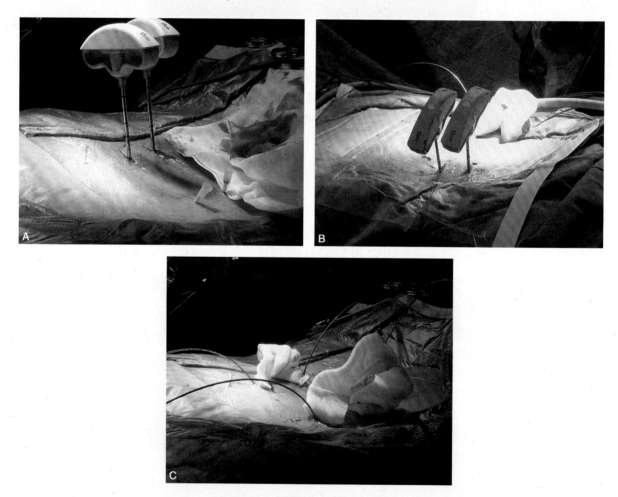

图 3-1-30 同侧同时进行椎弓根穿刺
A. 左侧穿刺针同时穿刺椎弓根;B. 右侧同时穿刺椎弓根,左侧置入导针;C. 穿刺完成后双侧置入导针

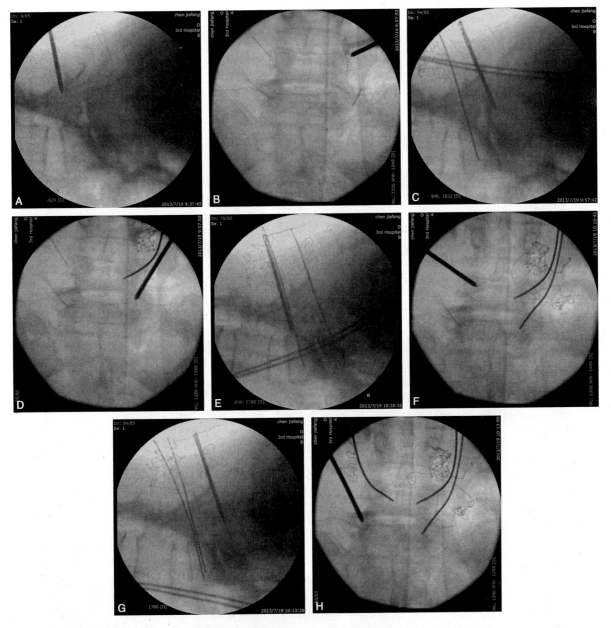

图 3-1-31 透视下逐一穿刺椎弓根

A、B. 右侧腰 4 椎弓根穿刺腰椎正侧位;C、D. 右侧腰 5 椎弓根穿刺腰椎正侧位;E、F. 左侧腰 4 椎弓根穿刺腰椎正侧位;G、H. 左侧腰 5 椎弓根穿刺腰椎正侧位

4)建立工作通道:通过置 METRx 内镜的切口,以病椎节段下关节突及椎板下缘交点为定位点置入穿刺导针,依次递增插入椎间盘镜扩张管进行肌肉软组织扩张(图 3-1-32),最后置入直径 20mm 工作套管,建立工作通道,通道建立后的显示范围是减压侧 L_4/L_5 关节突关节,连接自由臂固定装置(图 3-1-33)。

5)切除关节突关节:可通过器械按压 L_4 下关节突,镜下确定关节突关节间隙,应用镜下骨刀将 L_4 下关节突切除,应用髓核钳将切除骨块摘除,显露 L_5 上关节突关节面及黄韧带外侧缘。椎板咬骨钳将增生的 L_5 上关节突及 L_4 椎板部分咬除,以提供足够的手术空间进行椎间隙处理及椎间植骨(图 3-1-34)。

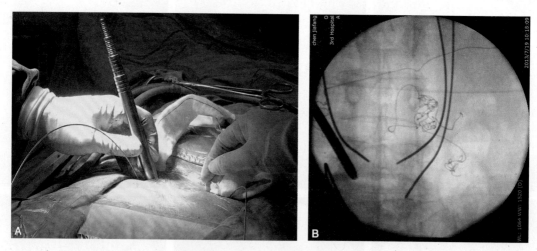

图 3-1-32 扩张管进行肌肉软组织扩张
A. 为扩张管置于关节突与椎板交界处逐级扩张;B. 透视下腰椎正位像

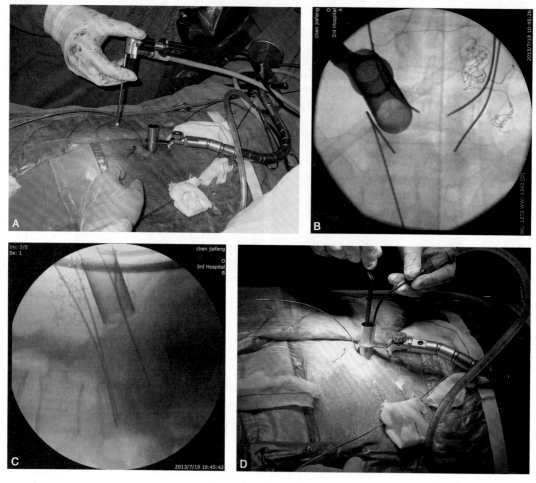

图 3-1-33 置入工作套管,连接自由臂固定
A. 固定工作套管;B、C. 透视下正侧位像示工作通道位置良好;D. 镜下操作

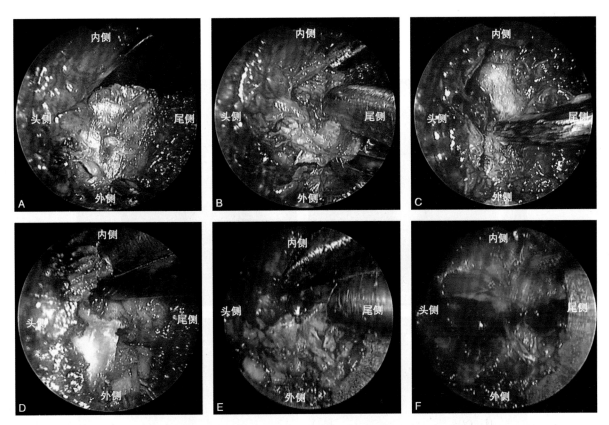

图 3-1-34　切除关节突关节

A. 骨刀切除 L_4 下关节突；B. 髓核钳摘除下关节突；C. 显露 L_5 上关节突及黄韧带；D. 枪状咬骨钳咬除部分 L_4 椎板；E. 咬除 L_5 部分上关节突；F. 显露足够操作空间

6）神经根减压、椎间隙处理：直角神经剥离器分离黄韧带与硬膜囊，避免两者粘连，椎板咬骨钳咬除黄韧带，如硬膜外静脉丛出血可通过双极电凝止血（为了减少硬膜外静脉丛出血，通常在骨性减压比较彻底的情况下再切除黄韧带进入椎管），此时镜下可显露硬膜、侧方的神经根及椎间盘。神经探子探查神经根管，判断神经根是否受压，如受压则行神经根管减压。以神经拉钩小心牵开神经根及硬膜，显露 L_4/L_5 椎间盘，镜下尖刀切除纤维环，髓核钳咬除椎间盘，置入绞刀充分清除椎间盘组织，应用直或弯刮匙刮除上下软骨终板至软骨下骨（图 3-1-35）。

7）椎间植骨融合：处理好终板后，试模测试椎间隙高度及深度决定置入 Cage 型号。生理盐水冲洗椎间隙，将已取的自体髂骨松质骨或混合应用 BMP 植入椎间隙前方，斜向内侧置入椎间隙已填塞松质骨 Cage 1 枚（图 3-1-36）。

8）对侧椎管减压：完成一侧减压、椎间融合后，再次探查神经根管，确定神经根松弛无受压。如患者为双侧下肢症状，需行对侧椎管减压，减压方法同本章椎管狭窄症部分。

9）置入椎弓根螺钉、加压固定：去除 METRx 内镜系统。扩张管通过椎弓根导针依次置入递增扩张软组织，留置外层扩张管。沿导针应用中空自钻丝攻进行攻丝，移除攻丝和扩张器，注意保留导针勿脱出。将螺钉与螺钉延长器组配，沿导针将直径 6mm 万向椎弓根螺钉拧入椎弓根及椎体内，透视下进行确认后移除导针（图 3-1-37）。注意避免过度旋入螺钉以致钉尾紧贴骨皮质。同法置入其余 3 枚螺钉。X 线再次透视确认螺钉位置良好。此时螺钉延长器应可自由活动，确认螺钉尾端位于同一水平。沿螺钉延长器插入量棒器，测量所需连接棒长度。将持棒器与合适长度连接棒连接，锁棒器锁紧螺棒。对齐螺钉延长器开口，持棒器伸入闭口延长器槽口，将棒下滑至钉尾部旋转 90°，插入同侧螺钉钉尾内。X 线透视确认置棒无误，锁紧一端螺帽。移除持棒器，拧入螺帽，将手柄置于加压器上方进行加压，锁固螺帽。同法进行对侧置钉操作（图 3-1-38）。

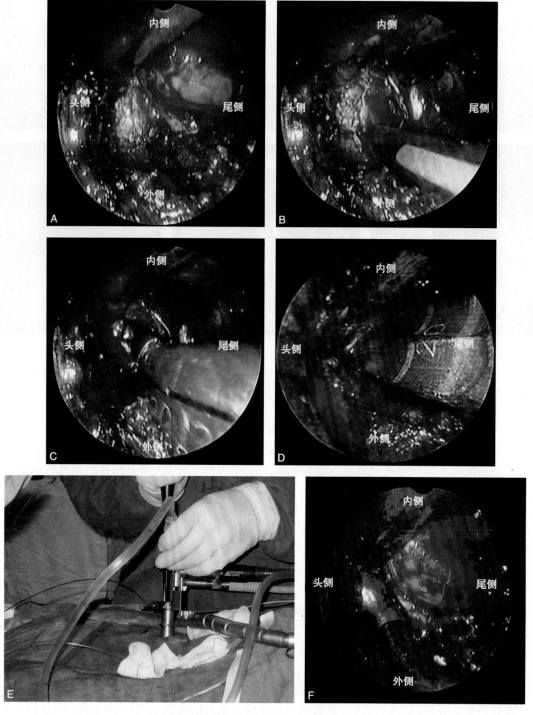

图 3-1-35 神经根减压,处理椎间隙

A. 牵拉硬膜囊及神经根后,显露椎间盘;B. 神经拉钩保护硬膜囊及神经根,尖刀切除纤维环;C. 髓核钳摘除髓核;D. 绞刀处理椎间隙;E、F. 刮匙刮除上下软骨终板

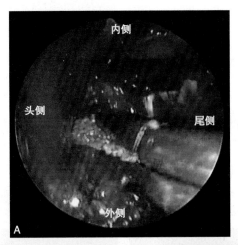

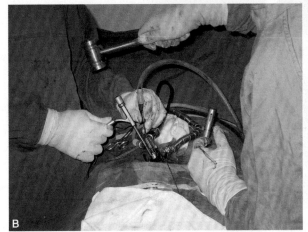

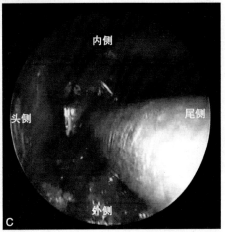

图 3-1-36　椎间植骨融合
A. 将自体松质骨植入椎间隙内；B、C. 斜行置入一枚 Cage

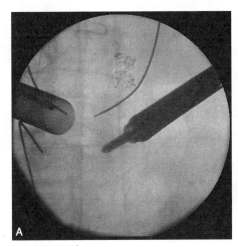

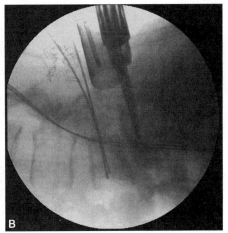

图 3-1-37　透视下置入右侧 L₅椎弓根螺钉
A、B. 正侧位透视显示椎弓根螺钉位置良好

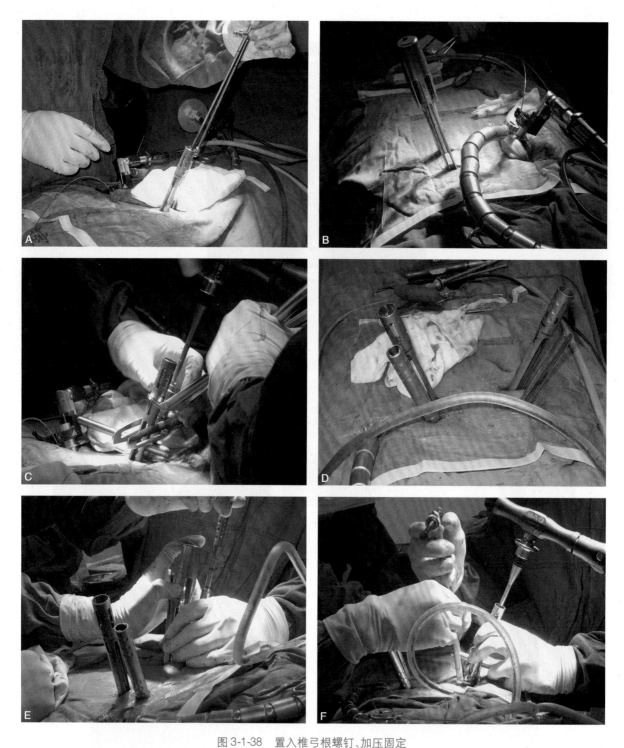

图 3-1-38　置入椎弓根螺钉、加压固定

A. 量棒器测量螺棒长度；B. 置入减压对侧螺棒；C. 利用螺钉套筒进行加压；D. 置入减压侧螺钉；E. 置入减压侧螺棒；F. 拧入螺帽固定

　　如腰椎滑脱较为严重，且椎间隙较窄，可在减压植骨融合操作前，先予以置入一侧椎弓根钉及螺棒，对非减压侧进行临时固定，并可使用体外撑开器撑开椎间隙，以便于减压、植骨等操作（图 3-1-39）。待减压及植骨完成后，旋松螺帽，再进行加压固定。

　　10）缝合切口与引流：置引流胶管于减压处，缝合筋膜、皮肤切口，术毕（图 3-1-40）。

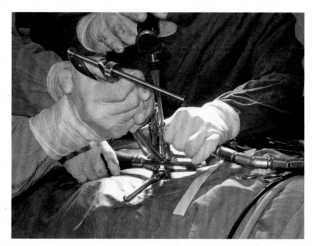

图 3-1-39　将支杆置于防扭转器的下方,将加压器置于其上方,可起到撑开作用

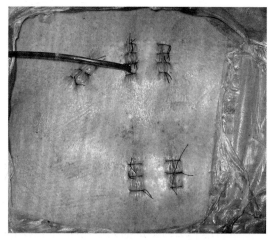

图 3-1-40　术后切口可见 4 个 2.0cm 的切口和一斜行取骨切口,引流管置于减压切口

5. 术后处理　术后常规预防性应用抗生素 2 天,甲泼尼龙 3~5 天。术后 24 小时拔除伤口引流管。术后卧床 1 周内,在支具保护下逐渐下床活动,佩戴支具 3~4 个月。

6. 手术疗效与评价　Isaacs 等率先报道了 20 例应用内镜(METRx)进行经椎间孔入路椎间盘摘除、椎间植骨融合、经皮螺钉内固定技术(MIS-TLIF)治疗腰椎滑脱及机械性腰痛患者,获得了与开放手术相当的疗效,但其住院时间、失血量、术后镇痛药使用明显低于开放手术。

周跃等报道了 19 例应用 METRx 系统行后路单侧椎间盘摘除、腰椎间植骨融合、经皮螺钉内固定术(MIS-PLIF)治疗腰椎滑脱等退行性疾病的初期临床效果。研究证实,在内镜(METRx)的辅助下可顺利完成腰椎管减压、椎间植骨融合。手术显露过程中不需广泛剥离软组织和肌肉,从而明显减少软组织剥离过程中所造成的损伤。经过平均随访 13.5 个月,患者腰、腿痛平均 VAS 指数和 ODI 功能障碍指数均较术前有显著改善。根据 Nakai 分级评价临床疗效优良率为 89.9%。

马维虎等采用椎间盘镜辅助 X-Tube 下 TLIF 和 PLIF 治疗退变性椎间盘疾病 32 例,单节段腰椎间盘突出症伴相应节段腰椎不稳 21 例,腰椎滑脱症 11 例(Ⅰ度 6 例,Ⅱ度 5 例)。随访平均 21 个月,临床疗效评价优良率为 90.6%,骨融合均取得成功。结果提示椎间盘镜辅助 X-Tube 下 TLIF 和 PLIF 治疗退变性椎间盘疾病具有切口小,创伤小,术后恢复快等优点。

戎利民等利用椎间盘镜辅助经皮微创椎间孔入路腰椎椎体间融合术(MIS-TLIF)治疗单节段腰椎滑脱症等腰椎退行性疾病 32 例,平均随访 9 个月,微创组术中出血量、伤口引流量、住院天数、术后应用镇痛药剂量均明显低于开放组;微创组术中射线暴露时间及剂量高于开放组;微创组术后疼痛 VAS 评分及 ODI 功能指数较开放组明显降低。进一步随访(平均随访 18 个月)结果显示,根据改良 MacNab 标准,微创组临床疗效优良率为 90.6%。

7. 并发症与预防　MIS-TLIF 的手术并发症发生率文献报道不甚一致,从 3.3%~15% 不等,大部分文献报道并发症发生率约为 10%。常见并发症主要有以下几种:

(1) 血管损伤与出血:

1) 内镜(METRx)辅助下的减压植骨融合技术,手术剥离范围较单纯 MED 手术广泛,特别是在剥离小关节突侧缘时,若剥离过深极易剥破或穿透横突间膜,造成进出腰椎间孔血管束的损伤和出血。因此,在软组织剥离过程中应紧贴骨性结构,不能超出上、下关节突外侧缘。

2) 椎管内外的血管经神经根管进出和交通,在关节突切除、神经根管减压、神经根和椎间盘显露过程中极易出血。因此神经根管后壁打开后,应轻柔剥离和仔细显露神经根管内的神经根和血管。双极电凝操作过程中注意保护神经根和脊神经节,并严格控制电极量,以避免损伤神经根和术后剧烈的灼样神经痛。

　　3）导针随螺钉前行穿破椎体前缘,损伤血管或内脏。在进行攻丝及拧入螺钉时,应注意避免导针同螺钉一同前进,当螺钉进入椎弓根后,即可拔除导针,以免导针插入过深而损伤椎体前方大血管或内脏。

　　(2) 神经根与马尾损伤:内镜下手术所造成的神经根损伤主要发生在椎间孔显露、椎间隙处理过程中。内镜下关节突的切除和椎间孔的显露都需要在高速磨钻或骨凿下完成。在此操作过程中因骨凿用力过大可能会损伤到神经根或马尾,磨钻过深或局部高温也极易损伤脊神经根,因此操作时需非常小心。

　　(3) 脑脊液漏:磨钻、骨凿使用不当,枪状咬骨钳咬除黄韧带时由于镜下操作立体感不强,椎管内渗血致视野不清,均易损伤硬膜囊,导致脑脊液漏。小破裂口用脑棉片压迫即可,大破裂口则需做相应处理。

　　(4) 椎弓根钉位置不良或松动:严重骨质疏松导致椎弓根钉松动,导针滑出椎弓根导致置钉错误。在进行攻丝及上钉前,应确认导针在位,并且导针位于椎体内3.5~4cm,以免导针脱出。术中应及时透视,以确定钉道是否正确。

　　(5) 伤口感染:术中注意无菌操作,术后常规预防性应用抗生素。一旦出现切口感染,行伤口清创、碘附浸泡和大剂量生理盐水冲洗,术后应用敏感抗生素,加强换药控制感染。

　　8. 典型病例　61岁男性患者,主诉"腰痛伴左臀部疼痛8年,加重1个月"。疼痛无向他处放射,疼痛于活动时加重,卧床休息后可缓解,1个月前患者症状加重,无伴下肢麻木感。体格检查:L_4、L_5棘突处有台阶感,棘突及棘间压痛,双直腿抬高试验(-),双下肢感觉正常、肌力正常,双膝、踝反射存在,双Babinski征(-)。影像学检查:X线正侧位与双斜位示L_4、L_5椎体Ⅱ度滑脱,双侧峡部裂;CTM示L_4、L_5椎体滑脱,椎管无狭窄。术前诊断为"L_4、L_5椎体滑脱症"。明确诊断后于全麻下行"后路椎间盘镜下L_4/L_5、L_5/S_1椎管减压+椎间Cage植骨融合术+经皮椎弓根钉棒内固定术"。术后恢复良好,术后7天出院。术前VAS、JOA评分分别为7分、15分,术后VAS、JOA评分分别为2分、24分,术后1年VAS、JOA评分分别为1分、28分。术后X线显示L_4、L_5椎体滑脱部分复位,椎弓根钉棒及Cage位置良好;术后2年VAS、JOA评分分别为1分、28分。术后3个月随访CT显示腰椎滑脱部分复位,内固定物无松动,骨质部分融合,术后12个月随访CT显示骨质已完全融合,术后24个月随访X线片显示固定节段动力位无变化(图3-1-41)。

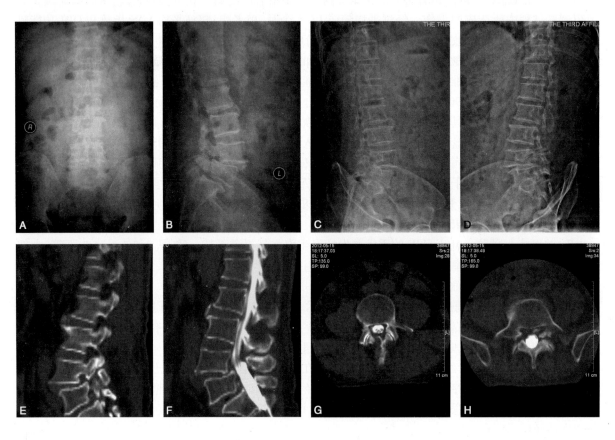

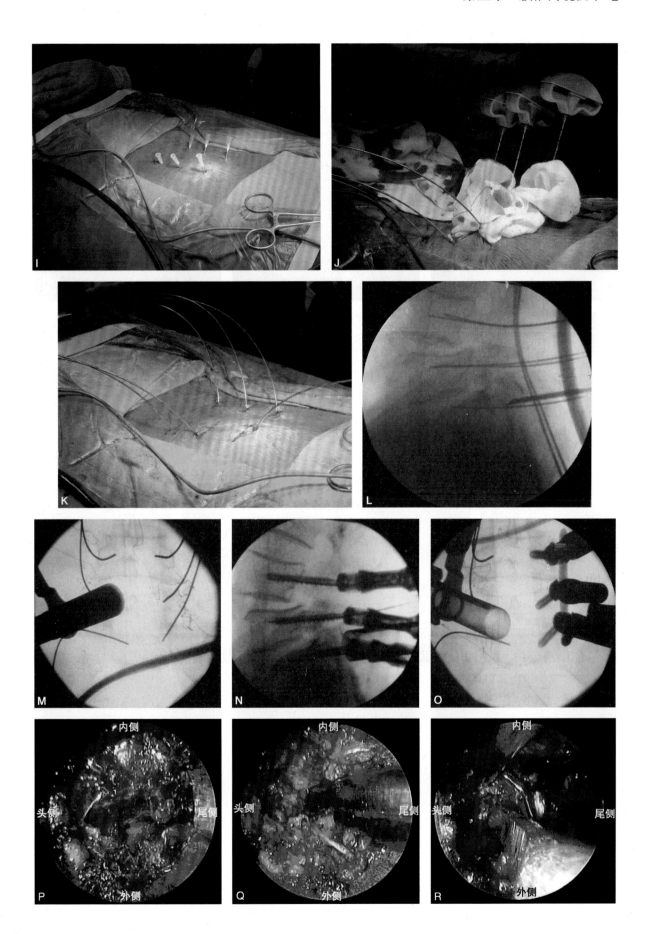

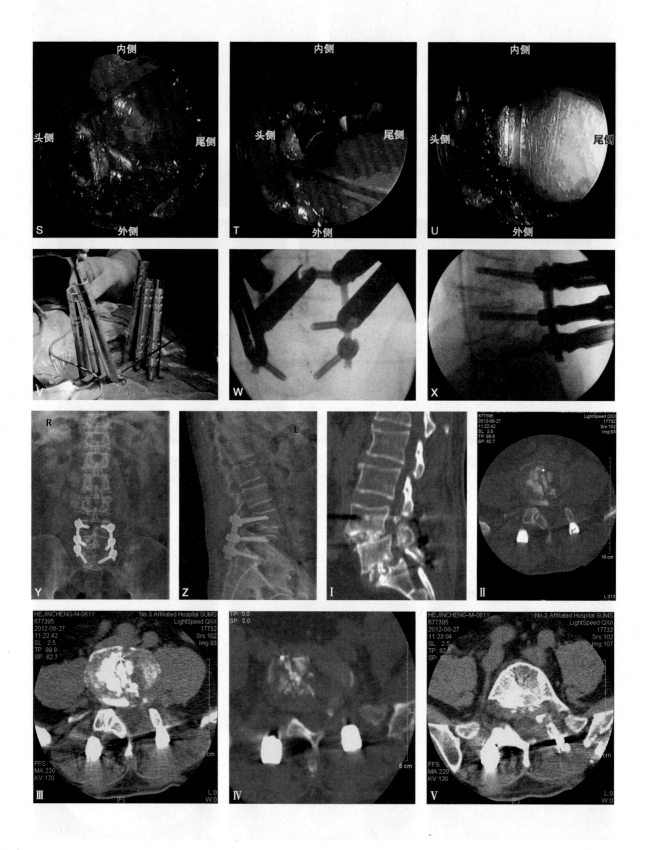

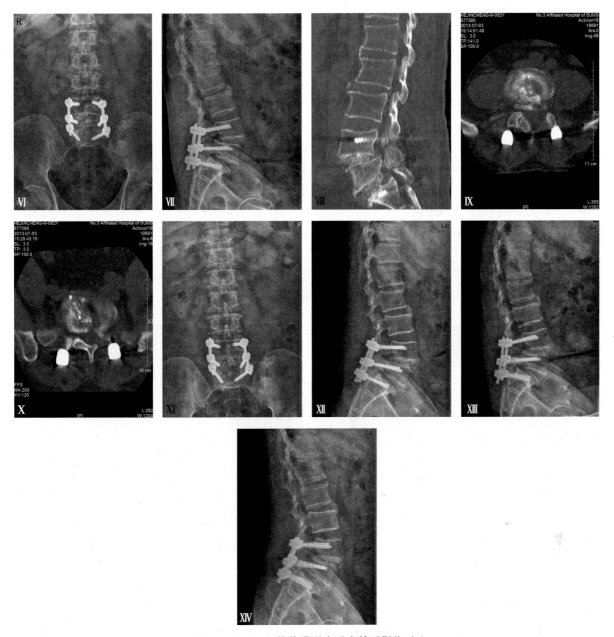

图 3-1-41 L₄、L₅椎体滑脱症手术前后影像对比

A~D. 术前 x 线正侧位与双斜位示 L₄、L₅椎体滑脱,双侧峡部裂;E. 术前 CT 示 L₄、L₅椎体滑脱、峡部裂;F~H. 术前 CTM 示腰椎椎体滑脱,椎管无狭窄;I. 针头穿刺定位;J. 一侧椎弓根置入导针,一侧椎弓根穿刺;K. 双侧椎弓根置入导针;L. 透视下显示穿刺置入导针位置良好;M. 透视下置入工作套管;N. 非减压侧置入椎弓根螺钉;O. 置入螺棒后撑开椎间隙;P. 内窥镜下凿除下关节突,显露上关节突关节面;Q. 椎板咬骨钳咬除部分上关节突;R. 镜下处理椎间隙;S. 椎间盘及软骨终板处理后;T. 椎间隙植骨;U. 置入椎间融合器 Cage;V. 加压后拧紧螺帽;W、X. 透视下显示椎体滑脱部分复位,椎弓根钉棒及 Cage 位置良好;Y、Z. 术后 3 个月 X 线片示内固定无松动;Ⅰ~Ⅴ. 术后 3 个月 CT 示骨质部分融合;Ⅵ~Ⅶ. 术后 12 个月 X 线片正侧位;Ⅷ~Ⅹ. 术后 12 个月 CT 示骨质完全融合;Ⅺ~ⅩⅣ. 术后 24 个月 X 线片显示腰椎已融合,动力位无变化

9. 展望 内镜下 TLIF 技术治疗腰椎滑脱症等腰椎退变性疾病具有手术切口小、腰骶肌肉剥离范围小、出血少、对后根的后内侧支破坏小、术后恢复快等优点,可获得良好的近期临床效果,是一种安全有效的微创手术方法。随着脊柱微创器械的研发及导航技术的普及,该技术将得到更为广泛的推广应用。

(戎利民　刘斌)

（四）神经根管狭窄症

1. 概述　神经根离开硬膜囊后,斜形向外下至椎间孔外口穿出,经过一条较为狭窄的骨纤维性通道,称之为神经根管。它包括侧隐窝和其向前外方延伸的椎间孔两部分。该骨纤维性通道在腰椎最为明显,特别在腰骶段。侧隐窝的外界是椎弓根,后壁是上关节突、椎板、黄韧带,前壁是由上下椎体的后外侧部及相邻椎间盘共同构成(图3-1-42)。椎间孔上下界为椎弓根切迹,前方自底部从上而下分别为上位椎体的后下缘、椎间盘和下位椎体的后上缘,后方为关节突关节。神经根管狭窄属椎管狭窄症的一种类型。侧隐窝骨质增生过度,特别是小关节突和相应椎板上缘先天性肥大、退行性肥大增生或关节突关节炎突向神经根管内,致使神经根受压,最常见的是 L_5 与 S_1 上关节突内缘骨赘压迫神经根(图3-1-43)。其次是小关节突表面黄韧带肥厚或骨化形成突起所致的侧隐窝狭窄,可在神经根起源处压迫神经根(图3-1-44)。而且腰椎间盘突出或退变后椎间隙狭窄,使关节囊松弛,致小关节半脱位、椎板椎体移位,造成椎间孔狭窄,使其中走行的神经根受卡压(图3-1-45)。另外,刘尚礼等发现正常的椎间孔神经根管内面存在许多小韧带,可能成为卡压神经根的一种物理因素。神经根管狭窄虽然影像多表现为双侧,但单侧出现症状者多见,表现为下肢放射痛,往往卧床休息也难以缓解,这一点可与腰椎间盘突出症相鉴别。依据神经根管狭窄的部位不同,手术入路可分为经椎板间入路和经椎间孔入路。

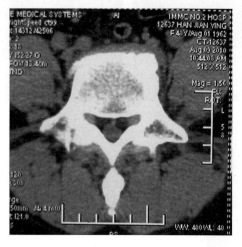

图3-1-42　侧隐窝的构成:外界是椎弓根,后壁是上关节突、椎板、黄韧带,前壁是上下椎体的后外侧部及相邻椎间盘

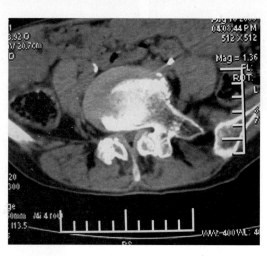

图3-1-43　小关节突和相应椎板上缘退行性增生肥大,向神经根管内聚,致使神经根受压

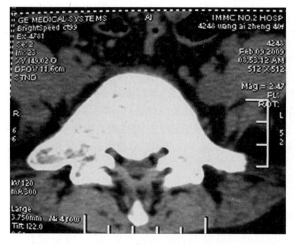

图3-1-44　小关节突表面黄韧带肥厚或骨化形成突起所致的侧隐窝狭窄,可在神经根起源处压迫神经根

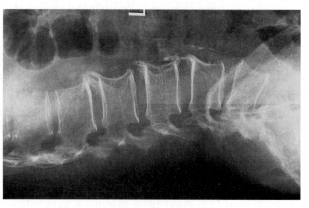

图3-1-45　椎间隙狭窄,使关节囊松弛,致小关节半脱位、椎板椎体移位,造成椎间孔狭窄

2. 手术操作

(1)经椎板间入路:适应于侧隐窝狭窄。连续硬膜外或全麻后将患者置于 Wilson 脊柱手术架上,调整手术床腰桥,使患者腰背部平直或略后弓,并尽量屈髋屈膝、悬空腹部。碘酒、乙醇消毒后铺无菌单贴护皮膜,先用手依据髂嵴最高点初步确定拟手术部位,于患侧紧贴棘突插入克氏针,C型臂 X 线机透视定位,侧位像见克氏针位于拟手术间隙下位椎体上终板的延长线上(图 3-1-46)。以皮肤针眼为中心,用尖刀紧贴棘突做长约 1.6cm 切口,切开皮肤、皮下及深筋膜,用手指钝性推剥分离达椎板表面,逐级插入扩张套管,自由臂固定工作套管并使之与矢状面成 15°。连接内镜头、光源、成像系统,调焦至视野清晰,再次透视见工作通道中轴线恰好与拟手术间隙下位椎体上终板重叠(图 3-1-47)。完成上述步骤后,镜下见椎板间黄韧带表面软组织,交替用双极电凝和带齿髓核钳将上述软组织清理干净,此时可见上位椎板的下缘和黄韧带,调整工作通道,将上位椎板的下缘置于视野的中心,再次清理软组织,充分显露黄韧带。将刮匙插入上位椎板的腹侧进行分离推剥黄韧带(图 3-1-48),若椎板间隙较窄,可用椎板钳咬除上椎板之下缘及少许下关节突内缘,再咬除少许下椎板上缘即可见黄韧头尾侧已游离。用刮勺伸入头侧向尾侧轻轻钩拉即可使大块黄韧带完全掀起,切除部分黄韧带后即可显露硬膜囊(图 3-1-49),此时仍有少量黄韧带残留于侧隐窝和关节突下方,用髓核钳或椎板钳夹出(图 3-1-50)。用 L 型神经剥离子分离,显露出神经根,用神经剥离子轻柔向中线侧推剥,放入自动神经牵开器或神经拉钩向尾侧牵开神经根,再于头侧放入另一把自动神经牵开器,将硬脊膜牵开,充分显露椎间盘,若有间盘突出,可一字形切开纤维环,摘除退变突出的髓核组织(图 3-1-51),后用椎板钳将内聚的上关节突内缘咬除,切除侧隐窝后壁,去除尾侧自动神经牵开器,用 L 型神经剥离子循神经根进行探查,观察是否遗留神经根卡压及神经根活动度情况及硬脊膜囊膨隆情况(图 3-1-52)。此类患者常合并间盘钙化或椎体后缘骨赘,可用椎体后缘处理器修平(图 3-1-53)。完成上述步骤后,用过氧化氢溶液、庆大霉素生理盐水反复冲洗,观察到神经根已彻底松解(图 3-1-54),放置引流管,逐层缝合,术前术后情况见图 3-1-55。

(2)经椎间孔入路:适应于椎间孔狭窄。因椎间孔内骨性增生致椎间孔狭小,需行后路显微内镜下椎间融合术,术中切除上下关节突,将椎间孔后壁彻底打开,松解神经根,详见相关章节。

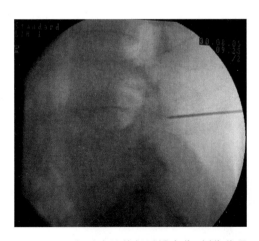

图 3-1-46 C 型臂 X 线机透视定位,侧位像见克氏针位于拟手术间隙下位椎体上终板的延长线上

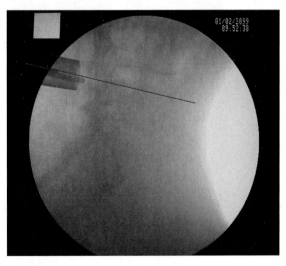

图 3-1-47 工作通道中轴线恰好与拟手术间隙下位椎体上终板重叠

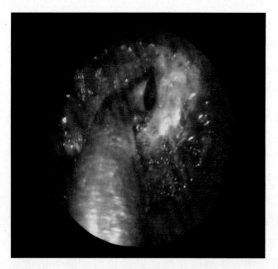

图 3-1-48　将上位椎板的下缘置于视野的中心,再次清理软组织,获得最佳视野。将刮匙反复插入上位椎板的腹侧进行分离推剥

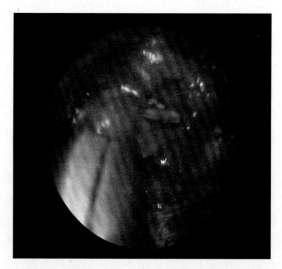

图 3-1-49　用刮勺伸入钩住头侧向尾侧轻轻牵拉即可使大块黄韧带完全游离,彻底切除黄韧带

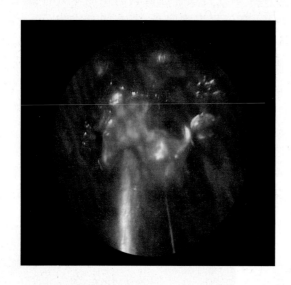

图 3-1-50　用髓核钳或椎板钳夹出将仍残留于侧隐窝和关节突下方的少量黄韧带去除

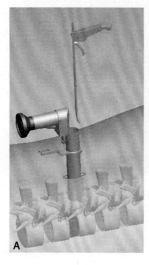

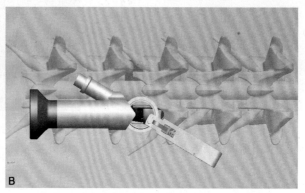

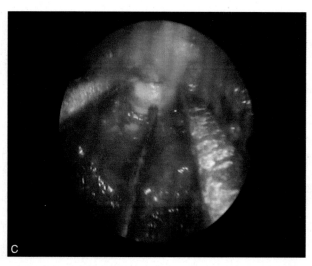

图 3-1-51　放入自动神经牵开器或神经拉钩,再用神经剥离子向尾侧、中线侧推剥神经根,渐显露椎间盘,放入另一把自动神经牵开器,此时如合并椎间盘突出可先行髓核摘除

A. 自动神经牵开器侧位透视效果图;B. 自动神经牵开器正位透视效果图;C. 镜下见突出的椎间盘

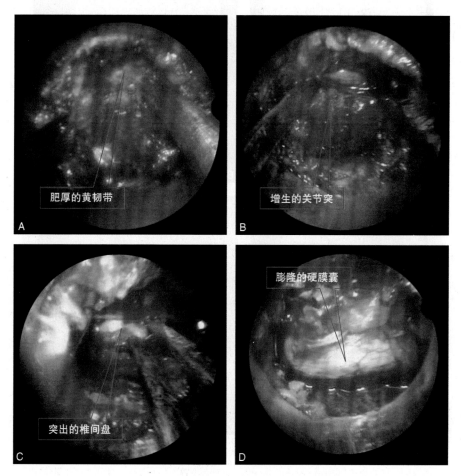

图 3-1-52

A. 肥厚的黄韧带;B. 增生的关节突致侧隐窝狭窄;C. 切除黄韧带,咬除增生的关节突,即可见合并突出的间盘;D. 减压后见神经根活动度可,硬脊膜恢复膨隆

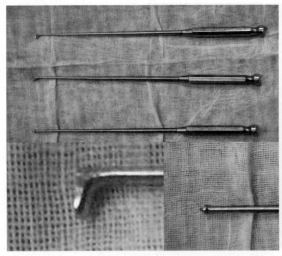

图 3-1-53 用于处理钙化的椎体后缘处理系统

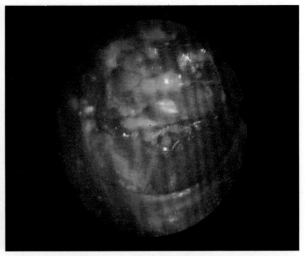

图 3-1-54 再次观察神经根已彻底松解

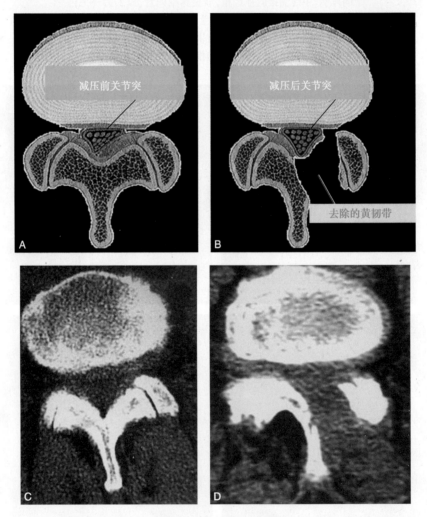

图 3-1-55 神经根管狭窄减压示意图及 CT 影像

A. 减压前神经根管狭窄示意图；B. 减压后神经根管示意图；C. 减压前 CT 影像；
D. 减压后 CT 影像

（银和平 李树文）

（五）极外侧型椎间盘突出症（椎间孔成形术）

1. 概述　极外侧型腰椎间盘突出症（far lateral lumbar disk herniation，FLLDH）作为一种特殊类型的腰椎间盘突出症，对其描述最早可追溯到 1944 年，当时著名的骨科医师 Lindblom 在 *Acta Radial* 杂志上首次描述了一种病症，非常类同于腰椎间盘突出症，但术中未发现突出物，术后症状依旧。1954 年，Harris 和 Macnab 在 *JBJS* 杂志上描述了同样一种病症，并将其称作"探查阴性的椎间盘突出症"，这一称谓后来被广泛引用。但学者在该文中提到了突出的间盘可能是位于关节突外侧的一个隐蔽区域内，脊髓造影术无法显示这一区域内的情况。直到 1974 年，Abdullah 第一次明确阐述了是极外侧型的椎间盘突出引起了严重下肢痛，并提出可通过椎间盘造影进行诊断，通过切除下关节突来显露这一区域进行手术，但他的观点也未得到多数骨科医师的认可。极外侧型腰椎间盘突出症占所有腰椎间盘突出症总数的 0.7%～11.7%，是一种特殊类型的腰椎间盘突出症，后 CT 的出现这一疾病才渐被人们认识，且报道例数越来越多，这也是文献报道这一类型突出占腰椎间盘突出总数比例差异较大的原因。极外侧型腰椎间盘突出是一种习惯性称谓和简写拼法。国内李春海、刘尚礼等于 2006 年最早报道应用 METRx 椎间盘镜治疗极外侧型腰椎间盘突出症。因突出的间盘位于椎间孔内或椎间孔外，有学者认为应分别诊断为椎间孔型腰椎间盘突出症（foraminal lumbar disc herniation，FLDH）和椎间孔外型腰椎间盘突出症（extra foraminal lumbar disc herniation，EFLDH）。国内有人将极外侧型腰椎间盘突出分为三型：椎间孔型、椎间孔外型、混合型（图 3-1-56）。笔者认为分型是指导治疗，就目前的治疗技术来看，分为椎间孔型和椎间孔外型简单明了。如果突出间盘仅局限于椎间孔内则称之为椎间孔型，如有部分或全部在椎间孔外则称之为椎间孔外型。极外侧型腰椎间盘突出症患者常发生于年龄较大的患者，与椎管内突出不同，后者多发生于青壮年，男女发病率及左右侧发病率无差异，这一点同椎管内突出。极外侧型腰椎间盘突出症发病时开始表现为腰痛及臀部疼痛，数小时至数天后表现为下肢剧烈的放射痛，此时患者述腰痛减轻。下肢痛表现为突出间盘同序列的神经根受压症状，即神经损害表现比同间隙椎管内型的临床表现要高一个节段，当然也偶有仅表现为剧烈腰痛，下肢无或仅有轻微症状者，这类患者多数因腰痛行 CT 检查时偶然发现。由于极外侧型腰椎间盘突出多数发生于 $L_{4/5}$ 椎间隙，L_4 神经根受累，故查体时往往发现直腿抬高试验阴性，而股神经牵拉试验呈现阳性。传统手术方法常需切除病变侧关节突关节或经椎旁肌入路并辅以内固定完成髓核摘除、重建脊柱稳定性。其显而易见的缺点是手术创伤大、出血多。切除关节突关节会造成医源性腰椎不稳，需一期行椎间融合、内固定，为患者日后带来新的问题。1997 年 Smith 和 Foly 报道后路显微内镜下椎间盘切除术（microendoscopic disectomy，MED），经椎间孔入路实施减压、成型、融合及固定为治疗此型腰椎间盘突出提供了一种新的思路。

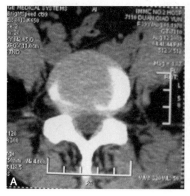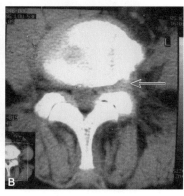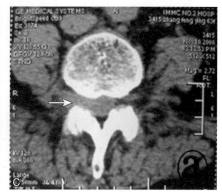

图 3-1-56　极外侧型腰椎间盘突出分型
A. 椎间孔型；B. 椎间孔外型；C. 混合型

2. **手术操作** 持续硬膜外麻醉或气管插管全身麻醉,俯卧位,腹部悬空,屈髋屈膝各 45°使腰椎平直,患侧距棘突正中 3.5cm 处细克氏针穿刺抵关节突外缘,透视正位像针尖位于病变椎间盘症状侧的关节突外缘,侧位平行于椎间隙。纵行切开皮肤(行椎间融合时可行横切口,详见后文相关章节)、皮下及深筋膜,长约 1.6cm,以示指沿多裂肌与最长肌间隙钝性分离至关节突关节外缘(图 3-1-57)。同常规 MED 一样逐级扩张建立工作通道,工作通道同矢状面成 30°角(图 3-1-58)。交替用双极电凝和带齿髓核钳清理关节突表面残余软组织,显露关节突关节外缘及横突间组织(图 3-1-59)。以神经剥离子器探查,可确定下位椎上关节突外缘及横突上缘,以此交汇点为切入点,用刮匙沿骨壁推剥分离。以斜口咬骨钳咬除部分上关节突关节尖部及下关节突外缘皮质,必要时可咬除少许横突上缘(图 3-1-60)。以神经剥离子向外侧及头侧剥离拉开横突间组织即可显露突出的间盘(图 3-1-61)。神经根此时已连同软组织一同被拉向头侧,放入自动神经牵开器,将神经根牵开并加以保护。切开纤维环摘取髓核,有时见髓核突出游离。术毕用大量盐水冲洗术野,缓慢退出工作通道,并沿途双极电凝止血,放引流管 1 根。对 L_5/S_1 极外侧型间盘突出者,因 L_5 横突较大,可用骨刀凿除部分阻挡入路的部分横突,以利工作套管放置。

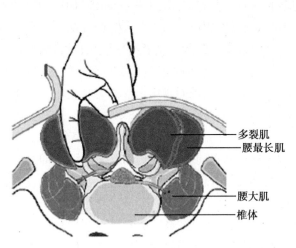

图 3-1-57 以食指沿多裂肌与最长肌间隙钝性分离至关节突关节外缘

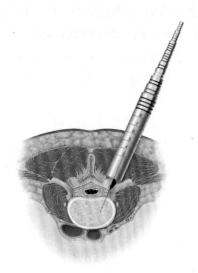

图 3-1-58 同常规 MED 一样逐级扩张建立工作通道,工作通道同矢状面成 30°角

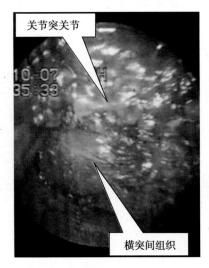

图 3-1-59 交替用双极电凝和带齿髓核钳清理关节突关节表面残余软组织,显露关节突关节外缘及横突间组织

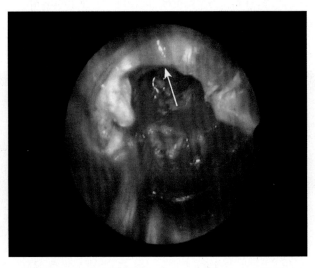

图 3-1-60 斜口咬骨钳咬除部分上关节突关节尖部及下关节突外缘皮质

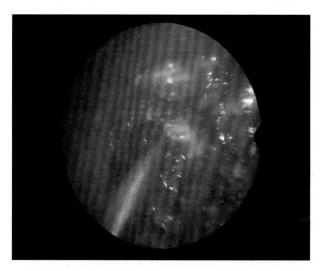

图 3-1-61 以神经剥离子向外侧及头侧剥离拉开横突间组织即可显露突出的间盘

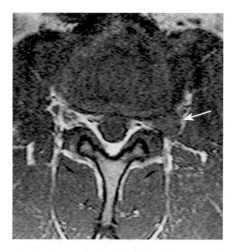

图 3-1-62 白色箭头指向突出物,红色箭头指向多裂肌与腰最长肌之间的间隙

3. 手术技巧及注意事项

(1) 手术切口及入路设计:切口精确于患病椎间隙水平后正中线旁开 3~3.5cm 处。切开皮肤、皮下及深筋膜后用示指可寻找到多裂肌与腰最长肌之间的间隙,钝性分离至关节突关节外缘,此举可减少出血并最大限度地保护椎旁肌(图 3-1-62)。范顺武等曾通过监测术后血中肌酸激酶、观察 MRI 影像等方法证实此入路创伤远较后正中入路的创伤小。如不能经此肌间隙进入,常会致肌肉进入工作视野,不但出血多,且会影响操作,且术后易致下腰椎手术失败综合征。

(2) 如何避免神经根损伤:经椎间孔入路解剖层次较经椎板间入路要复杂,无明确的解剖标志,有脂肪组织、韧带、神经充于其间,相对而言易致神经损伤。镜下寻找到横突与上关节突的交界处和关节突关节最高点避免神经根损伤、顺利显露突出间盘并完成手术的重要标识。最容易在镜下找到的是横突与上关节突的交界处。用神经剥离子找到此点向头侧略做分离即是上关节突肩部,咬除其外侧皮质,椎间孔即显露无遗。神经根通常被突出的间盘向头侧推移,张力较高。术中找到椎间隙或突出间盘时,神经根即在其头外侧,不必刻意寻找神经根,将其连同周围软组织一起向头侧牵开即可,反之术中首先发现了神经根,且张力并不高,提示可能进入了错误的节段或术前诊断有误。另外,采用连续硬膜外麻醉,患者在接受手术时保持清醒状态,术中碰到神经根时患者会自述相应下肢放射性疼痛,这一点术前要向患者讲清楚以期获得配合,以期预防神经根损伤。有时术后会出现神经支配区灼烧样痛,针刺觉减退,肌力正常,考虑为分离横突间组织时牵拉出口神经根引起,或术中分离横突间组织时损伤了所谓的 Furcal nerve 引起,大多运动功能正常,经对症、神经营养治疗,一般 3~6 周后灼烧样痛消失。

(3) 镜下止血技巧:熟练的镜下止血技巧并保持术野清晰,是顺利施术并避免损伤硬膜囊和神经根的前提。用弧形骨刀切除上关节突肩部和下关节突外缘并以此为突破口显露椎间孔区。尽量将横突间组织牵向头外侧钝性分离牵开,避免损伤横突间小血管,如根动脉的背侧支等。对于明确的小血管损伤出血,可用双极电凝止血,但电极不可深入太深,要精准于出血点,因为神经

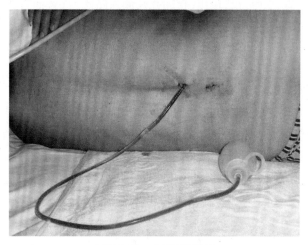

图 3-1-63 术后引流装置

根即在此软组织下方。坚决杜绝血泊中操作。对渗血可用带黑色牵引线棉片或止血纤维蛋白纱布压迫止血,或用神经根拉钩将棉片置于出血处压拉即可达到压迫止血的目的,保证术野清晰,术毕常规放引流管(图3-1-63)。

(银和平　李树文)

(六) 椎间盘炎

1. 概述　椎间盘炎既往临床比较少见,但随着诊疗技术的提高,椎间盘炎报道有上升趋势。椎间盘炎病因尚未明确,主要有三种学说:①细菌感染性椎间盘炎;②自身免疫性椎间盘炎;③无菌性椎间盘炎。大多数学者认为椎间盘炎是由细菌感染引起的,致病菌主要为金黄色葡萄球菌、表皮葡萄球菌和链球菌,其次为布鲁菌、布氏放线菌等。细菌性椎间盘炎又被分为两类,一类是原发性,多见于血源性;另一类是继发性,多见于医源性。椎间盘炎主要表现为脊背疼痛,夜间症状重,白天轻,严重时只能卧床,可出现发热、寒战、腰背肌痉挛、大汗淋漓,化验红细胞沉降率增快。神经根刺激症状多不明显,部分病例因脓肿压迫神经组织,而出现肢体感觉、运动障碍和直腿抬高受限等症状。诊断应首选MRI 原发性椎间盘炎 MRI 主要表现在 T_1WI 上病变椎间盘与相邻椎体呈现低信号改变,在 T_2WI 上椎间盘呈高信号,或高低信号混合性变化。可见髓核内裂隙消失,受累椎体信号增高,并可清楚显示炎症向周围的浸润(图3-1-64),部分病例可见椎管内软组织影突入。自身免疫性椎间盘炎正常情况下的椎体的终板软骨不暴露和髓核共属"隐蔽抗原",当终板软骨损伤或纤维环破裂时,髓核的抗原成分与血液系统抗体接触,继而出现自身免疫反应性炎症,吸引大量炎症细胞,导致一系列的临床症状。无菌性椎间盘炎临床症状相对较轻,血培养及局部组织细菌培养阴性,未进行特殊治疗,仅休息3周后病情改善,一般认为此型为无菌性炎症引起。目前椎间盘炎治疗主要集中在细菌性椎间盘炎。保守治疗是在严格的制动基础上,积极抗生素治疗可使疼痛缓解并逐渐治愈椎间盘感染。椎间盘炎诊断一旦确立,应尽快手术治疗。原因是椎间盘组织血供差,静脉使用抗生素难以达到有效药物浓度,且疗程长,患者依从性差。而手术治疗可直接清除感染灶及坏死组织,疗程较短,患者更易接受。手术治疗又分为传统和内镜下微创病灶清除引流冲洗术。对于原发性椎间盘炎,显微内镜下微创灶清除引流冲洗术可取椎间孔外侧入路,而对于经后路手术后继发感染可循原入路手术。

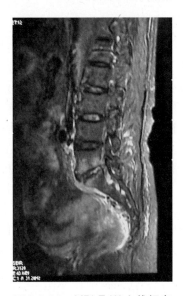

图3-1-64　MRI T_2W 上椎间盘呈高信号,或高低信号混合性变化。可见髓核内裂隙消失,受累椎体信号增高

2. 手术方法操作(椎间孔外侧入路)　气管插管全身麻醉,体位及切口同极外侧型腰椎间盘突出症入路。切开皮肤、皮下及深筋膜,长约1.6cm,经肌肉以示指钝性分离至关节突关节外缘。同常规MED一样逐级扩张建立工作通道,工作通道同矢状面成30°角,显露关节突关节外缘及横突间组织。用斜口咬骨钳咬除部分或用弧形骨刀切除关节突关节外缘皮质,即可进入椎间孔抵达椎间盘。切开纤维环彻底清除坏死组织和髓核,送菌培养与病理检查,后用大量过氧化氢溶液、生理盐水冲洗椎间隙至清亮。取两根硅胶引流管,末端剪两侧孔,镜下经工作通道放入椎间隙,缓慢退出工作通道,注意不可将引流管带出。完成上述步骤后,于切口头尾侧分别另戳两孔,经肌肉、深筋膜、皮下、皮肤将引流管分别引出,妥善固定于皮肤,分别接入液与出液管。冲洗液内按每500ml生理盐水加庆大霉素16万单位,每小时60滴速度匀速冲洗,一般需7~14天,期间依据菌培养结果全身抗感染治疗,待体温正常后继续抗生素治疗至3周。

(银和平　李树文)

四、围术期处理

本节显微内镜(MED)手术围术期处理包括术前准备、术中并发症及处理,术后一般处理及并发症处理。

(一) 术前准备

1. 术前患者准备　常规检查心、肺、肝、肾功能,常规拍摄腰椎正、侧及过伸过屈侧位 X 线片、腰椎 CT 片,少数需摄腰椎 MRI,并在 X 线片上观察椎板间隙大小。因该术式主要面对择期手术患者,术者术前宜充分了解患者的求医目的、有无精神病史或精神异常,向患者讲解微创及内镜手术的优缺点。

2. 手术相关准备

(1) MED 椎间盘镜系统(国产或进口均可):包括:①摄像系统:内镜主机、光纤及镜头、光源主机、电视显示器;②管道系统:手术通道管、扩张器、自由固定臂;③器械系统:各种骨刀、枪钳、髓核钳、弯刮匙、终板处理器、试模器等。

(2) C 型臂 X 线机或 G 型臂 X 线机、双极电凝器。

(3) 通常需备同型血 2 单位,以备急用。

(二) 术中并发症及处理

1. 硬脊膜损伤　硬脊膜损伤是脊柱外科手术的常见术中并发症,当然也是 MED 的常见术中并发症。经椎间孔入路显微内镜手术中造成硬脊膜损伤最多是发生在切除关节突关节后进行椎管减压咬除黄韧带所致,因未做仔细的分离和显露,造成硬脊膜被撕裂。故熟悉镜下解剖和精细操作是防止硬脊膜撕裂非常重要的因素。在黄韧带外用椎板钳小心咬除部分椎板,再用 MED 专用 L 型神经剥离器小心剥离,逐渐将黄韧带切除,切不可猛拉硬撕。硬脊膜损伤脑脊液流出不会带来严重后果,出现时可暂时用脑棉片或止血纱布压迫封堵,尽量避免吸引器在损伤处吸引,以免将马尾神经吸出。术毕使用可吸收纱布覆盖彻底,不放引流,并严密缝合深筋膜、皮下及皮肤,并按预防脑脊液漏进行处理。

2. 神经根牵拉损伤　如果神经根粘连,需要小心分离。但是可能产生神经根牵拉伤。最好术中给予甲强龙静脉注射,降低机械损害。

3. 腹膜后血肿　该并发症罕见,笔者曾经历 1 例,发生于摘取髓核过程中,突然见大量血自纤维环开窗处涌出,紧急以止血纱布封堵,终止手术,观察数分钟患者血压等生命体征平稳,考虑可能系钳取髓核时髓核钳进入过深,破出腹侧纤维环,损伤椎旁动脉或静脉所致。回病房后患者持续腹胀,超声检查证实形成腹膜后血肿。所幸血肿局限,经卧床 2 周后患者症状消失。严格限制髓核钳深度在 3cm 之内,或钳取前方髓核时先闭合钳口,轻抵纤维环,手感有弹性阻力时再钳取。总之,小心谨慎钳取髓核是预防该损伤的唯一方法。

(三) 术后一般处理与并发症处理

1. 一般术后处理　可预防性术前、术后各给抗生素 1 剂,术后 24～48 小时内拔除引流管(椎间盘感染除外),在床上自主翻身活动,根据患者腰部切口疼痛减轻情况,通常认为术后 3 天在普通腰围保护下下床行走,但笔者认为宜尽量延迟至 1～2 周再依据患者的实际情况下床活动,期间行双下肢股四头肌等长收缩、直腿抬高、踝关节背伸跖屈等功能训练、腰背肌功能锻炼,以利于下肢血循环,防止血栓形成,下床活动后腰围保护 2～3 个月。过早坐起或下床活动负重,在腰椎 6 个自由度活动过程中,载荷集中于病变节段,易致椎间盘再突出、椎间隙变窄及椎间失稳的发生率增加。

2. 术后并发症处理　MED 术后并发症基本同脊柱后路开放手术,但急性硬膜外血肿是 MED 术后最为急迫的一个并发症,这里只对这一并发症详述。椎管内的静脉丛或神经根伴行动静脉在 MED 术中损伤似乎是难以避免的事,只要能确切止血处理不会造成严重后果。但处理不当或遗漏则可能出现急性硬膜外血肿。患者短时间内出现腰部剧烈疼痛,自觉双下肢疼痛、沉重,渐变为麻木没有知觉,肌力和反射很快消失,并见切口隆起,有鲜血流出,MRI 发现椎管内血肿,T_2 像呈高信号,硬脊膜囊遭挤压瘪,不见脑脊液信号。该并发症虽然发生率较低,但后果严重,及时发现并减压引流处理是最有效的措施。床旁紧急拆线打开切口是首要处理办法,这样的处理虽有增加感染等风险,但能赢得时间,将神经损害程度降至最低。MED 术中出血在术前常难以预料,且出血时止血困难,耗时较多,血泊中操作常是导致一些并发症的重要原因。精湛的镜下止血技术,可有效防止术中出血并减少因出血所致并发症或并发损伤。

(银和平　李树文)

第二节　杨氏镜技术(YESS)

1983 年,Kambin 从解剖学上描述了内镜下经椎间孔入路的解剖结构,他描述的安全"三角区"对椎间孔入路外科具有里程碑的意义。

Yeung 研发了杆状硬镜,它是集出入水、冷光源、摄像、操作通道于一起的,多通道、广角操作的脊柱内镜系统,允许可视下在椎间盘空间内进行手术操作。并且发明了系列可变角度工具,利用不同斜面、不同形状的可旋转的套管在术中保护神经结构。形成了独特的脊柱内镜理念和操作技术,在世界范围内获得医师们的认可和应用(图 3-2-1)。

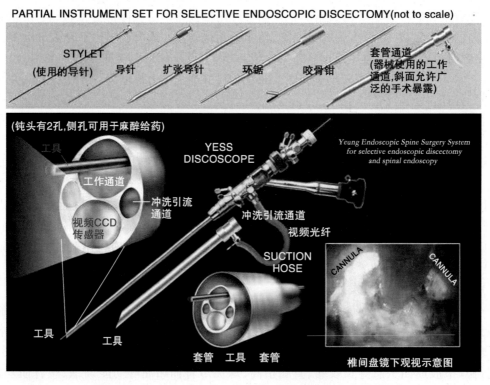

图 3-2-1　(with permission Anthony Yeung)YESS 内镜系统

YESS 技术的理念秉承 inside-out 的技术理念,主张先进行腰椎间盘的组织摘除,然后再向后退工作通道,摘除椎管内游离的椎间盘组织。Yeung 提出选择性椎间盘摘除(selective endoscopic discectomy,SED)的原则,强调靶点穿刺的重要性。YESS 技术穿刺方法规范、患者体位舒适、安全度高。他使用了脊柱内镜 23 年,完成 5000 例以上的脊柱内镜病例。仅仅发生了 1 例残留神经的热损伤;1 例残留神经的机械损伤;1 例肠道损伤;5 例硬脊膜撕裂。合计并发症发生率<1%。解放军总医院从 2002 年开始 12 年间完成 1880 例脊柱内镜手术,二次手术的返修率 2.23%。

除了以上明显的优势外,早期的 YESS 技术也有显露硬膜囊神经根较差的缺点。在 2003 年学习该技术不久,提出改良 YESS 技术的设想和方法。即在原来的方法基础上,将工作通道从椎间孔的侧方进入椎管。克服椎小关节对工作通道的遮挡,提高了硬膜囊的可视度和整个手术的便捷度,并于 2006 年发表了临床治疗结果(图 3-2-2)。

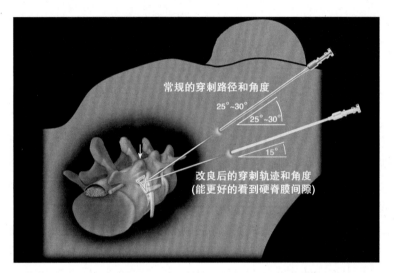

图 3-2-2 (with permission Anthony Yeung)最初的 YESS 技术是 25°～30°入路,现在也接受和使用了更小角度的进针方法,提高了硬膜囊和神经根的可视化

当今市面上有各种各样的脊柱内镜手术设备可以满足探查、减压、切除和冲洗病变腰椎等各种需求。对于每一种手术入路来说,不同的减压技术都受医师的练习次数和熟练程度所影响。医师的理念和技术可以总结为"由内向外"、"由外向内"和"靶向技术"。没有任何一种术式能够解决所有的病症,笔者认为技术是第一位的,器械是第二位的。本章在介绍 YESS 核心技术的基础上,结合国人习惯介绍简化的脊柱内镜手术流程。Anthony Yeung 认为如果掌握了介入和脊柱内镜技术,在特定条件下脊柱内镜技术将会是腰椎疾病手术干预手段中最有效的方法之一(图 3-2-3,图 3-2-4)。

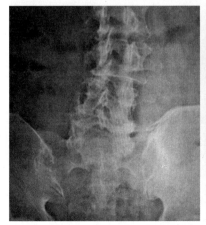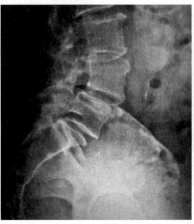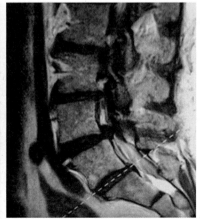

图 3-2-3 (with permission Anthony Yeung)Anthony Yeung 的影像学显示腰椎管狭窄、腰椎滑脱、脊柱侧位

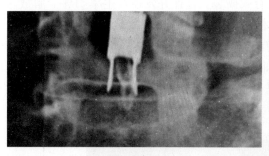
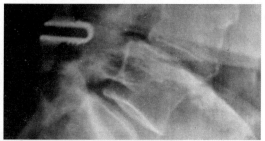

图 3-2-4 （with permission Anthony Yeung）两次内窥镜手术、一次后路椎管减压非融合手术后的影像学资料

（张西峰）

一、应用解剖

YESS 技术强调工作通道与椎间隙呈平行的关系，因此全面掌握目标椎间盘平面上的断层解剖，是开展 YESS 脊柱内镜技术的基础。

（一）胸 12 腰 1 椎间盘水平面的断层解剖

该平面位于双侧肾脏的上缘。腰大肌、腰方肌刚刚起始，肌腹较小。尚可以看见胸椎发出的肋骨。椎小关节对椎管覆盖小。该间隙的安全穿刺角度：从皮肤的穿刺进针点到上关节突的前缘连线，穿刺角度与双侧上关节突连线的水平线呈 25°～60°。该穿刺角度，可以很好地避开内脏组织器官。穿刺路径上的组织结构有皮肤、皮下脂肪组织、骶棘肌、上关节突外侧缘、椎间孔、椎间盘。该平面要小心肾脏和椎体前方的腹主动脉（图 3-2-5）。

（二）腰 1-2 椎间盘水平面的断层解剖

该平面位于双肾盂水平。椎小关节对椎管的覆盖，没有腰 4-5、腰 5 骶 1 椎间隙大。该间隙的安全穿刺角度为 40°～60°，可以看见 2 个肋骨。穿刺路径上的组织结构有皮肤、皮下脂肪组织、骶棘肌、上关节突外侧缘、椎间孔、椎间盘。该水平面小心肾脏和椎体前方的腹主动脉、静脉。可能造成的损伤是硬膜囊和行走根、出口根和神经节（图 3-2-6）。

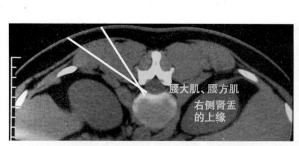
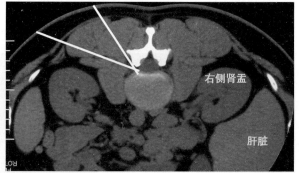

图 3-2-5 胸 12，腰 1 穿刺角度　　　　　　　　图 3-2-6 腰 1，2 穿刺角度

（三）腰 2-3 椎间盘水平面的断层解剖

该平面位于双肾脏下缘，椎小关节对椎管的覆盖仍然较小。已经看不见肋骨。该间隙的安全穿刺角度为 10°～60°。穿刺路径上的组织结构有皮肤、皮下脂肪组织、骶棘肌、上关节突外侧缘、椎间孔、椎间盘。可能造成的损伤是硬膜囊和行走根、出口根和神经节（图 3-2-7）。

（四） 腰 3-4 椎间盘水平面的断层扫描

该平面双侧肾脏已经消失。椎小关节对椎管的覆盖增大。在皮肤的穿刺进针点，该间隙的安全穿刺角度为 0°~60°。穿刺路径上的组织结构有皮肤、皮下脂肪组织、骶棘肌、上关节突外侧缘、椎间孔、椎间盘。可能造成的损伤是硬膜囊和行走根、出口根和神经节（图 3-2-8）。

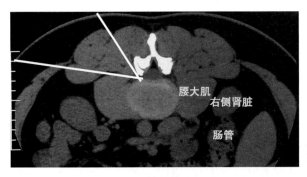

图 3-2-7 腰 2-3 安全穿刺角度

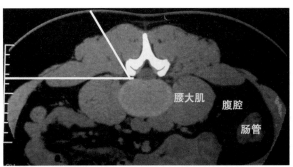

图 3-2-8 腰 3-4 安全穿刺角度

（五） L_{4-5} 椎间盘水平面的断层扫描

椎小关节对椎管的覆盖进一步增大。侧位透视下如果没有髂骨遮挡，且在不伤害腹腔脏器的条件下，穿刺角度为 0°~60°。对于高髂骨，双侧连线超过了 L_{4-5} 间隙平面，就遮挡了常规的 YESS 穿刺路径。克服的方法是：①穿刺点向棘突移动，避开髂骨，手术过程中通道内磨钻、椎板咬钳、变角度磨钻，切除更多的上关节突前缘；②穿刺点向头侧水平移动，与椎间盘形成 20°左右的角度，避开髂骨的遮挡（参见 TESSYS 的穿刺方法）。穿刺路径上的组织结构有皮肤、皮下脂肪组织、骶棘肌、上关节突前外侧缘、椎间孔、椎间盘。可能造成的损伤是硬膜囊和行走根、出口根和神经节（图 3-2-9）。

（六） L_5-S_1 椎间盘水平面的断层扫描

椎小关节对椎管的覆盖最大。侧位透视下一定有髂骨遮挡，如果严格按照 YESS 的方法，穿刺角度为 60°左右，将降低许多病例的成功率。克服的方法是：①穿刺点向棘突移动，避开髂骨，手术过程中通道内磨钻、椎板咬钳、变角度磨钻，切除更多的上关节突前缘；②穿刺点向头侧水平移动，与椎间盘形成 20°~45°的角度，避开髂骨的遮挡（参见 TESSYS 的穿刺方法）；③实施经椎板间孔入路的方法（参见椎板间隙入路的方法）。对于部分低髂骨病例，L_5-S_1 间隙也可从一侧完成双侧的减压。穿刺路径上的组织结构有皮肤、皮下脂肪组织、骶棘肌、上关节突外侧缘、椎间孔、椎间盘。最常造成的损伤是出口根和神经节（图 3-2-10）。

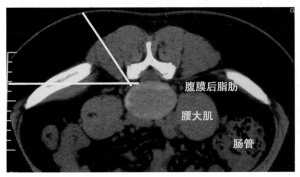

图 3-2-9 理论上腰 4-5 有 0°~60°的穿刺角度

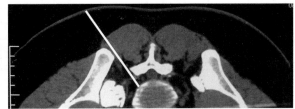

图 3-2-10 腰 5,骶 1 穿刺入路向棘突移动避开髂骨

（张西峰　杨惠林）

二、操作基本要求

(一) 正规的 YESS 方法

Anthony Yeung 使用 C 型臂 X 线机和脊柱外科专用手术床,方便透视机的头尾侧推动。使用 C 型臂 X 线机手术比 G 型臂 X 线机手术操作范围宽。

Anthony Yeung 对手术和透视过程中医师和相关人员的放射性防护要求严格。配备有铅眼镜、铅手套、铅背心、铅围裙,手术床上配备铅布帘,手术室装有悬挂式铅玻璃屏。

手术室配备有手术助手、麻醉师、放射科技师、台上护士、巡回护士等。药物配备:麻醉药物、止痛药物、融合药物、造影剂、染色剂。相关抢救药物和设备(图 3-2-11,图 3-2-12)。

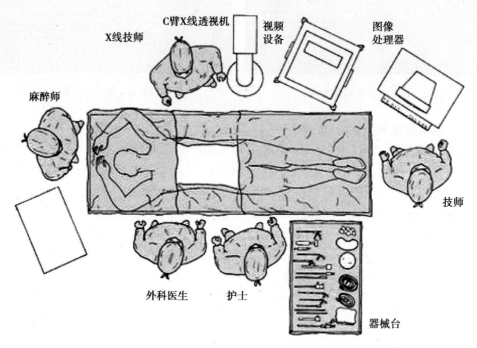

图 3-2-11 (with permission Anthony Yeung)微创手术室配置

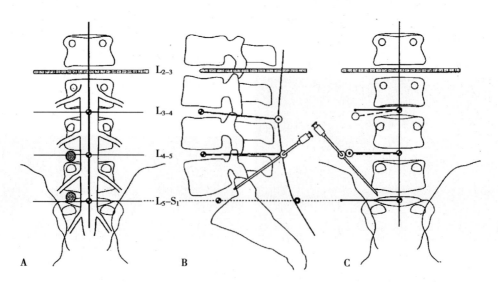

图 3-2-12 Anthony Yeung 最初主张穿刺针进入椎间盘的进针点位于椎弓根中心的连线上。穿刺针与正中线的交叉点位于椎间盘的中心位置。2014 年 COA 会议上 Yeung 也认为这个穿刺点在椎弓根内侧连线上

Anthony Yeung 对透视的要求严格。按照 Ferguson 位透视方法,正位像目标间隙的椎体下缘终板和椎体上缘的终板,要呈一条直线。C 型臂 X 线机射线的中心线与椎体后缘的水平线重叠,使目标间隙双侧的椎间孔重叠在一起。这样对椎间孔的穿刺,特别是多个部位脊神经背内侧支封闭的引导和监视非常有意义。

按照 YESS 的 inside-out 的理念,给学术界形成 YESS 技术只能够完成包容性腰椎间盘突出症的印象。事实上随着激光、可变角度磨钻的临床应用,YESS 技术可以实施椎间孔成型,椎体后下缘、椎体后上缘磨除。以上关节突前缘为支点,可以在后纵韧带前方或者后纵韧带水平摘除游离的椎间盘。钙化型、椎体后缘骨折椎间盘突出症可以成为脊柱内镜的常规手术。腰椎管狭窄症脊柱内镜治疗技术也正在逐步成熟中。

由于 YESS 技术工作通道与椎间隙呈平行状态,所以 YESS 技术是未来经皮内镜下椎间孔椎间融合技术(OLIF)、未来干细胞移植、人工髓核等技术的基础(图 3-2-13 ~ 图 3-2-17)。

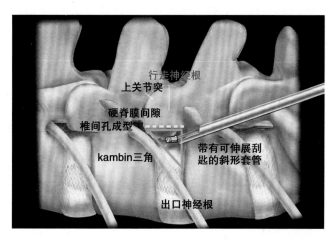

图 3-2-13 (with permission Anthony Yeung)使用可弯曲磨钻磨除上关节突前缘,扩大椎管可视角度

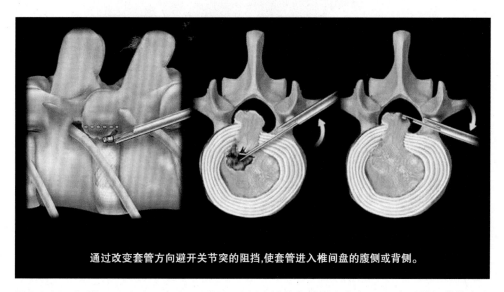

图 3-2-14 (with permission Anthony Yeung)以上关节突前缘为支点,可以在后纵韧带前方或者后纵韧带水平摘除游离的椎间盘

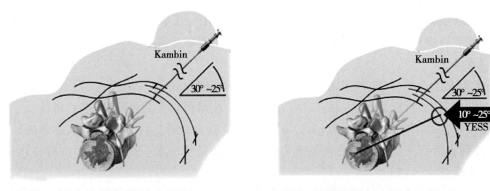

图3-2-15　(with permission Anthony Yeung)最初的 YESS 方法,进针点与冠状面呈 30°~25°,Yeung 认为 10°~25°可以提高硬膜囊和神经根的可视度

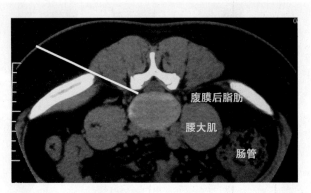

图3-2-16　如果有髂骨遮挡,缩小穿刺点到棘突的距离,直到避开髂骨

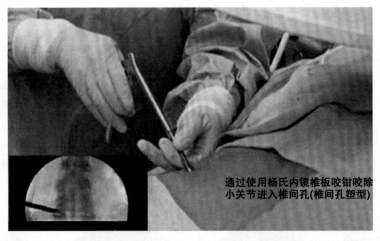

图3-2-17　(with permission Anthony Yeung)如果有小关节遮挡,可以使用椎板咬钳

　　对于 L$_5$-S$_1$ 高髂嵴、远处游离的椎间盘,传统小切口、通道手术或者经椎板间孔的脊柱内镜可以取得同经椎间孔椎间盘切除术一样的成功。对于这样的突出在传统入路有效的情况下,不需要强调椎间孔入路。椎间孔及椎间孔外的髓核突出选择椎间孔入路是为了追求同样的效果和更小的创口。Anthony Yeung 认为椎间孔减压结合背侧入路神经根切除术可以避免 75% 的融合手术。

文献已经证明经皮微创技术与传统手术相比：同样的预后情况下，微创技术有更小的术后并发症发生率。微创手术提供了可替代减压和切除融合术的一线术式，在内镜手术中术者的经验是最重要的因素。Anthony Yeung认为很少有外科医师能够将所有的手术技术都掌握得很好。外科医师应该选择他可以处理的疼痛状况的类型，然后在逐步获得经验和技巧后再扩大他的舞台。

对于执业医师的类型，Anthony Yeung认为非外科医师有资格可以执行一些外科手术技术方面的工作，但是非外科医师没有经过训练或者不具备相关的背景将不会意识到、也不会正确的处理可能引起的并发症。除非他们可以作为一个多学科合作的团队来一起工作。

（二）改良的 YESS 方法

本节仅仅介绍后外侧入路的技术。基本方法是在YESS技术的基础上降低穿刺角度，后期综合椎板间孔技术、TESSYS后在实践中形成的改良技术，兼具多种方法特点的技术。特点：简和变。优点：快、准、宽。缺陷：变，新学习的医师学习和掌握需要一定的时间。理念是："面对后纵韧带边缘"（face to margin of posterior ligament）。就是将工作面放在后纵韧带边缘的技术。改良技术的应变能力对于处理复杂性和复发性腰椎间盘突出症病例有更多的优势。

改良的方法是将穿刺针进入椎间盘的进针点向内侧推移，位于椎弓根内侧连线上；严重突出的病例使用侧方入路的穿刺方法，并获得Anthony Yeung的首肯。根据椎间盘突出的方向，选择穿刺的方法。L_5-S_1间隙由于髂骨的遮挡，从后外侧进行腰5椎体下缘穿刺非常困难。从2006年开始开展椎板间孔入路（参见椎板间孔入路章节），克服YESS在L_5-S_1间隙后外侧入路比较困难的病例。经椎板间孔的方法约占本组病例的15%。改良YESS技术，要求脊柱内镜医师掌握各种脊柱内镜的技术，以便在临床中可以微创处理常见的大多数的腰椎退行性疾病（图3-2-18～图3-2-27）。

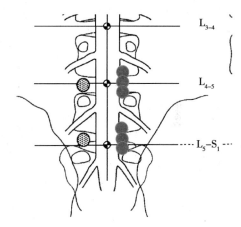

图 3-2-18 改良 YESS 穿刺进入椎间盘的靶点，红色的区域

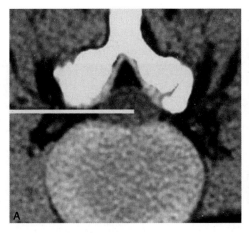
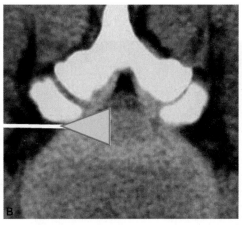

图 3-2-19
A. 正常椎间盘水平穿刺非常危险；B. 严重突出的水平穿刺比较安全、疗效有把握

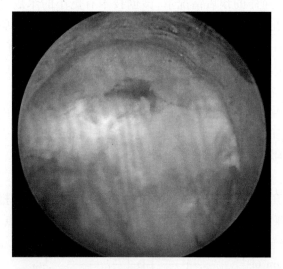

图 3-2-20　工作面正对后纵韧带,看见硬膜囊神经根周围的脂肪、后纵韧带、椎间盘的三层结构

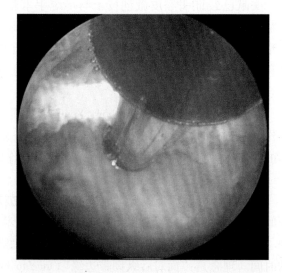

图 3-2-21　首先不破坏后纵韧带在保护好神经的情况下摘除椎间盘,盘内操作安全不出血

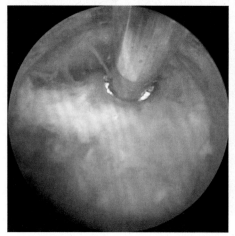

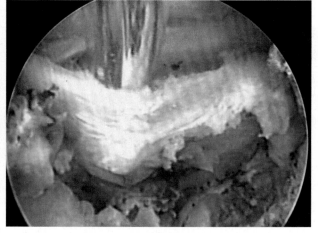

图 3-2-22　完成韧带下操作后,检查韧带的完整性、根据突出的性质决定是否切除韧带

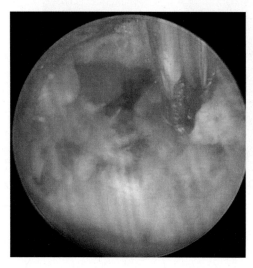

图 3-2-23　切除韧带后寻找游离的椎间盘

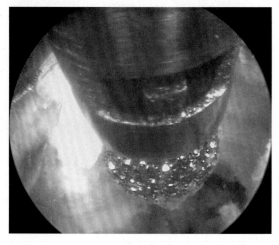

图 3-2-24　内镜下用可弯曲磨钻磨除上关节突前缘

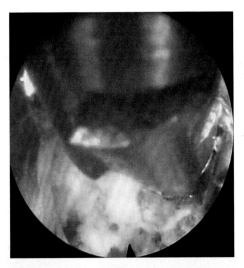

图 3-2-25 磨除上位椎体下缘

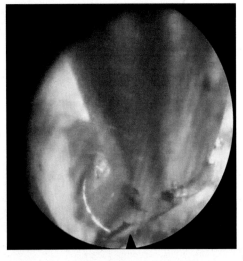

图 3-2-26 磨除下位椎体上缘

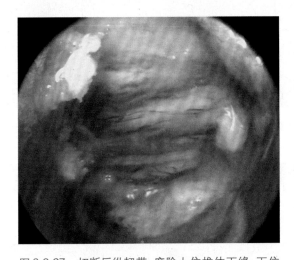

图 3-2-27 切断后纵韧带、磨除上位椎体下缘、下位椎体上缘后，最后达到的减压范围和效果。可以看见同侧的神经根、硬膜囊、对侧神经根的腹侧。TESSYS 减压的方法看见的是行走根外侧

对于 L$_{4,5}$ 间隙即使有髂骨遮挡，也不是非常严重，都可以在向头侧倾斜 20° 以内完成穿刺。L$_5$-S$_1$ 间隙，都有髂骨遮挡。如果向头侧倾斜在 30° 以内，都可以按照 YESS 的方法完成手术过程。如果向头侧倾斜超过了 30°，就需要考虑按照 YESS 的方法切除小关节前缘，或者 TESSYS 的方法进行后外侧入路磨除小关节操作，或者从椎板间隙入路。假设几种方法都无法完成的情况下，还可以按照髂骨上开洞的方法或者小开窗、通道的方法完成 L$_5$-S$_1$ 椎间盘摘除。本组病例没有髂骨开洞的病例（图 3-2-28 ~ 图 3-2-31）。

对于髂嵴比较高的 L$_{4,5}$ 和髂嵴比较低的 L$_5$-S$_1$ 间隙，侧位透视无法做到与椎间隙水平线平行的穿刺时，可以向头侧倾斜一定角度，在不咬处和（或）磨除咬除部分椎小关节后，工作通道进入椎间隙。由于上下椎体终板的挤压，通道与椎间隙水平线可以缩小。仍然可以按照 YESS 技术完成既定手术目标（图 3-2-32）。

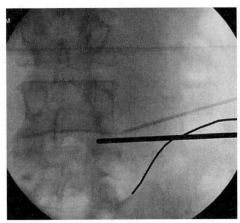

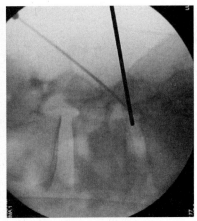

图 3-2-28 粗线是 YESS 的理论方法，细针显示实际的穿刺方法，与椎间盘水平面呈 20 度左右。然后按照 YESS 的 inside-out 原则进行手术

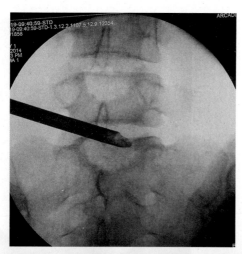

图 3-2-29　由于穿刺比较水平,对于髂骨比较低的患者即使腰 5 骶 1 也可以从一侧完成对侧椎间盘的摘除,而不需要双侧入路。腰₄₋₅ 间隙从一侧完成双侧减压就更加简单

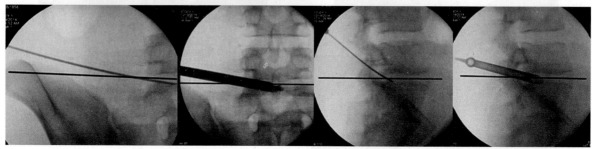

图 3-2-30　腰 5 骶 1 间隙椎间盘突出,髂骨比较低,正位透视穿刺针头侧倾斜 10°。置入工作通道后头侧倾斜 8°。侧位透视穿刺针头侧倾斜 40°。置入工作通道后头侧倾斜 17°。工作面可以位于椎间隙的后 1/4,完成手术操作

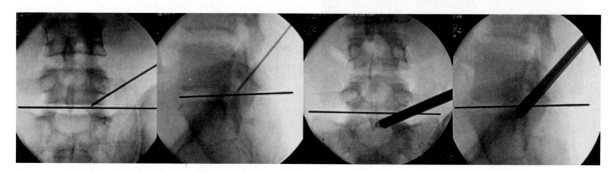

图 3-2-31　腰 5 骶 1 间隙椎间盘突出,髂骨比较高,正位透视穿刺针头侧倾斜 32°。置入工作通道后头侧倾斜 21°。侧位透视穿刺针头侧倾斜 55°。置入工作通道后头侧倾斜 48°。工作面在椎管内不(也无法)进入椎间隙内,完成手术操作

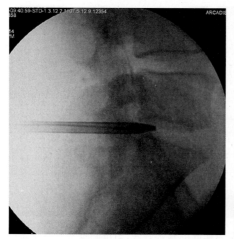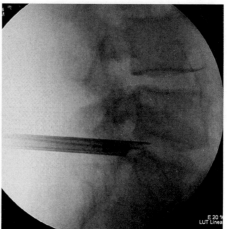

图 3-2-32　对于髂骨较高的患者,可以从椎板间孔进入腰 5 骶 1 间隙(参见椎板间孔入路章节)

改良 YESS 技术继承了 YESS 技术 inside-out 的核心技术。不拘泥于穿刺针一定与椎间隙平行的原则,在正位上容许向头侧30°的倾斜,侧位上容许55°的倾斜。如果大于这个角度就需要做小关节成形,或者改变手术的入路方法,比如椎板间孔入路的方法,否则影响手术疗效。这样做的结果是极大地降低了透视的次数、增加了患者手术过程中的舒适度。

（三） 改良 YESS 技术的操作

1. 简单的体位 排除腰骶部后凸角度的俯卧位。可以折叠手术床,或者使用可以透过 X 射线平面手术床均可(图 3-2-33)。

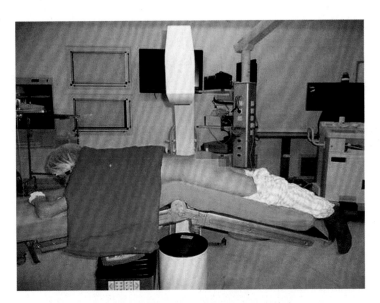

图 3-2-33 椎间孔入路改良技术手术体位

2. 简单的透视过程 没有特殊情况下,只进行正位透视,当然这需要几十例上百例的经验积累。最少的透视次数是两次,一般透视的次数控制在 6 次以内,要求训练有素放射技师的配合。从透视的次数上,可以显示医师掌握该技术的水平和能力。由于透视过程具有辐射性,即使辐射剂量非常小,对于开展该手术的医师每年接受的辐射量也是有限制的。

Ahn 文献报道:不使用铅围裙,一个医师一年可以做 291 例 PELD 手术。报道中他们手术的平均时间是 49.8 分钟,透视的时间平均 2.5 分钟。按照每次透视 0.6 秒的时长计算,他的每次手术透视要达到 225 次曝光。而椎间孔成型为特点的技术 100 次左右的透视是经常的事情。按照笔者的方法 4~10次透视计算,仅仅 2.4~6 秒的曝光时间(图 3-2-34)。加上透视时要求手术相关人员站在透视机 2 米以外的铅屏后,放射性辐射对医师手术数量的限制完全被克服,显示了改良技术的特点和优点。

3. 简单的麻醉过程 使用1%的利多卡因,仅仅麻醉痛觉神经,不影响运动神经。手术中患者痛觉消失,运动功能正常,可以配合医师完成手术的过程。酗酒的患者,1%利多卡因镇痛效果差。在进入椎间盘的麻醉路径上可以使用2%利多卡因+75mg罗哌卡因进行封闭。上关节前和椎管内仅仅使用1%的利多卡因,否则容易导致患者足屈伸无力,影响手术进程判断。

4. 简变的穿刺技术 改良技术穿刺角度不僵化,根据每个患者的解剖特点,不同病例改变患者使用不同的穿刺角度。在 CT 和核磁水平扫描的影像学上确定穿刺的角度后,根据影像学上面的标尺测量棘突距离皮肤进针点的距离,然后进行实际操作。穿刺首先触碰的是小关节侧面,逐渐增大穿刺角度,进入椎小关节前缘的靶点。引导工作导管在不磨除骨质条件下,可直接使工作面到达硬膜囊和椎体后缘之间的后纵韧带。倾斜角度较大、椎管狭窄的患者也可在多级套管外、工作套管内或内镜下完成椎间孔成形术。把握住改良技术的"简"和"变"原则,根据内脏的位置变化穿刺针的角度。工作通道与椎间隙的角度需要随时调整,工作面的角度也是要变化的。靶向穿刺、重视医师的手感和患者感觉的回馈是改良技术的核心部分。

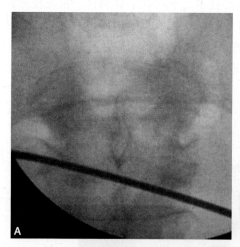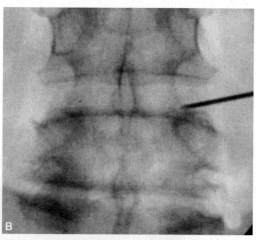

图 3-2-34　靶向穿刺技术两次透视完成穿刺示意图
A. 明确目标椎间隙和进针点；B. 一次性靶向穿刺到达目标点，剩余的工作都是镜下工作

　　患者的安全性和穿刺的快捷度相比，手术安全是第一位的，穿刺的快捷是第二位的。计划实施侧方穿刺时要仔细分析术前 CT。如果是消瘦等特殊的患者，俯卧位时让患者呼吸，透视下观察肠管积气的移动轨迹。一般来说，年轻、消瘦、女性患者要密切关注肠管的位置，北方人、中年男性、肥胖者患者肠管位置相对安全。一定要保证肠管积气在椎体后缘连线的前方，否则放弃侧方入路改为后外侧入路（图 3-2-35）。

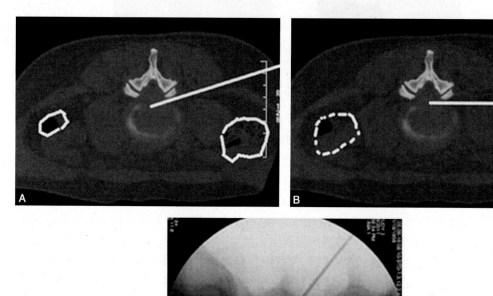

图 3-2-35
A. YESS 穿刺方法；B. 侧方入路穿刺方法；C. 侧方穿刺要注意肠管安全

5. 简变的手术过程 按照"面对后纵韧带边缘"的工作通道放置原则,结合患者的术中感觉回馈,首先将工作通道置放于后纵韧带前方、椎管的中间,摘除后纵韧带前方的椎间盘。如果突出物属于游离型突出,退出工作通道到后纵韧带的侧方,髓核咬钳等工具咬断后纵韧带摘除向后方游离、向上游离、向下游离的椎间盘和纤维环碎片。在镜下环钻、通道内环钻、变角度磨钻的辅助下可以完成椎间盘突出钙化的病例、椎管狭窄的病例。

不同的年龄阶段取出的椎间盘组织也不相同(图 3-2-36)。年轻患者的突出变性椎间盘组织多呈胶冻样,摘除的量比较少。有的情况下,仅仅直视下射频消融即可。中年患者的突出变性椎间盘组织多成熟较大的块状,可以摘除整块或多个大块的纤维环组织。老年患者的突出变性椎间盘组织多退变、碎裂的组织,碎块不大、量多,最多可以接近 10ml 体积。

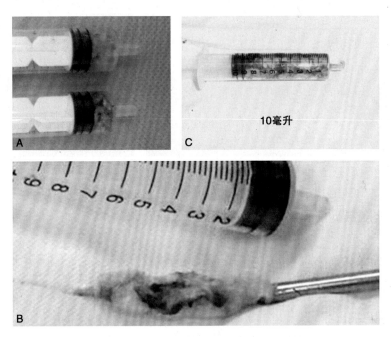

图 3-2-36 不同年龄阶段取出的椎间盘组织
A. 年轻患者的椎间盘;B. 中年患者的椎间盘;C. 老年患者的椎间盘

6. 改良 YESS 方法的缺点和补救方法 按照改良穿刺的方法手术,不进行椎间孔成型。穿刺过程中疼痛发生的程度降低,患者对手术过程的耐受程度提高。穿刺角度缩小后,带来的风险是椎体外腹腔脏器比如肠管等脏器的损伤;椎管内比如硬膜囊、神经根的损伤。Anthony Yeung 5000 例病例发生了 1 例肠管损伤,5 例硬膜囊破裂。本组 1880 例病例没有发生肠管损伤,发生了 7 例硬膜囊损伤。没有发生肠管损伤,与小心观察每例患者的 CT 平扫有关系。发生硬膜囊损伤比例较高的原因,与操作过快、不是每例都是直视下操作相关。避免的方法:在穿刺和放置扩张棒的过程中,密切观察患者的反应。如果患者反馈有放射性疼痛。即停止进一步置入扩张棒,将工作通道建立在椎间孔外侧,直视下逐渐进入后纵韧带下方、椎间盘内。补救的方法:一旦发现硬膜囊破裂,如果椎间盘摘除工作尚未完成,一定想方设法完成手术过程避免后续的医疗纠纷。可小心转动工作套筒,让套筒的舌头部分挡住马尾神经,仔

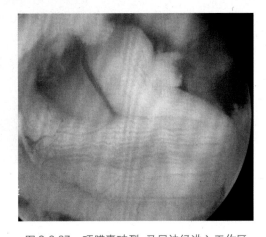

图 3-2-37 硬膜囊破裂,马尾神经进入工作区

细找寻游离的椎间盘碎片并摘除。预防的方法是穿刺时,患者反馈根性疼痛,要考虑变换穿刺的进针点向棘突靠近。对于担心硬膜囊破裂的病例,将工作通道置放于椎间孔不置入椎管中央。对于无法确定能否损伤硬膜囊的病例,不使用非镜下髓核钳摘除的方法,不做向硬膜囊方向的操作(图3-2-37,图3-2-38)。

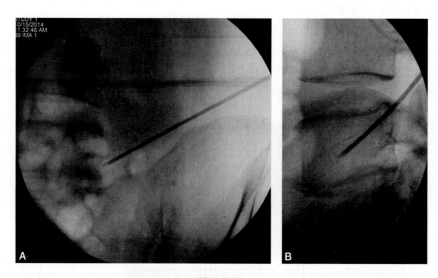

图 3-2-38

A. 正位透视针尖在椎体小关节外;B. 侧位透视针尖已经到达椎体的侧方

（张西峰）

三、适应证与手术操作

腰椎退行性疾病非常复杂,按照脊柱内镜操作的难度进行如下的分类操作。

（一）L$_{4-5}$椎间盘突出症

保守治疗无效的L$_{4-5}$椎间盘原间隙的突出是脊柱内镜最常见的类型,该类型也是初学者首先要求掌握的脊柱内镜技术。本组病例中L$_{4-5}$间隙突出占到全部病例的53%(图3-2-39)。

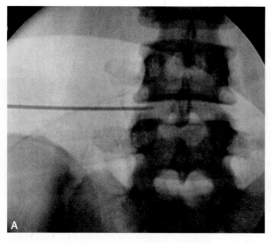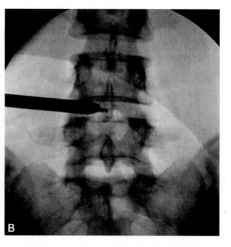

图 3-2-39

A. 穿刺路径与椎间隙水平,进入椎间盘的位置在椎弓根内侧连线;B. 工作面可以看见后纵韧带的上下缘

（二）特殊类型腰椎间盘突出症的摘除

对于游离的腰椎间盘,不可以中规中矩的使用 YESS 方法,穿刺时即要按照靶点穿刺的方法开始。术中摆动工作通道,在变角度磨钻、激光等设备辅助下,完成游离病例的摘除术。对于远处游离的病例,不可进行椎间盘穿刺。要对椎管内游离的椎间盘进行靶点穿刺,建立工作通道、完成手术（图 3-2-40 ~ 图 3-2-46）。

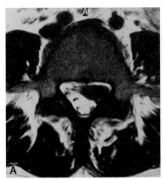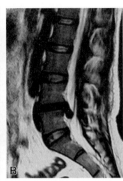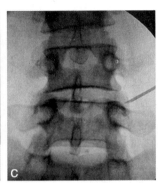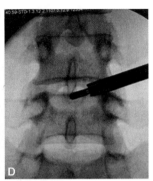

图 3-2-40

A ~ B. L$_{4-5}$椎间盘突出游离；C. 术前显示椎间隙不水平；D. 手术结束时髓核钳的位置,可以看见椎间隙已经变水平

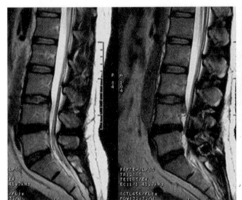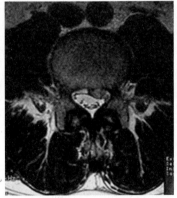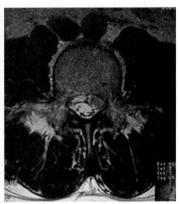

图 3-2-41 L$_{3-4}$椎间盘突出向下方游离

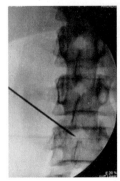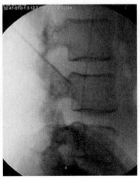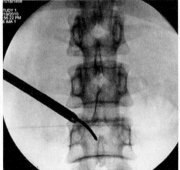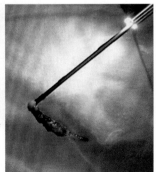

图 3-2-42 穿刺不是进入到椎间隙,而是进入到椎管直接摘除游离的椎间盘

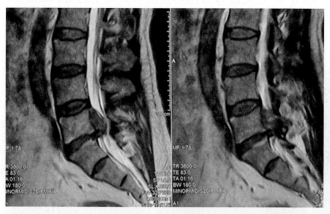
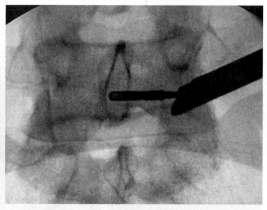

图 3-2-43　LDH 先后三次使用臭氧治疗后复发,使用后内侧入路摘除

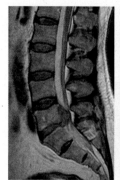
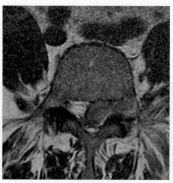
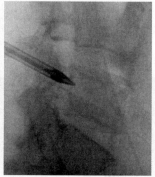
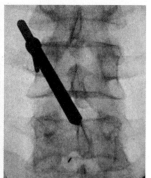

图 3-2-44　3 天后复查,摘除不彻底。二次经过硬膜囊摘除剩余的多块碎裂组织

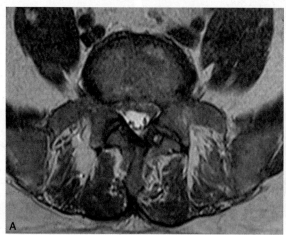
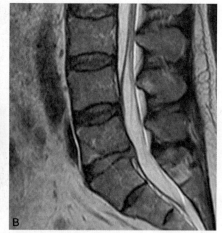

图 3-2-45　术后 1 个月随访
A. 冠状位 MRI;B. 矢状位 MRI

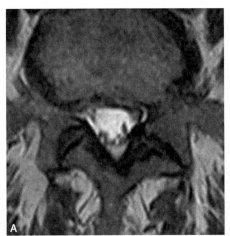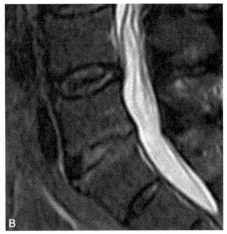

图 3-2-46　术后 3 个月随访
A. 冠状位 MRI；B. 矢状位 MRI

（三）钙化型腰椎间盘突出症

　　该型腰椎间盘突出症是介入和内镜治疗困难的病例，但是随着外科辅助手段的提高，可以重新审视该型的病理机制和治疗方法。一般来说，钙化型腰椎间盘突出症患者病史应该比较长，症状和体征比较轻。如果症状重，出现症状时间比较短，说明一定是钙化基础上发生和合并了软性的突出。在激光、变角度磨钻的辅助下，钙化和椎体后缘骨折病例都是脊柱内镜的手术适应证范围（图 3-2-47 ~ 图 3-2-52）。

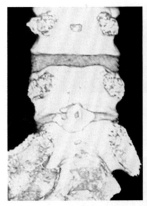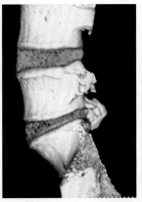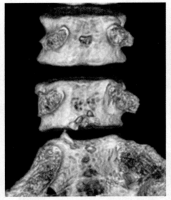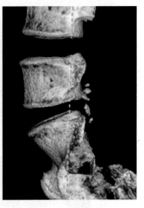

图 3-2-47　巨大椎间盘突出钙化，术后压迫的症状完全消失

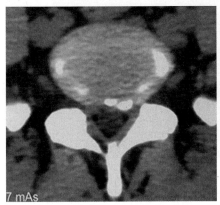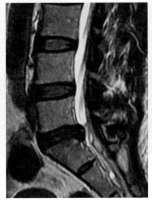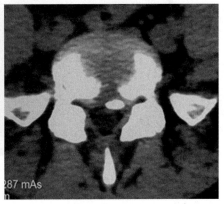

图 3-2-48　腰 5 骶 1 椎间盘突出钙化

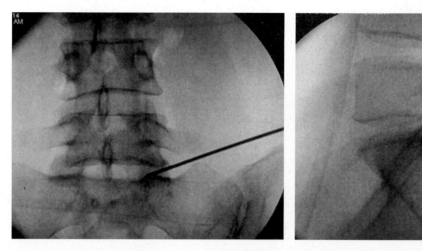

图 3-2-49 腰 5 骶 1 椎间盘突出按照 SED 靶点穿刺的方法直达突出的部位

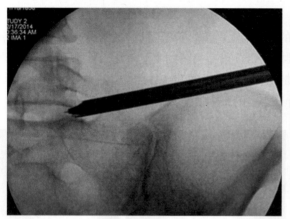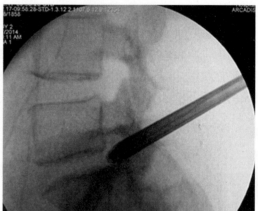

图 3-2-50 工作通道与椎间隙的角度变小,符合 YESS 的基本原则

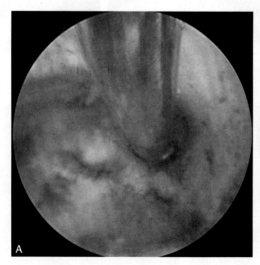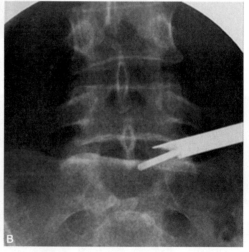

图 3-2-51

A. 双极射频感知后纵韧带后缘;B. 摘除后纵韧带后髓核钳可以顺利通过下位椎体后缘

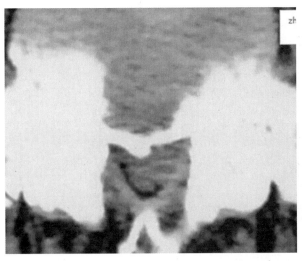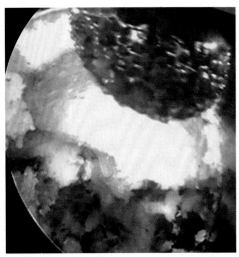

图 3-2-52　直视下可以轻易磨除钙化骨折的椎体后缘,然后摘除椎间盘

(四)　椎管狭窄症

YESS 对于椎间盘源性的椎管狭窄症有较好的治疗效果。虽然 YESS 最初只适合椎间盘突出症,随着对内镜应用的熟悉程度不断增加,也可以扩展到继发性的椎管狭窄症。如上文所述,脊柱内镜可以切除椎体后缘的纤维环,进入椎间盘和椎管,摘除脱出的纤维环和髓核。在腰椎管狭窄症时,目前也可以切除或者磨除增生的上关节突前缘、黄韧带、上位椎体的下缘、下位椎体的上缘、后纵韧带、增厚肥厚的纤维环、退变的髓核组织(图 3-2-53,图 3-2-54)。

(五)　复发性腰椎间盘突出症的内镜返修

1. 概述　脊柱内镜多采用后外侧入路的方法,避免了传统手术从原来瘢痕中进入椎管的困难。因此,内镜治疗复发性腰椎间盘突出症具有很大的安全性和优越性。即使原来做了多次传统手术,正中区域充满了瘢痕,但是其椎间孔区域还是属于生理解剖范围,内镜进入不会发生困难。本节加以详细叙述。

2. 病因　人腰椎的退行性变,不会因做过腰椎手术而停滞,因此腰椎间盘远期复发与人腰椎的继续退行性变有关系。腰椎间盘突出症术后复发与初次手术是否切干净椎间盘没有肯定的联系。所谓复发的概念是指术后 6 个月以后同一节段发生腰椎间盘突出症,并且影像学与临床症状相符合。但有资料显示,腰椎间盘突出症患者再手术患者中多数发生在术后半年时间内。

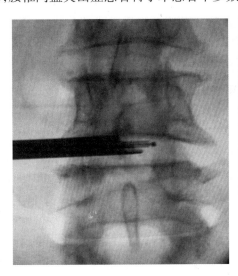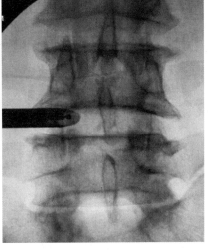

图 3-2-53　从对侧的小关节内侧缘开始椎管前缘减压,一直退回到同侧的小关节前缘

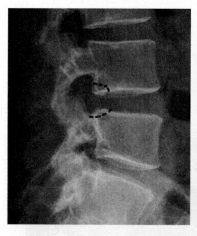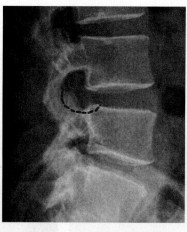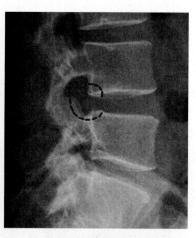

图 3-2-54　不同的改变需要磨除的部位不同，比如椎体后缘骨折需要磨除上位椎体下缘或者下位椎体上缘；椎管狭窄需要磨除上位椎体下缘、下位椎体上缘、椎小关节前缘、黄韧带、后纵韧带

　　对于脊柱内镜术后是否需要再次内镜手术的判断，存在着不同的意见。笔者的意见是，如果短期术后比如 3 天再次发生了严重的坐骨神经痛，只要没有超过术前的疼痛，可以作为围术期的组织出血、水肿导致"反跳痛"给予对症治疗。术后早期 MRI 常常得不到满意的结果，原因是手术后组织水肿，无菌性炎症，干扰了影像的清楚度。除非大量的积液，MRI 诊断才有积极意义。要告诉患者多关注临床症状，而影像学表现为辅的原则。如果疼痛缓解半年以上再次发生了坐骨神经痛，可以描述为腰椎间盘突出症术后复发。腰椎间盘突出症术后再手术的主要原因有：

　　（1）术中椎间盘组织残留：学习的早期阶段，术前病变部位定位不准确，穿刺不准确，入路方式选择不当，都可以导致减压不充分。对于椎间孔镜技术经验缺乏的医师，游离型、中央型、脱出型、椎间孔外型椎间盘突出都可以导致减压不充分，导致神经症状缓解不彻底，可能导致再手术的发生。

　　（2）椎间隙内的椎间盘短期再突出：椎间盘摘除多少合适？一般认为，摘除掉压迫神经的突出椎间盘即可。如果摘除过多，术后容易造成患者短期腰痛、远期椎间隙塌陷、腰椎不稳。但是，如果摘除过于保守，容易造成短期再突出。这是临床见到的短期复发的原因之一，甚至术后很短时间内即可发生再突出。手术中医师掌握摘除的干净程度非常重要，期望降低再手术率是合理的，期望消除再手术率是不科学的。

　　（3）适应证选择不当：对于腰椎间盘突出症合并椎管狭窄、椎体滑脱、椎体失稳的患者，务必慎重选择手术方式。盲目追求微创，技术上无法完成预定手术计划，会影响手术疗效，也是腰椎间盘突出症术后再次手术的原因。本组病例在开展工作的前 100 病例中，有 5 例短期即进行了小开窗返修手术，主要是与技术不成熟、适应证选择不当相关。

　　（4）术后椎间盘组织再次突出：现阶段内任何脊柱手术都无法阻止椎体退行性改变，所以腰椎间盘突出症复发理论上是无法避免的。椎间盘突出压迫神经根多数需要一段漫长的时间，再次突出的发生率并不高。笔者见过显微内镜下椎间盘摘除术（MED）后复发最长时间为 14 年。脊柱内镜（PELD）术后复发最长时间 7 年半。

　　3. 腰椎间盘突出症再手术率　由于手术医师的学习方式与临床经验不同，治疗患者的手术方式、手术的入路选择都不相同等因素，患者下腰痛术后复发再手术率也不相同，文献统计发生率在 2.5%～18%。笔者应用脊柱内镜技术治疗 1880 例患者中，再手术患者 42 人（2.23%），其中前

100 名患者的再手术率高达 6%，随着手术临床经验的丰富，术后 100 例再手术率可以降到 2%以下。

在韩国的一项全国性调查研究中显示，2003～2013 年 18 590 例下腰痛手术患者中，13.9%（2758例）患者经历了第二次手术，其中传统开放融合手术（后路椎弓根螺钉内固定植骨融合术）的再手术率为 11.7%，后路椎板切除间接减压术的再手术率为 18.6%，传统开放单纯椎间盘摘除术的再手术率为 13.7%，脊柱内镜下椎间盘摘除的再手术率为 12.4%，介入射频消融术后的再手术率为 14.7%。全部再手术患者中 29.8%（768 例）患者是在术后 1 个月内经历了二次手术的。可见无论任何手术后，再次手术是非常普遍的事情。

4. 治疗原则　腰椎间盘突出症患者如果能够耐受术后症状，ODI 评分在 4～5 分以下，患者生活、工作不受太大影响，可以首先选择保守治疗的方法，短期观察临床症状的发展方向。如果症状无法忍受，ODI 评分在 6 分以上，严重影响生活、工作，可以考虑进一步外科治疗。这是外科手术阶梯治疗的原则和理念，先保守治疗再选择微创手术或者开放手术。当然不同的患者对疼痛的耐受程度不同，工作的性质、个人的性格都是影响手术疗效的因素。关于手术方式的选择要把握以下几个关键点。

（1）选择医师最擅长的手术方式：微创技术具有很多的优势，但由于学习难度大，掌握技术需要经历一段较长时间。而椎间孔镜技术是微创技术中最难的部分之一。所以在治疗复发性腰间盘突出症时，建议医师选择自己最擅长的手术方式。

（2）椎板间隙入路：如果初次手术是椎间孔入路，再次手术可以避开手术瘢痕而采用椎板间入路。注意再手术时神经根损伤、马尾神经损伤、硬脊膜损伤的风险增加。如果骨窗不大，椎板间隙入路建立工作通道过程中很容易引发并发症。如果无法到达手术的靶点，可以选择传统手术。

（3）椎间孔入路：若然初次手术是传统手术，椎间孔入路是最佳选择。局麻下手术更安全，可以避免前次手术后路的瘢痕组织，降低了硬脊膜撕裂、神经根损伤的风险。

（4）融合技术的选择：融合技术是复发的椎间盘突出症的最终手术。只有在不可能再做微创翻修，甚至不能做腰椎人工椎间盘等非融合技术的情况下才能实施。由于患者病情长、复杂，所以常合并焦虑症。医师不能有单纯手术观点，要综合治理患者。

5. 手术操作和技巧　具体操作方法参考改良 YESS 操作和技巧。

6. 经皮脊柱内镜下椎间孔入路在补救其他脊柱手术中的应用　经皮脊柱内镜下椎间孔入路手术可以辅助翻修治疗多种脊柱术后椎间盘突出症复发，比如脊柱椎体内固定手术后相邻节段椎间盘突出（图 3-2-55）、滑脱手术后遗留小骨块（图 3-2-56）、TLIF 手术后出现了对侧神经症状（图 3-2-57）、各种脊柱手术后形成小关节囊肿（图 3-2-58）、非融合手术后椎间盘突出复发（图 3-2-59）、MED 术后椎间盘突出复发（图 3-2-60）。

7. 展望　不远的将来，脊柱内镜更加普及，将造就更多优秀的脊柱内镜医师。脊柱内镜手术成为门诊手术；脊柱内镜熟练地应用于椎管的后方减压；经内镜椎间融合手术、经皮椎间孔融合术、经皮人工椎间盘置换术、干细胞移植、硬膜外腔镜治疗、脊柱狭窄等将成为现实。

四、围术期处理

本节的围术期处理首先要术前取得患者的理解与支持，进入手术室后患者俯卧位于可透视的手术台上，全程由 C 型臂 X 线机监视下完成手术操作。术前半小时可以给予咪达唑仑和芬太尼镇静，缓解患者不同程度的疼痛及紧张情绪。术中患者必须保持神志清晰，可与术者交流术中体验，以防神经损伤。

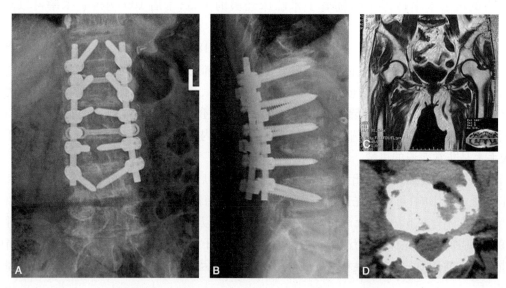

图 3-2-55　脊柱椎体内固定手术后相邻节段椎间盘突出

A. 腰椎内固定融合术后正位片；B. 腰椎内固定融合术后侧位片；C. 双下肢冠状面 MRI 显示股骨头无异常；D. CT 示极外侧椎间盘突出

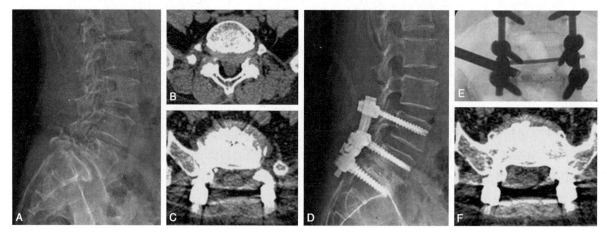

图 3-2-56　经皮脊柱内镜下椎间孔入路辅助返修滑脱手术后遗留小骨块

A. 滑脱患者手术前 X 线矢状位；B. 滑脱患者手术前 X 线水平位；C. 手术后 X 线水平位显示残留骨块；D. 手术后 X 线侧位片；E. 脊柱内镜经椎间孔入路返修去除残留骨块；F. 返修术后复查显示残留骨块消失

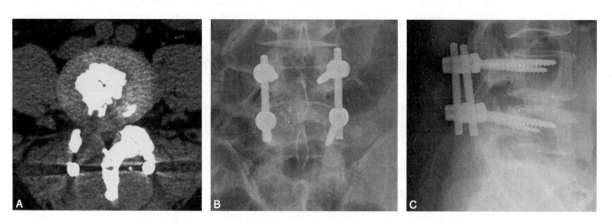

图 3-2-57　TLIF 手术后出现了对侧神经症状

A. TLIF 手术后 CT 影像；B. TLIF 手术后正位 X 线影像；C. TLIF 手术后侧位 X 线影像

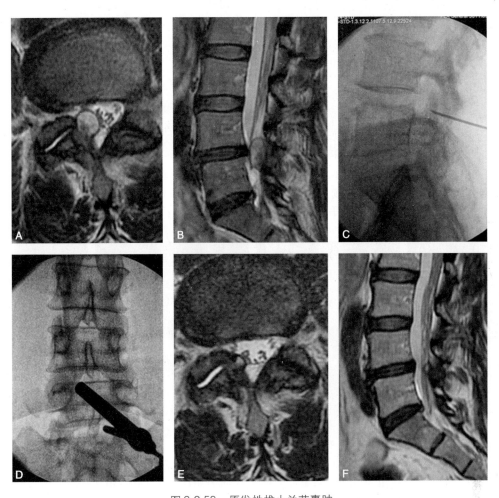

图 3-2-58 原发性椎小关节囊肿

A. 囊肿水平位；B. 囊肿矢状位；C ~ E. 经皮脊柱内镜下椎板间孔入路囊肿切除术；F. 术后一年复查

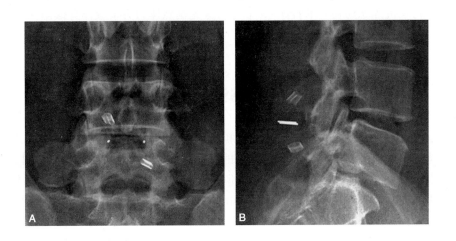

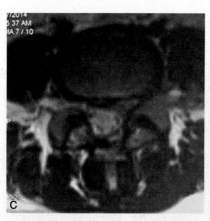
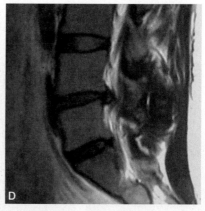

图 3-2-59　非融合手术后椎间盘突出复发

A. 非融合手术后 X 线前后位；B. 非融合手术后 X 线矢状位；C. 非融合手术后
MRI 水平位；D. 非融合手术后 MRI 矢状位

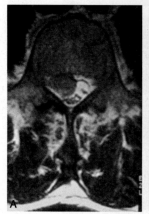
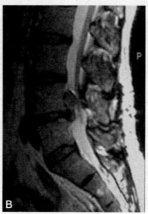
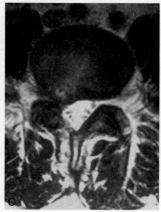
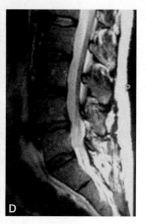

图 3-2-60　脊柱内镜椎间孔入路返修 MED 术后椎间盘突出复发

A. MED 手术后 MRI 水平位；B. MED 手术后 MRI 矢状位；C. 脊柱内镜返修手术后 MRI 水平位；D. 脊柱内镜返
修手术后 MRI 矢状位

术毕应询问患者下肢疼痛缓解程度，行直腿抬高试验观察改善程度，经工作套管向手术区域注入甾体药物后撤出工作套管。术后即可于腰围保护下下地活动，一般主张患者多卧床休息。可酌情使用止痛消肿类药物及抗焦虑药物。术后 3 ~ 6 个月内避免剧烈体力劳动或体育锻炼。

（张西峰　孟斌）

第三节　TESSYS 内镜技术

2003 年 Hoogland 在 YESS 技术的基础上进行扩展，采用经椎间孔入路结合椎间孔成型技术，内镜直视下直接到达椎管内突出的椎间盘区域行直接的脱出或游离椎间盘组织摘除术，理论上可以摘除任何部位的腰椎间盘突出，并能处理侧隐窝狭窄和神经根管狭窄，对神经根进行直视下直接减压，这一技术被称为 TESSYS(transforaminal endoscopic surgical system) 技术。相对于 YESS 技术，TESSYS 技术更强调向椎管内直接放置手术通道和直视下神经根减压操作，但同时学习曲线更长，手术风险更高，对术者的解剖知识、影像定位/匹配能力和操作技术能力也提出了更高的要求。目前脊柱内镜技术的优势已经得到充分的临床验证，经皮椎间孔镜技术不但可以获得传统手术同样的临床疗效，而且能显著缩短康复时间，减少手术入路相关损伤，减轻术后疼痛，优化手术结果。手术安全有效，术后数小时即可恢复基本日常生活活动,是目前最为微创的椎间盘摘除手术。

一、应用解剖

腰椎具有支持、活动和保护三大功能,支持功能由椎体承担,邻近韧带辅助完成,由此形成腰椎乃至整个脊柱良好的支撑框架(图3-3-1)。活动功能主要由上下椎体之间的椎间盘、小关节等完成。椎间盘和左右两个小关节共同称三关节复合体。保护功能主要是指椎管、椎间孔等对邻近神经、血管等所起的保护作用。

(一) 椎管

脊柱的全部椎孔借助韧带等组织相连构成椎管。脊髓和马尾神经、脊神经等神经传导系统从腰椎椎管内通过。椎管病变会导致腰与脊神经支配区域的疼痛麻木和神经功能损害,如果是软组织则多指髓核、纤维环等,坚硬的组织多指骨赘、后纵韧带钙化等(图3-3-2)。L_1椎体下缘以下为马尾神经,L_1椎体以下节段的手术操作相对安全,但是,如果操作不当,仍容易损伤马尾神经。

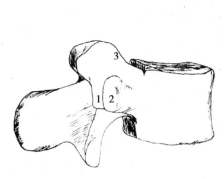

图3-3-1　椎体

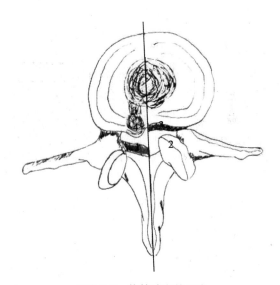

图3-3-2　椎管狭窄的因素

(二) 腰椎管内容物

椎管除容纳脊髓、马尾神经和神经根外,还容纳动静脉丛、脊髓膜及其内的脑脊液。硬脊膜与椎管壁之间、血管丛的周围填充有丰富的脂肪组织。

腰段的神经通道分为盘黄间隙、侧隐窝、椎间管和脊神经后支通道等。腰神经出椎间管后即分为前支和后支,后支及其分支在行程中有数处穿过骨性纤维管,在其内可受到卡压。腰神经1~4后支骨性纤维管,位于椎间孔后外方,横突根部上缘处,L_5神经后支的骨性纤维管分前后两段,这些部位往往与局麻是否成功有关。

(三) 侧隐窝

椎管向侧方延伸的狭窄间隙称为侧隐窝,主要存在于三叶形椎管,存在于下位两个腰椎,L_{4-5}和L_5-S_1明显,偶尔可在L_{3-4}见到。

侧隐窝分为上下两部分,上部为骨关节部,下部为骨性部。侧隐窝上部(盘-黄间隙)前为纤维环、椎体后上缘,后为上关节突、关节囊、黄韧带及下关节突前缘,外为椎间孔,内向硬脊膜囊开放;侧隐窝下部前为下位椎体后壁,后为椎板峡部,内为硬膜囊,外为椎弓根缘,外下椎间孔内口,呈一扁三角间隙。侧隐窝内含有离开硬膜囊后穿出椎间孔前的一段神经。侧隐窝下部因椎弓根很少变异增生,椎体后壁不像椎体边缘那样容易增生,因此,很少有狭窄或凸起形成,也就不需要术者过多重视,术中不需要显露(图3-3-3)。

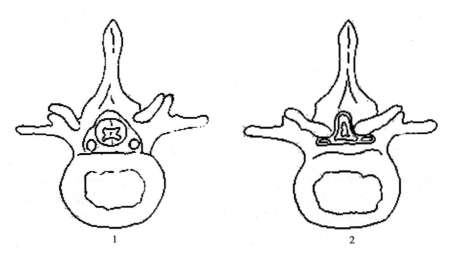

图 3-3-3 腰椎侧隐窝

（四）腰椎盘黄间隙

腰椎管的两侧部分平对椎间盘者称为盘黄间隙，平对椎体者称侧隐窝，其中央部分称中央管。盘黄间隙的前壁为椎间盘侧部，后壁为上关节突及其前的黄韧带，向外通连椎间管，向下续延侧隐窝。有人称之为椎间盘后间隙，有人称之为侧隐窝上份。盘黄间隙内主要是硬膜囊外侧部及其包容的马尾神经。盘黄间隙可因椎间盘后突/黄韧带增厚或上关节突骨赘内聚而缩窄，这时受压迫的是下一位，甚至是下二位马尾神经，即神经根硬膜囊内段。

（五）腰椎间孔

椎间孔上、下界为椎弓根，前界为椎体和椎间盘后外侧面，后界为小关节突椎间关节囊，黄韧带外侧缘构成部分椎间孔后界。椎间孔呈上宽下窄耳状形，自上而下逐渐变小。中立位到屈曲，椎间孔面积增大，而从中立位到背伸，椎间孔面积减少。椎间孔为腰神经根和供应椎管内软组织和骨结构血运的血管，也是神经进出椎管的道。因此，椎间孔镜技术推荐使用侧卧位，腰部尽量垫高，脊柱呈侧屈曲位，就是屈髋屈膝位，这样一来椎间孔扩大，上关节突明显下移，使得通过椎间孔手术入路变得更加容易。

各部椎间孔的大小、深浅各异，每一椎间孔均有一定的深距呈短管状。椎间孔一词并不确切，称椎间管合适。椎间管分四壁二口，上壁为上位椎弓根的下缘，下壁为下位椎弓根的上缘，前壁或内侧壁在各部不完全相同。腰椎间管前壁：上部为上位椎体后缘，中部为椎间盘后缘，下部为下位椎体后缘。三者高度比例：上位椎体占距最多，下位椎体占距最少，椎间盘占距介上述两者之间。后壁：为椎间关节和关节囊前黄韧带。腰黄韧带最厚、面积大，达椎间关节囊前壁。二口：内口朝向中央椎管，外口通向脊柱外侧面。

侧隐窝、椎间孔正好在相邻两个椎体间盘同一水平。腰神经根起始部于侧隐窝。正常其横切面构成一个近/等边三角形。侧隐窝及神经根通道有足够空间，神经根不会受挤压或刺激。脊柱椎管由椎孔连接而成，分为中央区、侧区、后区和椎间孔四部分，是硬膜囊、神经根、硬膜外脂肪和血管等组织所占据的骨纤维性管道。

（六）腰神经根管

上腰部 $L_{1\sim3}$ 神经根管分两段：①椎管内段：$L_{1\sim3}$ 神经根在相应椎体的下中 1/3 水平从硬膜囊发出，在椭圆形椎管的侧部以大于 45°的倾斜角行向外下，至相应椎弓根下缘入椎间孔，其整个椎管内行程长 4~6mm，直径细，前后间隙大；②椎间孔段：神经根沿相应椎弓根的下缘，从椎间孔宽大的上份走出，尽管较粗大的有神经节位于神经根将要出椎间孔的部位，但在椎间孔内，神经根周围间隙仍较大。

下位腰神经根管：下位腰神经根行程长，毗邻结构复杂，穿经的孔道为"骨纤维性管"，包括内侧份的侧隐窝和外侧份的椎间孔。有人将神经根管分为三部分：椎间盘后间隙、侧隐窝和椎间孔。

神经根管位于中央椎管侧方的椎间孔，为神经根穿出的骨纤维性管道，腰段前壁为上一椎体和其下方椎间盘，后壁为上位椎骨的椎弓下切迹，下壁为下位椎骨的椎弓上切迹。腰神经根管前为椎体后面和椎间盘，后为黄韧带和关节突关节，上、下分别为椎上切迹和椎下切迹。神经根自硬膜囊到出椎间孔的孔道称神经根管。神经根管可分椎管内及椎间管内两部分，近端部即临床上的侧隐窝部，是自硬膜囊到椎弓峡部段，其后壁是上关节突、椎板、黄韧带，外侧为椎弓根，前壁则是椎体的后外侧部及间盘组织。远端部为椎间管部，上下界为椎弓根，底为上位椎体后下缘、椎间盘和下位椎体的后上缘，顶部为黄韧带组织。腰神经管是由不动的骨结构（椎体、椎弓和椎板）及可动的非骨性结构（椎间盘、黄韧带和关节囊等）共同构成。

（七）椎间孔韧带

椎间孔韧带是指位于椎间孔内外的韧带结构。椎间孔韧带分类：包括横孔韧带及体横韧带。前者是指椎间孔内的韧带，根据其在椎间孔内部位不同可分横孔上韧带、横孔下韧带，以横孔下韧带多见。横孔上韧带起自椎弓根与横突的夹角处，止于同位椎体的外下缘或椎间盘的侧壁，有动静脉分支和交感神经从内上方的孔隙中通过；横孔下韧带横跨于椎上切迹，起自上关节突前面的骨缘，水平向前走行，横孔上下韧带中有脊神经通过。

体横韧带位于椎间孔的外面，从横突连于椎体或椎间盘，分为体横上韧带和体横下韧带。前者指从横突的下面斜向前下至椎体、椎间盘或下位椎体的外上缘，后者指从横突的上面斜向前至椎体或椎间盘。

分布：体横韧带与横孔韧带出现不恒定，椎间孔内韧带分布广泛，上位椎间孔内韧带分布较多，但无对称性；横孔韧带、体横韧带的分布有各自特点，横孔韧带多位于上位腰椎，体横韧带多分布于下位腰椎。

幼儿时腰椎间孔也存在大量韧带结构，故椎间孔韧带是一种先天性结构，属正常生理组织。椎间孔韧带存在变异与分叉，如变异为多个细小的纤维索，这些发育不全的纤维索将椎间孔分为多个细小的间隙，势必增加对椎间孔内组织结构的固定与限制作用。

神经根斜行穿过椎间孔时，在椎间孔中央区的矢状面上有膜性结构将神经根外膜鞘与椎间孔的内缘相连，呈环行，此膜性结构局部增厚形成韧带，共4条，4条韧带围绕着神经根，以神经根为中心在椎间孔中央区呈放射状分布。韧带具有一定的张力，将神经根从不同方向栓系在椎间孔的内缘，4条韧带各自独立，彼此通过间膜连成环形，在椎间孔中央区形成一个完整椎管内外的分隔单成一体。因此，在准备扩孔前先进入椎间孔内对孔内的韧带进行清理分离，可以使得扩孔时减少对神经的牵拉，减少痛感。

L_5-S_1椎间孔区的韧带：腰骶韧带和腰骶弓状筋膜恒定；椎体横突韧带少见，坚韧，形似索状 L_5 神经前支在后者深面的下方穿出椎间孔，腰骶韧带是一片连接在 L_5 横突前下缘与髂翼上后间的致密结缔组织带，相当于横突间韧带，近似冠状位。其内侧缘游离，与 S_1 上关节突围成一个向后开放的骨纤维孔，孔内有 L_5 神经后支穿行。腰骶韧带前面与 L_5 神经前支及伴行血管毗邻，腰骶弓状筋膜是一片覆盖在 L_5-S_1 椎间孔外侧的扁阔筋膜。向上以两束纤维分别附着于 L_5 横突前下缘和椎体后外侧面；向前以一片宽阔的纤维附着在 L_5 椎体、L_5-S_1 椎间盘和 S_1 外侧面；向后下方，筋膜固定在腰骶韧带前。腰骶弓状筋膜下缘弓形向上游离，L_5-S_1 椎间孔被筋膜分割成三个大小不同的小孔。

（八）腰椎间孔处动脉

腰部为腰动脉及髂腰动脉,在盆部为骶正中动脉和骶外侧动脉。这些节段动脉发出的分支经椎间孔进入椎管,一般在椎间孔处分为三支:一支向前到椎体,一支向后到椎弓,中间的一支沿脊神经根走行称根动脉,根动脉又分为前根动脉和后根动脉,供应脊神经前、后根和脊神经节的营养。

脊支和背侧支在椎间孔区先后发出,横跨椎间孔。脊支发出细小分支进入神经根及椎间孔内,靠近椎间孔时,发出背侧支。背侧支继续后行在横突下,供给后部骨骼和脊旁肌。在 $L_{4/5}$ 椎间孔上 1/3 处,应注意 L_4 动脉分支,避免损伤。椎间孔下 1/3 区,动脉分支相对少而细,故在该区操作出血相对较少。

腰动脉从椎间孔前缘向外后内发出分支,在椎间孔外区,后支主干及其分支与出口腰神经前支的关系密切,血管呈树杈状从外侧将神经包绕,紧贴腰椎峡部外缘,将后支血管及其分支推向外侧,是安全方法。

术中操作时不要远离上关节突,直接进入椎间孔内可以避免出血过多的问题,椎间孔内下部血管少。

（白一冰　王力文　李嵩鹏）

二、操作基本要求

（一）椎间孔入路

TESSYS(transforaminal endoscopic surgical system)术经椎间孔入路,通过内镜摘除突出椎间盘组织。TESSYS®技术使用专利的扩孔钻和配套器械逐级扩大椎间孔,彻底地直接摘除游离椎间盘组织。患者可以侧卧也可以俯卧,局部麻醉,术中保持清醒,可与术者交流。TESSYS®手术用于治疗所有因椎间盘突出导致神经根性症状,经保守治疗无效的各种类型腰椎间盘突出症,马尾综合征必须尽快手术。任何椎间盘手术,包括TESSYS®手术在内,都必须提供详细的MRI和(或)CT影像资料,通常也需要X线片。

1. 手术体位　手术可以采用侧卧位(图3-3-4)或俯卧位(图3-3-5)。患者侧卧于可透X线手术床上,治疗侧向上。用圆形靠垫支撑腰部,屈曲髋膝关节,使治疗侧椎间孔张开、髂嵴下移。俯卧位同样使用腹垫支撑腰部,消毒并铺设无菌巾。

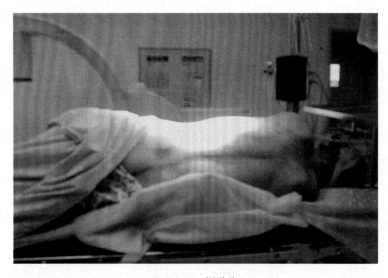

图 3-3-4　侧卧位

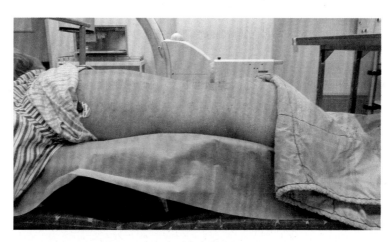

图 3-3-5 俯卧位

2. 手术麻醉 手术前给予口服非甾体类抗炎止痛药物,也可术前 15 分钟给予帕瑞昔布钠 40mg 溶于生理盐水静脉推注。术中应用 1% 利多卡因逐层麻醉至关节突,但应避免椎管内和邻近神经根部位的阻滞麻醉,术中若疼痛仍明显,由麻醉师辅助适量的强化麻醉强化。

3. 手术定位 标记棘突线(中心线)(图 3-3-6)和髂嵴线(图 3-3-7)。通常情况下,L_{2-3} 和 L_{3-4} 的椎间孔较大,大约旁开棘突线中心线 10cm。椎间孔尺寸正常的 L_{4-5} 和 L_5-S_1,通常旁开棘突线中心线 $12 \sim 14cm$(图 3-3-8)。对于肥胖或椎间孔狭窄的患者,旁开棘突线中心线距离应该相应增大。一般来说,尾侧移位椎间盘突出的入路点应更靠头侧和外侧。术者可根据自身经验选择穿刺入点,也可在侧位 X 射线透视下确定:放置一个长金属器械于患者体侧行 X 射线侧位透视,方向应经过上关节突尖部进入抵达突出椎间盘,用划线笔进行标记为方向线(图 3-3-9)。水平距离线和斜向的方向线在髂嵴线稍上方的交叉点即为进针点(图 3-3-10)。

4. 穿刺 18G 穿刺针穿刺到上关节突尖端外侧(图 3-3-11),并在局部注射 1% 利多卡因 1ml,然后将穿刺针紧贴上关节突腹侧穿入椎间孔至棘突中线(图 3-3-12),并抵达下位椎体后上缘(图 3-3-13)。

5. 导针通道建立 经穿刺针插入导丝,用手术刀在穿刺点做一约 7mm 小切口(图 3-3-14)。首先将最小Ⅰ号导棒(绿色)沿导丝插入到小关节突,并进入椎管内直至固定下位椎体后上缘(图 3-3-15)。L_5-S_1 节段可采用特殊的前端为弧形Ⅰ号导棒(图 3-3-16)。将直径逐次增大的Ⅰ/Ⅱ/Ⅲ(绿色/黄色/红色)3 级导管沿导棒插入至关节突后外侧(图 3-3-17)。

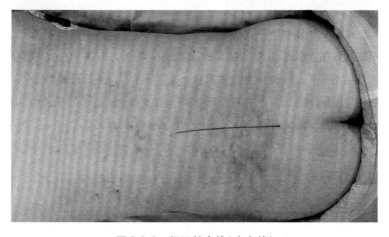

图 3-3-6 标记棘突线(中心线)

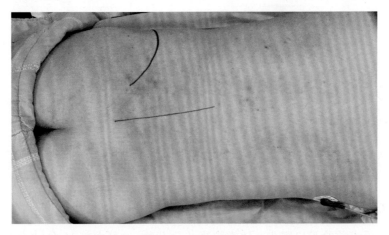

图 3-3-7　髂嵴线

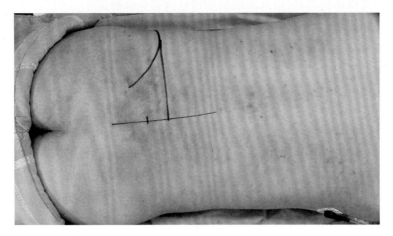

图 3-3-8　旁开棘突线中心线 12～14cm

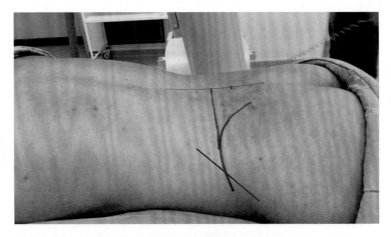

图 3-3-9　用划线笔进行标记为方向线

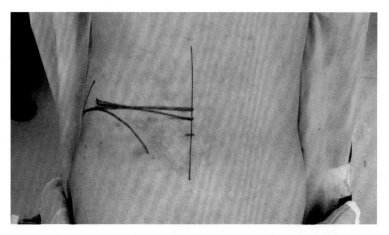

图 3-3-10　水平距离线和斜向的方向线在髂嵴线稍上方的交叉点即为进针点

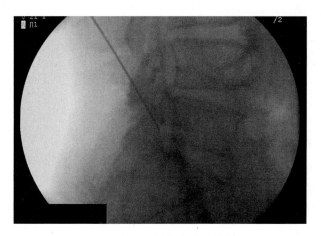

图 3-3-11　上关节突尖端外侧

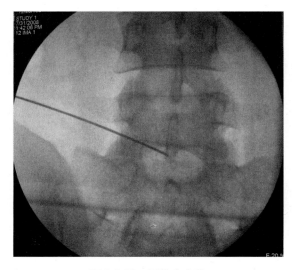

图 3-3-12　至棘突中线

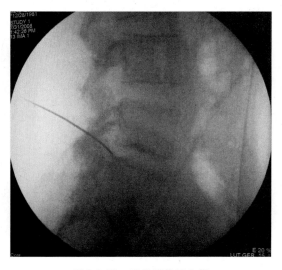

图 3-3-13　下位椎体后上缘

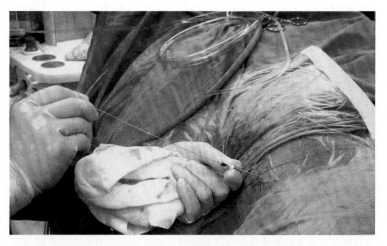

图 3-3-14 经穿刺针插入导丝

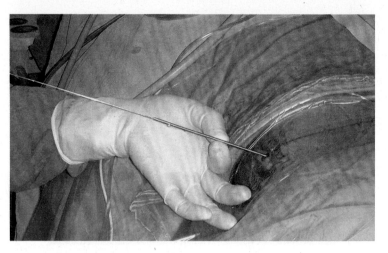

图 3-3-15 将 I 号导棒(绿色)沿导丝插入到小关节突

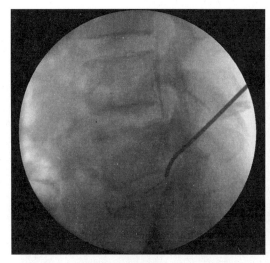

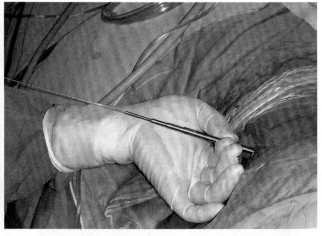

图 3-3-16 L₅-S₁节段可采用特殊的前端为弧形 I 号导棒

图 3-3-17 将直径逐次增大的 I / II / III (绿色/黄色/红色)3 级导管沿导棒插入至关节突后外侧

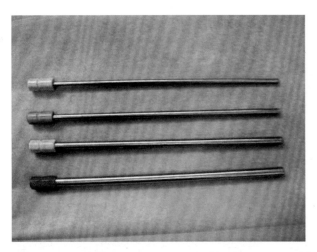

图3-3-18　不同直径大小的扩孔钻根据交通信号灯原理：蓝-绿-黄-红进行颜色编号

6. 孔扩大成型　所有的导棒、导管、不同直径大小的扩孔钻和扩孔钻推出器都根据交通信号灯原理：蓝-绿-黄-红进行颜色编号（图3-3-18）。不同直径大小的扩孔环锯对应不同的导棒（Ⅰ/Ⅱ/Ⅲ）配合（图3-3-19），椎间孔扩大成型也遵循这一顺序。扩孔钻锯齿设计为逆时针方向旋转深入时不损伤软组织，植入后接触到骨性结构，即可顺时针旋转。通过Ⅰ号导棒（绿色）和Ⅲ号扩张管（红色）间空隙用穿刺针对小关节突进行浸润麻醉。沿Ⅰ号导棒（绿色）和Ⅰ号导管（绿色）将Ⅰ号扩孔环钻（绿色，5mm直径）旋转插入，切除下位椎上关节突前下缘部分骨质，切割方向指向突出的椎间盘（图

3-3-20），扩大神经孔以便工作通道顺利置入。

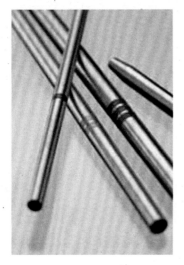

图3-3-19　不同直径大小的扩孔环锯对应不同的导棒（Ⅰ/Ⅱ/Ⅲ）配合

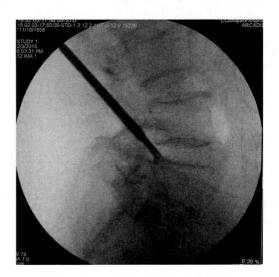

图3-3-20　切割方向指向突出的椎间盘

7. 导丝　小心地以逆时针方向旋转退出第一级扩孔钻以及Ⅰ级导管（绿色），然后移除Ⅰ级圆锥型导棒；接着将Ⅱ级圆锥型导棒（黄色）沿导丝插入到靶点位置（图3-3-21）。如果需要，可以使用榔头敲击导棒进一步深入。Ⅱ级导管（黄色）沿Ⅱ级导棒（黄色）插入，接着插入Ⅱ级扩孔环钻（黄色，细齿或粗齿），小心地通过椎间孔深入。必要时采用同样方法完成Ⅲ级扩孔环钻以扩大椎间孔。在椎间孔较大或非L_5-S_1节段，多不需要最后一级红色环钻。椎间孔镜通道放置到位后，另有长柄镜下扩孔钻可沿内镜的工作通道插入，可在内镜监视下切除骨组织及其他硬性组织。值得注意的是，操作时应始终在正侧位透视下监测扩孔钻的位置，确保侧位影像下，导棒前端靠近下位椎体上终板（取决于脱垂的位置）（图3-3-22），同时，正位透视下位于椎管中央（图3-3-23）。各级扩孔环钻行椎间孔扩大成型时一般不超过椎弓根内缘连线（图3-3-24），若需要稍微超过，应在透视下谨慎控制，同时询问患者有无根性疼痛，避免失手误伤神经根或硬膜囊。手术操作各步骤中若出现显著明确根性疼痛，均应停止操作，对应MRI和CT图像，确认通道和器械位置与神经关系，进行管道器械的位置和轨迹调整，必要时可让台下助手协助观测相应神经根感觉、运动功能状况，避免在严重根性刺激情况下强行操作，必要时甚至可放弃手术，避免术者在判断错误或是神经结构存在异常解剖等情况下误伤神经根。

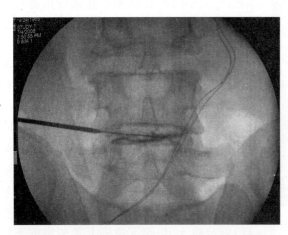

图 3-3-21　圆锥型导棒(黄色)沿导丝插入到靶点位置

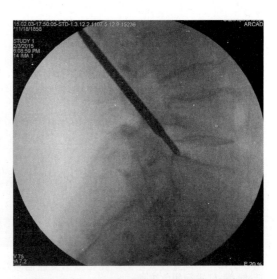

图 3-3-22　导棒前端靠近下位椎体上终板

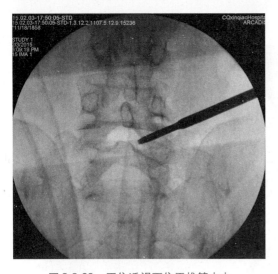

图 3-3-23　正位透视下位于椎管中央

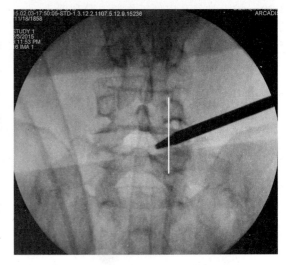

图 3-3-24　各级扩孔环钻行椎间孔扩大成型时一般不超过椎弓根内缘连线

　　8. 手术通道建立　取出扩孔环钻,置入 7.5mm 手术通道,通过 X 线检查工作套管的位置。此时椎间孔已扩大成型,工作通道放置到椎间盘平面,刚好位于椎弓根连线处(图 3-3-25),开口正对硬膜外腔的突出椎间盘碎片(图 3-3-26),必要时也可将通道置于椎间孔外,在内镜监视下逐步往椎管内操作。

　　9. 椎间盘切除和神经根减压　组装椎间孔镜杆状内镜系统,连接光源和盐水灌注系统,置入手术通道观察各种组织结构。突出组织已被椎间盘造影时染色,可以将其与神经根和硬脊膜非常明显地区分开来(图 3-3-27)。通过内镜工作通道插入神经钩或神经剥离子,以便进一步明确内镜影像的方位。摘除突出椎间盘的整个过程中,患者能与术者交流并对手术做出及时反应。使用各种器械:直头或弯头抓钳、活检钳和剪刀等(图 3-3-28),逐步摘除松散的组织及椎间盘碎片(图 3-3-29)。较大的碎片可以连同内镜一同沿工作套管退出(图 3-3-30),如果已经清楚观察和定位神经结构,可以不用内镜,仅在 C 型臂 X 线机透视下用较短的大号髓核钳摘除大块碎片,此时髓核钳开口应朝向腹侧。骨性侧隐窝狭窄和硬性压迫的解除可利用镜下环钻或是镜下磨钻完成(图 3-3-31)。通常情况下,摘除突出髓核后,即可观察到神经根,内镜直视下检查受累神经根是否完全松弛(图 3-3-32),可使用射频电极头或是专用神经探子探查神经周围(图 3-3-33)。最后旋转工作套管的开口,保护神经根,开口朝向椎间盘,在 X 线透视下进一步从椎间盘内移除破口处松弛的椎间盘碎片。可屈性射频电极止血、消融组织(如瘢痕等)以及纤维环成型术(图 3-3-34),移除工作套管。缝合皮肤切口。

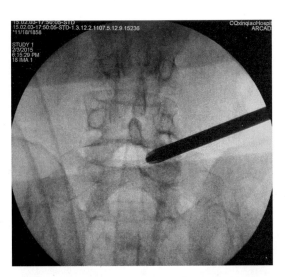

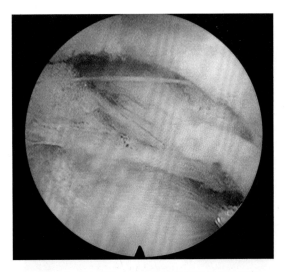

图 3-3-25　工作通道放置到椎间盘平面,刚好位于椎弓根连线处

图 3-3-26　开口正对硬膜外腔的突出椎间盘碎片

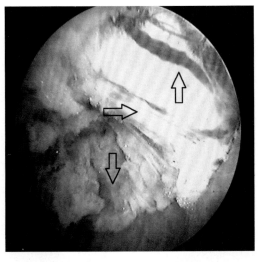

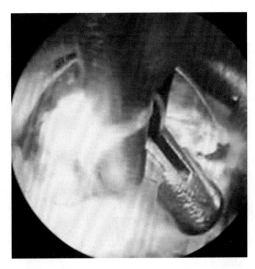

图 3-3-27　突出组织已被椎间盘造影时染色,可以将其与神经根和硬脊膜非常明显地区分开来

图 3-3-28　直头或弯头抓钳、活检钳和剪刀等

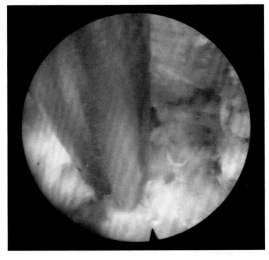

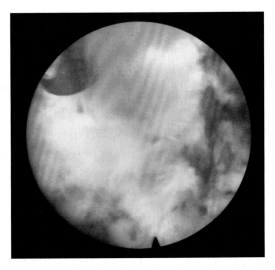

图 3-3-29　逐步摘除松散的组织及椎间盘碎片

图 3-3-30　较大的碎片可以连同内窥镜一同沿工作套管退出

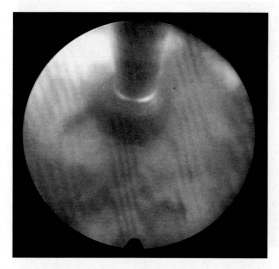

图 3-3-31　骨性侧隐窝狭窄和硬性压迫的解除可利用镜下环钻或是镜下磨钻完成

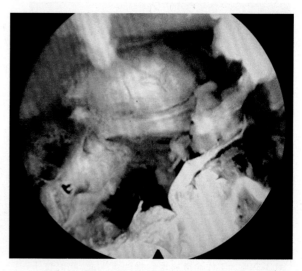

图 3-3-32　内窥镜直视下检查受累神经根是否完全松弛

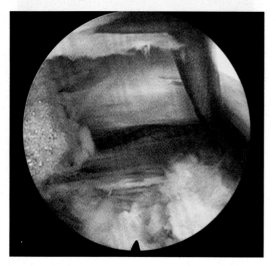

图 3-3-33　使用射频电极头或是专用神经探子探查神经周围

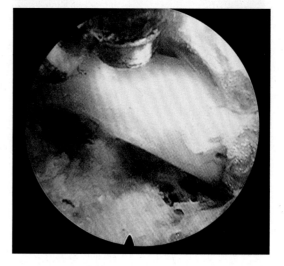

图 3-3-34　可曲性射频电极止血、消融组织（如瘢痕等）以及纤维环成型术

（周跃　李长青　郑文杰）

（二）椎间隙后入路（TESSYS 技术）

Ruetten 最早报道完全内镜下经椎板间隙入路（percutaneous endoscopic interlaminar discectomy，PEID）摘除突出的椎间盘髓核组织。PEID 具有手术入路解剖为脊柱外科医师熟悉，术中透视少，不受高髂嵴、椎间孔周界、背根神经节及出行神经根限制等优点，其与 PETD 一起进一步扩大了经皮内镜的手术适应范围。

1. 麻醉与体位　经皮内镜椎板间入路腰椎间盘切除术中，操作管道对神经根及硬膜囊有一定的刺激，故建议在气管插管全身麻醉状态下进行手术。全麻解除了患者的痛苦，也消除了手术相关的痛苦记忆；全麻有利于肌肉松弛，便于调整体位时椎板间隙张开；全麻还便于术中控制性降压，可减少术中出血，保持术野清晰。采用俯卧位下进行手术，全麻成功后，将患者置于俯卧垫上使腹部悬空。调整手术床，尽量减小患者腰前弓，使椎板间隙张开（图 3-3-35），即使是腰 4-5 节段，采用这种方法后不需要磨除关节突内缘或椎板，也可顺利将工作管道置入椎管。

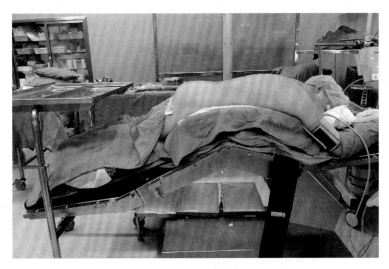

图 3-3-35　椎板间入路手术体位图

2. 手术步骤　为了方便描述,手术步骤以经皮内镜椎板间入路腰 5/骶 1 椎间盘髓核摘除术为例进行叙述。

(1) 体表定位腰 5 及骶 1 棘突,沿腰 5 与骶 1 棘突连线标画后正中线,于腰 5/骶 1 棘突间隙中点标画一条与身体长轴垂直的水平线,两线交点偏症状侧约 5mm 划 1 条 7mm 的线段,即为预计的切口线。手术部位皮肤常规消毒、铺巾。

(2) 于后正中线线旁开约 2.5cm 插入定位针,定位针深达关节突表面即可。以定位针为参考点,C 型臂 X 线机侧位透视确认手术节段,切口的具体位置根据透视调整,以透视为准(图 3-3-36A)。也可手持定位针直接透视找到椎板间隙的中点,于中点偏症状侧 5mm 标记切口,这样更省时间,但辐射量更大。

(3) 于最终标记的切口部位作一长约 7mm 的纵行切口,切开深筋膜。切口大小应略小于工作管道直径,切口过大则出现工作管道周围渗血,同时渗血进入工作管道内可导致手术视野模糊。沿切口垂直于水平面缓慢旋转插入铅笔头状的扩张管至椎板窗的黄韧带表面。此时可轻轻推动扩张管,感知底面有韧性的黄韧带,头侧坚硬的腰 5 椎板及外侧的下关节突,也可透视调整扩张管的位置。沿扩张管缓缓旋入工作管道至黄韧带表面,再次 C 型臂 X 线机透视侧位,以确定其正确位置(图 3-3-36B)。

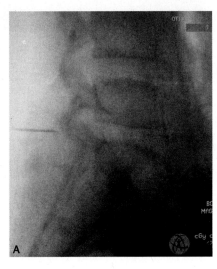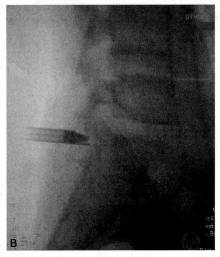

图 3-3-36　穿刺定位图

（4）取出扩张管，将工作管道内注满生理盐水，再沿工作管道缓慢放入内镜，调整水压止血。生理盐水持续冲洗，保持镜下视野清晰。镜下以髓核钳清理黄韧带表面的纤维脂肪组织后，可见浅黄色有光泽的黄韧带（图 3-3-37）。此时以射频电极触探，可感知黄韧带与腰 5 下关节突硬度不同。黄韧带在内侧，其质地坚韧，而腰 5 下关节突在外侧，其质地坚硬。

（5）突破黄韧带的方法有两种：①劈开黄韧带：对于椎管较宽、黄韧带没有增厚、非巨大型腰椎间盘突出症的患者，采用此方法突破黄韧带方便快捷，术后黄韧带可重新合拢，使椎管内结构与后方软组织隔离；以射频电极紧贴腰 5 下关节突内侧缘沿黄韧带纤维走行方向在黄韧带上打孔（图 3-3-37），让冲洗的生理盐水沿黄韧带孔流入椎管内硬膜外，调整水压冲洗、松解硬膜外粘连，让黄韧带与硬脊膜之间有生理盐水隔离与保护；工作管道尖部沿黄韧带纤维走行方向经黄韧带上打的孔小心旋转进入，纵向劈开黄韧带，调整工作管道将黄韧带挡在工作管道外，镜下即为椎管内结构；②剪开黄韧带：此种方法相对更安全。适当下压管道使黄韧带维持一定的张力，尽量靠近椎板窗中份先垂直于黄韧带纤维走向逐渐剪开黄韧带，剪开部分黄韧带后用工作管道尖部将其一端挡在管道外，剪黄韧带与调整管道交替进行，直至外层黄韧带被剪开（图 3-3-38）。再用神经剥离子沿纤维走向仔细分开、突破黄韧带内层，让冲洗的生理盐水进入椎管内硬膜外，让黄韧带与硬脊膜之间有生理盐水隔离与保护，黄韧带与硬脊膜有粘连时，用神经勾松解粘连带后，再剪开黄韧带内层，即可见到生理盐水保护下的硬膜囊。小心保护硬膜囊，自黄韧带突破口由内向外剪开黄韧带至腰 5 下关节突内侧缘。若黄韧带肥厚，则可用椎板咬骨钳咬除部分黄韧带以便显露及减压。若关节突增生内聚致侧隐窝狭窄，则可在内镜下用磨钻、椎板咬骨钳去除关节突内侧部分，直至显露至神经根外侧。

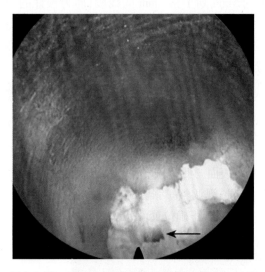

图 3-3-37　劈开黄韧带入路中在黄韧带上打孔示意图；黑色箭头所示为用射频电极在黄韧带上所打的孔

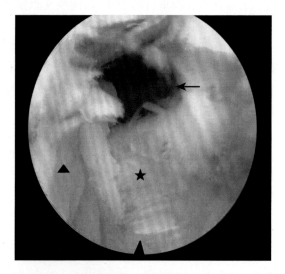

图 3-3-38　剪开黄韧带入路示意图：三角形所示为黄韧带外层，五角星所示为黄韧带内层，黑色箭头所示为椎管

（6）镜下仔细辨清硬膜囊和神经根的位置及毗邻关系，根据椎间盘突出的不同病理类型，摘除髓核组织的顺序有一定差异。当突出的髓核组织主要位于骶 1 神经根腋下时，可先调整水压冲洗、松解突出或脱出的髓核组织，并用髓核钳小心将其取出。S_1 神经根腋下充分减压后，再向外轻柔旋转、倾斜工作管道至 S_1 神经根肩部，寻找残余的髓核组织。摘除 S_1 神经根肩部残余的髓核组织后，再逐渐向内旋转、倾斜工作管道，将减压后的 S_1 神经根推向内侧，与 S_1 神经根腋下区域"会师"，探查摘除 S_1 神经根腋下可能残余的髓核组织。同样地，当突出物位于 S_1 神经根肩上时，在肩上减压后，若影像学不能排除腋下也有髓核，还需要对神经根腋部进行探查。减压结束前，再次沿 S_1 神经根表面旋转管道，通过观察 S_1 神经根走行区域是否有残余的髓核组织及 S_1 神经根活动度，来判断减压是否彻底，直至硬

膜囊及神经根充分减压(图3-3-39A)。当内镜进入椎管后,仅看到突出的髓核组织,暂时未看到神经根或硬膜囊(图3-3-39B)。这种情况是由于脱出的髓核组织将神经结构推移,解剖关系发生了改变。此时,不应急于倾斜管道寻找神经根及硬膜囊,而应该先小心摘除一部分髓核组织,以期通过减少突出物的容积来获得较多的安全操作空间(图3-3-39C),不致产生神经根及硬膜囊的过度牵拉、损伤。

(7) 硬膜囊及神经根充分减压后,用射频电极彻底止血,缓慢退出内镜,经工作管道向神经根周围注入40mg甲泼尼龙,拔出工作管道。1%罗哌卡因切口局部浸润镇痛。可吸收线皮内缝合切口(图3-3-39D)。

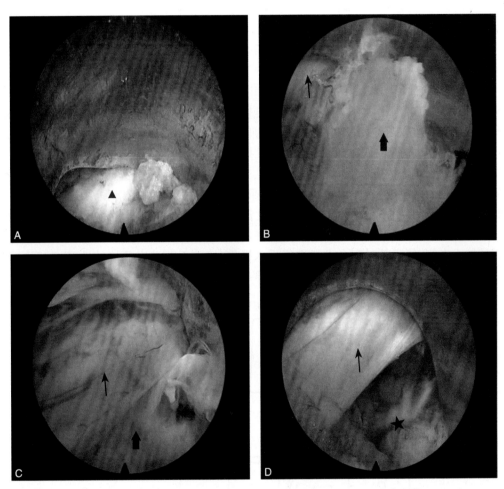

图3-3-39 内镜下重要结构

经皮内镜椎板间入路腰5/骶1椎间盘切除术(左侧):A. 镜下可见椎板间黄韧带(三角形);B. 突出变性髓核组织(粗箭头)遮挡镜下视野压迫神经根(细箭头);C. 部分摘除变性脱出髓核后,可见神经根(细箭头)表面有炎性增生血管,剩余的髓核组织(粗箭头)位于神经根肩上;D. 压迫解除后,纤维环及后纵韧带已皱缩成形(五角星)

(曾建成)

三、适应证选择与手术操作

(一) 椎间盘突出症

临床统计表明,腰椎间盘突出症是骨科门诊最为多见的疾患之一,也是腰腿痛最为多见的原因。疾病发生的早期,患者多数采取休息、理疗、口服镇痛药等保守治疗。经阶段性保守治疗后效果不满意者,可选择手术治疗,传统上常多采用后路开放式减压手术。但因其创伤大、破坏脊柱正常生理结构、术后患者恢复期较长等不足,不能被更多的患者接受。因此,脊柱手术微创化成为手术技术发展的必然趋势。在关节镜、腹腔镜、宫腔镜等内镜技术的启发下,各领域前人学者的不懈努力下,脊柱内镜技术应运而生,近年来脊柱内镜得到了长足的发展,椎间孔镜(transforaminal endoscopic spinal system)作为脊柱内镜的代表,在临床治疗方面疗效肯定并日趋成熟。

1. 椎间孔入路

(1) 适应证选择:经皮椎间孔镜(PELD)手术用于治疗因腰椎间盘突出或侧隐窝狭窄导致的神经根性疼痛,经保守治疗无效的病症。理论上适用于绝大多数类型腰椎间盘突出症。随着手术医师技能提高和器械的不断改进,其适应证也在不断扩大,目前采用镜下磨钻系统已经能处理过去认为不能完成的钙化型椎间盘突出、骨性侧隐窝狭窄和椎管狭窄等特殊情况。对于以下情况初学者应谨慎选择该技术进行手术治疗:椎间盘脱出远处游离,特别近端游离型;严重骨性椎管和椎间孔狭窄、钙化型椎间盘突出,高髂嵴患者的 L_5-S_1 椎间盘突出,椎间盘翻修手术,对疼痛非常敏感无法耐受局麻手术、术中无法正确交流等。

(2) 手术操作:

1) 手术准备:①患者准备:椎间孔镜手术采用局部浸润麻醉,无需术前限制食、水摄入。可采用俯卧位或侧卧位,如患者采用侧卧位,髂腰部需垫起一圆柱状体位垫,高约 20cm,使髂嵴向下移位、增大椎间孔,利于穿刺定位,可在术前对患者行体位训练;②手术所需人员配备:手术医师,器械护士,巡回护士,监测患者术中情况的医师,C 型臂 X 线机技师等;③手术器械与设备准备:手术专用 18G 长150mm 穿刺针、软组织扩张工具、椎间孔扩大工具、工作套筒、内镜、镜下各类髓核钳、镜下磨钻、镜下骨刀骨凿等,还需配合使用冷光光源机、视频信号采集及播放系统、双极射频系统、X 线透视系统,镜下无菌液态环境冲洗、吸引系统等;④术中器械、设备的摆放:配合椎间孔镜手术的 X 线、镜下显像系统、光源系统、射频系统均摆放于术者对侧,增大手术操作空间;术者和器械护士位于患者后侧,器械台置于器械护士右侧,便于及时配合术者进行手术操作;镜下无菌液态环境冲洗、吸引系统位于术者左侧,以便配合术者镜下操作需要随时调整(图 3-3-40)。

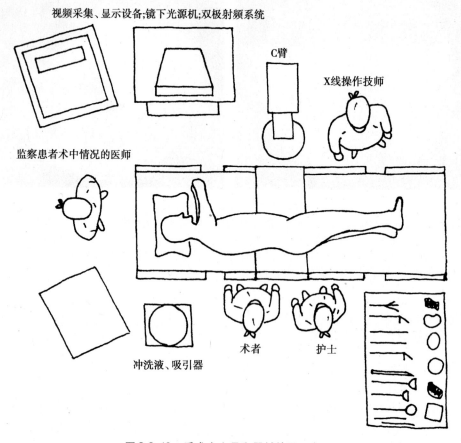

图 3-3-40　手术室人员和器械放置示意图

2）手术步骤：

【体位】

患者采取侧卧位，患侧在上，髂腰部圆柱形体位垫垫高，垫高的程度应该为：臀部略抬离床面，棘突连线略称弧形，但过度垫高容易使得患者体位改变，对透视造成影响，因此，适当垫高即可。屈髋屈膝，有利于扩大椎间孔。两大腿间分开充分外展患肢髋关节，骶尾部以固定架支撑，目的是使得躯干维持在标准侧卧位，避免术中患者前倾。

如果对于这种方法不适应，可采用骨盆架，在腹背侧固定患者的骶髂关节和骶尾部，维持标准侧卧位，但应注意不要影响术中透视。患者不可过度后倾，以免冲洗液无法收集到漏斗中。

常规消毒、铺巾，注意消毒范围尽量大，腹侧要达到腋前线。皮肤尽可能多暴露，并用贴膜覆盖。因为直视下观察患者身体有利于立体定位和穿刺。贴膜最好选用带漏斗的，以利于冲洗液收集，避免打湿无菌敷料造成感染隐患。

【麻醉】

局麻，采用0.5%~1.0%浓度的利多卡因溶液，也可以加用其他长效麻药共同使用，穿刺部位逐层浸润麻醉，分三层完成，分别为：皮肤皮下、深筋膜和上关节突及周围，患者无异常感觉后开始手术，必要时增加椎间孔硬膜外麻醉。

麻醉时经常会遇到麻醉效果差的情况，在这里可以给大家一个建议：首先，仔细阅读椎间孔附近神经分布的解剖资料，按照神经分布确定麻醉范围，绝不可以只在一点麻醉，应该围绕上关节突周围充分阻滞。其次，如果条件许可，请麻醉师辅助，术前给予基础麻醉，但要保持患者清醒并对手术刺激有反应。注意患者的反应，有时穿刺时患者无不适感并不代表进入椎管后患者也能适应，如椎管内神经组织非常敏感，可以要求麻醉师辅助。局麻对于精神紧张的患者不适用，例如：幽闭恐惧综合征的患者，局麻根本无法进行操作，可采用全麻，但是术中要特别小心勿损伤神经。

【诱发试验与椎间孔阻滞试验】

对于多节段退变的患者，术前依靠影像学与体征无法准确定位责任椎间盘节段，术前以腰痛症状为主的患者可行椎间盘诱发实验还原或增加其不适和腰痛。对于下肢放射性症状较重的患者，于椎间孔内注射1%利多卡因约3ml，行神经根阻滞，明确病变责任节段。

诱发试验有时会发现两个节段都有病变，应该选择责任椎间盘为本次手术节段，次要责任椎间盘作为下次手术目标，避免过长手术时间增加手术的不适。

【穿刺定位】

由于解剖特征不同，下腰椎手术的难点主要在$L_{4,5}$和L_5-S_1两个节段上，而大多数疾病主要也集中在这两个部位，因此，笔者就这两个节段进行描述。此方法也适用于部分上腰椎，只是操作更加容易，越是向上的节段头倾角越小，具体角度根据上关节突尖部与下位椎体后上缘的连线来定。

在C型臂X线机透视下确定病变椎间隙的体表投影，并作标记，$L_{4,5}$椎间盘取脊柱后正中线旁开10cm左右连线，并向上距离髂嵴6cm垂线的交点为进针点，而L_5-S_1椎间盘增加2cm，取脊柱后正中线旁开12cm左右连线与髂嵴上2cm垂线交点为进针点，但实际操作中根据患者胖瘦做适度调整。上位腰椎间盘旁开距离依次减少2cm。在侧位X线透视像上：穿刺针穿刺方向为上关节突尖部与下位椎体后上缘的连线范围，但该穿刺线并非绝对的穿刺线，可以根据需要上下调整，但绝不能过多向上调整，易损伤出口根，向下调整不受限制，甚至可切割一部分椎弓根上切迹（图3-3-41）。当穿刺针到达上关节突尖部时，正位像显示针尖在上关

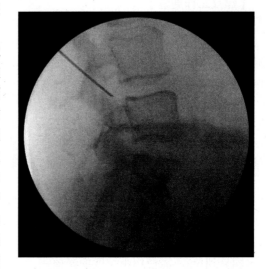

图3-3-41 侧位像穿刺针穿刺方向

节突外缘,穿刺定位针大致头倾60°。

初学者如果无法掌控穿刺的技巧可以选用较硬的穿刺针,细针在体内很难更改方向。特别提醒的是,不能因为穿刺不容易就减少上关节突周围麻醉的范围。

【软组织扩张、椎间孔扩大】

根据需要调整,置换导丝后,用尖刀切开皮肤皮下组织约8mm,在这里需注意有时会有明显出血,多为皮下深筋膜出血,无需多虑,通道置入后自然止血。首先进行软组织扩张。建立软组织通路后,再置入定位器,沿着上关节突尖部与下位椎体后上缘连线作为扩大椎间孔的基本方向,根据需要显示的范围适当调整,首先使用带有菱形尖锐定位器 Tomy 1 穿过上关节突的尖部骨质,当穿透第二层骨皮质后,更换钝头的 Tomy 3 锤击经过椎间孔进入椎管内,术中注意患者的反应,患者略感不适但不引起过重的麻痛感为好。如果反应强烈则无需过深扩孔以免损伤神经,这种情况多是因为突出物偏硬引起的(图3-3-42)。如果突出椎间盘较大或硬膜囊腹侧空间大可以直接使用 Tomy 1 一次到位。

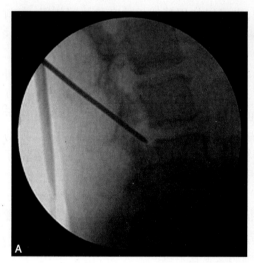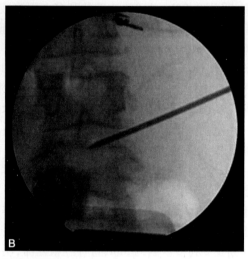

图3-3-42　定位器位置
A. 侧位像定位器位置;B. 正位像定位器位置

正位示针尖达到后正中线,侧位示针尖到达椎体后缘连线,置换导丝,依次用4、6、7、8、9mm 骨钻扩大椎间孔,其中9mm 骨钻专用于椎管狭窄症患者,为减轻患者不适感也可采用减少7mm 骨钻直接由6mm 到8mm 的扩孔方式(图3-3-43)。

【建立工作通道】

以导丝置换出骨钻,沿导丝置入扩张导杆,沿导杆置入工作通道。注意置入时旋转置入,以不引起患者不适为准,初次置入不宜过深,在处理好椎间孔后,镜下逐渐深入。工作通道置入后应可以适当移动,如呈固定状,则会影响手术(图3-3-44)。

【脊柱内镜置入】

经工作通道置入6.3mm 内镜,连接3000ml 生理盐水袋出水管接入椎间孔镜入水口,盐水悬吊高度为高于椎间孔镜入水口1m,过高易引起"类脊髓高压症",吸引器与椎间孔镜出水口相连,打开入水口和出水口经椎间孔镜内通道连续冲洗手术野。注意置入内镜过程中勿损伤镜头,应顺着通道置入,脊柱内镜的前端物镜较易擦伤,使得视物不清。

【椎间孔成型】

根据术前影像判断上关节突需要切除的范围,如果切除范围不够,可以使用动力磨钻沿黄韧带表面磨除上关节突的腹侧增生部分,向尾端打磨到椎弓根上缘(图3-3-45)。但动力磨钻操作导致时间延长,最好在扩孔时一步到位,成功的标志是工作套筒置入椎管内,黄韧带显露清楚。手术操作中髓核钳容易到位,不需使用带角度的髓核钳。另外术中还可以使用专利器械"套筒锯"辅助进行上关节突的修整,进一步扩大椎间孔。

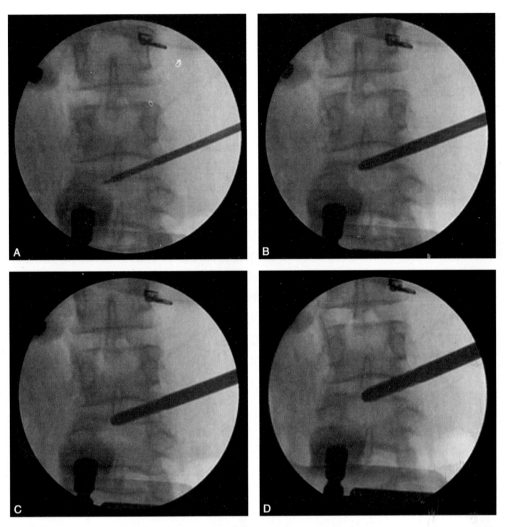

图 3-3-43 磨钻逐级扩大椎间孔
A. 4mm 磨钻扩孔；B. 6mm 磨钻扩孔；C. 7mm 磨钻扩孔；D. 8mm 磨钻扩孔

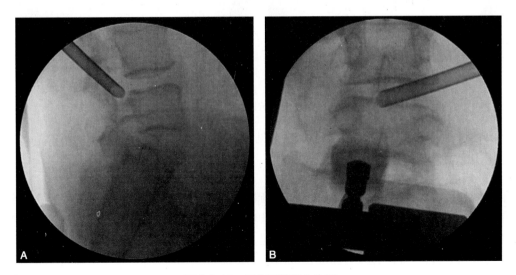

图 3-3-44 工作套管置入位置
A. 侧位像工作套管置入位置；B. 正位像工作套管置入位置

该技术操作的特点是强调由上关节突的尖部作为扩孔的突破点,可以利用该部位的解剖薄弱区降低手术扩孔难度,又由于其扩孔方向指向下位椎体,则扩大范围恰好涉及上关节突的腹侧能够去除上关节突的内聚部分,如使用9mm骨钻对侧隐窝减压更容易。尤其适用于腰椎管狭窄症患者。扩孔后工作套筒应该可以自如摆动,镜下可见镜头移动范围宽广。

【黄韧带成型】

经过镜下冲洗可见到上关节突的被磨削部分,清理骨碎片。随后可见黄韧带组织,黄韧带显露的多少取决于扩孔的大小。镜下见黄韧带与椎间盘纤维环间无紧密连接,可切除该部分黄韧带,在神经根背侧的黄韧带使得神经根不可见,修整残余部分以方便显露行走神经根,术中不可过多切除黄韧带,以免失去其对神经根的保护作用,尤其是其对神经根的防粘连作用,故此对黄韧带重在修整成型。椎间孔头端即所谓的盘黄间隙部分,其可向外侧延伸覆盖在出口根背侧,该部分黄韧带可保留,如增厚明显可以适当切除,暴露部分出口根即可,如需对出口根减压则可切除,直接显露出口根(图3-3-46)。

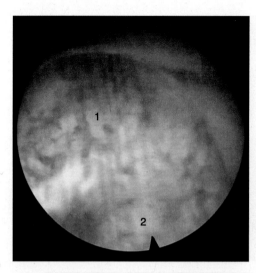

图3-3-45 已打磨过的上关节突腹侧面
1. 上关节突,2. 黄韧带

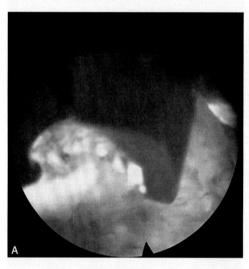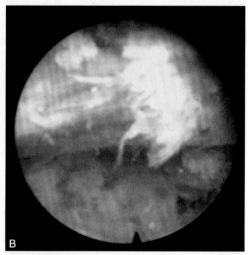

图3-3-46 黄韧带成型
A. 黄韧带切除;B. 清理扩孔过程中黄韧带周围产生的骨碎片及软组织碎片

显露黄韧带后,于其下方探查神经根,术中可见神经根位于黄韧带下、椎间孔韧带内,被脂肪组织与纤维结缔组织包裹,搏动不明显(图3-3-47)。

【纤维环成型】

镜下显露神经根必然要先清理神经根周围阻碍视线的组织,包括突出的髓核组织和破碎的纤维环等。年轻的或病程较短的患者,因椎间盘的纤维环增生不明显,只要摘除椎间盘突出物即可,但更多的患者由于病程较长,纤维环已经明显增生凸起,对行走神经根造成了不同程度的压迫,因此对纤维环的处理势在必行,以椎体后缘为标准切除增生的纤维环显露神经根,使得纤维环与椎体缘平齐,但注意只能切除外层纤维环,向中线清理直到显露后纵韧带,向头尾端显露椎间盘上下缘,以显露部分行走神经根。如果纤维环增生过度,在成型过程中为避免过度切除纤维环使其变薄,可先行髓核摘除,在纤维环下方形成空腔,再用射频刀头皱缩纤维环,达到减压目的(图3-3-48)。

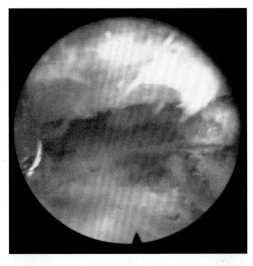

图 3-3-47　显露行走根

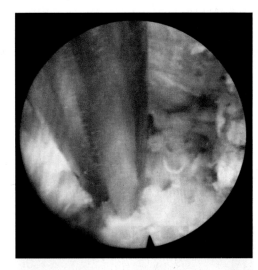

图 3-3-48　纤维环成型

【髓核摘除】

对纤维环清理后可见突出或脱出的髓核组织,用髓核钳摘除(图 3-3-49)。对不同类型腰椎间盘突出应采用不同方法,如有的患者为椎间盘脱出,直接摘除即可,而有的患者突出物包裹在纤维环内,更有的患者突出物已经引起了明显的硬化或钙化,因此往往处理纤维环时需要同时与椎间盘髓核摘除同步进行。两者互相粘连需要仔细辨别以免遗漏。在手术即将结束时还需对椎间孔内的纤维环进行成型,并在该区域再次对椎间盘行盘内髓核摘除。

【后纵韧带成型】

后纵韧带在下腰椎较窄,其外侧还有伴生的细小韧带与之平行,术中应仔细辨别。自 L_{3-4} 向上则明显增宽。显露后纵韧带后可见后纵韧带位于硬膜囊下,与凸起的椎间盘粘连并向两侧增生,部分硬化甚至钙化。所谓后纵韧带成型是指将后纵韧带从包裹物中剥离乃至部分切除(图 3-3-50)。因硬膜囊与神经根基本不与后纵韧带粘连,突出物可以包裹在后纵韧带的附带组织中与其粘连,容易遗漏,突出物可以位于后纵韧带的腹侧或背侧。后纵韧带一般在年轻患者或需体力劳动的患者不予切除,但在老年患者因其与突出物粘连不易分离则应尽量切除,甚至将其止点磨除。

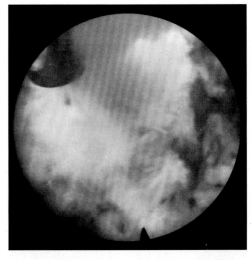

图 3-3-49　髓核摘除

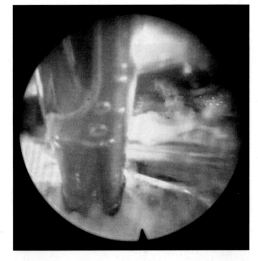

图 3-3-50　后纵韧带成型

【骨赘切除】

首先向尾端显露下位椎体约 10mm,对于增生的骨赘先使用射频清理,露出骨赘后以镜下环锯、骨凿或动力磨钻切除(图3-3-51)。移动工作通道显露头端,以此方法再处理头端,但要注意勿损伤出口神经根,同时探查出口根旁是否有骨赘压迫。切除骨赘范围可以视骨赘大小来定,如果视野允许可以越过中线清理。术中使用磨钻对终板进行减压。对于后纵韧带止点的骨赘酌情处理,如对神经根有接触或压迫者应一并切除。

【侧隐窝扩大】

侧隐窝在椎弓根部分,也就是局部解剖中说的骨性部分一般没有增生,退变多在骨关节部分,因此上关节突的处理尤为重要。在用不同直径环锯行手术扩孔时,其实侧隐窝已经被打开,但有时当减压不够时,这时候就要用镜下动力磨钻进行侧隐窝扩大成形,主要是沿黄韧带背侧进行磨除(图3-3-52)。侧隐窝背侧有上关节突的增生影响外,在腹侧也会造成狭窄,因此对侧隐窝狭窄的患者不仅需要扩大侧隐窝的背侧,而且也需要扩大侧隐窝的腹侧结构。

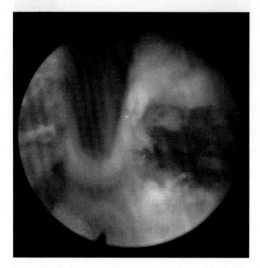

图3-3-51　动力磨钻切除骨赘

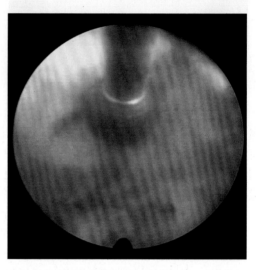

图3-3-52　磨钻磨除上关节突内侧,扩大侧隐窝

【神经根松解】

完成上述七个步骤后探查行走神经根与硬膜囊,对其周围的包裹物进一步松解,如遇翻修手术尚需处理神经根粘连物,直到行走神经根可以自主搏动为止,并在术中进行直腿抬高,以判断神经根滑动是否良好,确定神经根松解是否已经完成(图3-3-53,图3-3-54)。

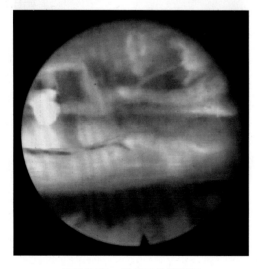

图3-3-53　松解后的神经根

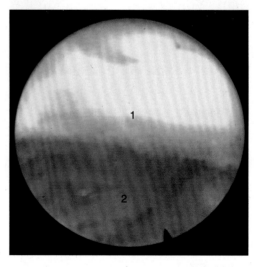

图3-3-54　减压后的腹侧空间
1.神经根;2.神经根腹侧空间

【结束】

取出脊柱内镜,如果发生硬脊膜破裂时,应沿工作通道内放入一小块明胶海绵,以阻止神经纤维疝出硬膜囊和脑脊液漏。

3)术后处理及注意事项:术后卧床时间:手术中患者接受局部麻醉下,不需要复苏等过程,此外手术伤口只有8mm,因此,卧床只是为了止血,术后3~4小时在硬腰围保护下可以下床活动。

有部分患者手术后72小时将开始出现所谓的:"术后反应",表现为术前症状重现,也可以出现新的症状,麻木、疼痛、酸胀无力等。持续时间可短可长,从几天到数月不等,一般到手术后3个月症状可完全缓解。

术后大约有10%患者会发生"反复期"的各种症状,一般表现为患侧腰痛、臀部疼痛、麻木、胀感,或切口部位的酸痛等,也有少数为对侧出现症状,多数为站立和坐位时出现或明显,多数可以自行缓解。如果卧床无法缓解或症状持续进行性加重就应该复查磁共振,看是否出现终板炎或椎间盘炎。

手术后应避免长时间卧床而没有任何锻炼,否则会有不良后果,多为术后神经根粘连所致,因为手术后无论在椎间孔内置入何种防粘连物,都无法完全避免粘连和凝血块形成。术后康复训练应该循序渐进,遵医嘱进行,比较标准的锻炼是直腿抬高和五点支撑,也可嘱患者每晚抱枕俯卧半小时,做所谓的"被动飞燕",如条件许可也可进行腰部的热疗,如红外线、超短波等理疗。

（白一冰 王力文 李嵩鹏）

2. 椎板间入路

(1)原理与优缺点:解剖研究发现,腰5-骶1椎间盘后缘在相应的椎板间隙以上者占26.7%,与椎板间隙上部相对者占40%,与椎板间隙正相对者占33.3%。在矢状面上,腰5椎板向后下方斜行,手术工作管道可以与椎间盘平面呈头倾5°~10°的角度进入椎管。此外,腰5-骶1水平硬膜囊内仅为骶神经,为手术操作留有足够的空间。上述解剖因素使经椎板间入路摘除腰5-骶1突出的椎间盘髓核组织成为可能。通过C型臂X线机定位到相应的手术节段。通过导针、扩张管引导,将工作导管置于黄韧带表面。在内镜直视下突破黄韧带,通过旋转管道将硬膜囊、神经根保护在工作套管之外。利用髓核钳等工具摘除突出的髓核组织并做纤维环成形。

经皮内镜椎板间入路椎间盘切除术具有手术入路为脊柱外科医师熟悉,穿刺定位快,术中透视少,镜下硬膜囊、神经根等重要结构均清晰可见、便于保护,且可直接切除椎管内突出或脱出的椎间盘组织等优点。尤其适用于腰4-5、腰5-骶1脱出型、腋下型椎间盘突出。其不足为:因椎板间隙宽度、椎管容积的限制,仅适用于腰4-5,腰5-骶1椎间盘髓核切除;不适用于椎间孔型、极外侧型椎间盘突出;工作管道进入椎管,一定程度上干扰椎管内结构。

(2)手术适应证与禁忌证:

1)适应证:PEID主要适用于腰4/5、腰5/骶1椎间盘突出症,包括中央型和旁中央型腰椎间盘突出、腋下型和肩上型腰椎间盘突出,游离脱垂型腰椎间盘突出(包括向头端或向尾端脱垂)、复发性腰椎间盘突出、腰椎间盘突出伴钙化、腰椎间盘突出伴黄韧带肥厚,活检或椎间盘炎清创,内镜下椎间融合。高位腰椎间盘突出症以及神经根型的颈椎间盘突出症为相对手术适应证,通过内镜下用高速磨转及咬骨钳行椎板开窗,同样可以将工作管道置入椎间隙,摘除突出的髓核,达到神经结构减压的目的。

2)禁忌证:包括极外侧型椎间盘突出症,椎间盘突出伴骨性椎管狭窄,椎间盘突出伴节段性不稳。

(3)手术操作:

1)术前准备:完善术前各项检查,通过影像学检查了解手术节段椎板间隙的宽度、黄韧带的厚薄以及侧隐窝的狭窄程度对工作管道置入的影响。消毒准备经皮内镜手术器械、内镜系统,手术室配备可折叠可调脊柱手术台、内镜配套光源主机、数字摄影录像系统。

2)麻醉与体位:经皮内镜椎板间入路腰椎间盘切除术中,操作管道对神经根及硬膜囊有一定的刺激,全麻气管插管下进行手术可解除患者手术过程中的痛苦,有利于肌肉松弛,便于调整体位时椎板间隙张开,同时全麻还便于术中控制性降压。采用俯卧位下进行手术,将患者置于俯卧垫上使腹部悬空。调整手术床,尽量减小患者腰前弓,以使椎板间隙张开,利于工作管道进入。

3)手术步骤(详见本章第二节):为了方便描述,手术步骤以经皮内镜椎板间入路腰5/骶1椎间盘髓核摘除术为例进行叙述。

体表定位手术节段棘突,于相应节段后正中线旁开约2.5cm插入定位针,定位针深达关节突表面即可。C型臂X线机侧位透视确定手术节段。于定位手术节段棘突旁开5mm作一长约7mm的纵行切口,切开深筋膜。置入铅笔头状的扩张管至黄韧带浅面,紧靠棘突根部。沿扩张管旋入工作管道,再次C型臂X线机透视侧位,以确定其位置。取出扩张管,放入内镜。镜下以髓核钳清理黄韧带表面的纤维脂肪组织后,采用劈开黄韧带或者剪开黄韧带的方法突破黄韧带,直至显露至S_1神经根外侧。因腋下型与非腋下型腰椎间盘突出症在手术中工作管道进入椎管的方式不同,故分开阐述如下:

腋下型腰椎间盘突出症的处理:将工作管道尖部顺黄韧带开口旋入椎管、神经根表面。用神经剥离子从神经根腋下游离、松解神经根周围的纤维条索,探查纤维环破口,调整水压冲洗、松解突出或脱出的髓核组织,并用髓核钳将其取出,取出部分髓核使神经根松解后将工作管道旋转进入S_1神经根腋下,注意管道进入时应远离神经根袖,调整管道开口保护神经根、硬膜囊,用髓核钳从纤维环破口进入椎间盘内取出松散的髓核组织,双频射频电极消融絮状髓核并烧灼成形纤维环。再旋转倾斜工作管道至S_1神经根肩部,寻找残余的髓核组织。从肩上摘除残余的髓核组织后,可以轻柔地旋转,向内倾斜工作管道,将松弛的S_1神经根推向内侧,与S_1神经根腋下"会师",探查摘除S_1神经根腋下可能残余的髓核组织。减压结束前,再次紧贴S_1神经根表面旋转管道,通过观察S_1神经根走行区域是否有残余的髓核组织及S_1神经根活动度,来判断减压是否彻底,直至硬膜囊及神经根充分减压。

非腋下型腰椎间盘突出症的处理:将工作管道尖部旋转进入黄韧带、神经根表面,用神经剥离子从神经根肩上游离、松解神经根周围的纤维条索,探查纤维环破口,调整水压冲洗、松解突出或脱出的髓核组织,并用髓核钳将其取出,取出部分髓核使神经根松解后将工作管道紧贴腰5下关节突内侧缘旋入椎管,调整管道开口方向保护神经根,用髓核钳从纤维环破口进入椎间盘内取出松散的髓核组织,双频射频电极消融纤维环破口内絮状髓核并烧灼成形纤维环。通过管道活动探查神经根走行区域,确认硬膜囊及神经根充分减压。

用双频射频电极彻底止血,缓慢退出内镜,经工作管道向神经根周围注入40mg甲泼尼龙,拔出工作管道。1%罗哌卡因切口局部浸润镇痛,可吸收线皮内缝合切口。

(4)术后处理:麻醉清醒后即可少量饮水,饮水后观察半小时无不适即可进食。2小时后在腰围保护下逐渐起床活动。术后根据患者腰腿痛缓解情况酌情口服非甾体类消炎镇痛药物1~3天。手术后当天或第2天即可出院。出院后1个月门诊随访,根据情况去除腰围,指导患者进行腰背肌功能锻炼。

(5)手术疗效与评价:Ruetten采用PELD治疗的腰椎间盘突出症患者232例(其中PEID 155例,PETD 77例)。未出现术后椎管内活动性出血、硬膜囊撕裂、神经根损伤等严重并发症。术后2年随访,84%的患者腿痛完全消失;12%的患者偶尔会出现腿痛,但症状较术前明显改善;8%的患者认为腿痛改善不明显或没有改善。复发率6%,204例(88%)重返原来的工作岗位,93%的患者对手术效果满意。

Choi等采用PEID治疗67例L_5/S_1椎间盘突出症。其采用局麻,在透视引导下经皮穿刺将工作套管直接置入椎管内,再放入内镜摘除突出的髓核组织。其优良率90.8%,但围术期并发症较多。2例(3%)术中转开放手术;2例(3%)硬膜撕裂及神经根损伤;9例(13.4%)S_1神经根皮节感觉异常;1例(1.5%)复发;总并发症发生率高达20.9%。术后MRI检查发现有5例(7.5%)脱出髓核残留,其中1例于术后第2天再次行PEID治疗。另1例于术后2个月因症状不缓解行开放手术治疗。其余3例症状改善。

国内王冰等运用 PEID 治疗 28 例腰椎间盘突出症患者,并与开放小切口椎间盘髓核摘除术组对比(开放组)。平均随访 1.8 年,PEID 组所有患者下肢疼痛都得到明显的缓解,生活质量得到显著的提高,达到了与开放组相似的疗效。并发症发生率 7.1%(2 例术中硬膜囊撕裂)。无复发病例。李振宙等对 72 例 L_5/S_1 非包含型椎间盘突出症患者行 PEID。随访 12 个月,MacNab 评分优良率 97%,神经根功能也明显恢复。无神经损伤、感染及其他手术并发症。复发率 1.4%。笔者于 2010 年 1 月~2013 年 4 月采用 PEID 治疗腰椎间盘突出症 479 例,平均随访 24.5 个月,优良率 91.6%。本组无手术节段错误,无途中转开放手术,无感染、椎间盘炎或硬脊膜、神经根损伤病例。末次随访时,复发 9 例,复发率 1.9%。

越来越多的文献表明,PEID 能达到与传统的开放手术或小切口 MED 手术相同的,甚至更好的手术疗效,并最大程度的减少手术给患者带来的创伤。PEID 对黄韧带及硬膜外脂肪的保护,减少了术后椎管内瘢痕形成并引起症状的发生率,这一点在翻修手术术中可以得到证实。由于不需要切除椎板或关节突关节,PEID 可减少术后腰椎不稳的发生率。与手术相关的严重并发症,PEID 亦较开放手术或 MED 手术更少。其适应证的扩大及良好的卫生经济学效益使更多的患者愿意接受 PEID 治疗。目前 PEID 术后复发率较低,可能与各研究者入组的病例少或随访时间短有关。亦可能与 PEID 对纤维环的破坏小,且可在射频电极辅助下行纤维环成形等有关。PEID 的长期疗效、复发率、患者满意度等指标仍需进行大样本、多中心、随机对照研究,并进行长期随访,以获得更有价值的结果。

(6)并发症与预防:并发症的发生与手术操作熟练程度密切相关,并直接影响临床疗效。常见的并发症包括:①神经感觉异常:表现为神经根支配区痛觉过敏和感觉麻木,通常为一过性,其发生的确切原因目前尚不清楚,可能与神经病理性疼痛、术中牵拉有关;②椎间隙感染:通过大量生理盐水持续冲洗术野可降低感染率;③硬脊膜撕裂:既往有硬膜外注射史,有臭氧、射频治疗史的病例,硬脊膜、神经根周围容易产生粘连;术中切忌粗暴操作,髓核钳钳夹突出髓核组织前,应对其充分松解,切忌生拉硬拽;掌控好髓核钳进入的深度,保证髓核钳在视野范围内进行操作,避免误夹硬脊膜;④神经根损伤:可能与手术过程中移动工作管道使神经根受到反复牵拉或挤压有关,也可能因镜下结构辨认不清而误伤引起;预防措施在于仔细辨认镜下组织结构以避免误伤;对于巨块型椎间盘突出,应先创造有效工作空间,避免未经松解而直接将工作管道置入椎间隙内;⑤根袖损伤:常见于腋下型椎间盘突出,置入和移动工作管道时,应避免离神经根在硬膜囊上的发出点过近;⑥髓核残留:通常发生在开展手术的初期,与手术技术熟练程度密切相关。游离脱垂型椎间盘突出术中易发生髓核残留,术中取出突出髓核组织的量及位置应与 MRI 显像中大致相符。减压结束前,应紧贴神经根表面旋转工作管道,通过观察神经根走行区域是否有残余的髓核组织及神经根活动度,来判断减压是否彻底。

(7)术后复发:导致椎间盘突出术后复发的因素很多,主要与残余的椎间盘组织继续退变再次经纤维环薄弱处突出有关。因此,术中在尽量摘除退变松散髓核组织的前提下,尽量减少对纤维环的损伤。并行纤维环成形术,术后严格指导患者进行腰背肌功能锻炼,1 个月内在腰围保护下活动,3 个月内避免扭腰、弯腰及重体力劳动。避免久坐及剧烈运动,建立良好的生活习惯可延缓椎间盘退变,降低突出复发的几率。

(8)典型病例:

1)**病例 1**:患者女性,13 岁,因"反复腰痛伴左下肢麻木不适半年"入院。入院前 4 个月患者于外院行臭氧治疗(具体不详),治疗期间患者腰腿痛逐渐缓解,治疗结束后腰腿痛复发加重。2 个月前患者再次于外院臭氧治疗,效果欠佳。患者腰腿痛、左下肢麻木逐渐加重,伴进行性腰椎侧凸,行走数百米即出现腰腿痛难忍。体格检查:脊柱腰段向左侧凸畸形,腰前弓消失,略呈反弓。竖棘肌痉挛,L_5-S_1 棘突叩击痛伴左下肢放射痛;左小腿感觉较对侧减弱,以左小腿后下、左足外侧为甚。鞍区感觉正常。左下肢直腿抬高试验阳性(30°),加强试验阳性。左踝、左足各趾跖屈肌力 4 级,余肢体肌力 5 级;左踝反射减弱。术前 X 线、MRI 如图 3-3-55 所示。术前 VAS 评分腰痛:4 分,腿痛 8 分;术后第 1 天 VAS 评分:腰痛 2 分,腿痛 0 分;术后两年 VAS 评分:腰痛:0 分,腿痛:0 分。术后第 1 天患者腰椎疼痛性侧凸明显改善。随访两年未见复发,腰椎疼痛性侧凸完全纠正(图 3-3-55)。

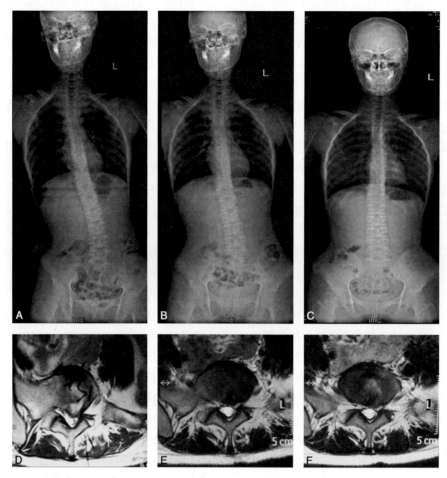

图 3-3-55　PEID 治疗青少年型腰椎间盘突出症 13 岁女性,腰 5/骶 1 椎间盘左侧突出症,行 PEID 治疗

A. 术前主弯 Cobb's 角 16.3°;B. 术后 1 天主弯 Cobb's 角 4.8°;C. 术后 2 年脊柱侧凸完全消失;D. 手术前 MRI 示腰 5/骶 1 椎间盘中央偏左突出,硬膜囊受压;E. 术后 1 年 MRI 可见突出髓核已被摘除,硬膜囊无受压;F. 术后 2 年 MRI 未见椎间盘突出及硬膜囊受压

2) 病例2:患者男性,39 岁,因"反复腰痛 4+ 年,左下肢疼痛麻木 2 年,加重 15 天"入院。查体:叩击腰 4/骶 1 棘突可引起腰部酸胀不适感及左下肢牵扯痛。左小腿后侧、左足背外侧份浅感觉较对侧减弱。蹬趾背伸肌力:左侧 3+ 级,右侧 4 级。左侧髋外展、踝外翻、踝跖曲肌力 4 级。左下肢直腿抬高试验阳性(40°),加强试验阳性。左侧 Laseque 征阳性。左踝反射减弱。术前 MRI 见图 3-3-56。术前 VAS 评分腰痛:3 分,腿痛 8 分;术后第 2 天 VAS 评分:腰痛 1 分,腿痛 1 分;术后 1 年 VAS 评分:腰痛:1 分,腿痛:0 分。其后 1 年随访未见复发,复查 MRI(图 3-3-56)。

(9) 展望:经皮内镜技术作为微创理念更新与技术进步的产物有其合理性与优越性。经过近 30 年的发展,目前该技术治疗绝大部分类型腰椎间盘突出症取得了类似椎板开窗髓核摘除的效果,近年在治疗椎间盘源性腰痛等疾病中也取得了较好的疗效。随着人们理念的更新及内镜器械的改进,经皮内镜技术的适应证将进一步扩大。但如何在内镜下实现对神经结构减压的同时,实现脊柱的稳定和融合仍值得探索。且其远期疗效尚不确定,并不能完全取代传统的开放手术。在学习内镜技术的同时,外科医师应熟练掌握开放手术的原理与技巧,能在内镜手术遇到困难时自如地应对。根据现有资料,很难提出一个统一的、标准的手术方案或指南。未来应加强多中心协作,进行更大规模、有良好设计的前瞻性随机对照研究,以获得更有说服力的数据。

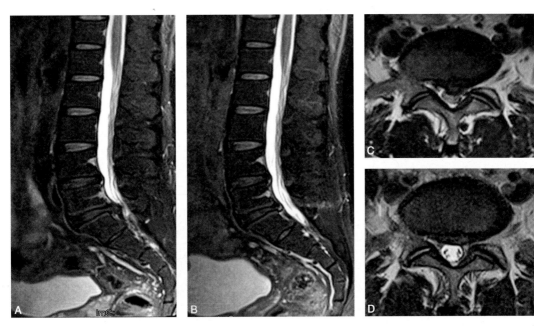

图 3-3-56　PEID 治疗成人腰椎间盘突出症 39 岁男性,腋下型腰 5 骶 1 椎间盘左侧突出症,行经皮内镜椎板间入路椎间盘切除术治疗

A. 手术前 MRI 矢状位,示突出的 L_5-S_1 椎间盘髓核组织压迫硬膜囊及马尾神经;B. 术前 MRI 横断面,可见髓核组织向中央偏左突出;C. 术后 1 年 MRI 矢状位可见突出髓核已被摘除,硬膜囊无受压;D. 术后 1 年 MRI 横断面显示硬膜囊及神经根受压解除,L_5-S_1 椎间盘后缘瘢痕修复、塑形良好

（曾建成）

（二）腰神经根管狭窄症

1. 腰神经根管解剖

（1）上位腰神经根管:$L_{1\sim3}$ 神经根管分两段。①椎管内段:$L_{1\sim3}$ 神经根在相应椎体的下中 1/3 水平从硬膜囊发出,在椭圆形椎管的侧部,以大于 45° 的倾斜角行向外下,至相应椎弓根下缘入椎间孔,其整个椎管内行程长 4~6mm,直径细,前后间隙大;②椎间孔段:神经根绕相应椎弓根的下缘,从椎间孔宽大的上份走出,尽管较粗大的有神经节位于神经根将要出椎间孔的部位,但在椎间孔内,神经根周围间隙仍较大(图 3-3-57)。

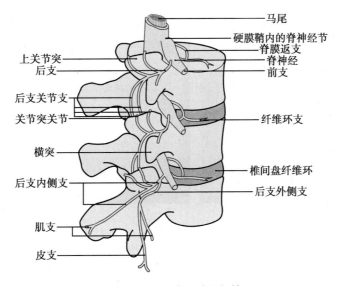

图 3-3-57　上位腰神经根管

（2）下位腰神经根管：下位腰神经根行程长，毗邻结构复杂，穿经的孔道为"骨纤维性管道"，包括内侧份的侧隐窝和外侧份的椎间孔。有人将神经根管分为三部分：椎间盘后间隙、侧隐窝和椎间孔（图3-3-58）。

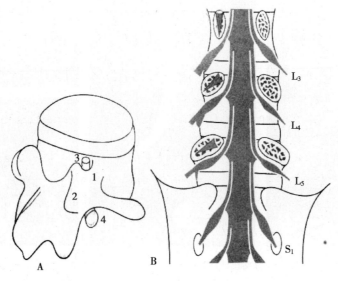

图3-3-58　下位腰神经根管

神经根管位于椎间侧方的椎间孔，为神经根穿出的骨纤维性管道，腰段前壁为上一椎体和其下方椎间盘，后壁为上位椎骨的椎弓下切迹，下壁为下位椎骨的椎弓上切迹。腰神经根管前为椎体后面和椎间盘，后为黄韧带和关节突关节，上、下分别为椎上切迹和椎下切迹。神经根自硬膜囊到出椎间孔的管道称神经根管。神经根管可分椎管内及椎间孔内两部分，近部即临床上的侧隐窝部（图3-3-59），是自硬膜囊到椎弓峡部段，其后壁是上关节突、椎板、黄韧带，外侧为椎弓根，前壁则是椎体的后外侧部及间盘组织。远部为椎间孔部（图3-3-60），上下界为椎弓根，底为上位椎体后下缘、椎间盘和下位椎体的后上缘，顶部为黄韧带组织。腰神经根管是由不动的骨性结构（椎体、椎弓和椎板）及可动的非骨性结构（椎间盘、黄韧带和关节囊等）共同构成。

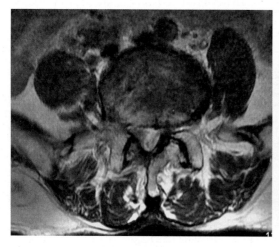

图3-3-59　侧隐窝部

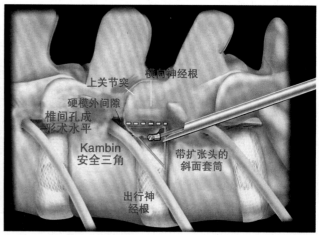

图3-3-60　椎间孔部

2. 病理改变与临床症状　临床上根据解剖分型分为：中央椎管狭窄和神经根管狭窄，而神经根管狭窄又分为侧隐窝狭窄和神经孔狭窄。当上述狭窄造成神经组织不同程度压迫，并导致相应临床症状时,被称为中央椎管狭窄症或神经根管狭窄症。

(1) 中央椎管狭窄:中央椎管指椎管中央部分,对应硬膜囊存在的区域,内有硬膜囊及马尾神经。由于成人脊髓末端只达第1腰椎下缘或第2腰椎上缘,故在 L_3 水平以下,硬膜囊内只有马尾神经而无脊髓,当腰椎退变致中央型椎间盘突出、双侧小关节突增生肥厚伴内聚、或黄韧带增生肥厚时可导致中央椎管狭窄,并表现为典型神经源性间歇性跛行(图3-3-61)。

(2) 盘黄间隙狭窄:中央椎管以外的两侧部分为外侧椎管,其中平对椎间盘的部分称盘黄间隙,平对椎体的部分称为侧隐窝。也有学者将两者统称为侧隐窝,将盘黄间隙视为其上部(A区),平对椎体处视为其下部(B区)。盘黄间隙的前壁为椎间盘,后壁为上关节突和关节突前部的黄韧带,向外通向椎间孔,向下通向侧隐窝,盘黄间隙内主要为硬膜囊外侧部及其内的马尾神经。由于 L_5、S_1 神经根的硬膜囊外段在较高的平面就已形成,其上端可分别出现在 $L_{4/5}$、L_5/S_1 盘黄间隙内。盘黄间隙可因椎间盘突出、黄韧带增厚或上关节突骨质增生内聚而缩窄,这时受压的是下一位甚至下两位的马尾神经,即神经根硬膜囊内段,只有在 $L_{4/5}$、L_5/S_1 盘黄间隙才可能同时压迫下位神经根硬膜囊外段。由于同序数的出行神经根并未进入盘黄间隙即出椎间孔,故不受影响。因此,盘黄间隙狭窄主要导致下位行走神经根受压,可出现典型放射性下肢神经根性疼痛和麻木。临床上以 $L_{4/5}$、L_5/S_1 盘黄间隙狭窄最为常见(图3-3-62)。

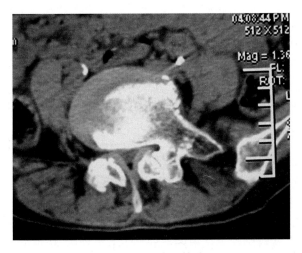

图3-3-61 中央椎管狭窄

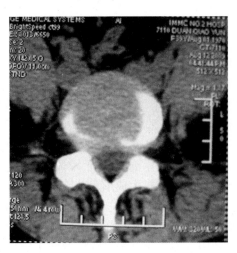

图3-3-62 盘黄间隙狭窄

(3) 侧隐窝狭窄:侧隐窝上连盘黄间隙,下外侧通向椎间孔,前壁为椎体后部,后壁为椎板,外侧壁为椎弓根,内侧壁为硬膜囊,实际上是神经根硬膜囊外段所行经的一段半封闭性骨性通道。侧隐窝的有无与深浅,与椎骨的解剖学形态相关。L_1 椎孔为椭圆形,基本上无侧隐窝;L_2、L_3 椎孔以三角形为主,侧隐窝并不明显;L_4、L_5 以三叶草形为主,侧隐窝最为明显。国人侧隐窝的矢状径多在 $5\sim7mm$ 之间,一般认为侧隐窝矢状径小于 $3mm$ 即为狭窄,是神经根受压的重要原因。由于盘黄间隙与侧隐窝不存在截然的分界线,且侧隐窝后壁的上份也有黄韧带覆盖,故临床上把两者的狭窄统称为侧隐窝狭窄。临床上绝大多数腰椎椎管狭窄为侧隐窝狭窄,而绝大多数侧隐窝狭窄,常常合并或继发于椎间盘突出和黄韧带增生肥厚,常导致经过侧隐窝的下行神经根受压,导致患侧下肢神经根性疼痛和麻木(图3-3-63)。

(4) 椎间孔狭窄:相邻两椎弓根之间形成椎间孔,其前壁为上位椎体的下后部,椎间盘侧后部;后壁为上、下关节突形成的关节突关节和黄韧带,上、下壁各为椎弓根切迹。椎间孔内有上位序数的出行神经根及其伴行的根血管等出入,如 L_5/S_1 椎间孔穿出的是 L_5 神经根。椎间孔内有横行的椎间孔韧带将孔分为上下两部分或三部分,神经、血管各行一部。通常出行神经根走行在上部分,血管和脂肪走行在下部分,若因椎间孔内或孔外椎间盘突出、椎间孔韧带增生肥厚与椎间孔骨性增生狭窄,以及因椎间盘退变狭窄伴上下关节突错位增生,均可导致椎间孔内区或孔外区狭窄,并卡压经孔出行的同序神经根和神经节,出现患侧剧烈的下肢神经根性疼痛、麻木或痛觉过敏表现(图3-3-64)。

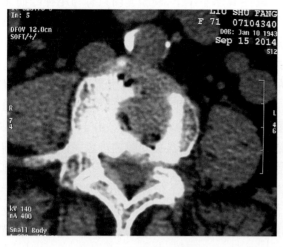

图3-3-63　侧隐窝狭窄

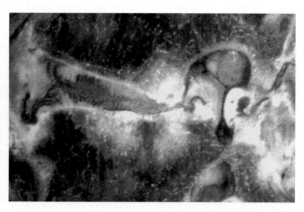

图3-3-64　椎间孔狭窄

3. 适应证与手术操作　目前对于骨性中央椎管狭窄,如退变性小关节突和椎板增生肥厚,或多节段中央椎管狭窄,经皮椎间孔镜经腰椎侧后方入路(PELD)行中央椎管扩大成形术尚不成熟,仅对因巨大中央型腰椎间盘突出所致的中央椎管狭窄症,可采用经皮椎间孔镜经腰椎侧后方入路行直接腰椎间盘摘除减压术。而对于单纯的侧隐窝狭窄和椎间孔狭窄,经皮椎间孔镜经腰椎侧后方入路是最佳的手术适应证。不但能直接减压,行椎间孔的扩大成形,而且不破坏重要的骨关节结构,不会造成手术后的腰椎不稳。

手术操作要点:

(1)患者的术前准备:手术体位、麻醉方法和手术体表定位均同前述。

(2)椎间孔扩大成形术:针对椎间孔狭窄,椎间孔扩大成形术穿刺的靶点为下位椎的上关节突尖部(图3-3-65),沿着上关节突尖部与下位椎体后上缘连线作为扩大椎间孔的基本方向,根据椎间孔狭窄的程度和需要减压的范围适当调整穿刺的角度和方向,采用不同直径的手动磨钻(图3-3-66),在不同直径引导棒的导引和手术C型臂X线机引导下,逐级磨除下位椎的部分上关节突骨质,特别是上关节突的尖部骨质结构,以扩大狭窄的椎间孔(图3-3-67)。根据术前影像判断上关节突需要切除的范围,如果手动磨钻切除范围尚不够的话,术中在内镜的可视化下,直接使用手术动力磨钻沿黄韧带表面磨除上关节突的腹侧增生部分(图3-3-68),向尾端打磨到椎弓根上缘。

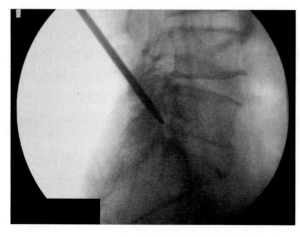

图3-3-65　穿刺的靶点为下位椎的上关节突尖部

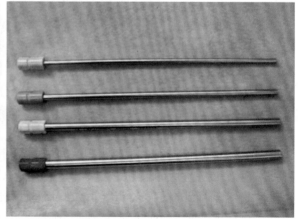

图3-3-66　采用不同直径的手动磨钻

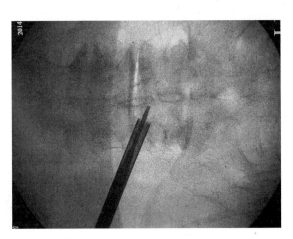

图 3-3-67　扩大狭窄的椎间孔

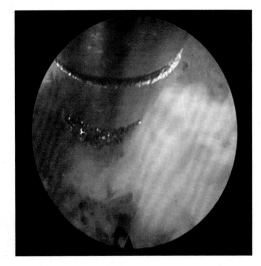

图 3-3-68　手术动力磨钻沿黄韧带表面磨除上
关节突的腹侧增生部分

（3）黄韧带成型术：黄韧带的增生肥厚是造成腰椎管狭窄的重要原因。经磨削部分上关节突后可见椎间孔内黄韧带组织，扩孔的大小决定了椎间孔内黄韧带显露的多少。镜下用髓核钳或黄韧带咬钳切除位于侧隐窝区的部分黄韧带（图 3-3-69），以便显露黄韧带内侧的行走神经根（图 3-3-70），术中黄韧带切除的多少，应根据其增生肥厚的部位和程度来确定，残存的黄韧带应采用双极射频行黄韧带成型术。椎间孔头端即所谓的盘黄间隙部分，其黄韧带可向外侧延伸覆盖在出口根背侧，该部分增厚的黄韧带可压迫出行神经根，也应一并切除，直接显露出口根（图 3-3-71）。

（4）侧隐窝扩大成形术：侧隐窝在椎弓根部分，也就是局部解剖中说的骨性部分一般没有增生，退变多发生在小关节部分，因此上关节突的部分切除和椎间孔的扩大成形，实际上也是侧隐窝的扩大成形。可采用 C 型臂 X 线机或 O 型臂导航系统术中 3-D 引导下的直接磨除，也可采用内镜直视下动力磨钻或侧激光直接行侧隐窝扩大成形术（图 3-3-72，图 3-3-73），除切除部分增生肥厚的骨性结构外，镜下用髓核钳或黄韧带咬钳切除位于侧隐窝区的部分黄韧带也是侧隐窝扩大成形术的重要组成部分。侧隐窝处在背侧有上关节突的增生影响外，在腹侧也会造成狭窄，因此有侧隐窝狭窄的患者对侧隐窝扩大不能只处理背侧，腹侧结构一样重要。

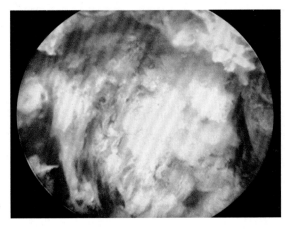

图 3-3-69　侧隐窝区的部分黄韧带

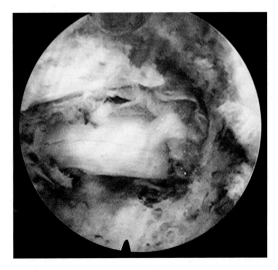

图 3-3-70　显露黄韧带内侧的行走神经根

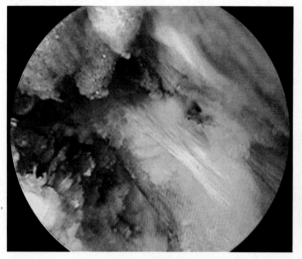

图 3-3-71　直接显露出口根

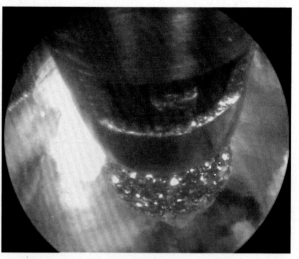

图 3-3-72　内镜直视下动力磨钻行侧隐窝扩大成形术

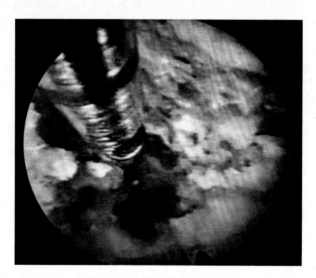

图 3-3-73　内镜直视下侧激光直接行侧隐窝扩大成形术

（周跃　李长青　郑文杰）

五、围术期处理

1. 术前准备　术前对于患者疼痛的管理应尽早开始，这有利于取得良好的手术效果。一般建议确诊后即根据患者疼痛评分给予口服相应的镇痛药物，同时根据情况给予适当的镇静药物。近年来，随着对疼痛研究的进一步深入，神经病理性疼痛（neuropathic pain）逐渐受到各学科的重视。所谓神经病理性疼痛，是指因长期疼痛刺激，使外周及中枢对痛觉敏化。异常传入冲动影响中枢，导致感觉异常、感觉迟钝和疼痛。其机制可能是神经膜上钠离子通道密度增加和分布改变，进而引起轴突电生理特性重塑，使得感觉神经自主放电和异位放电增加。非甾体类抗炎镇痛药物（如塞来昔布）可有效减轻因神经根受刺激产生的疼痛，同时可抑制局部致痛炎性因子的产生。部分患者腰椎间盘突出程度较重，由此产生的疼痛可使其睡眠受到影响，导致疼痛阈值降低并产生不良的情绪反应（如焦虑）。这反过来又会影响患者的睡眠，形成恶性循环。故针对症状较重的患者，可在睡前给予适宜的镇静药物。苯二氮䓬镇静催眠药(如阿普唑仑)不仅有良好的镇静、催眠作用,其体内代谢产物兼具抗焦虑及中枢性肌肉松弛作用。其与镇痛药物联合应用,可产生协同作用。除了应用药物外,术前对患者生活及康复的指导也十分重要,这对降低患者术后复发率有积极意义,一般包括指导患者翻身、起床及佩戴腰围。同时,还应向患者交代术后生活中的注意事项。术前准备还应包括常规的血压、血糖监测、调整,手术部位皮肤评估。此外,多数患者受疼痛的影响,往往活动减少,有部分患者甚至卧床较长时间。故术前准备时,还需注意患者有深静脉血栓形成致肺栓塞的风险。因此,在笔者的工作单位,常规予患者行双下肢静脉彩超筛查。同时,鼓励患者下地活动,尽量减少卧床,以预防和减少深静脉血栓形成。一旦发现深静脉血栓形成,围术期应进行相关的治疗。

2. 术后护理与康复　术后患者平卧 4～6 小时即可逐步下床活动并恢复日常基本工作生活。术后佩戴硬性腰围保护 3～4 周。术后 3 个月内避免负重和极限腰椎前屈、后伸、侧弯和选择活动。

3. 并发症防治　经皮椎间孔镜技术治疗椎间盘突出症手术并发症发生概率小,文献报道总体并发症率在 1% 到 3.5%。相关并发症报道主要如下:

(1) 神经根损伤和背根神经节损伤:一过性神经根轻微损伤是经皮椎间孔镜子的常见并发症,表现为术后神经皮节分布区麻木、疼痛和神经支配肌力下降,但多在短期内迅速恢复,早期有报道其发生率甚至高达 25%,但持续性疼痛和永久性神经损伤罕见。术前应根据患者神经根位置和分布选择合适的入路,应当注意过于水平的远外侧穿刺可能损伤解剖位置偏后而紧贴上关节突的出行神经根。手术应严格在安全三角区内进行,同时通过患者的疼痛反馈和内镜直视监测下手术,避免在明显根性症状存在情况下强行进行盲视操作。

(2) 残留和减压不彻底:应当强调靶向穿刺和通道置入技术,尽量将通道置入椎间盘突出的减压部位。综合使用多种器械和设备如各种髓核钳、镜下环锯、镜下磨钻系统、射频电极等手段有效完成直视下神经减压、探查。术毕应检查神经松弛度并确认影像髓核突出压迫的区域已经包括在减压范围以内。

(3) 伤口感染和椎间盘炎:经皮椎间孔镜技术采用盐水灌注系统下完成手术,文献报道该并发症发生几率低于传统后路手术。严格的消毒技术、预防性静脉应用抗生素等措施可以避免感染的发生。

(4) 皮下或深部血肿:偶有腰大肌血肿和皮下血肿发生。术前 1 周内避免使用抗凝药物、术前常规检验患者凝血功能,手术结束时对手术部位及切口加压至少 5 分钟,然后使用冰袋压迫等措施可以减少皮下和深部血肿的发生。术后应卧床 4～6 小时,避免过早活动。

(5) 重要血管损伤、肠道等重要脏器损伤:发生几率相对罕见,一项多中心超过 26 860 例手术的研究中没有出现肠道等脏器损伤。术中注意透视下正侧位双平面监视下手术,始终保持穿刺针及工作套管在椎间隙及安全三角工作区就可以避免损伤主动脉、下腔静脉及股动静脉等大血管损伤以及腹腔脏器损伤等的发生。

(6) 脑脊液漏或硬膜损伤:一项大规模多中心研究显示脑脊液漏及硬膜损伤的发生率较低。椎间孔扩大成型环锯避免过度深入,术中应熟悉镜下解剖,避免视野不清晰时盲目操作。硬膜损伤一般不需要特殊处理,因为切口长而狭小,易于封闭硬膜撕裂口避免脑脊液漏。

(周跃　李长青　郑文杰)

第四节　外侧扩张管道技术

　　近年来微创技术的出现,是脊柱外科适应现代技术发展的产物,微创化手术已逐渐成为脊柱外科发展的趋势。椎间融合由于具有稳定脊柱前中柱的生物力学优势而成为腰椎融合的主要术式。XLIF作为一种可扩张通道技术,是从外侧经腹膜后间隙穿过腰大肌到达椎间隙的一种微创椎间融合方式。由于XLIF术不需经腹腔,不用游离和牵拉大血管,也不需进入椎管及牵拉神经根,因此可以有效避免前路和后路手术的相关风险;同时,该技术还具有手术时间短、手术创伤小、术中出血少、术后恢复快等优点;因而是一种安全、有效的微创术式,具有良好的应用前景。然而,该技术也存在一些潜在并发症,例如:腰大肌分离后可致屈髋无力、腰骶神经根损伤、生殖股神经损伤等;另外,有关血管损伤、腹腔脏器损伤、融合器移位、对侧的神经根症状、终板骨折、植骨不融合等并发症也时有报道。XLIF技术扩大了脊柱微创手术的适应证,它使脊柱外科医师通过很小切口、类似开放手术操作完成微创脊柱手术,但是,由于XLIF是一项新的微创技术,目前国内外开展得还不多且大多随访时间较短,尚需开展长期随访的多中心、大样本的前瞻性RCT研究。

一、应用解剖

　　腰椎外侧入路扩张通道技术采用的是腰椎极外侧入路或称之为侧方入路,即腹膜后经腰大肌入路,涉及局部解剖相对简单,主要包括腰椎侧方与腹膜后血管、神经与肌肉软组织,熟悉与掌握局部解剖有助于减少与入路相关并发症的发生,尤其是腰丛神经及其分支的损伤。

　　(一)肌肉组织

　　腰椎侧方附着肌肉包括腰大肌、腰方肌与横突间肌。腰大肌位于椎体前外侧面,起于$L_1 \sim L_5$横突、椎体与椎间盘侧面,肌纤维向下向外走行,经腹股沟韧带深面附着于股骨小粗隆;腰方肌形状为扁平四方形,起于髂嵴与髂腰韧带,向上沿腰椎侧方走行;横突间肌位于腰方肌的腹侧与内侧、扇形样附着于横突(图3-4-1~图3-4-3)。

　　(二)神经

　　腰骶丛由5根腰神经根、$S_1 \sim S_4$神经根主要腹支在腰大肌内组成。

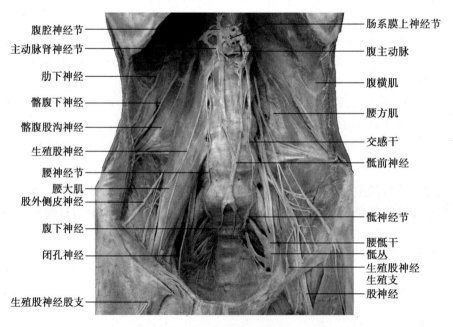

图3-4-1　腹膜后腰椎解剖

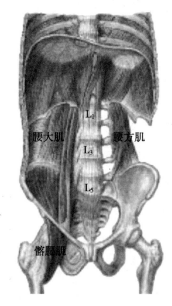

图 3-4-2 腰椎侧方入路肌肉解剖

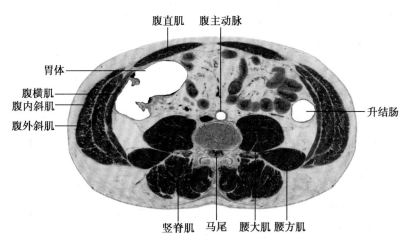

图 3-4-3 腰椎横切面解剖

1. 感觉神经 主要皮支包括来源于 L_1 神经根的髂腹股沟支(支配腹股沟与阴囊皮肤)与髂腹下支(支配前腹壁下部皮肤)、来源于 L_1 与 L_2 神经根的生殖股神经(支配提睾肌与股三角皮肤)、来源于 L_2 与 L_3 神经根的股外侧皮神经。以上各支只有生殖股神经到达其支配区域行径中与极外侧入路通道有关,其斜行穿过腰大肌内并出现于相对于 L_{3-4} 椎间隙平面的腰大肌内缘,然后在腰大肌腹侧表面下行一段短距离行程,通常在腹膜层深面分为生殖支与股支。生殖支向外穿出腰大肌并穿出腹横筋膜或腹壁内环,然后沿精索背面下行到达阴囊皮肤支配区,对男性同时支配提睾肌,而在女性则是伴随并终止于圆韧带;股支沿髂外动脉下行并对其发出一些分支,然后于腹股沟韧带深面穿出至大腿,支配大腿前面中部皮肤(图 3-4-4)。采用极外侧入路,尤其是 L_{3-4} 及其以下节段时可能损伤生殖股神经。

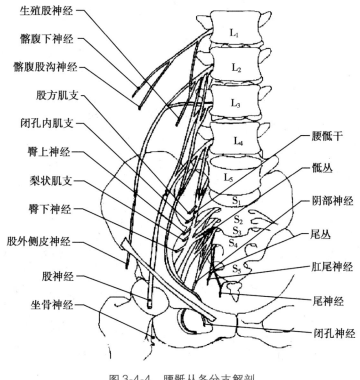

图 3-4-4 腰骶丛各分支解剖

Moro 等通过 CT 扫描人尸体腰椎横截面分析腰丛神经根分布,尤其是生殖股神经与腰大肌的解剖关系,采用椎体前、后缘连线及其之间四等分连线将横截面 A、Ⅰ、Ⅱ、Ⅲ、Ⅳ 与 P 区(图 3-4-5)。研究发现,L3 椎体上 1/3 部分以上平面所有腰丛与神经根均位于Ⅳ区与 P 区,L5 椎体上 1/3 部分以上平面所有腰丛(除生殖股神经外)与神经根均位于Ⅱ区及其腹侧,95% 的生殖股神经穿出腰大肌位于 L3 椎体上 1/3 与 L4 椎体下 1/3 之间。由此可见,L2-L3 以上平面外侧入路对于腰丛来讲是完全安全的,L3 椎体上 1/3 与 L4 椎体下 1/3 之间只有生殖股神经位于椎体中央腹侧,可能损伤生殖股神经,引起阴囊与股内侧皮肤感觉障碍,尽管不会引起严重后果,但必需在术前将这种可能性告知患者。

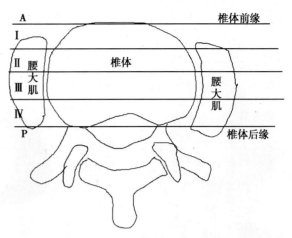

图 3-4-5 腰椎横截面分区与腰丛、生殖股神经的解剖关系

需要注意的是,腰椎退行性侧凸会造成其解剖结构不对称,腰丛神经根分布与腰大肌的解剖关系将发生相应改变。研究发现,两侧椎旁肌退变程度不等,凹侧椎旁肌在形态、肌纤维以及细胞核数量均小于凸侧,凹侧腰大肌较凸侧萎缩;相对于椎体,凸侧腰大肌位置较凹侧偏前,相对应的是,凸侧腰神经丛分布较凹侧偏前,尤其是在顶椎平面;腰丛随着腰大肌的前移向椎体腹侧移行。

2. 运动神经 腰骶丛最大的运动支包括股神经与闭孔神经(L2-L4),其行走于腰大肌外侧缘下部,后者支配耻骨肌、闭孔外肌、短收肌。腰骶干由 L4、L5 联合支与骶神经构成,其源于腰大肌内缘跨过骶骨翼后加入骶丛。

3. 交感神经 交感干于内侧弓状韧带后方进入腹腔,沿着腰椎椎体侧方、腰大肌内侧缘下行,并于髂总静脉后方进入盆腔。一系列由前/后交感结节、副交感前节与内脏传入神经组成的神经丛与腹主动脉密切相关,其中腹下丛(位于 L4 ~ S1)的生理功能为控制男性射精。

(三) 血管

重要血管结构包括腹主动脉、下腔静脉。腹主动脉自横膈膜的主动脉裂孔于 T12-L1 平面进入腹腔、沿腰椎体腹侧面腹膜后间隙下行、于 L4 平面分叉为左右髂总动脉。下腔静脉由左右髂总静脉汇合形成,于 L5 平面右侧髂总动脉后方开始上行,于 T8 平面进入横膈膜的中心腱。

(四) 周围内脏

肾脏位于腹膜后腰大肌腹侧的脊柱两旁,输尿管于腹膜后垂直下行、跨过腹主动脉分叉处经骶髂关节前方进入盆腔。

由此可见,腰椎极外侧入路需要分离扩张腰大肌纤维,其入路可能带来的损伤主要包括腰骶丛与生殖股神经,而其他内脏、大血管以及腹下丛损伤的几率较传统的前路手术大大降低。

二、基本操作要求

腰椎侧路扩张通道技术基本操作包括 3 个主要方面,即极外侧椎体间融合术(extreme lateral interbody fusion,XLIF)工作通道建立、经通道直视下或辅助内镜下椎体间融合、侧方或后路辅助内固定。既往 XLIF 通道建立后一般是在直视下进行切除椎间盘、处理终板与置入融合器一系列操作,均需从入路侧处理至对侧椎间盘纤维环,再加上国人所需通道深度通常达 100 ~ 130mm,故存在手术视野深邃、视野局限、操作不便等局限性,且除主刀医师外助手无法获得手术视野,无法进行手术示教与交流,手术影像也无法保存。为克服以上不足,在XLIF通道建立良好基础上,将0°腹腔镜固定于通道,在镜下可完成所有椎体间融合的操作。光学技术的高速发展使得将3D内镜技术引入运用于XLIF术中变为可能,3D内镜原理为采用2组CCD、模拟双眼、在高清3D显示器上重现逼真的3D影像,尤其是深部组织分毫毕现,术野一览无余,术者佩戴3D眼镜面对3D监视器进行深部椎间隙内操作,充分展现了内镜技术与通道技术完美结合的应用前景,也预示了脊柱内镜今后发展的方向与前景。

（一）术前准备与设备要求

1. 手术设备　包括可折叠可调脊柱手术台、XLIF工作通道 XLIF手术工具、XLIF融合器、植骨材料、内固定器械与内植物、0°腹腔镜、数字摄影录像系统、神经监护设备。也可配备3D内镜系统及其配套光源光纤、3D监视器与眼镜(图3-4-6~图3-4-10)。

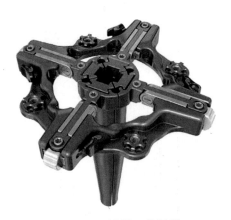

图 3-4-6　XLIF 工作通道

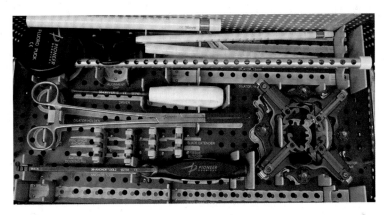

图 3-4-7　XLIF 手术工具

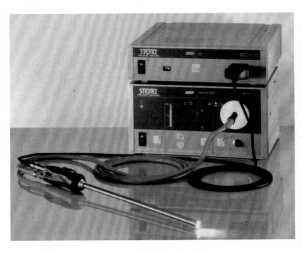

图 3-4-8　3D 内镜与光源主机

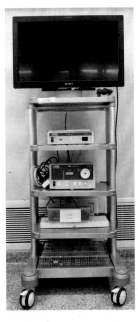

图 3-4-9　3D 内镜影像系统

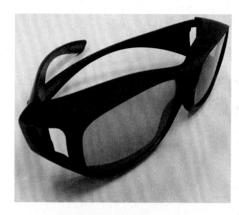

图 3-4-10　内镜用 3D 眼镜

2. 麻醉与体位　气管内插管麻醉成功后,患者 90° 侧卧于可调节脊柱手术床上,腰部对准腰桥并垫枕,通常采取右侧卧位、左侧在上左侧手术入路,以避免肝脏与下腔静脉阻挡影响操作,对退行性侧凸需多节段融合、矫形者可采用凹侧入路有利于自同一切口处理多节段。保持 90° 右侧卧位,腹腔内脏可由于重力移向对侧而有利于腹膜后间隙手术操作,逐步调整腰桥,尽可能张开入路侧髂肋距离,可通过局部皮肤张力或透视判断,对于 L_{4-5} 节段需尽可能通过手术台调整降低髂嵴高度以避免其影响通道建立(图 3-4-11)。屈曲左侧髋关节、膝关节以放松腰大肌,躯干与下肢使用宽布胶带固定于手术床(图 3-4-12),最后透视确定患者体位为 90° 标准侧卧位,判断标准为透视显示

AP 位棘突居中、双侧椎弓根对称,侧位椎体前后缘与双侧椎弓根投影完全重叠(图 3-4-13,图 3-4-14)。透视显示目标节段间隙尽可能垂直地平面,以利于手术操作并保持良好的方向。皮肤消毒前使用体表标记装置标记切口部位,常规消毒铺巾(图 3-4-15,图 3-4-16)。

（二）手术基本操作

1. 显露腹膜后间隙　常规 XLIF 切口位于身体腋中线附近,术前侧位透视手术节段椎间隙,L_{3-4} 及其以上节段椎间盘侧方穿刺点为其矢状面中心点、L_{4-5} 节段穿刺点为其中心点偏前处以减少腰丛神经损伤可能,穿刺点于腋中线附近皮肤体表投影即为切口中心点,以投影点平行椎间隙方向作一直切口,长度约 3cm(图 3-4-17),如为 3 个以上节段手术则可能需要 2 个或相应多个切口。逐层切开皮肤、筋膜,钝性与锐性结合切开与分离腹内、外斜肌,切开最后一层筋膜即腹横筋膜即到达腹膜后间隙。在处理腹横筋膜时需与腹膜鉴别,如筋膜表面有较多脂肪组织或在其表面周围可较轻松分离则很有可能为腹膜层,一旦破损需即刻缝合修补以免破裂口进一步扩大。术者示指尖抵住腹横筋膜深层并顺其向后滑向后腹壁,手指轻柔地来回扫动将附着于腰大肌、后腹壁的腹膜分离,从而将腹膜与腹腔内容物推开腹侧与对侧离开术区,此时手指向后可触及横突及横突间肌所形成的"屏障",向下可触及腰大肌,高位节段腰大肌较小较薄可清晰触及其深部的椎体及椎间盘侧方(图 3-4-18 ~ 图 3-4-20)。

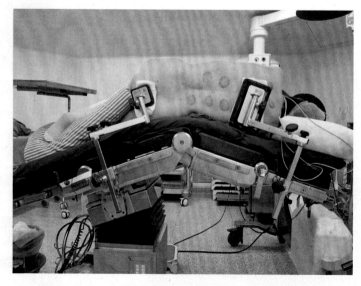

图 3-4-11　右侧卧位体位与手术床调整增加髂肋距离

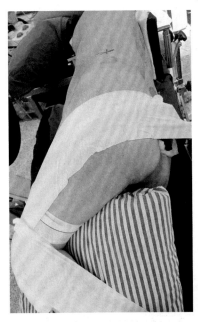

图 3-4-12　宽胶布固定屈髋屈膝位

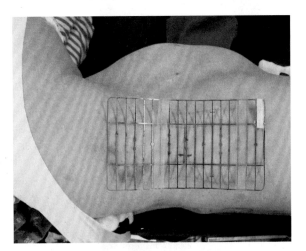

图 3-4-13　术前标记通道穿刺部位

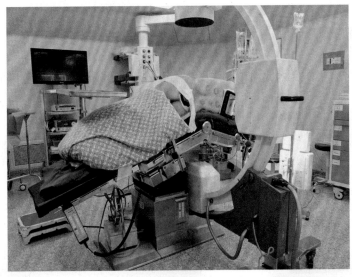

图 3-4-14　术前透视

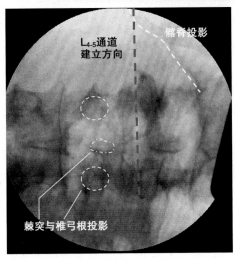

图 3-4-15　AP 位透视确认标准侧卧位与髂嵴高度、L$_{4-5}$通道预计轨迹

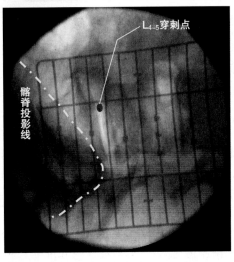

图 3-4-16　侧位透视确认为标准侧卧位、L$_{4-5}$穿刺点不受髂嵴影响

213

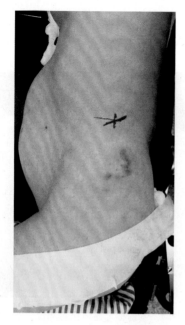

图 3-4-17　切口标记线

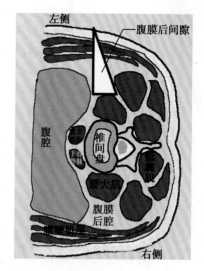

图 3-4-18　切口分层解剖与腹膜后间隙示意图

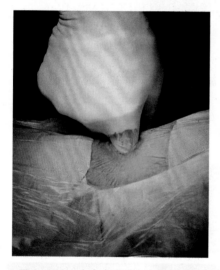

图 3-4-19　术者食指进入腹膜后间隙

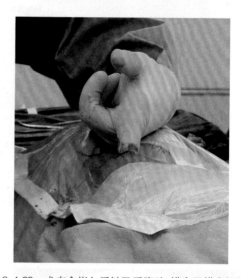

图 3-4-20　术者食指向后触及后腹壁、横突及横突间肌

2. XLIF 工作通道建立　由侧方切口经腹膜后间隙置入初始型号扩张管抵达腰大肌(不建议用细穿刺针),并初步抵住目标椎间盘侧面,透视调整其位置,直至侧位透视确认扩张管头端位于目标椎间隙矢状面中心点或稍偏前处、正位透视位于椎间隙中线且预计通道轨迹与之平行(图 3-4-21 ~ 图 3-4-24)。将初始扩张管经腰大肌肌纤维轻轻敲入目标椎间盘内,再次透视确认其位置良好(图 3-4-25,图 3-4-26)。在初始扩张管引导下插入各级扩张管,逐级递增扩张腰大肌肌纤维到达目标椎间盘侧面,再次透视确定其位置(图 3-4-27 ~ 图 3-4-29)。根据扩张管进入深度选择合适长度与规格的扩张通道系统,叶片长度一般超过扩张管深度 10 ~ 20mm,将扩张通道组装好后沿扩张管插入至椎间盘与邻近上下椎体侧面,正侧位透视确认扩张通道叶片位置,理想位置为 AP 透视显示头尾端叶片涵盖椎间隙范围、侧位透视显示头尾端叶片与腰椎纵轴线一致,否则需进行调整,同时需注意椎旁骨赘对叶片的阻挡与影响(图 3-4-30 ~ 图 3-4-32)。连接扩张通道与自由臂并固定于手术床旁,向头尾、前后方向逐一撑开扩张通道叶片,透视确认撑开进度与状况(图 3-4-33 ~ 图 3-4-35)。头尾端显露范围为如单纯切除椎间盘则只需显露椎间盘与上下部分椎体即可,如需行前路内固定则需显露更大的范围,其中包

括椎体节段血管,术中根据需要还可以进行调整;前后叶片不超过上下椎体前后缘;还可直视下通过单独调整单个叶片对未能被叶片牵开的腰大肌肌纤维或卷入的肌纤维进行撑开,直至目标椎间盘侧面及其邻近上下椎体部分侧面清晰显露,手术工作通道即建立完毕(图3-4-36 ~ 图3-4-39)。

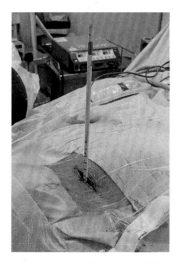

图 3-4-21　置入初始扩张管

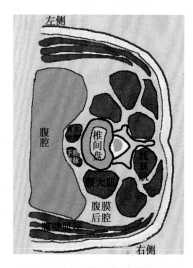

图 3-4-22　工作通道轨迹示意图

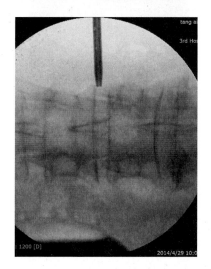

图 3-4-23　初始扩张管 AP 位透视

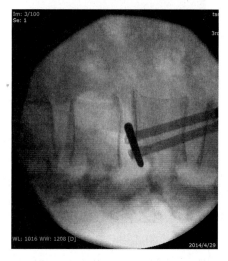

图 3-4-24　初始扩张管侧位透视

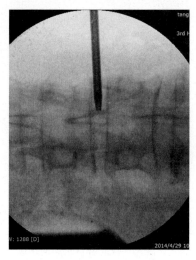

图 3-4-25　初始扩张管插入椎间盘内

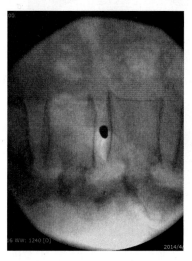

图 3-4-26　初始扩张管侧位透视

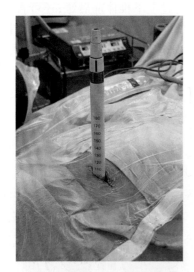

图 3-4-27　逐级插入扩张管

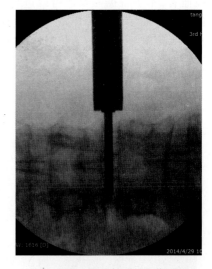

图 3-4-28　逐级扩张 AP 位透视

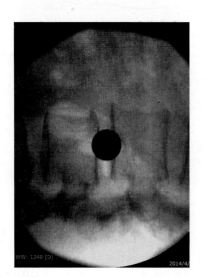

图 3-4-29　逐级扩张侧位透视

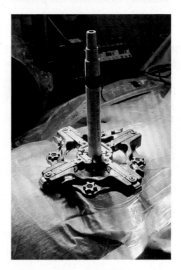

图 3-4-30　置入扩张通道

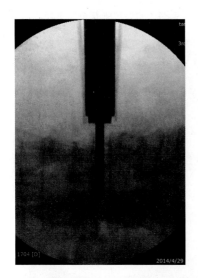

图 3-4-31　扩张通道叶片初始位置 AP 位透视

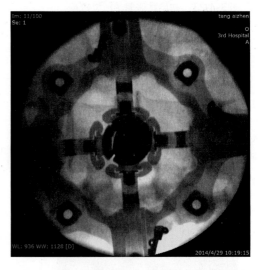

图 3-4-32　扩张通道叶片初始位置侧位透视

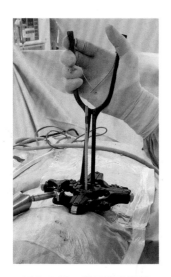

图 3-4-33 撑开扩张通道

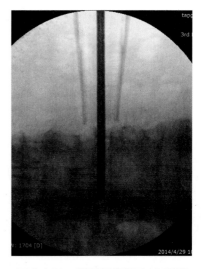

图 3-4-34 扩张通道撑开 AP 透视

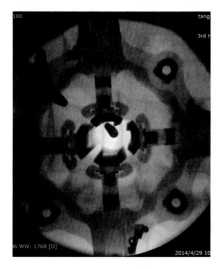

图 3-4-35 扩张通道撑开侧位透视

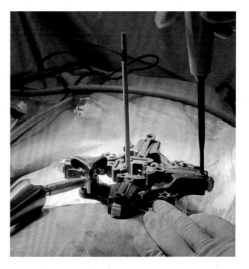

图 3-4-36 调整扩张通道叶片

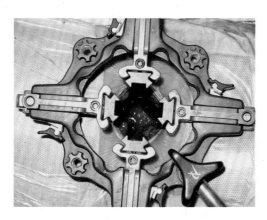

图 3-4-37 扩张通道建立后直视下术野

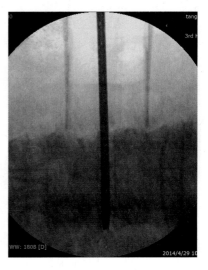

图 3-4-38 通道建立好后 AP 位透视

217

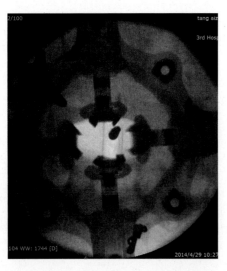

图 3-4-39　通道建立好后侧位透视

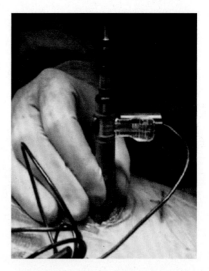

图 3-4-40　将电极与扩张通道连接

　　在建立工作通道过程中涉及腰丛神经及其分支损伤可能与神经监护的必要性,由于腰丛穿行于腰大肌内,常出现于肌肉的中、后 1/3 处,而生殖股神常位于腰大肌前方,扩张管钝性分离腰大肌前中部需注意勿损伤腰大肌表面的生殖股神经,有建议全程使用神经监护。即使扩张管在腰大肌前、中 1/3 间前行仍有损伤可能,EMG 实时监控系统有助于降低其可能性,一般是将一个孤立的电极贴于大腿后方作为刺激源,另外一个电极夹附着于扩张管的近尾端提供动态的微弱电刺激,其作用主要是了解逐级增大的扩张管与腰丛神经之间的距离。当扩张管逐级扩张通过腰大肌时,因与神经的距离不同,能引起 EMG 反应的电刺激阈值也不一样,当刺激源越接近神经时,需要引起 EMG 反应的刺激频率就越小,刺激的阈值也越低,利用神经监测系统也就可间接确定腰丛神经的位置从而建立安全的通路。经验表明,当阈值超过 10mA,预示着神经与扩张管的距离不仅允许通过工作套管还提示着拥有充裕的工作空间。置入扩张管时既要保证扩张管在腰大肌的前中 1/3 间前行,又要确保腰丛神经位于工作通道的后方并没有被卷入通道内。此外,还需确保大血管位于经腰大肌工作套管的前方(图 3-4-40 ~ 图 3-4-42)。

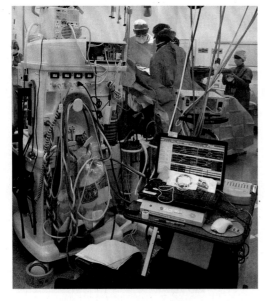

图 3-4-41　术中神经监护

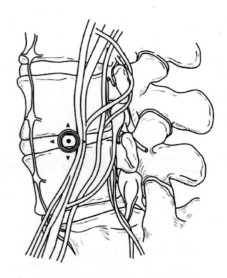

图 3-4-42　通道建立在腰丛前方

3. 通道下椎间盘切除、终板处理、椎间植骨与 Cage 置入　通道下行椎体间融合可直视下或辅助内镜下完成操作,两者操作步骤基本一致。辅助内镜则先需选择 0°腹腔镜或 3D 镜头(0°),将其通过连接装置固定于扩张通道内,连接光纤线,清晰显示术野,如果为 3D 内镜,术者还需佩戴 3D 眼镜在 3D 监视器引导下完成 XLIF 接下来的操作步骤(图 3-4-43,图 3-4-44)。

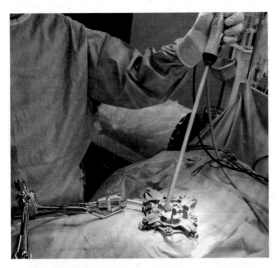

图 3-4-43　连接 3D 内镜

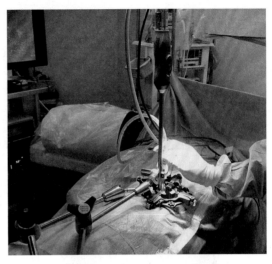

图 3-4-44　固定 3D 内镜

直视下或镜下清理目标椎间盘及其邻近上下椎体侧面表面残余肌肉软组织,清晰显露目标椎间盘侧面(图 3-4-45)。环形切开并切除椎间盘侧方纤维环,部位选择位于椎间隙前中部且宽度足够以便置入植入物(图 3-4-46)。依次采用不同规格铰刀处理椎间盘与上下终板(图 3-4-47~图 3-4-50),确保操作方向与上下终板平行,深度达对侧纤维环,透视确认铰刀深部并在其柄部划线标记,以此指导其他器械如刮匙、髓核钳、Cobb 剥离器、试模、融合器把柄的操作深度。采用刮匙与髓核钳处理与取出髓核与纤维环、终板软骨组织(图 3-4-51~图 3-4-53),需避免终板过度处理而造成术后融合器下沉。采用 Cobb 剥离器松解对侧纤维环(图 3-4-54,图 3-4-55),此步骤对于对侧骨赘增生明显者尤为需要,有利于间隙均匀撑开、融合器置入与病变节段冠状位矫形。处理间隙过程中需确保患者体位不变与维持操作方向、深部,必要时可透视确认,一旦体位改变,器械于椎间隙内操作势必偏差倾斜,将影响融合器置入位置,且有可能造成大血管或神经损伤等灾难性后果。

椎间盘与终板处理完毕后,选用合适高度与宽度的试模置入椎间隙内,透视确认试模深度,要求计划使用的融合器长度需横跨整个椎间隙即上下邻近椎体左右侧缘(图 3-4-56~图 3-4-58)。根据试模结果选用合适规格的矩形椎间融合器,Cage 内填充满所取的自体髂骨松质骨粒或异体骨等其他植骨材料(图 3-4-59),将 Cage 置入椎间隙,侧位透视确认 Cage 完全占据椎间隙前中部、正位透视为 cage 侧缘被邻近椎体边缘硬骨质覆盖(图 3-4-60~图 3-4-64),从而提供最大支撑,椎间隙高度、矢状位与冠状位轴线得到良好恢复(图 3-4-65,图 3-4-66)。

采用后路辅助椎弓根钉棒固定或者直接采用前路固定需根据患者的具体情况,通常采用的是后路固定。直视下或镜下彻底止血后冲洗术野后,缓慢拔出扩张管,以便观察腰大肌形态是否恢复并确保彻底止血,逐层缝合切口,放置引流管(图 3-4-67)。如需后路固定则将患者改为俯卧位或 Ⅱ 期手术。

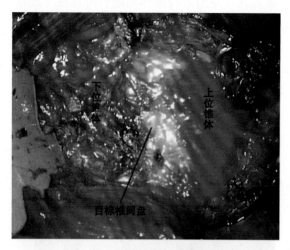

图 3-4-45　镜下术野清晰显示目标椎间盘侧面

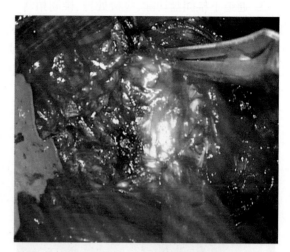

图 3-4-46　切开侧方纤维环

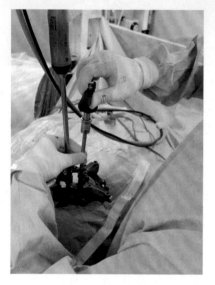

图 3-4-47　铰刀处理间盘与上下终板

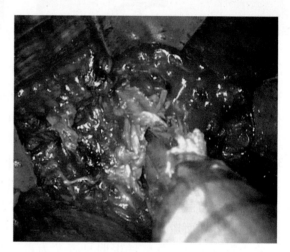

图 3-4-48　镜下铰刀处理间盘与上下终板

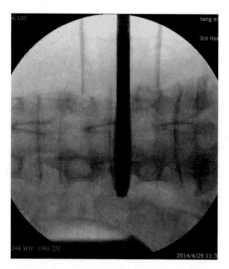

图 3-4-49　铰刀处理间隙 AP 位透视

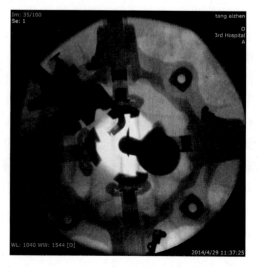

图 3-4-50　铰刀处理间隙侧位透视

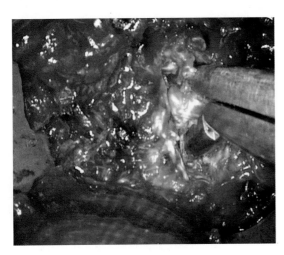

图 3-4-51　钳夹椎间盘

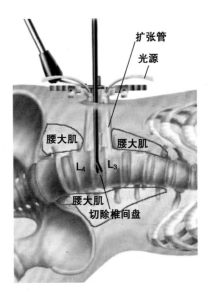

图 3-4-52　XLIF 示意图

扩张管
光源
腰大肌
腰大肌
L₄ L₃
腰大肌
切除椎间盘

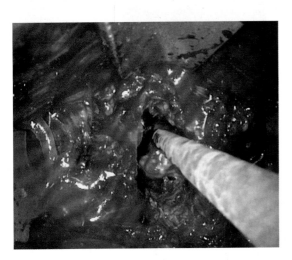

图 3-4-53　刮匙处理椎间盘与终板

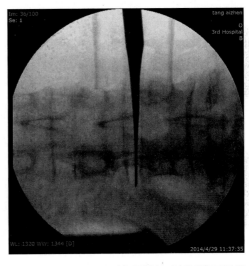

图 3-4-54　Cobb 氏剥离器松解对侧纤维环远端

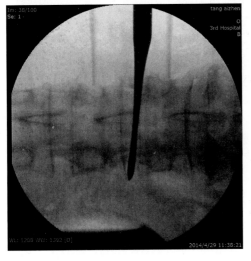

图 3-4-55　Cobb 氏剥离器松解对侧纤维环近端

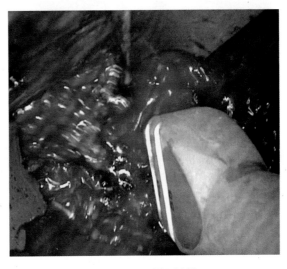

图 3-4-56　置入试模

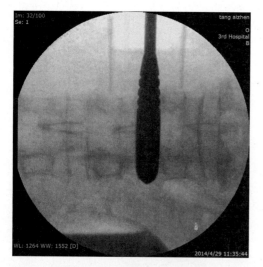

图 3-4-57　透视确认试模深度

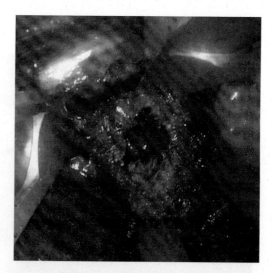

图 3-4-58　椎间盘与终板处理后间隙

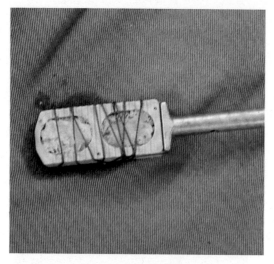

图 3-4-59　融合器内填植骨材料

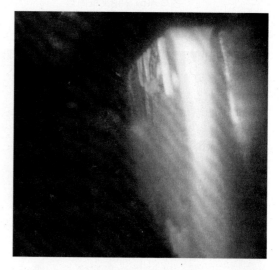

图 3-4-60　置入融合器

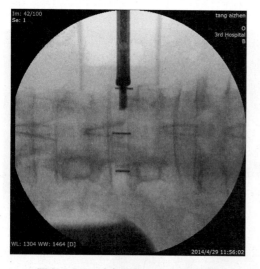

图 3-4-61　融合器置入后 AP 位透视

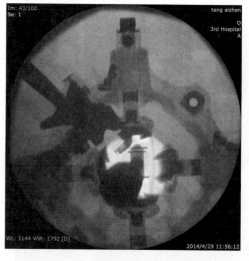

图 3-4-62　融合器置入后侧位透视

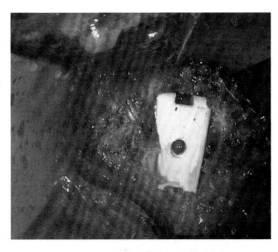

图 3-4-63　融合器置入后镜下观

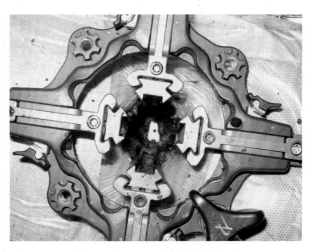

图 3-4-64　融合器置入后

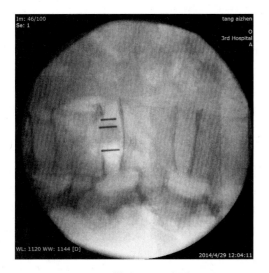

图 3-4-65　撤除通道后侧位透视

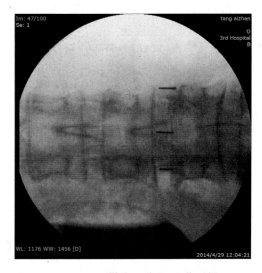

图 3-4-66　撤除通道后 AP 位透视

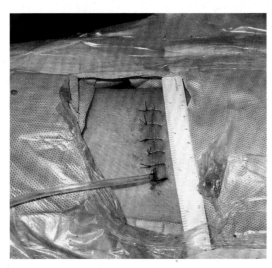

图 3-4-67　切口缝合后

三、适应证与手术操作

近年来,极外侧椎体间融合术(extreme lateral interbody fusion, XLIF)、也有称之为 DLIF(direct lateral lumbar interbody fusion, DLIF),以其独特的微创优势受到国内外脊柱外科医师的广泛关注。XLIF 由 Ozgur 于 2006 年首先报道,其有别于传统的 ALIF、PLIF 与 TLIF 术式,采用的是腹膜后经腰大肌入路、扩张通道直视下行腰椎体间融合术,其允许最大面积与高度的椎间融合器植入,从而分散终板载荷应力,减少融合器下沉发生率,并提供更好的融合环境;能更有效的恢复椎间孔高度及矢状位、冠状位轴线,间接恢复神经根管容积,具有良好的间接减压作用和较高的融合率;在 XLIF 通道建立良好基础上,直视下可完成椎体间融合,也可将腹腔镜技术引入运用于 XLIF 术中,在内镜引导下进行椎间隙深部操作有利于更好地处理上下终板、减少术中透视需要;直接辅助应用侧方钢板固定或后路经皮椎弓根钉棒固定可获得良好的力学稳定性。该技术学习曲线短,几可替代腰椎前路手术,且无需过多剥离牵拉腹膜与大血管、神经,也无需损伤前方椎间盘纤维环结构和前纵韧带;同时未切除对限制腰椎背伸及轴向旋转运动起重要作用的椎间小关节,明显降低或避免常规前、后路手术入路相关并发症的发生。单纯植入 XLIF 椎间融合器可有效减少腰椎总体活动度,但并不能提供可靠、持久的稳定效果以及维持椎间隙的高度,辅助应用侧方钢板固定可显著增加节段稳定性,而辅助后路双侧椎弓根钉棒固定可获得最高的生物力学稳定性,且有利于提高融合率、避免植入物塌陷或移位。

XLIF 最早是应用于治疗腰椎间盘退行性病变与轴性腰痛,目前手术适应证已扩展到 $L_{1\sim5}$ 节段需要融合且可采用 ALIF 的腰椎疾病均适宜 XLIF,主要包括腰椎退行性疾病、感染性疾病与腰椎翻修术,具体包括椎间盘源性腰痛、腰椎失稳症、腰椎管狭窄症、Ⅱ度以内腰椎滑脱症、轻中度腰椎退行性侧凸、椎间盘炎、腰椎结核、经后路腰椎融合术后失败需翻修者(假关节形成、邻近节段退变)与人工腰椎间盘置换及其翻修术等。XLIF 禁忌证包括 L_5-S_1 节段病变(入路受髂嵴限制)、严重中央型椎管狭窄、Ⅱ度以上腰椎滑脱症、严重腰椎退行性侧凸合并严重旋转畸形。笔者将 XLIF 手术适应证概括为腰椎退行性疾病、腰椎感染性疾病与腰椎翻修术 3 个方面,并逐一阐述。

(一) 腰椎退行性疾病

1. 概述 腰椎椎体间融合术已被广泛应用于治疗腰椎退行性疾病,目的在于使腰椎获得牢固融合,同时恢复椎间隙高度、椎间孔容积、腰椎矢状位和冠状位平衡。后路腰椎融合手术(PLIF、TLIF)已在临床广泛应用,但存在植骨量不足、假关节形成和神经损伤等并发症,同时,后方入路对肌肉的广泛剥离和对支配肌肉的神经损伤可导致术后椎旁肌肉萎缩、肌肉功能减弱甚至出现腰椎手术失败综合征。前路腰椎融合手术(ALIF)可避免后路手术的各种并发症,同时可获得更高的融合率,但建立手术通道时往往需要普外科或者血管外科医师的帮助,同时存在与入路相关的并发症发生可能,如大血管损伤、内脏神经损伤、深静脉血栓和性功能障碍(逆行射精)等。XLIF 是一种全新的腰椎腹膜后手术入路经腰大肌入路腰椎间融合手术,该技术首先于 2006 由 Ozgur 提出,操作简单方便,大多数情况下可直视下完成,工作通道建立后辅助内镜有利于更好地处理终板植骨床,因此,XLIF 既能完成椎体间植骨融合的目的,其独特的手术入路又可避免了传统腰椎前后路手术入路相关的并发症发生。

2. 原理与优缺点

(1) 原理:与传统的腰椎椎体间融合术相似,既处理了病变椎间盘,又置入了椎体间融合器,且允许置入大接触面积的椎间融合器,椎间隙高度得以恢复,不仅恢复了前柱生理结构、增加节段即刻稳定性即腰椎前中柱稳定性,矢状位和冠状位平衡也得以恢复与维持,同时对神经根管与中央椎管具有一定的间接减压作用,还能使后柱结构及钉棒内固定系统所受的负荷减少、增强其最大承重能力,甚至部分病例可单独使用而无需辅助后路固定。

(2) 优点:

1) 与前路手术(ALIF)相比:手术入路无需普外科医师帮助,无需过多剥离牵拉腹膜与大血管,避免了前路手术常见的并发症,如分离牵拉大血管时造成血管损伤、损伤腹下神经丛导致的逆行射精等;无需损伤前纵韧带及前方椎间盘纤维环结构,这些结构的完整对有效限制椎体间分离、限制腰椎背伸、腰椎轴向旋转运动具有重要的稳定作用。

2) 与后方入路手术(PLIF、TLIF)相比:无需切除椎间小关节从而影响节段稳定性,腰椎小关节对限制腰椎背伸及轴向旋转运动起着重要作用;无需经椎管内操作,避免对硬膜囊与神经根的牵拉与损伤,从而避免术后硬膜外纤维瘢痕与粘连形成,减少腰椎手术失败综合征发生。

3) 生物力学优势:XLIF 允许了最大面积与体积的椎间融合器置入。更大面积的植入物可从左到右横跨整个椎间隙、坐落于上下终板周围硬骨质环处,可将终板载荷分散分布于更大的面积,使承重应力分散、降低所植入骨质的压力,提供了更好的融合环境,融合器也不易出现下沉;更高的融合器植入还能更有效地直接恢复椎间孔高度、使膨出的椎间盘纤维环与皱缩增生的黄韧带回缩,从而恢复椎间孔容积与中央椎管容积,达到间接减压效果。

4)有效恢复腰椎力线:XLIF 融合器的形状特点决定了其对腰椎冠状位、矢状位畸形的矫正效果明显优于后路手术所采用的融合器,尤其是在多节段的应用,畸形的有效矫正同时又有助于减少后路钉棒载荷、减少内固定松动发生率。

5)切口微创优势:尤其是对于退行性腰椎侧凸病例,选择凹侧入路,可利用同一切口同时处理多节段,相比后路多节段融合手术创伤明显减小。

6)学习曲线短:所有操作可在直视下操作、也可内镜辅助下完成。

(3)缺点:无法直接处理椎间盘后部,尤其是突入椎管内部分;尽管可植入最大面积与体积的椎间融合器,但间接减压效果有限,部分病例需再行后路直接减压、从而增加手术时间与创伤;对于旋转畸形严重的退行性侧凸病例,双侧腰大肌解剖变异有可能造成建立工作通道时腰丛神经损伤发生率增加,工作通道建立的轨迹与融合器的置入不易保持良好的方向;无法运用于 L_5-S_1 节段,L_{1-2} 等高位节段建立工作通道有时需切除部分肋骨;大多数 XLIF 病例仍需辅助侧方或后路内固定,受通道空间限制,侧方固定仅限于单节段,需要特制钢板或采用普通单钉棒固定,采用后方椎弓根钉固定多需要更换手术体位。

3. 手术适应证与禁忌证

(1)手术适应证:①椎间盘源性腰痛;②腰椎失稳症;③腰椎管狭窄症;④Ⅱ度以内腰椎滑脱症;⑤轻中度腰椎退行性侧凸。

(2)手术禁忌证:①L_5-S_1 节段病变;②严重中央型椎管狭窄,尤其是严重黄韧带增生、骨化;③先天性腰椎管狭窄症(短椎弓根);④椎间关节严重增生、内聚;⑤Ⅱ度以上腰椎滑脱症;⑥严重腰椎退行性侧凸合并严重旋转畸形;⑦需要后路减压者;⑧有腹膜后手术史。

以上禁忌证为相对禁忌证,对于 L_5-S_1 节段病变有报道采用切除部分髂骨翼来建立工作通道,但并不为大多数学者所提倡与认可;而对于后几项,涉及间接减压效果问题,多需要后路直接减压,如为单节段病变,则更适合采用 MIS-TLIF 以简化手术操作,但对于多节段病变,则需根据具体情况决定是否可结合采用 XLIF 技术,目前尚无统一意见,在实际应用中更多的是取决于术者对不同脊柱微创技术掌握的程度,可以选择多种微创技术组合,包括后路通道下减压、内镜下减压与经皮椎弓根钉棒内固定等多项微创技术,但需要根据患者具体情况权衡利弊来决定手术方案的选择。

4. 手术操作

(1)术前准备:完善术前各项检查,通过影像学检查了解髂嵴高度对工作通道建立的影响、手术节段侧方骨赘对通道扩张叶片置入的影响。消毒准备 XLIF 手术工具、内固定系统、内镜系统、植骨材料,手术室配备可折叠可调脊柱手术台、内镜配套光源主机、数字摄影录像系统、神经监护设备。

(2)麻醉与体位:气管内插管全麻,通常采取标准右侧卧位、左侧手术入路,对于退行性腰椎侧凸病例,凸侧入路处理顶椎节段相对容易,但需另作其他切口来处理其他邻近节段,凹侧入路则有可能通过单个切口逐一处理多个节段,更值得推荐。腰部垫枕并对准腰桥,逐步折叠腰桥,尽可能张开髂肋距离,同时逐步调整手术床为头高足低位。左侧髋、膝关节屈曲以放松腰大肌,躯干与下肢使用宽布胶带固定于手术床,透视确定为90°标准侧卧位,且目标节段间隙尽可能垂直地平面,以利于手术操作。体表标记切口线,常规消毒铺巾(详见本章第二节)。

(3)手术步骤(详见本章第二节):

1)显露腹膜后间隙:逐层切开皮肤、皮下组织、筋膜,钝性与锐性结合切开与分离腹内、外斜肌,切开腹横筋膜进入腹膜后间隙,可见腹膜外脂肪组织。术者示指尖抵住腹横筋膜深层并顺其向后滑向后腹壁,轻柔地来回扫动将黏附于腰大肌、后腹壁的腹膜分离,将其与腹腔内容物向腹侧推开,显露腹膜后间隙,手指尖可触及腰大肌、椎体及椎间盘侧面。

2)XLIF 工作通道建立:经腰大肌置入初始型号扩张管抵达目标椎间盘侧面(图3-4-68),侧位透视确认其头端位于椎间隙矢状面中心点或稍偏前处、正位透视位于椎间隙中线并与上下终板方向平行,维持好位置与方向、将初始扩张管经腰大肌纤维轻轻敲入椎间盘内,在其引导下插入各级扩张管,逐级递增扩张腰大肌肌纤维到达目标椎间盘侧面,选择合适长度与规格的扩张叶片,将扩张通道组装好后沿扩张管置入,与自由臂连接并固定于手术床旁。向头尾侧、腹背侧方向逐一撑开扩张通道叶片,头尾端显露范围包括椎间盘与上下部分椎体,前后叶片不超过上下椎体前后缘,手术工作通道即建立完毕(图3-4-69)。对于退行性侧凸病例,如自凹侧入路,建议首先处理两端节段,完成后将倾斜的通道逐渐移向顶椎节段,这样操作既可利用单一切口处理多个节段,也有利于逐个节段进行侧凸矫形。

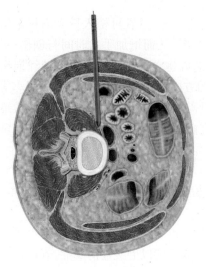

图3-4-68 初始扩张管位置示意图

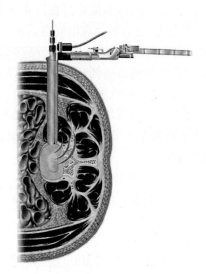

图3-4-69 工作通道建立示意图

3)直视下或内镜辅助下椎体间融合:直视下操作,也可通过连接装置将0°腹腔内镜固定于扩张通道内,显示术野,如为3D内镜则术者还需佩戴3D眼镜在3D监视器引导下完成操作。清理术野表面残余肌肉软组织,清晰显露目标椎间盘侧面,环形切开并切除其侧方纤维环。采用不同规格铰刀处理椎间盘与上下终板,保持操作方向始终与上下终板平行,这对于旋转畸形较为明显的退行性侧凸病例尤为重要,处理深度需到达对侧纤维环。采用髓核钳取出椎间盘组织、刮匙处理终板、Cobb剥离器松解对侧纤维环。椎间盘与终板处理完毕后,生理盐水冲洗,置入试模透视确定融合器高度、长度与宽度,根据试模结果选用合适规格的填满植骨材料的矩形融合器置入椎间隙内,透视确认其位置,椎体间融合完毕。

4)辅助内固定:如计划采用侧方固定,则可通过工作通道直视下进行,可采用单钉棒固定或配套钢板固定。彻底止血,冲洗术野,拆除工作通道,放置引流管,缝合肌层、筋膜与皮肤。如计划后路固定,则改俯卧位采用经皮辅助椎弓根钉棒固定,或者Ⅱ期手术。

5)术中造影:术中造影有助于判断XLIF融合器植入后间接减压效果,可在侧卧位或改俯卧位时进行,常规腰穿,注入15ml造影剂,通道调整手术床透视正位、侧位、斜位,并与术前椎管造影比较。如明显改善,则单纯辅助内固定即可,如改善不明显,则需再从后路直接减压(图3-4-70~图3-4-72)。

5. 术后处理　按照气管插管全麻术后常规护理,预防性静脉滴注抗生素不超过24小时,如未行后路减压一般术后无需静脉滴注甲泼尼龙。术后第2天即可拔除引流管与导尿管,可在床上自主翻身活动、坐起,根据患者腰部切口疼痛减轻情况术后2~5天内可离床活动,逐步从站立、扶助行器行走到自由行走,建议佩戴腰部支具,支具术前即可量模制作好。术后复查X线与三维CT了解内固定与减压情况,一般术后1周出院,术后1个月、2个月、半年、1年、2年定期复查。一般佩戴支具时间为3个月左右,届时复查影像学了解内固定与椎体间融合情况,佩戴支具期间尽可能限制腰部过屈过伸与旋转运动,拆除支具后可逐步行腰背肌功能锻炼,推荐一些有氧运动诸如慢跑、骑自行车与游泳,术后半年可逐步恢复中、重体力劳动。

6. 手术疗效与评价　XLIF最早应用于腰椎间盘退行性病变,Ozgur等首先报道纳入13例经过至

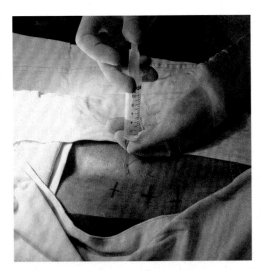

图 3-4-70　改俯卧位腰穿

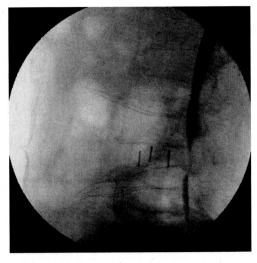

图 3-4-71　照影侧位透视

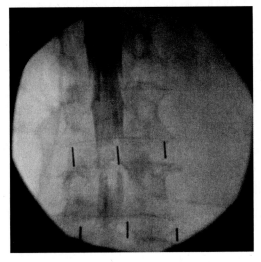

图 3-4-72　照影正位透视

少 6 个月的保守治疗失败的轴性腰痛患者,纳入病例均适合接受 ALIF 或人工椎间盘置换手术治疗,同期或分期采用后路经皮椎弓根钉棒固定,所有病例术后均无严重的并发症发生,大多数患者术后止痛仅需 Vicodin 或 NASIDs,术后第一天即下床活动,视觉模拟评分(visual analog scale,VAS)与 Oswestry 功能障碍指数(Oswestry disability indexes,ODI)评分均明显改善,研究认为 XLIF 是一种安全、有效、可复制应用的微创腰椎融合术。Wright 报道 145 例 XLIF 治疗腰椎间盘退行性疾病,手术节段数包括单节段与三至四个多节段,绝大部分采用 PEEK 融合器联合 BMP,20% 单纯置入椎间融合器、23% 辅助侧方钉棒系统固定、58% 辅助后方椎弓根钉棒固定,平均手术时间为 74 分钟、平均术中出血 88ml。大多数患者手术当天可下地行走,术后一天即出院,未出现严重并发症。此后,不断有报道显示 XLIF 治疗腰椎退行性疾病获得良好的短期与中期治疗效果,并已广泛用于治疗退行性腰椎侧凸畸形,Neel 等联合应用 XLIF、L_5-S_1 节段轴向融合、经皮椎弓根钉棒内固定 3 种微创技术治疗退行性腰椎侧凸,平均融合 3.64 个节段(2~8 个),随访期内 Cobb 角与 VAS 评分均明显改善,术后出现大腿前麻木感、入路侧屈臀肌无力及疼痛、一过性股四头肌无力等并发症均在 2~6 周内消失。XLIF 使脊柱融合节段得到最大程度的前柱支撑和力学稳定,在恢复脊柱轴线平衡、获得充分矫形的同时又尽可能减少创伤与出血,严重并发症发生率明显减低,这对于患有退行性腰椎侧凸、同时患有多种内科基础疾病的老年患者来讲无疑具有重要的意义。综合 XLIF 各应用报道,均获得不低于后路腰椎体间融合术的椎间融合率与患者疗效满意率,但到目前为止,尚缺乏多中心大宗病例的研究报道,与其他腰椎融合术比较还难以进行全面评价,其长期疗效还有待于观察与随访。尽管如此,XLIF 还是充分展示了其微创优势,如手术切口小、软组织创伤小、恢复快、疼痛程度小、功能恢复快与住院时间短。理论上,前纵韧带的保留、大接触面积椎体间融合器的置入有利于恢复椎间隙高度、维持腰椎稳定性与改善腰椎矢状位与冠状位平衡,椎间孔高度的恢复能间接减轻神经根的压迫症状,而实际临床应用研究也已充分证实了其应用于治疗腰椎退变性疾病包括矫正腰椎退行性畸形的安全性和有效性。

7. 并发症与预防　XLIF 在建立和扩张工作通道时有可能使位于腰大肌内的腰神经丛及其分支受到直接损伤或牵拉损伤,尤其是当建立的工作通道位于腰丛后方,扩张过程导致邻近神经根张力增大,如手术时间延长则更易导致神经牵拉损伤风险增加。与 XLIF 手术入路相关的并发症其症状主要表现为术后一过性大腿前方麻木或疼痛,也有少数下肢肌力下降的报道,其发生率报道差异大(1% ~ 60.1%)。尽管这些症状大多数为暂时性,无需特殊治疗,一般 3 ~ 6 周可自行恢复,但仍然一定程度上阻碍了该技术在国内的推广应用,尤其是对于初学者来讲难免顾虑。熟悉入路解剖、规范操作、正确建立工作通道、尽可能缩短手术时间是预防与减少并发症发生的关键,应用神经肌电图监测对于避免损伤腰大肌内的腰丛、建立安全入路具有积极意义,值得推荐应用。为了减少对腰神经丛的牵拉损伤,建议工作通道的初始位置偏前。近年来有学者将工作通道的位置前移到腰大肌前缘、大血管后方的间隙,手术入路介于 ALIF 和 XLIF 之间,称之为 OLIF(oblic lumbar interbody fusion,OLIF),该手术方式避免了腰神经丛损伤的可能,无须术中神经监护,更可将手术范围延伸至 L_5/S_1。但该技术在通道建立时需直视下进行,类似 ALIF 有血管损伤的风险,融合器最后放置需要采用遥感式摆动到正侧方的位置。

(1) 腰神经丛损伤:从侧方分离扩张腰大肌纤维与置入工作通道,最有可能损伤的是腰大肌内腰神经丛,包括 L_1 ~ L_4 神经腹侧支纤维,临床多表现为术后一过性大腿前方麻木或疼痛,少数患者术后下肢肌力下降。虽相关解剖学研究已证实,腰丛随着间隙下移逐渐向腹侧移行,在 L_{1-2} ~ L_{3-4} 间隙平面,腰丛行走于椎间盘侧位中心点后方区域,而在 L_{4-5} 间隙平面则移行至椎间盘侧位中心点附近甚至前方。术后大腿麻痛的主要原因是工作通道建立和扩张的过程中腰神经丛遭受向前方的过度持久牵拉造成,而当建立的扩张通道位于腰丛前方,神经丛组织松弛易被分离,受损风险小。因此,高位节段工作通道中心可位于椎间盘侧位中心点区域,而对于低位节段,适当前移工作通道一定程度上可减少腰丛损伤发生,尤其是 L_{4-5} 间隙,使用初始扩张管代替导针也有助于减少穿刺过程中造成腰丛的直接损伤。术前 MRI 腰丛显像确定手术入路中腰神经丛的分布特点及其与病变椎间盘侧位中心点的相对位置关系有助于指导安全建立 XLIF 入路,保持屈髋手术体位可松弛腰大肌以减少扩张时损伤。此外,尽量减少扩张程度,尤其是撑开后的工作通道不应超越椎体前后缘、缩短通道下手术时间,实时神经监测与透视均可一定程度减少腰丛损伤的发生率。通道下首先直视下或镜下仔细观察术野中与神经相似的组织,用神经探子向椎间盘后方钝性剥离腰大肌及神经,直到神经监测提示无神经受损风险,开始建立手术入路。

退行性腰椎侧凸病例 XLIF 入路相关并发症发生率为高达 12%(8% ~75%),明显高于非侧凸腰椎退行性变病例,其原因为椎体旋转造成重要解剖结构变异所致,腰丛与工作通道间的位置关系可以提示腰丛损伤风险的高低,术前 MRI 腰丛显像确定手术入路中腰神经丛的分布特点,有助于术前计划各节段不同的通道建立中心点。通常 L_{1-2} 节段两侧与 L_{2-3} 节段凹侧腰丛于后方行走并远离于椎间盘矢状面中心点,神经松弛易被分离,腰丛损伤风险低; L_{2-3} 节段凸侧与 L_{3-4} 节段凹侧,腰丛行走于椎间盘矢状面中心点后方附近,存在导针穿刺直接损伤的可能性; L_{3-4} 节段凸侧与 L_{4-5} 节段两侧腰丛则移行至椎间盘矢状面中心点前方,存在导针穿刺受损以及扩张管牵拉损伤的风险。因此,随着手术节段下移,腰丛医源性损伤的风险逐渐增加,尤其是 L_{4-5} 节段。由于退行性腰椎侧凸解剖结构的不对称性,同一节段凸侧腰神经丛分布较凹侧偏前,在顶椎节段尤其明显,前移的腰丛往往增加了工作通道对其损伤的风险,同一节段两侧腰大肌退变程度不等,凹侧腰大肌较凸侧明显萎缩;相对于椎间盘,凹侧腰大肌的位置较凸侧偏后,更容易钝性分离、扩张腰大肌。因此,综上所述,对于退行性腰椎侧凸,建议选择凹侧入路,对于下腰椎腰丛逐渐前移的特点,工作通道位置也应适当前移,但需要注意的是,过度前移工作通道会增加前方血管与腹腔脏器损伤风险。

有报道显示应用神经监测可使神经损伤发生率降低至小于 1%。在穿行于腰大肌内时,进行实时的 EMG 监测能有效地探测扩张管与神经之间的距离、并发出信号引导术者采取措施以避开神经,当监测记录小于 10mA 提示操作与神经过近,小于 5mA 则提示损伤神经的风险性大,但到目前为止并无神经肌电图监测能真正起到神经保护这方面的确凿证据,肌电图检测系统得出假阴性结果或发出错误信息将导致运动神经损伤,因此,对于 XLIF 术中是否必须采用神经监护仍存在不同意见。

（2）生殖股神经损伤:扩张腰大肌有可能损伤生殖股神经造成大腿前方暂时性麻痹,大多数经过保守治疗 6 周左右症状可消失。尽管运动神经可通过肌电图轻易地辨别,但像生殖股神经与股外侧皮神经这样的感觉神经并不能被肌电图识别,术野中的神经组织常常可直视下辨别,但却可能对肌电图刺激无反应,术中操作需特别小心尽可能减少过度的牵拉与使用电凝切。

（3）感觉异常性股痛综合征:是股外侧皮神经损伤所引起的一种并发症。股外侧皮神经存在解剖变异,通常其与腹膜后位于腰大肌前方、途经髂前上棘内侧到达股前,在跨过缝匠肌后分为前支与后支,因此 XLIF 后出现感觉异常性股痛综合征最有可能的是于腰大肌平面直接损伤了神经纤维束。但根据 Williams 与 Trzil 报道,股外侧皮神经可途经髂前上棘外侧到达股前,因此不能排除是由于工作通道直接压迫而造成症状,术中仔细观察术野中与神经相似的组织、减少通道对髂嵴的压迫可减少感觉异常性股痛的发生。

（4）融合相关并发症:处理病变椎间盘需贯通至对侧,处理间盘和置入融合器的过程应小心操作,避免伤及对侧血管,应避免终板过度处理,可减少术后融合器下沉发生率。

8. 典型病例

（1）病例一:女性,56 岁,主诉"反复腰痛 10 年,加重伴左下肢麻木、疼痛 1 个月"。患者腰痛多年,近 1 个月来腰痛加重,伴左大腿与小腿前侧麻木、疼痛、乏力,间歇性跛行距离 1km,保守治疗效果一般。患者 10 年前因车祸致"C_5 无骨折脱位颈髓损伤",在笔者所在医院行"$C_{4\sim6}$ 前路融合术",术后多次康复治疗,脊髓功能基本恢复,能正常行走与生活。入院体格检查:步行入院,腰椎无畸形,L_3、L_4 棘突周围压痛(+),叩击痛(+),腰椎活动度正常;双下肢外侧触觉减弱,肌肉轻度萎缩,左股四头肌与踝背伸、踇背伸肌力 V⁻级,其余下肢肌肉肌力正常;双侧肱二头肌反射、肱三头肌反射活跃,膝反射、踝反射轻度亢进,双侧 Babinski 征(+);左侧直腿抬高试验(+)、跟臀征(+);腰痛 VAS 5 分、腿痛 VAS 6 分、ODI 50%、JOA 11 分。术前诊断为"L_{3-4} 失稳并腰椎管狭窄症,颈脊髓损伤后遗症、$C_{4\sim6}$ 前路融合术",施行"L_{3-4} XLIF",术后腰腿痛症状明显改善,恢复行走,术后 1 周腰痛 VAS 1 分、腿痛 VAS 0 分、下肢麻木减轻 80%（图 3-4-73）。

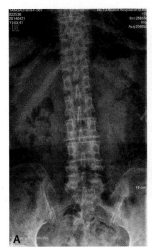
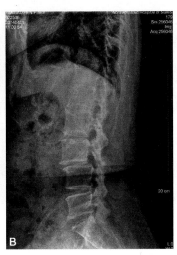
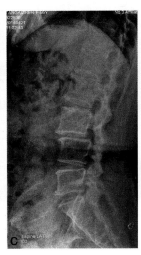
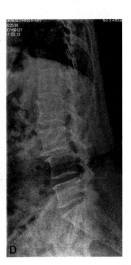

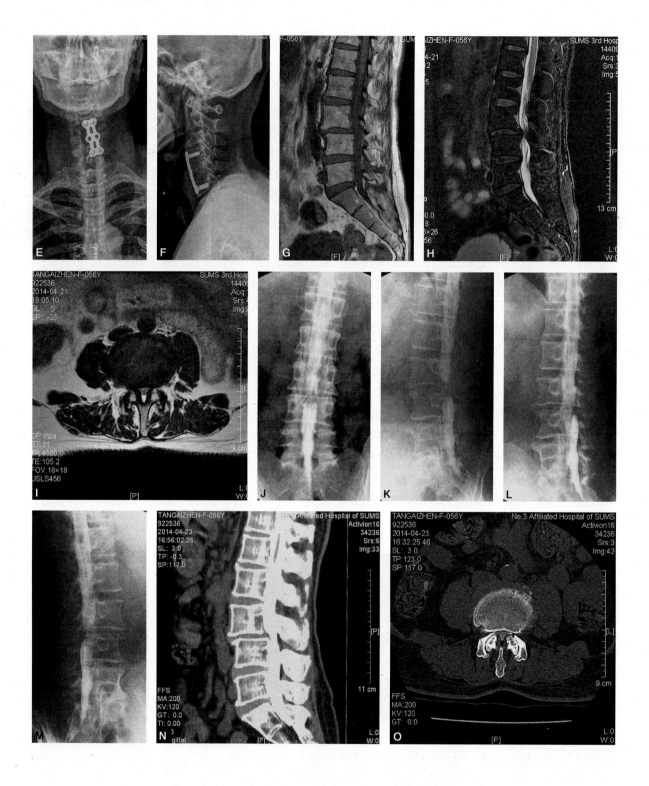

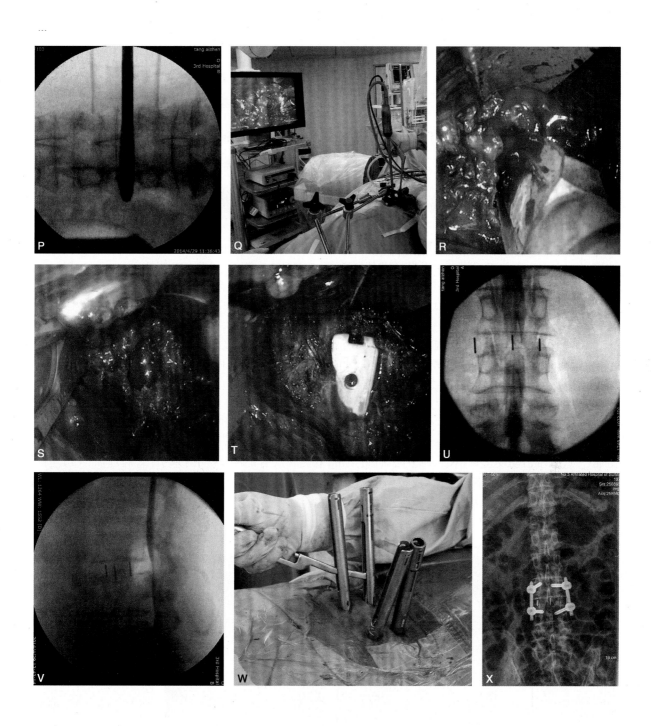

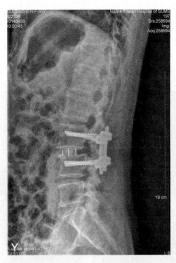
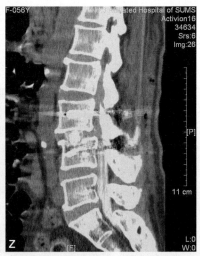

图 3-4-73

A. 术前正位片;B. 术前侧位片示 L_3 退行性 I°滑脱;C. 过伸位;D. 过屈位;E. 颈椎正位片;F. 颈椎侧位片;G. 术前 MRI T_1 像;H. 术前 MRI T_2 像示 L_{3-4} 退变,失稳;I. 术前 MRI 轴位示 L_{3-4} 椎管狭窄;J. 术前造影正位;K. 造影侧位;L. 左前斜位;M. 右前斜位;N. 术前 CTM 示 L_{3-4} 退变,狭窄;O. CTM 示 L_{3-4} 狭窄;P. 建立通道;Q. 内镜辅助下 XLIF;R. 镜下处理椎间盘;S. 终板处理完毕;T. 置入融合器;U. 术中造影正位 L_{3-4} 梗阻较术前改善;V. 术中造影侧位 L_{3-4} 梗阻较术前改善;W. 改俯卧位经皮椎弓根钉内固定;X. 术后正位片;Y. 术后侧位片;Z. 术后 CT 矢状位

(2) 病例二:男性,71 岁,主诉"反复腰痛 2 年余,加重伴双大腿前方麻木、疼痛 2 个月"。间歇性跛行距离 200 米,保守治疗效果一般。入院体格检查:步行入院,腰椎无畸形,L_3 棘突周围压痛(+),叩击痛(−),腰椎活动度正常;双下肢感觉、肌力正常;双侧膝反射正常、踝反射未引出,病理征(+);左侧直腿抬高试验(−)、左侧跟臀征(+);腰痛 VAS 5 分、腿痛 VAS 5 分。术前诊断为"L_{2-3} 椎管狭窄症",施行"L_{2-3} XLIF",术后腰腿痛症状明显改善,术后 1 周腰痛 VAS 0.5 分、腿痛 VAS 0 分、下肢麻木消失(图 3-4-74)。

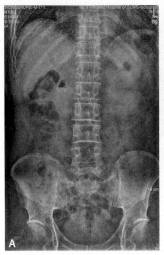
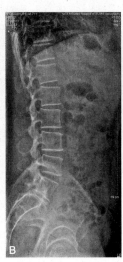
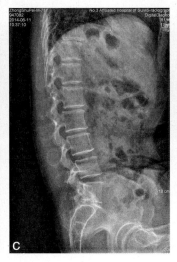
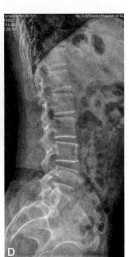

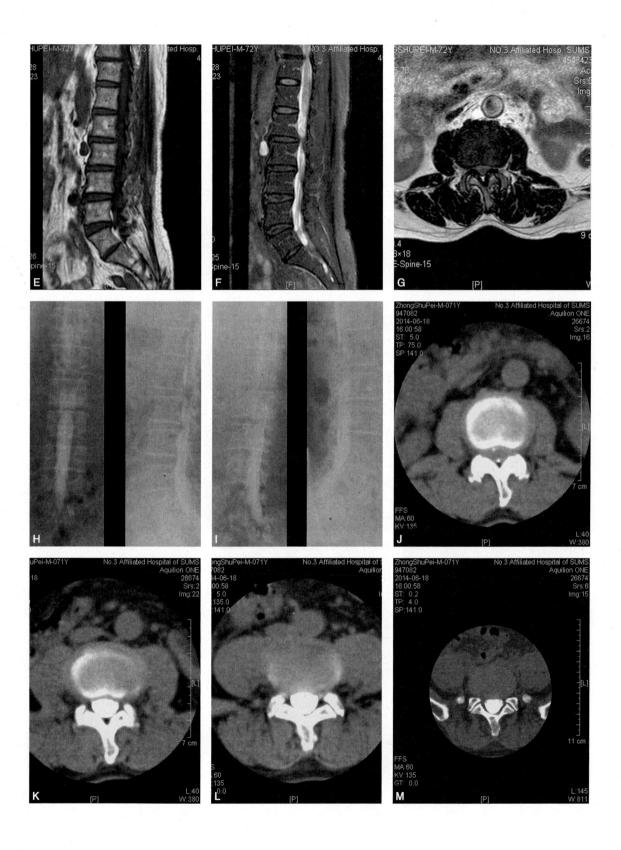

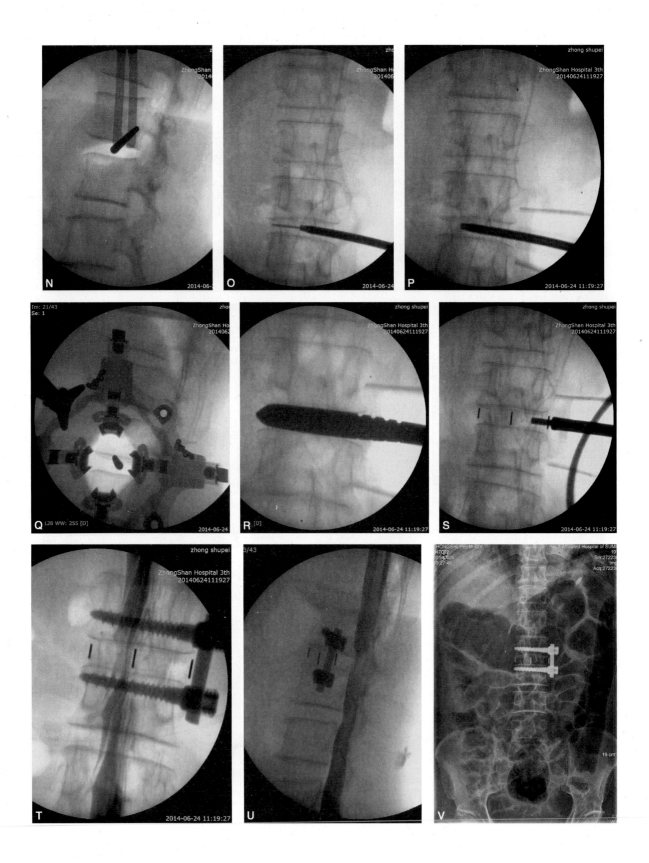

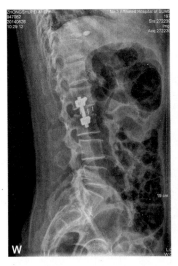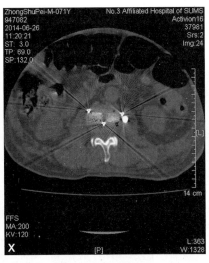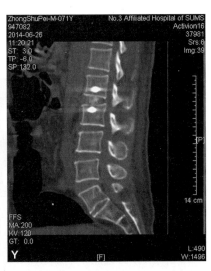

图 3-4-74

A. 术前正位片;B. 术前侧位片;C. 过伸位;D. 过屈位;E. 术前 MRI T_1 像;F. 术前 MRI T_2 像;G. 术前 MRI 示 L_{2-3} 狭窄;H. 术前造影正侧位;I. 造影左右斜位;J. 术前 CTM 示 L_{2-3} 椎管狭窄;K. CTM L_{3-4} 正常;L. CTM L_{4-5} 正常; M. CTM L_5-S_1 正常;N. 初始扩张管侧位;O. 初始扩张管正位透视;P. 置入通道后扩张透视;Q. 通道扩张后侧位 透视;R. 融合器试模透视;S. 置入融合器透视;T. 术中正位透视较术前改善;U. 术中侧位透视;V. 术后正位 片;W. 术后侧位片;X. 术后 CT L_{2-3} 轴位;Y. 术后 CT 矢状位

(3) 病例三:女性,71 岁,主诉"腰痛、间歇性跛行 10 年余"。患者腰痛多年,伴双髋臀部牵涉痛, 间歇性跛行,近期加重,间歇性跛行距离 100 米,保守治疗效果一般。入院体格检查:步行入院,腰椎 无畸形,腰椎棘突周围压痛(+),叩击痛(+),腰椎活动度正常;双下肢感觉正常,双侧踇趾背伸肌力稍 减弱,其余肌力正常;双侧膝反射、踝反射正常;左侧直腿抬高试验(−)、跟臀征(−);腰痛 VAS 5 分、腿 痛 VAS 6 分、ODI 50%、JOA 11 分。术前诊断为"L_{2-5} 椎管狭窄症,退行性腰椎侧凸",施行"L_{2-5} XLIF", 术后腰腿痛症状明显改善,恢复行走,术后 1 周腰痛 VAS 15 分、腿痛 VAS 0 分、下肢麻木减轻 80%(图 3-4-75)。

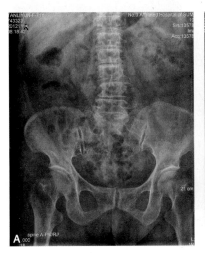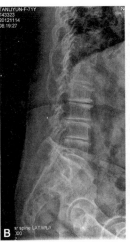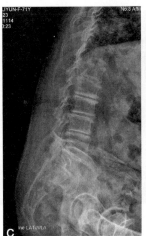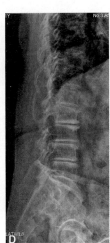

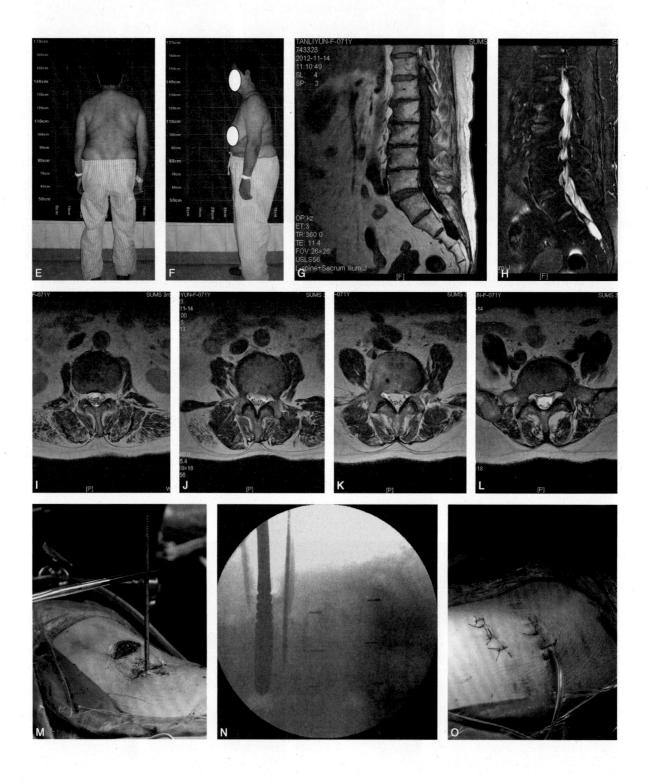

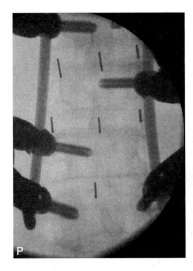
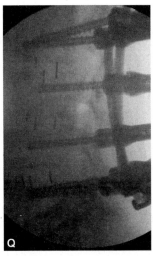
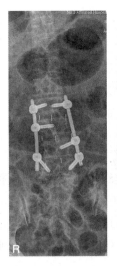
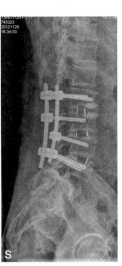

图 3-4-75

A. 术前正位片示退行性腰椎侧凸；B. 术前侧位片示腰椎前凸消失；C. 术前过屈位无节段不稳；D. 术前过伸位无节段不稳；E. 术前外观；F. 术前躯干前倾外观；G. 术前 MRI T_1 像；H. 术前 MRI T_2 像；I. 术前 MRI L_{2-3} 无明显狭窄；J. 术前 MRI L_{3-4} 椎管轻度狭窄；K. 术前 MRI L_{4-5} 椎管轻度狭窄；L. 术前 MRI L_5-S_1 椎管无狭窄；M. 完成 L_{2-3}/L_{3-4} 后另作切口建立 L_{4-5} 工作通道；N. L_{4-5} 终板处理完毕后置入试模正位透视；O. 工作通道切口缝合情况；P. 经皮椎弓根钉穿棒正位透视；Q. 经皮穿棒侧位透视；R. 术后正位片示侧凸基本矫正；S. 术后侧位片示腰椎前凸恢复

9. 展望　XLIF 以其独特的入路微创优势已逐渐被运用于治疗各种腰椎退行性疾病，通道内镜辅助下椎体间融合更是赋予了这项技术更为广阔的应用空间，但目前仅仅是将内镜运用于通道建立后，今后随着技术与设备的不断发展，内镜有可能贯穿运用于整个 XLIF 手术过程中，即联合运用手术通道建立、镜下腰丛神经分辨、侧方内固定等一系列操作中，这样将进一步减少手术入路创伤与减少并发症发生。同时，对于 XLIF 间接减压作用的理解与掌握也将更为成熟，从而有助于制定术前计划，以不断提高其临床适用范围与疗效。

（二）腰椎感染性疾病

1. 概述　腰椎感染性疾病大多数起源于椎间隙，包括化脓性感染、非特异性感染、结核等，随着病变进展，邻近终板甚至终板下骨、椎体进一步破坏，向后发展可进入椎管、炎性坏死物压迫硬膜囊与神经根，向周围发展可形成椎旁肿物甚至腰大肌内形成脓肿，严重感染可延及向后椎弓甚至全脊椎，导致节段失稳。既往手术方案包括传统后路手术与前路手术，其目的均为清除坏死组织与病灶、解除硬膜囊神经根压迫与重建前柱、稳定病变节段。后路手术除了在腰椎退行性疾病章节所述的种种不足外，其最大的不足就是需要通过椎管方能到达病变椎间隙，这便不可避免地将前方椎间隙感染带到原本可能无感染的椎管内与后方，造成医源性感染扩散；前路手术尽管可同时清除腰大肌内脓肿，仍然存在前述的入路相关并发症发生可能。腹膜后经腰大肌入路即 XLIF 为腰椎感染性疾病手术处理提供了一种全新的微创手术选择，理论上类似于前路病灶清除术，但目前国内外尚未见专题报道。

2. 原理与优缺点

（1）原理：XLIF 入路自侧方进入病变椎间隙，可处理大部分病变椎间盘直至对侧，有时甚至可处理前部与后部近椎管处破坏纤维环组织，工作通道空间允许同时处理受破坏的上下终板与部分椎体。病灶清除后，根据缺损情况可选择自体大块髂骨、XLIF 宽大的融合器、钛网进行前柱重建，再根据剩余椎体强度与术前节段稳定性情况选择侧方钉棒固定或后路经皮椎弓根钉棒固定，如椎体破坏严重，需后路跨越病变椎体而临时固定邻近健康的椎体，待病变节段融合后再取出后路内植物。因此，通过 XLIF 工作通道可达到清除坏死组织与病灶、解除硬膜囊神经根压迫与重建稳定前柱的手术目的。

（2）优点：①手术入路创伤小，且可避免传统前、后路手术入路相关并发症，最大限度保留节段稳定性；②避免将前方椎间隙感染带到原本可能无感染的椎管内与后方，造成医源性感染扩散；③可同时腹腔镜辅助下处理入路侧腰大肌内脓肿；④可有效重建病变节段前柱稳定性。

（3）缺点：难以彻底清除病变椎间盘组织，尤其是突入椎管内部分；高位腰段病变难以同时处理入路侧腰大肌脓肿；无法同时处理对侧腰大肌脓肿，大多需要另作前路切口；受通道空间限制，处理 2 个节段以上病变困难；如合并较大腰大肌脓肿，其内腰丛神经分布可能存在变异，增加入路损伤腰丛风险；无法运用于 L_5-S_1 节段，L_{1-2} 等高位节段建立工作通道有时需切除部分肋骨。

3. 手术适应证与禁忌证

（1）适应证：以椎间隙破坏为主的腰椎感染性疾病，包括急性/慢性化脓性感染、非特异性感染、结核、腰椎术后椎间隙感染。

（2）手术禁忌证：椎体破坏大而严重，病变超过 2 个以上节段者；椎间隙感染坏死物突入椎管内形成硬膜囊需减压者；双侧巨大腰大肌脓肿；既往腹膜后手术史、估计腹膜后粘连严重者。

4. 手术操作

（1）术前准备：完善术前各项检查，术前即抗感染治疗，化脓性感染病例术前需静脉滴注敏感抗生素控制菌血症或毒血症，结核病例术前需联合应用抗结核药 1～2 周。消毒准备 XLIF 手术工具、内固定系统、内镜系统、植骨材料，手术室配备可折叠可调脊柱手术台、内镜配套光源主机、数字摄影录像系统、神经监护设备。

（2）麻醉与体位：见"腰椎退行性疾病"章节内容。

（3）手术步骤：①显露腹膜后间隙：见"腰椎退行性疾病"章节内容；②XLIF 工作通道建立：见"腰椎退行性疾病"章节内容；③直视下或内镜辅助下病灶清除、椎体间融合：采用不同规格铰刀、刮匙清除病变椎间盘直至对侧，反复刮除病变终板、终板下骨、椎体及坏死骨、肉芽与干酪样组织，尽可能清除前部与后部近椎管处受破坏的纤维环组织，病灶清除后，大量生理盐水冲洗间隙；根据缺损情况可选择自体大块髂骨、XLIF 融合器、钛网进行前柱重建，尽可能采用自体骨，局部可混合链霉素或其他敏感抗生素；④辅助内固定：如剩余椎体范围与强度足够、术前节段稳定性尚可，对以椎间隙破坏为主的病例可选择直接侧方钉棒固定；如剩余椎体范围与强度不足、术前节段稳定性差，则采用后路经皮椎弓根钉棒固定，如椎体破坏严重，需后路跨越病变椎体而临时固定邻近健康的椎体，待病变节段融合后再取出后路内植物。

5. 术后处理　按照气管插管全麻术后常规护理，一般 XLIF 不放置引流管，术后第 2 天可在床上自主翻身活动、坐起，根据患者腰部切口疼痛减轻情况术后 2～5 天内可佩戴腰部支具离床活动，计划佩戴支具时间为 3 个月左右。术后复查 X 线与三维 CT 了解内固定与减压情况，一般术后 1 周出院，术后 1 个月、2 个月、半年、1 年、2 年定期复查。

对化脓性感染病例，术后继续经静脉滴注敏感抗生素，可根据病灶组织培养结果调整抗生素方案，一般滴注 4 周后改口服抗生素 6 周；对结核病例，术后继续口服四联抗结核（异烟肼、利福平、乙胺丁醇、吡嗪酰胺），可联合静脉滴注左氧氟沙星（可乐必妥）2 周，抗结核化疗时间计划一般为 1 年。术后、出院前均需定期复查血常规、红细胞沉降率（ESR）、CRP、肝肾功能；对非特异性感染病例，则需根据具体情况选用敏感抗生素。

6. 手术疗效与评价　XLIF 初始运用于治疗轴性腰痛与需融合的腰椎退行性疾病，现几乎已扩展到 L_1～L_5 节段所有需融合的疾病，包括既往需前路彻底清除病灶的腰椎感染性疾病，其几乎可替代传统的腰椎前路手术。对于腰椎感染性疾病，XLIF 术式的应用在国内外鲜有报道。通过 XLIF 通道清除感染病灶与完成椎体间植骨融合，对于以椎间隙、终板破坏为主的腰椎感染病例疗效确切，并显示了该术式的微创优越性。对于椎体骨质破坏较为严重的感染病例，通道下清除死骨和坏死组织，植入钛网行椎体重建、椎间融合同样可行,中远期疗效和安全性有待观察。

7. 并发症与预防 除 XLIF 入路与椎体间融合术相关并发症外,还存在感染病灶清除不彻底、感染扩散、切口愈合不良、窦道形成等相关并发症,预防措施主要包括尽可能彻底清除病灶、不放置引流、选用敏感抗生素、足够时间的抗感染治疗、加强营养支持治疗等。

8. 典型病例

(1)病例一:男性,36 岁,主诉"腰痛伴左下肢乏力 4 年,加重伴发热 20 天"。患者腰痛多年,有时左下肢乏力感,多次在外院行保守治疗,效果好。近 20 天无明显诱因腰痛剧烈,伴高热(近 40℃),多于午后与夜间发热,服用退热药可降温,腰痛也稍有减轻。入院体格检查:T 36.5℃,车床入院,腰椎无畸形,L_3 棘突周围压痛(+),叩击痛(+),腰椎活动度受限;双下肢感觉、肌力、反射正常;直腿抬高试验(-)、跟臀征(-);腰痛 VAS 7 分、腿痛 VAS 0 分、ODI 22%、JOA 18 分。入院后反复发热,体温波动于 38~39℃,血象升高,血培养为"革兰阳性球菌",腰穿脑脊液"1-3 葡聚糖增高",ESR 56mm/h、CRP 13.6mg/L,术前诊断为"L_{2-3} 椎间隙化脓性感染",经静脉滴注"万古霉素、可乐必妥"后体温恢复正常、腰痛缓解,施行"外侧入路 XLIF 通道下 L_{2-3} 病灶清除+融合内固定术",术后继续静脉滴注抗生素 4 周,改口服抗生素 6 周,术后 1 周腰痛 VAS 1 分、腿痛 VAS 0 分,无发热,出院前复查血象、ESR、CRP 均恢复正常(图 3-4-76)。

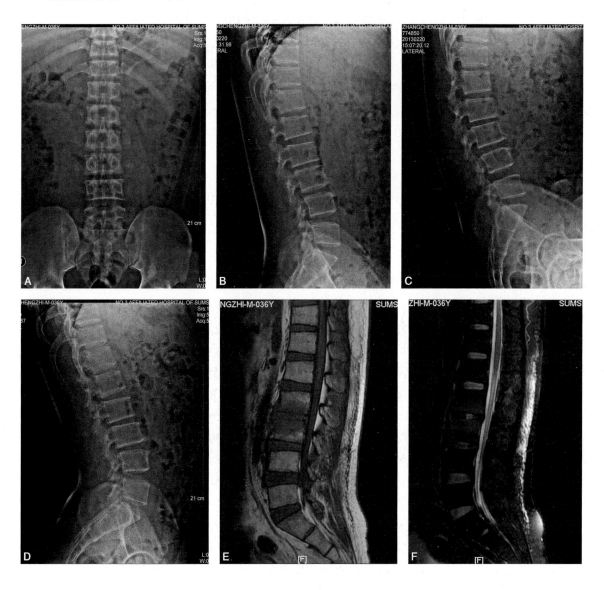

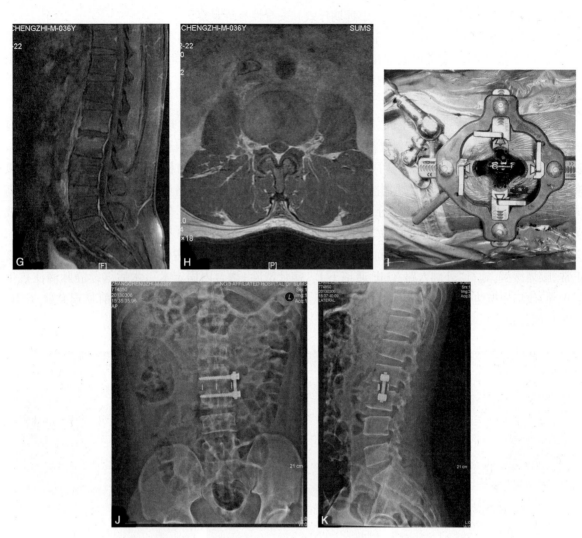

图 3-4-76

A. 术前正位片；B. 术前侧位片示 L_{2-3} 椎间隙变窄；C. 术前过屈位无节段不稳；D. 术前过伸位无节段不稳；E. 术前 MRI T_1 像示 L_{2-3} 椎间盘破坏，邻近终板、椎体低信号；F. 术前 MRI T_2 像示 L_{2-3} 椎间盘破坏，邻近终板、椎体高信号；G. 术前 MRI 增强示 L_{2-3} 邻近椎体信号强化；H. 术前 MRI 示 L_{2-3} 椎间盘混杂信号改变，未见明显硬膜囊、神经根受压；I. 术中通道下侧方单钉棒内固定；J. 术后正位片；K. 术后侧位片

（2）病例二：女性，25 岁，主诉"腰痛 2 年，加重伴活动受限 1 个月余"。患者腰痛 2 年，逐渐加重，在外院行保守治疗，效果可。1 个月以来无明显诱因腰痛明显，严重时影响活动，无发热、午后低热、盗汗。入院体格检查：T 36.8℃，步行入院，腰椎无畸形，L_{1-2} 棘突周围压痛（+），叩击痛（+），腰椎活动度受限；双下肢感觉、肌力、反射正常；直腿抬高试验（-）、跟臀征（-）；腰痛 VAS 7 分。入院后，血象、ESR、CRP 正常，术前诊断为"L_{1-2} 结核"，经口服四联抗结核（异烟肼+利福平+乙胺丁醇+吡嗪酰胺）1 周，施行"外侧入路 XLIF 通道下 L_{1-2} 病灶清除+取自体髂骨植骨+后路经皮椎弓根钉棒内固定+前路右侧腰大肌脓肿清除术"，术后病理示"送检椎间盘组织符合结核改变"，术后继续口服四联抗结核，静脉滴注可乐必妥 2 周，术后 1 周腰痛 VAS 1 分，戴支具下地行走，出院前复查血象、ESR、CRP 均正常（图 3-4-77）。

9. 展望 XLIF 通道下不仅可以处理椎间隙、终板破坏为主的腰椎感染性疾病，还可扩展运用于治疗椎体骨质破坏较为严重的感染病例，其必将成为腰椎感染性疾病手术治疗的常规微创方案选择之一。

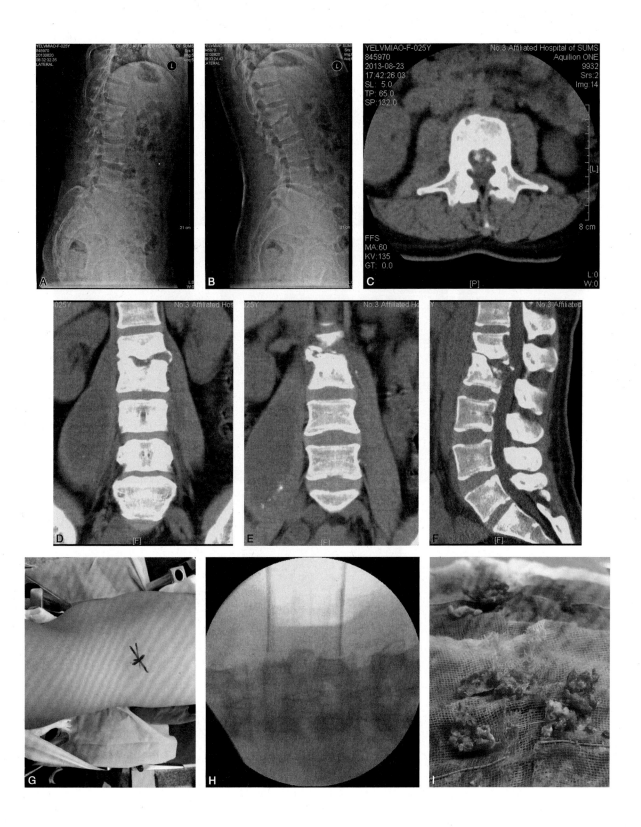

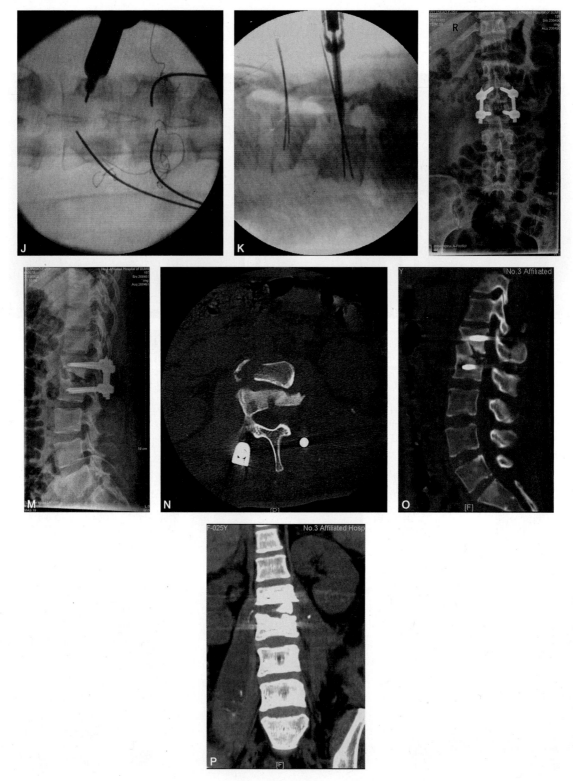

图 3-4-77

A. 术前过屈位示 L_{1-2} 椎间隙失稳;B. 术前过伸位示 L_{1-2} 椎间隙失稳;C. 术前 CT 示 L_{1-2} 椎间盘破坏、累及后缘,椎管内无占位;D. 术前 CT 冠状位示 L_{1-2} 椎间隙破坏;E. 术前 CT 冠状位示右侧腰大肌脓肿范围;F. 术前 CT 矢状位示 L_{1-2} 椎间隙、椎体破坏;G. 术中 XLIF 切口标记;H. 术中 XLIF 工作通道正位透视;I. 术中清除的椎间隙、椎体病变组织;J. 后路经皮椎弓根钉正位透视;K. 后路经皮椎弓根钉侧位透视;L. 术后正位片;M. 术后侧位片;N. 术后 CT 示 L_{1-2} 椎间植骨块;O. 术后 CT 矢状位示植骨重建情况;P. 术后 CT 冠状位示右侧腰大肌脓肿术后情况

（三）腰椎翻修术

1. 概述　腰椎翻修术对于脊柱外科医师来讲始终是一项挑战，其难度在于原有手术造成局部原有解剖丧失与不清、局部瘢痕粘连与增生、硬膜囊与神经根粘连难以分离、原有内固定与融合器可能松动或移位、部分融合的融合器难以取出、邻近节段病变涉及延长或更换内固定、如更换内固定涉及原有钉道松动等原因，因此在决定翻修手术方案前往往难以选择，如方案不合理，则必然造成手术损伤过大、并发症增加、疗效不佳。XLIF 其独特的手术入路及其良好的前柱重建稳定性使得翻修方案往往变得格外简单、有效，以上困难也随之迎刃而解。

2. 原理与优缺点　见"腰椎退行性疾病"章节内容。其最大的优点就是避免了从原有手术入路进行翻修，全新的入路使得翻修变得简单且有效，并发症随之减少，充分体现了其微创优越性。

3. 手术适应证与禁忌证

（1）适应证：腰椎融合后邻近节段病需要融合者；原融合节段不融合者；原融合节段融合器下沉或移位；人工腰椎间盘置换手术失败者。

（2）禁忌证：见"腰椎退行性疾病"章节内容。

4. 手术操作

（1）术前准备：见"腰椎退行性疾病"章节内容。

（2）麻醉与体位：见"腰椎退行性疾病"章节内容。

（3）手术步骤：见"腰椎退行性疾病"章节内容。对于邻近节段病，由于原手术节段后路多存在椎弓根钉棒固定，故尽可能在完成 XLIF 后直接采用侧方固定；而对于原手术节段翻修者，如原内固定无松动，则仅完成原椎间隙翻修与融合即可。

5. 术后处理　见"腰椎退行性疾病"章节内容。

6. 手术疗效与评价　见"腰椎退行性疾病"章节内容。

7. 并发症与预防　见"腰椎退行性疾病"章节内容。

8. 典型病例　男性，64 岁，主诉"双侧大腿后侧疼痛 2 个月"。患者行走时双侧大腿后侧疼痛，长时间行走后加重，但无明显间歇性跛行，无明显腰痛，无下肢麻木、乏力，保守治疗效果一般。患者 3 年前在外院行"L_4-S_1 后路融合术"。入院体格检查：步行入院，腰椎无畸形，可见后正中切口瘢痕，腰椎无压痛，叩击痛（－），腰椎活动度正常，后伸试验（＋）；双下肢感觉、肌力、反射正常；直腿抬高试验（－）、跟臀征（－）；腿痛 VAS 5 分。术前诊断为"L_{3-4} 椎管狭窄症，L_4-S_1 后路融合术"，施行"L_{3-4} XLIF"，术后腿痛症状明显改善，术后 1 周腿痛 VAS 0 分（图 3-4-78）。

9. 展望　随着 XLIF 技术的成熟，其在腰椎翻修手术方面的应用将会变得越来越广泛。

四、围术期处理

脊柱侧路扩张通道技术围术期处理包括术前准备、术中并发症及其处理、术后一般处理与并发症处理三方面。

（一）术前准备

1. 影像学检查与分析　包括腰椎正侧位 X 线片、腰椎过伸过屈动力位 X 线片、CT、MRI，必要时需行腰椎管造影与 CTM，排除存在严重椎管狭窄、椎间关节严重增生、先天性短椎弓根等禁忌证。责任节段难以明确时可行腰神经根阻滞、腰椎间盘造影等检查。术前分析腰椎 X 线评估工作通道建立的可行性，术前腰丛 MRI 显像有助于判断各节段腰丛分布特点以指导工作通道的建立，术前 CT 了解感染性病变邻近椎体破坏程度以决定可否置钉固定。

2. 必要的手术设备准备　主要包括 XLIF 工作通道、手术工具、融合器与植骨材料；内固定器械与内植物；0° 腹腔镜或 3D 内镜系统。

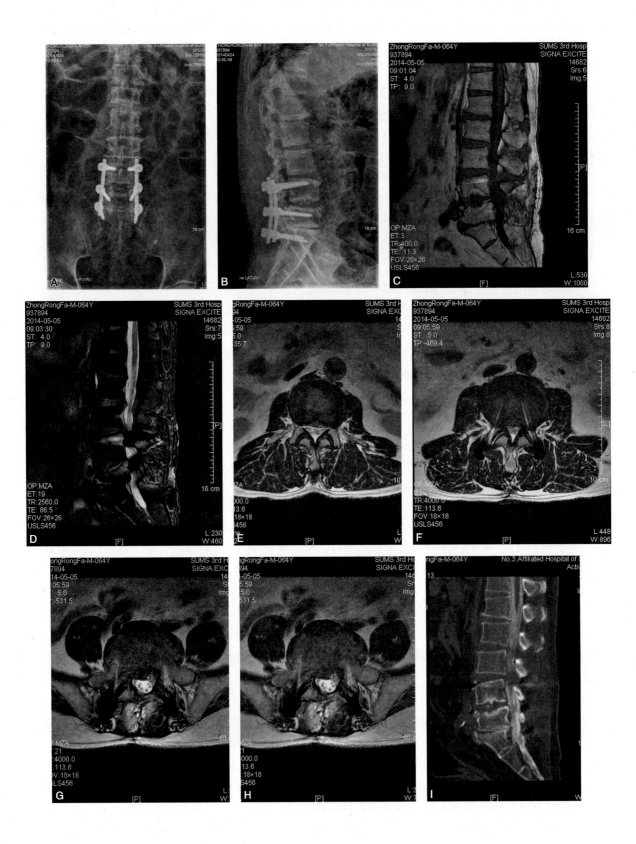

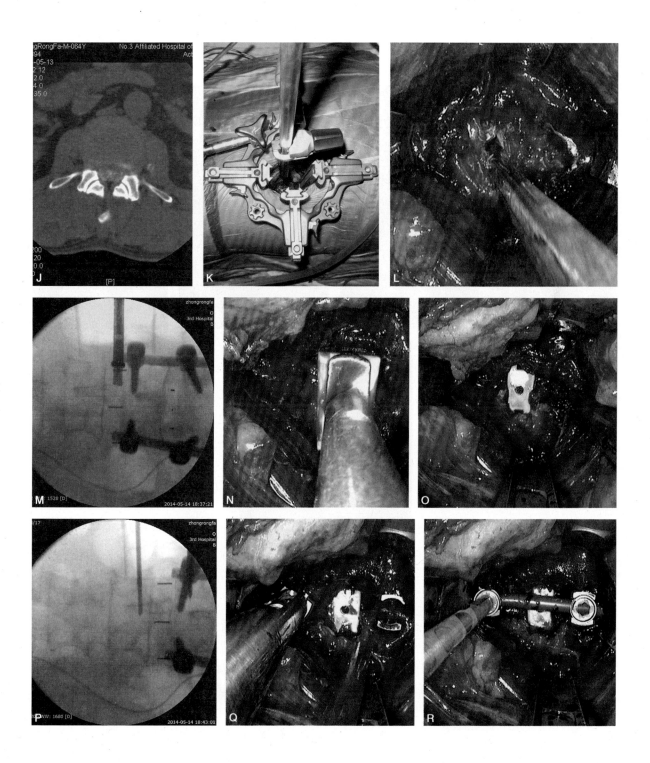

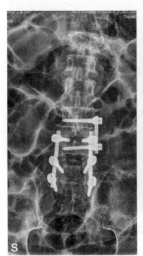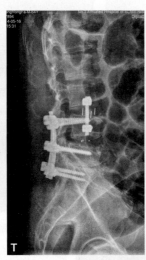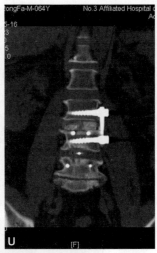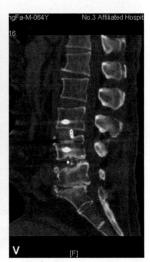

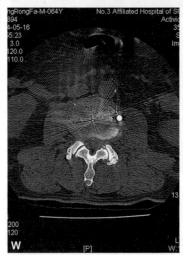

图 3-4-78

A. 术前正位片；B. 术前侧位片；C. 术前 MRI T_1 像示 L_{3-4} 椎间盘退变；D. 术前 MRI T_2 像示 L_{3-4} 椎间盘退变；E. 术前 MRI L_{2-3}；F. 术前 MRI L_{3-4} 椎管狭窄；G. 术前 MRI L_{4-5}；H. 术前 MRI L_5-S_1；I. 术前 CTM 矢状位示 L_{3-4} 狭窄；J. 术前 CTM 轴位示 L_{3-4} 狭窄；K. 腹腔镜固定于通道上；L. 镜下处理椎间盘；M. 术中置入融合器正位透视；N. 镜下置入融合器；O. 镜下融合器已置入；P. 通道下置入椎体固定钉正位透视；Q. 镜下置入椎体固定螺钉；R. 镜下置入棒与螺帽并拧紧；S. 术后正位片；T. 术后侧位片；U. 术后 CT 冠状位；V. 术后 CT 矢状位；W. 术后 CT 轴位示 XLIF 融合器位置良好

3. 感染病例术前准备 完善术前各项血液生化检查,包括查血常规、ESR、CRP、肝肾功能等。化脓性感染病例或非特异性感染术前需静脉滴注敏感抗生素控制菌血症或毒血症,结核病例术前需联合应用抗结核药1~2周以减少毒性反应。

（二） 术中并发症及其处理

术中如腹膜破裂需及时缝合修补,避免措施主要为仔细辨别解剖层次、确认腹膜外脂肪组织、术者手指小心钝性分离;输尿管一般随腹膜一同分离推向腹侧,如损伤需及时修补,多发生于感染性疾病存在腹膜后粘连者;经腰大肌置入扩张管损伤腰丛及其分支,避免措施为透视下正确选择穿刺点、下位腰段应适度偏前、在分离腰大肌时需仔细辨别神经样结构、任何横行组织不任意切断,应尽可能减少通道下操作时间,以减少扩张叶片对周围组织的长久挤压;过度处理终板,应保持操作方向与终板方向一致,尤其是椎体旋转畸形明显者,逐渐增大铰刀规格;应保持操作深度,可在各器械柄部划线标记,无法确定时应及时透视,否则可能损伤对侧血管等重要器官,造成严重后果;置入融合器应与原操作方向一致,一旦偏前或偏后都可能造成严重后果,应及时调整,必要时重新处理周围的椎间盘,建立正确的植入空间;过度剥离椎体侧面时可能损伤节段血管,可用双极电凝与压迫止血,必要时缝合结扎。

（三） 术后一般处理与并发症处理

1. 一般术后处理 按照气管插管全麻术后常规护理,术后第2天即可在床上自主翻身活动、坐起,根据患者腰部切口疼痛减轻情况术后2~5天内可佩戴腰部支具离床活动行走,佩戴支具期间尽可能限制腰部过屈、过伸与旋转运动。

2. 感染性疾病术后处理 除一般术后处理外,对化脓性感染病例,术后继续经静脉滴注敏感抗生素,4周后改口服抗生素6周;对结核病例,术后继续口服四联抗结核（异烟肼、利福平、乙胺丁醇、吡嗪酰胺）,可联合静脉滴注可乐必妥2周,抗结核化疗时间计划一般为期1年。

3. 术后并发症处理

（1） 与XLIF手术入路相关并发症:主要为腰丛神经及其分支损伤,主要表现为术后一过性大腿前方麻木或疼痛,少数下肢肌力下降,大多数为暂时性,无需特殊治疗,一般3~6周可自行恢复。对于扩张通道扩张腰大肌导致术后水肿、屈髋无力者,可垫高下肢、保持屈髋位,以减轻腰大肌张力与水肿。一般可通过短期激素、神经营养药物、NSAIDS、针灸理疗、针对性康复锻炼等综合性治疗来促进神经功能恢复。

（2） 融合与内固定相关并发症:对于出现术后融合器下沉、移位、椎弓根钉松动或断裂,延迟融合或不融合多需行翻修术。对于老年患者,多存在骨质疏松症,需同时抗骨质疏松治疗。

（3） 感染相关并发症:包括感染病灶复发、感染扩散、切口愈合不良、窦道形成等并发症,处理包括改用敏感抗生素、联合用药、静脉用药至少4~6周,同时加强营养支持治疗,局部切口加强换药治疗,必要时需再次手术清创引流、窦道切除,严重椎间感染甚至需取出融合器、改自体骨植骨与支撑。

（戎利民 董健文）

第五节 后入路扩张管道技术

2002年,Foley和Smith开发了扩张管道系统,用于微创治疗椎间盘突出和侧隐窝狭窄,它通过逐级扩张肌间隙来实现对手术区的显露,无需再将肌肉从椎板上剥离,减少肌肉等软组织的损伤。结合通道技术和TLIF的概念,形成了现代意义上的脊柱微创融合技术:微创TLIF技术(minimally invasive transforaminal lumbar interbody fusion,MIS-TLIF)。该技术包括两个系统,一是通道减压系统,即通过一系列同心的扩张器和不同长度的管状撑开器建立一个薄壁的操作通道,能有效阻挡周围软组织进入术野,保持术野的清晰和操作的顺利,在此通道下进行神经根的减压和椎间融合。二是经皮椎弓根固定系统,即是在关节突切除减压、椎间融合后进行的脊柱稳定处理。20世纪90年代,视频影像及导航技术在内镜系统的辅助应用,使得微创腰椎融合技术得到突破性的发展。目前腰椎微创TLIF的通道器械越来越多,如枢法模公司推出的MAST QUADRANT,强生公司的PIPELINE,史塞克公司的LUXOR,辛迪斯的MIRA,ABBOT SPINE的Harmony,MARS,AESCULAP的MLD等。近年来,国产微创通道器械也得到广泛临床应用,医师可以根据自己的喜好,将其与内镜、显微镜及放大镜等技术相结合实现各种微创脊柱外科手术。目前微创TLIF技术的适应证越来越宽泛,如腰椎退行性疾病,包括腰椎管狭窄、腰椎滑脱、退变性侧弯等;腰椎椎体感染或病变,如腰椎结核、炎症等;腰椎骨折微创减压、畸形矫正等。尽管如此,微创TLIF仍然有其困难病例、挑战病例甚至禁忌证病例,需要医师在临床应用时严格适应证选择,个性化设计手术方案,尽可能减少软组织损伤,最大程度体现微创的治疗效果。

一、应用解剖

后侧入路技术涉及局部解剖相对简单,主要包括背侧肌群、神经与相应血管,熟悉与掌握局部解剖有助于减少与入路相关并发症的发生。

颈椎与胸椎的解剖已在第二章及第四章、第五章中有所论述,不再重复。腰椎后侧入路经多裂肌与最长肌之间的天然间隙入路,涉及局部解剖相对简单,主要包括腰椎后方骨质、神经与肌肉软组织,熟悉与掌握局部解剖有助于减少与入路相关并发症的发生,尤其是腰丛神经及其分支的损伤。

(一) 骨性结构

腰椎由5个椎体组成,相对胸椎体积较大,腰3、4椎体体积最大,横切面呈肾形(图3-5-1)。腰椎的椎体前缘高度由上至下递增,而后缘则递减,从而构成腰椎的生理前凸。腰椎椎体的前后缘高度之比,腰1最低,约为0.88,腰5最大,约为1.17,男女之间无明显差异。椎弓根的厚度则自上而下逐渐

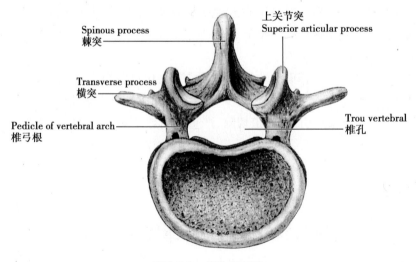

图3-5-1　椎体解剖图

递增,腰 5 的厚度几乎为腰 1 的 2 倍。腰椎的椎弓根较胸椎为粗,上下方均有神经根通过的切迹。自腰 1 开始,其椎间孔逐渐减小,而神经根则愈来愈粗。腰椎的上关节突朝向后内,下关节突则朝向前外,其与横断面成角 90°,而与冠状面成角 45°(图 3-5-2)。横突以腰 3 的横突最长,在横突根部后下方为上下关节突之间的峡部,常因各种因素导致断裂(图 3-5-3)。

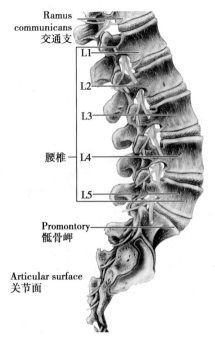

图 3-5-2　脊柱解剖图

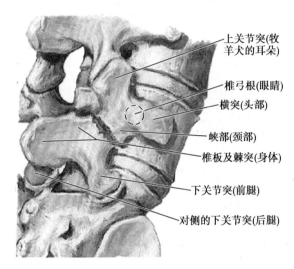

图 3-5-3　椎弓峡部周围结构图

(二) 肌肉组织及筋膜

腰部的皮肤较厚,浅筋膜也比较致密,含有较多脂肪,有众多的结缔组织纤维束与深筋膜相连。腰椎后方的肌肉组织主要可分为浅层肌与深层肌。浅层肌主要为背阔肌,起自下部胸椎棘突和全部腰椎棘突、骶正中嵴、髂嵴,止于小结节嵴(图 3-5-4)。深层肌肉可大体分为 3 层。第一层主要是指骶棘肌,位于脊柱棘突纵嵴的两侧,下端起点为骶骨背面,髂嵴后部,骶结节韧带,下部胸椎和所有腰椎的棘突及腰背筋膜,向上延伸分为 3 组,分别为外侧的髂肋肌、中间的最长肌以及内侧的棘肌。骶棘肌非常重要,单

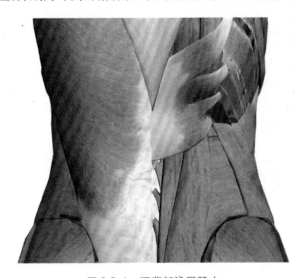

图 3-5-4　腰背部浅层肌肉

侧收缩可使腰椎侧屈,双侧则可使脊柱后伸。第二层主要为多裂肌。它起自骶骨后面及腰部乳突,止于上位2~3棘突的下缘。多裂肌在腰椎中发挥着巨大作用,主要起着稳定脊柱的作用。多裂肌可分为表层肌束和深层肌束。前者主要起定向作用,而后者对脊柱节段间的旋转运动和剪切力起控制作用。多裂肌由腰神经后支的内侧支唯一支配。L₁~L₄的内侧支从腰神经后支的内侧索发出,走行于横突底部和上关节突连接处的沟内,在关节突关节的下方转向内侧,通过骨纤维管道,进而向内下横过椎板,进入多裂肌深面,分支支配多裂肌(图3-5-5)。第三层肌肉主要有棘突间肌,横突间肌。横突间肌作用主要使脊柱发生同侧屈曲,双侧收缩则可使脊柱固定。腰背筋膜的后、中两层分别包被骶棘肌的后、前面,后层相对最厚,形成一坚韧的被膜。中层则附于腰椎横突,上附于第12肋,下附于髂嵴。

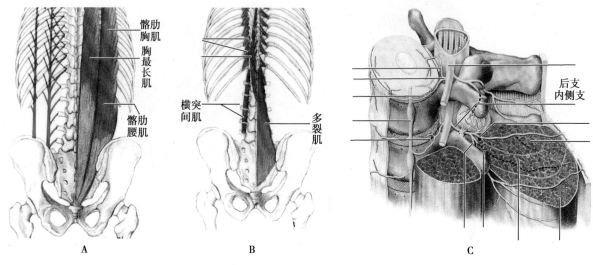

图3-5-5 脊柱的肌肉及神经分布图

（三）神经

腰骶丛由5根腰神经根组成。每个神经根都包以由硬脊膜形成的神经根鞘,后者至椎间孔外侧延续为神经根的外膜(图3-5-6)。在不同的椎间盘水平,腰脊神经根在椎间孔的位置和前凸角度有关。在下腰部,角度最大,上关节突前倾,而在上腰部则几乎垂直。在下腰部的椎间孔,特别是腰4/5及腰5/骶1,神经根紧位于椎间盘之上,上一椎骨的椎弓根之下(图3-5-7)。腰椎椎管自腰1/腰2间

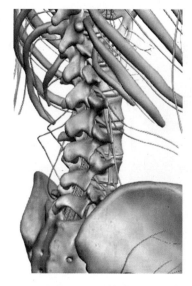

图3-5-6 腰椎神经根

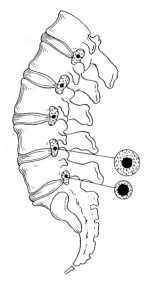

图3-5-7 腰神经根与相应椎间孔的大小比例

隙以下包含马尾神经根,各神经根自硬膜鞘袖发出后在椎管内的一段被称作神经根管,之后从各自的椎间孔穿出。腰神经的后支较细,于椎间孔处由脊神经发出,向后经骨纤维孔,在下关节突与横突根部的上缘之间,至横突间肌内侧缘,立即分为后内侧支及后外侧支。腰神经的内侧支进入骨纤维管后,先向上外,后翻越骨嵴,然后转为内下。

（四）血管

腰椎的血供主要来自腰动脉,由腹主动脉的后壁发出,沿椎体的中部向后外侧走行,至椎间孔前缘后形成椎管外、内血管网(图3-5-8)。其中,椎管外血管网后组由背侧支的关节间动脉与上、下动脉组成。腰动脉至椎间孔前缘分为前支、后支及中间支。前支分支与相邻上下分支形成纵形弓形网,由此至少发出一支骨滋养动脉,与椎体前面的正中前动脉吻合,形成纵轴动脉。中间支则供应神经根(图3-5-9)。后支则主要供应硬脊膜

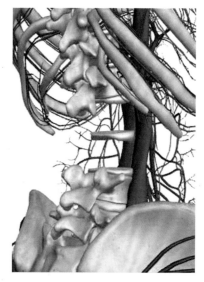

图3-5-8 腰椎的血供

及硬脊膜外间隙组织。上述三支相互吻合,共同构成椎管外、内血管网。其中,椎管外血管网后组由背侧支的关节间动脉及上、下关节动脉组成,关节间动脉绕过椎弓根峡部向后方延伸,走行于椎弓板和肌筋膜之间,最后分布于椎弓板间韧带和棘突。关节间动脉行走于椎板与肌筋膜之间,向中线行走,最后分布于椎板间韧带及棘突。腰椎的静脉系统主要由以下三个互相交通的静脉网构成,分别是椎骨内静脉,椎管内静脉及椎管外静脉(图3-5-10)。腰椎的静脉无瓣膜,血流呈双向性,一般注入下腔静脉。腰椎静脉可分为前组、后组、椎管内静脉丛及神经根管静脉丛。前组以腰静脉为主,在腰动脉的上方,接受椎体小静脉。后组以关节间静脉和上关节静脉为主,与同名动脉伴行,最后汇入椎间孔静脉丛。椎管内静脉丛接受椎体后半部的回流,在椎管侧方形成纵

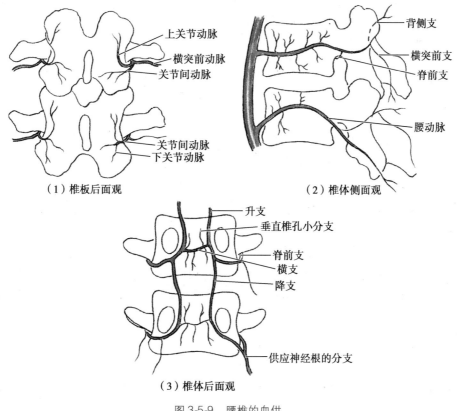

（1）椎板后面观

上关节动脉
横突前动脉
关节间动脉

关节间动脉
下关节动脉

（2）椎体侧面观

背侧支
横突前支
脊前支
腰动脉

（3）椎体后面观

升支
垂直椎孔小分支
脊前支
横支
降支

供应神经根的分支

图3-5-9 腰椎的血供

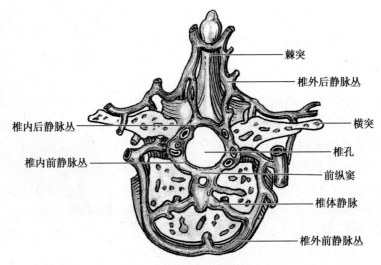

（1）横切面观

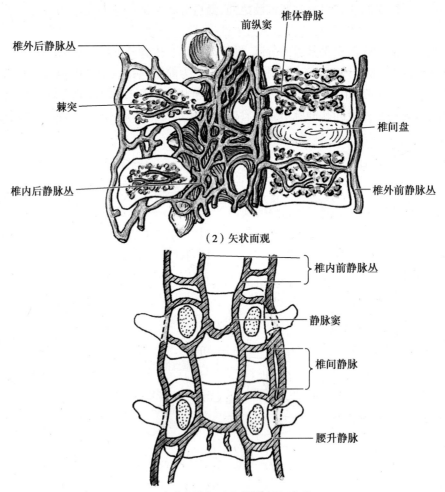

（2）矢状面观

（3）冠状切面观(椎骨后部已切除)

图 3-5-10 腰椎静脉丛

形的椎管内前静脉丛。每一腰椎有 2 对椎间静脉,与神经根伴行,接受椎弓根,上、下关节突和横突间静脉的回流。在行腰部手术时,尽量不要扩大至横突前方,以防止大量出血。而在对神经根管减压时,神经根管的上下各有椎间静脉通过,前内侧有椎管内前静脉丛,外侧有腰升动脉,出口处为椎间孔,只有后方为安全区。

二、基本操作要求

脊柱损伤和退行性疾病的传统外科治疗方法是后路椎板切除减压,椎间、后侧或后外侧植骨融合,结合椎弓根螺钉内固定术,即 PLIF(posterior lumbar interbody fusion)或 PLF(posterior lumbar fusion)。但该术式组织损伤大、出血多以及并发症多等,逐渐被脊柱外科医师认识并努力加以规避。2002 年,在第一代管道系统 MED 基础上,Foley 和 Smith 相继开发了第二代管道系统 METRX X-Tube 和第三代 MAST Quadrant 可扩张管道系统,大大地减少了医源性组织损伤,同时提供三维立体手术空间,保留了清晰视野和操作安全性。该术式通过椎旁小切口置入可扩张通道,经多裂肌与最长肌间隙,直视下或借助内镜系统实现椎管减压、关节突松解、椎间融合等。2003 年,Foley 又创造性地开发了微创经椎间孔腰椎间融合术(minimally invasive transforaminal lumbar interbody fusion,MIS-TLIF)。该术式除了保留减压功能,还可进行椎间融合和经皮椎弓根螺钉内固定。众多临床结果表明,与开放手术相比,微创管道技术具有术中出血少、术后疼痛轻、术后麻醉镇痛药用量少、住院时间短以及恢复快等优势。

综上所述,脊柱后路可扩张管道技术包括两个基本要件:管道系统和经皮固定系统。基本操作包含三个过程:可扩张管道的建立、经管道减压或椎间融合,以及辅助后路经皮椎弓根螺钉固定。

(一) 术前准备与设备要求

1. 手术设备 包括手术床(可透视更好),脊柱支架(或胸垫),扩张工作通道系统(如 MAST Quadrant 等)、冷光源系统、MED 镜下手术操作工具、融合器与植骨材料、内固定器械与内植物、C(G)型臂 X 线影像系统。

2. 麻醉与体位 采用气管插管全身静脉复合麻醉成功后,进行无痛导尿管放置。俯卧位于脊柱专用支架上,以便呼吸管理。胸部及两侧髂嵴垫软垫,腹部悬空。也可俯卧位于胸垫和髂垫上。屈曲放松髋、膝关节,下肢使用布带固定于手术床上,确保眼睛、颜面部、足趾和男性患者生殖器不受压。根据脊柱手术部位、损伤或退变类型,调整脊柱的伸屈度。若是脊柱骨折,术前进行适当的体位复位。透视下行椎弓根或工作区体表定位,常规消毒铺巾。

(二) 手术基本操作(腰椎骨折为例)

1. 椎弓根和工作区体表定位 克氏针透视正位确认手术节段及双侧椎弓根中心点并标记,伤椎及上下椎体的椎弓根部位,即透视像的"眼睛部位"放置克氏针,使得克氏针投影线通过"眼睛"的中心线,再各置两枚克氏针于两侧椎弓根外侧缘,使克氏针平行于棘突连线,克氏针投影通过"眼睛"的外侧缘,两投影线交点即为椎弓根进针点。通常位于棘突旁开 2~3cm(图 3-5-11)。颈椎骨折术前可用长头穿刺针通过与棘突之间的关系来确定手术节段(图 3-5-12)。

2. 可扩张通道置入、椎管减压和融合 沿拟减压侧切口标记逐层切开皮肤、皮下组织及腰骶筋膜,确认多裂肌与最长肌间隙,用手指钝性分离,定位针定于关节突上,沿定位针依次置入逐层扩张器(图 3-5-13),选择合适深度的可扩张纵向工作通道,连接蛇形自由臂并固定,移除扩张器,安装 Y 形导光束并连接光源,撑开工作通道及侧方挡板(图 3-5-14)。再次透视侧位像,确认工作通道显露节段是否正确。减压、融合部分详见本节手术操作。

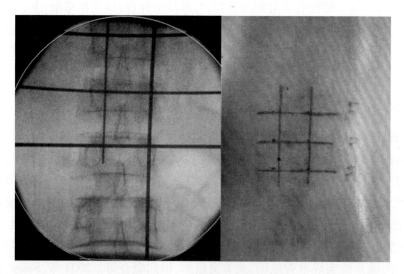

图 3-5-11　透视定位并标记

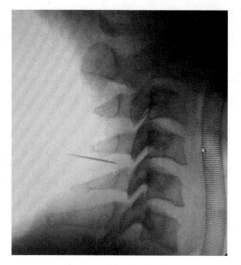

图 3-5-12　透视定位并标记

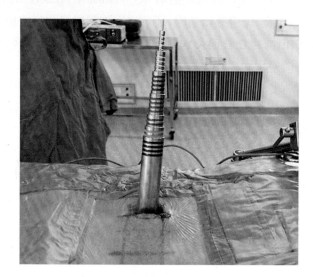

图 3-5-13　安装逐级扩张管道

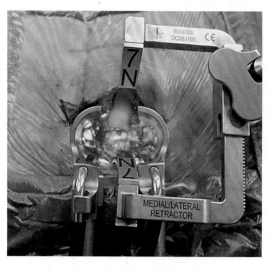

图 3-5-14　建立工作通道

3. 经皮椎弓根螺钉固定 在棘突旁开 2cm 左右做 1cm 横行或纵行切口,用穿刺针,透视机确认位置正确后通过穿刺导针插入软组织保护套管,空心开路锥扩口,丝攻扩大针道,中空椎弓根螺钉通过穿刺导针将螺钉拧入椎弓根,透视确定螺钉位置。截取合适长度固定棒,经预弯穿过各个钉尾,置入顶丝,体外撑开器撑开复位,拧紧各个顶丝。再次透视确认(详见本部分手术操作)。

三、适应证与手术操作

(一) 脊柱骨折

1. 腰椎骨折

(1) 概述:脊柱骨折占全身骨折的 5% ~ 6%。严重的脊柱骨折可并发脊髓或马尾神经损伤,从而导致严重的后果。传统治疗方法为 PLIF 或 PLF。该方法优点是手术视野广、暴露清楚、安全,但存在诸如组织损伤大、出血多以及并发症多等明显的缺点。经皮椎弓根螺钉技术的出现,以及可扩张管道系统的应用,避免了开放置钉带来的肌肉和软组织损伤的问题,同时借助通道对有轻度神经症状的脊柱骨折进行微创下的减压和融合。由于脊柱骨折的微创技术是建立在脊柱开放手术的精确定位基础上,所以要求术者具备扎实的解剖知识及良好的开放手术技术经验,掌握好诊断和适应证选择,并经过一定的学习曲线才能完成。

(2) 原理与优缺点:经皮内固定系统其基本操作原理包括:透视或图像导航引导下,经皮穿刺置入导针,肌肉软组织扩张后在导针引导下置入椎弓根螺钉,而无需像常规手术中采用长的正中切口以及对椎旁肌肉进行广泛剥离。将钛棒通过微创套管开槽插入螺钉尾部,尽量沿低平面穿棒,椎旁肌钝性潜行穿行,棒两端最终置入椎弓根钉尾端并匹配。将弹性螺钉锁紧器夹持紧定螺钉(图3-5-15),通过微创套管置入螺钉尾部,初步固定钛棒。对抗扳手的保护下,完全锁紧紧定螺钉,如需撑开或加压(图 3-5-16),S 松开需要撑开/加压的一端螺钉,将撑开/加压器与对抗扳手相连,进行撑开/加压操作,达到合适位置,完全锁紧螺钉,最后折断螺钉钉尾(见典型病例一)。对于伴有一侧神经根损害症状的病例,或伴有骨折椎体上终板破裂和间盘损伤的病例(如 A4 型骨折),可通过微创通道下的局部减压松解、关节突植骨融合或椎间融合等方式解决(见典型病例二)。其优点:避免了传统后路正中切口对肌肉组织的广泛剥离,减少失神经萎缩与纤维瘢痕化,减少术后慢性腰背痛;可一期进行神经根减压、维持前柱稳定、避免后期可能存在的高度丢失;减少出血量,组

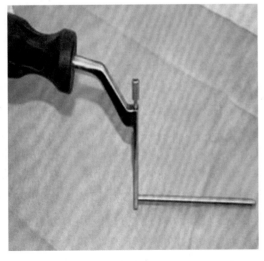

图 3-5-15 螺钉锁紧器

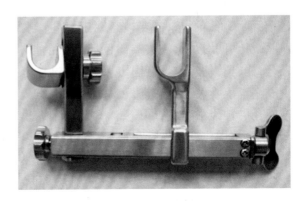

图 3-5-16 撑开加压器

织损伤恢复快,住院时间短。缺点:与常规开放手术相比,经皮椎弓根复位效果较差,尤其是应用万向钉时。对于有双侧或严重神经损害的脊柱骨折,后路减压的范围有限,应用经皮钉固定有一定的限制。

(3) 手术适应证与禁忌证:

1) 适应证:AO 分型 B2 以内骨折,或 TLICS 评分 3 ~ 5 分骨折,继发椎管狭窄不超过 50% ,无骨质疏松者。A1、A2 型骨折,无神经压迫症状者,通过后路经皮螺钉的支撑复位作用,可达到椎体的骨性愈合。A3 型骨折,有些由于前柱完整性破坏,需要结合前路小切口或通道下椎体融合技术,提供前柱稳定。B2 型骨折,累及前后柱的骨折,通过后路椎弓根螺钉内固定加压可以达到骨性愈合。B1 型骨折,后柱损伤累及韧带复合体损伤,需要结合后路微创通道下椎板减压、椎间植骨技术提供稳定的固定与融合。

2) 禁忌证:严重的骨折脱位者;TLICS 评分超过 5 分的腰椎骨折;严重脊髓损伤者;继发椎管狭窄超过 50% 者;严重心肺疾病及凝血功能障碍者。

(4) 手术操作:

1) 术前准备:术前需详细采集病史与体格检查,常规 X 线正侧位,可以明确外伤部位、范围、程度和分型。三维 CT 可显示椎体、椎管和神经根管的直径和横径等有关数据;可判断椎管内有否占位性损伤及范围和性质;可观察骨折块移位情况,尤其是椎体后缘、上下终板的损伤,可测量椎弓根直径及方向,有利于术前椎弓根螺钉进钉方向设计及螺钉直径长度的选择;MRI 从矢状面、冠状面和横断面来观察椎管内外的解剖结构,更有意义的是早期发现脊髓组织本身的病理和生化改变,以及椎间盘和软组织的损伤变化。

2) 麻醉与体位:采用气管插管全身静脉复合麻醉。俯卧位,胸部及两侧髂嵴垫软垫,腹部悬空,根据骨折部位,调整手术床的伸屈度。术前进行适当的体位复位。

3) 手术步骤:①术前定位:透视正位像,伤椎及上下椎体的椎弓根部位,即透视像的"眼睛部位"放置克氏针,使得克氏针投影线通过"眼睛"的中心线,再各置两枚克氏针于两侧椎弓根外侧缘,使克氏针平行于棘突连线,克氏针投影通过"眼睛"的外侧缘,两投影线交点即为椎弓根进针点;②穿刺椎弓根定位:在棘突旁开 2cm 左右做 1cm 横行或纵行切口,用穿刺针到达椎弓根进针点,向内 10° ~ 15°,缓慢钻入,透视机侧位像上穿刺针通过椎弓根中心轴与终板平行;正位像上针尖距离棘突连线 1 ~ 1.5cm;③椎弓根螺钉置入:通过穿刺导针插入软组织保护套管,空心开路锥扩口,然后,沿导针用空心丝攻扩大针道,中空椎弓根螺钉通过穿刺导针将椎弓根螺钉拧入椎弓根,透视确定螺钉位置;特别要注意的是,在螺钉拧入过程中应及时退出穿刺导针,以免伤及前方血管或胸腹腔脏器;④固定棒置入:截取合适长度固定棒,经预弯,通过皮下肌肉隧道穿过各个钉尾 U 型槽,置入顶丝,体外撑开器撑开复位,拧紧各个顶丝,再次透视确认;⑤小切口减压融合:如果骨折严重,需要神经减压,则一侧撑开复位后,另一端小切口下行椎板开窗或半椎板切除减压,同时可行小关节部位后外侧的植骨融合重建前柱稳定性;⑥通道下减压椎体间植骨融合:先行单侧经皮螺钉固定后,对侧建立可扩张通道(需减压侧),显露关节突关节,紧贴骨质小心剥离上下关节突和椎板表面的软组织,剥离范围切勿超过下关节突外侧缘,以免损伤进入椎间孔的神经根与血管束。椎板咬骨钳咬除部分上下椎板,必要时用骨刀切除部分下关节突关节,减压范围应满足椎管与神经根的彻底减压及置入椎体间融合器的需要,切除黄韧带,显露硬膜囊及神经根,神经剥离器探查椎管减压是否彻底,有无残留骨块,神经拉钩小心牵开神经根和硬膜(仅限于 $L_{2/3}$ 以下),显露拟融合节段椎间盘,切除椎间盘,刮除上下终板至软骨下骨(注意:小心处理伤椎破裂终板,防止终板进一步破坏影响融合效果),椎间根据伤椎情况植入骨粒或椎体间融合器。

（5）术后处理：

1）严密观察生命体征,观察运动感觉及括约肌功能变化。

2）严密观察局部是否有血肿,引流管是否通畅,有否脑脊液引出,引流液颜色、量等。

3）术后预防性应用抗生素一次,防止感染。

4）术后3~5天嘱患者进行腿部肌肉的功能锻炼,一周后佩戴支具下地行走。

5）对有神经症状患者,应特别注意翻身护理及膀胱、直肠功能护理,防止并发症。

（6）手术疗效与评价:透视下经皮椎弓根螺钉内固定系统闭合复位治疗胸腰椎骨折,不仅损伤小,恢复快,而且可以达到传统手术的复位效果,相对传统手术有明显的优越性。

（7）并发症与预防：

1）脊髓神经损伤:进针点太偏斜中线、夹角大于15°,正位像钉尖接近或超越中线,螺钉可能进入椎管,如退出螺钉或导针,有脑脊液溢出,说明已损伤硬膜或脊髓,在钉道填塞明胶海绵与骨蜡,同时重新调整进针角度。术后密切观察运动、感觉功能及括约肌功能。

2）神经根损伤:螺钉方向偏内或偏下易损伤神经根,必须调整椎弓根螺钉位置,并辅助药物治疗,必要时神经探查并修复。

3）椎弓根螺钉松动:严重骨质疏松,或椎弓根有破损,椎弓根螺钉难以固定,易产生松动。遇此情况,需要在椎弓根内植骨或注入骨水泥,强化椎弓根后再行螺钉固定。

4）导针损伤内脏或大血管:由于操作者只在正位像上操作,而又不做侧位像观察,导针穿破椎体前缘皮质损伤内脏或大血管。此时立刻停止手术,必要时开腹或开胸探查。

5）内固定断裂:术后过早负重活动,或其他原因可以导致内固定断裂。一旦出现,根据术后时间、复位及愈合情况决定是否取出内固定物。

（8）典型病例:患者男性,46岁,主诉"车祸致腰背部疼痛1小时入院"。体格检查:腰3棘突明显压痛,双下肢感觉肌力正常,膝反射(++),跟腱反射(++),病理征(-)。诊断:腰3椎体压缩性骨折(TLICS 5分)。完善检查后行腰3椎体压缩性骨折后路通道下减压椎间植骨经皮椎弓根螺钉内固定术(图3-5-17~图3-5-21)。

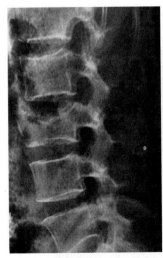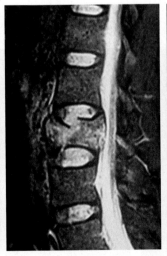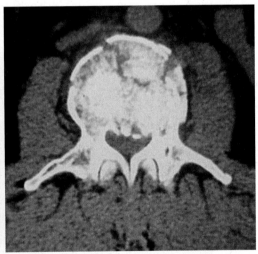

图3-5-17 腰3椎体压缩骨折

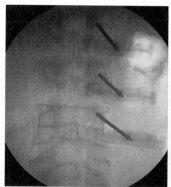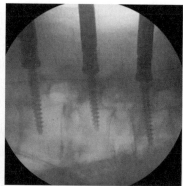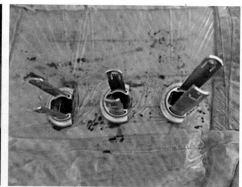

图 3-5-18　单侧经皮钉固定

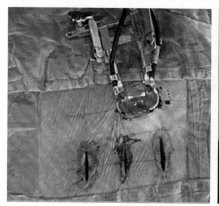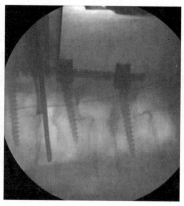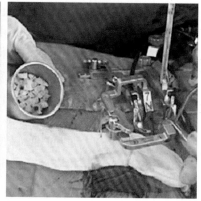

图 3-5-19　建立通道减压、椎间植骨

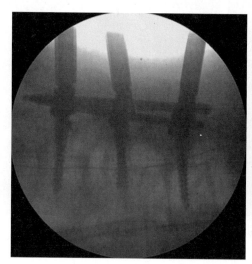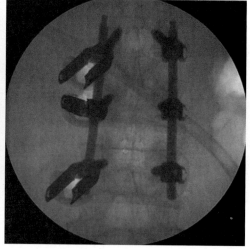

图 3-5-20　植骨完成后减压侧置钉

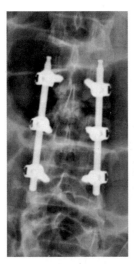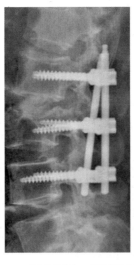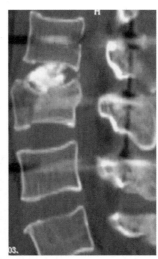

图 3-5-21 术后情况

（9）展望：21 世纪的微创外科具有令人鼓舞的前景，微创外科作为有创手术和无创手术发展的桥梁，将外科学带入一个全新的境界，现代外科的重要发展趋势是手术的有限化、微创化、精准化和智能化。微创经皮椎弓根内固定治疗胸腰椎骨折能显著减少手术创伤，大大减轻患者痛苦，较快增进患者康复。但该方法仍然有一定的局限性，如何在良好的复位固定效果前提下，做到有效的微创减压，充分的植骨提高微创下的植骨融合率，还有待做更多的探索和努力。

（钱济先）

2. 胸椎骨折 近年来，伴随着内固定器械的进步，新技术新材料的使用和现代影像技术的发展，胸腰椎骨折的治疗不断接受着治疗费用的增加和患者期望值提高的挑战，与传统治疗方法相比较，微创手术可以减少手术创伤、加快术后康复，使患者更快恢复原来工作。

传统开放手术治疗胸腰椎骨折的原则是建立在脊髓神经损伤程度、脊柱力学稳定性和连续性的基础上，对于脊柱力学稳定，排列连续性正常而无神经损伤的骨折，采取保守治疗；而对力学不稳定，或伴有神经损伤的患者，采用椎弓根螺钉复位治疗，必要时结合脊柱前路重建。大量文献证实，传统开放后路、前路手术并发症较多见，包括感染、出血、假关节形成、疼痛、椎旁肌失神经支配和萎缩，应用于脊柱退变性疾病治疗的微创技术同样可以用于脊柱损伤的治疗。Magerl 最早把治疗严重四肢骨折的外固定器应用于治疗脊柱骨折，开始使用经皮 Schanz 螺钉作为外固定支架治疗脊柱骨折，Dick 改进了 Magerl 的方法使用内固定器治疗脊柱骨折，大大改善了手术疗效和患者感受。但手术的显露过程中椎旁肌肉组织的损伤以及伴随的感染风险是开放手术的常见并发症。随着皮内置棒技术的出现，经皮椎弓根螺钉技术得到完善。术中已无需后正中皮肤长切口，取而代之的是旁正中小皮肤切口，通过肌间隙或肌纤维间隙进行椎弓根螺钉的放置和固定棒的植入，避免了后方椎旁肌及其止点的广泛剥离。后方管道技术的完善，使得微创条件下进行有限的骨折复位和脊髓神经减压成为可能，手术相关创伤大大减少，住院时间和术后康复时间均大大缩短。

（1）手术适应证与禁忌证：

1）适应证：AO 分型 B2 以内骨折，或 TLICS 评分 3～5 分骨折，继发椎管狭窄不超过 50%；无脊髓损伤症状者；无骨质疏松者。

A1、A2 型骨折，无神经压迫症状者，通过后路经皮螺钉的支撑复位作用，可达到椎体的骨性愈合。A3 型骨折，有些由于前柱完整性被破坏，载荷分享（load-sharing）评分>7 分，需要结合使用侧前路小切口或管道技术行椎体融合技术或椎体内球囊扩张成形技术，提供前柱支撑作用，避免后方内固定器械失败。B2 型骨折，累及前后柱的骨组织，通过后路螺钉加压内固定可以达到骨性愈合。

B1 型骨折,后柱损伤累及韧带软组织,无法愈合,需要结合后路微创椎板减压植骨融合技术提供稳定的固定。

2）禁忌证:严重的骨折脱位者;有脊髓损伤者;继发椎管狭窄超过 50% 者;严重心肺疾病及凝血功能障碍者,严重骨质疏松患者。

（2）手术操作:

1）后方管道技术:采用全身麻醉。患者俯卧于 Wlison 架上,腹部悬空。在前后位 X 线透视或导航引导下完成经皮椎弓根螺钉的置入(参见"腰椎骨折"相关内容)。在需要减压融合的节段,中线两侧 2.5～3cm 椎弓根投影处,切开皮肤约 3cm,依次插入扩张通道套管及扩张通道,侧位 X 线透视确认位置无误,剥离部分椎旁肌,暴露关节突关节,保留棘突及棘上韧带,用高速磨钻或骨刀去除部分关节突关节及椎弓根,由椎体的后外侧绕向硬膜囊的腹侧,尽可能避免对硬膜囊和神经根的牵拉,暴露椎体后缘骨折处,探查明确骨片位置后,使用 L 形打击器将突入椎管之骨块复位(图 3-5-22)。术中脊髓神经监护有助于提高手术的安全性。完成通道下神经减压和骨折复位后,进行椎弓根螺钉系统的固定。椎弓根螺钉的放置有两种方法可选,一是在扩大的管道中直视下放置椎弓根螺钉;二是先取出后方管道,经皮放置椎弓根螺钉。完成椎弓根螺钉放置后,经皮置入一侧固定棒。同样方法,行对侧减压及固定(图 3-5-23),在 X 线监视下,使用外撑开器撑开复位,并锁牢螺母。再次探查椎管是否减压彻底,并行椎间盘切除,用减压获得的局部自体骨用于椎体间植骨融合。彻底止血、冲洗伤口,逐层关闭伤口。

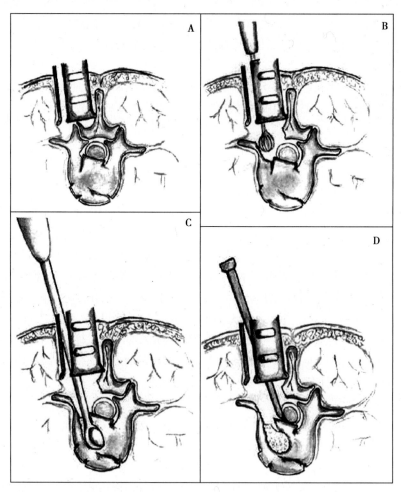

图 3-5-22　后路管道进行单侧减压
A. 插入管道;B. 去除一侧关节突关节;C. 切除突出的骨片底部;D. 切除或回复突出骨片

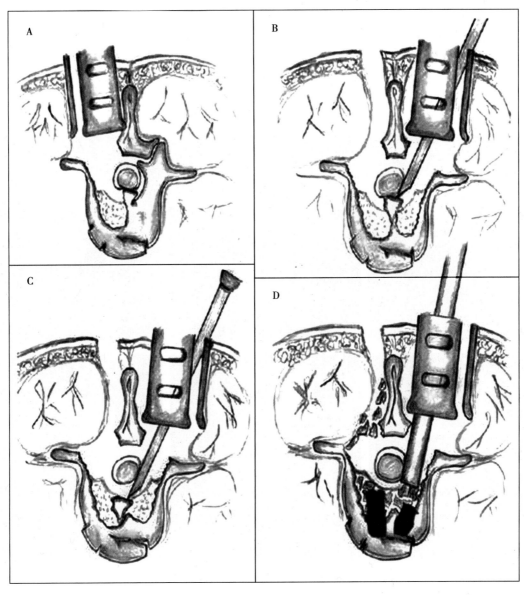

图 3-5-23　后路管道进行双侧减压

A. 单侧减压完成；B. 切除对侧突出的骨块；C. 塌陷复位骨块；D. 植骨融合

2）侧方管道技术（DLIF 或 XLIF 技术）：手术在全麻下进行。首先，患者俯卧于 Wlison 架上，腹部悬空。在前后位 X 线透视或导航引导下完成经皮椎弓根螺钉的置入（参见"腰椎骨折"相关内容）。然后，患者取右侧卧位，利用 C 型臂 X 线机透视确定拟减压节段椎体中心，并在对应的左侧胸腹壁皮肤上进行标记。根据开放手术的经验及文献报道，T_{11}、T_{12}、L_1 节段减压融合采用经胸腔入路，L_1、L_2 节段减压融合采用腹膜后入路。经胸腔入路者术中采用单肺通气技术，在进入胸腔之前夹闭一侧通气管使手术侧肺萎陷。于标记点处沿肋间隙作长约 4cm 斜形切口，切开胸膜进入胸腔。将导针沿胸壁向椎体侧方滑移并插入拟手术节段椎间隙。插入导针的过程中可同时利用剥离子向腹侧和尾侧推开膈肌以避免导针插入腹膜后间隙。C 型臂 X 线机透视确认位置后即可经导针插入可扩张管道，暴露伤椎及上下椎间盘，处理节段动脉，在管道内完成椎体和间盘切除。由于手术目的主要为提供椎间支撑而非矫形，因此术中无需切除对侧纤维环，同时应注意保持后方纤维环的完整性。选择钛网、人工椎体或者椎间融合器填充好自体或异体骨后置入椎体间（图 3-5-24）。于切口后方同肋间隙约腋后线水平另作切口插入普通伤口引流管，逐层缝合伤口后进行鼓肺，若提示有持续性漏气则将伤口引流管更换为胸腔引流管。否则留置普通伤口引流管直到 24 小时引流量小于 50ml。L_1、L_2椎间融合者采用腹膜后入路。在穿刺部位作一 3cm 左右的小切口,经此切口可伸入示指并分离出腹膜后间隙,再以此为指引经穿刺部位插入导针和工作套筒。椎体和椎间盘处理方法同上所述,此处腰大肌内有股神经组成支,应由椎体前缘向后剥离腰大肌,避免损伤股神经。一般认为,侧方管道技术的具体操作中必须进行神经功能主动检测,以减少或避免腰丛神经损伤。术毕于腹膜后置引流管一根,逐层缝合肌层及皮肤。

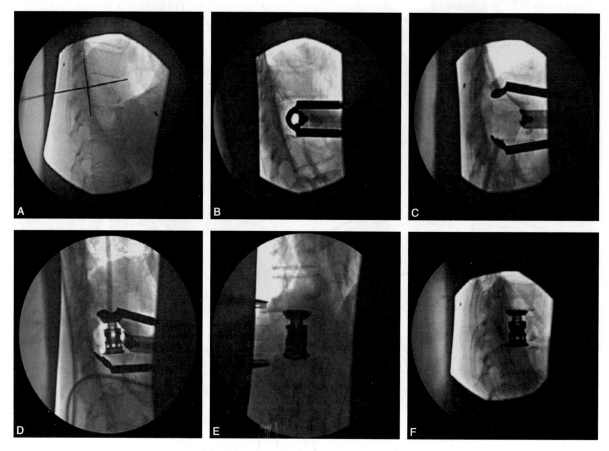

图 3-5-24 胸椎骨折侧方管道入路进行椎体切除减压

3）前侧方通道技术(OLIF 技术):近年来,有学者提出,在侧方通道的基础上作技术上的微调,经脊柱前侧方腰大肌前缘进入椎体或椎间隙,可以大大减少通道穿过腰大肌纤维时对腰丛神经的刺激和损伤,这一技术不需要额外的手术工具,也不强调神经监护的重要性,正在引起微创脊柱外科医师的关注与兴趣。

（3）术后处理:术后预防性应用抗生素,负压吸引管保留 24～48 小时后拔出,拔除引流管即可佩戴胸腰骶支具离床活动,支具佩戴至术后 3 个月。

（4）术后并发症及预防:

1）胸腔积液:侧前方入路损伤胸膜后未及时引流,易引起胸腔积液;完成减压融合手术后通过插管鼓肺,如果发现漏气,应放置胸腔闭式引流管,如果没有漏气,可放置一般引流管。

2）腰丛神经损伤:侧前方入路剥离椎体旁腰大肌时,可能会损伤到走行其中的腰丛神经。因此,经侧方通道手术应在神经监护下进行,避免腰丛神经的损伤。

其他见"腰椎骨折"。

（梁裕 张兴凯）

3. 颈椎骨折

（1）概述：成年人颈椎外伤常见原因为汽车事故、坠落伤及潜泳伤等，处理最常见的创伤原因外，一些相关疾病如颈椎骨关节病、颈椎转移瘤以及强直性脊柱炎等也会增加颈椎损伤发生的风险。严重的颈椎外伤可导致脊髓损伤甚至更严重的后果。传统的手术方法是前路减压、骨折复位、椎体切除重建等方法，甚至需要前后路联合手术。但存在手术创伤大，医源性稳定性破坏等缺点。应用可扩张通道系统在降低颈后部肌肉损伤，保留肌肉正常张力的前提下，可以进行椎管的减压，关节突切除解锁等目的。经皮椎弓根螺钉固定或经皮侧块螺钉固定技术的出现也大大减少了组织的损伤。但相对于胸腰椎经皮固定，颈椎需要更加精确，不但具备扎实的解剖知识及良好的开放手术技术经验，更需要一定的学习曲线才能完成。

（2）手术适应证与禁忌证：

1）适应证：$C_3 \sim C_7$ 椎板骨折，构成椎管内压迫需后路减压；颈椎骨折脱位合并小关节突交锁；颈椎骨折、畸形需要矫正重建后路固定。

2）禁忌证：椎动脉解剖结构变异；其他疾病不能耐受手术。

（3）手术操作：

1）术前准备：术前 X 线片、CT 片和 MRI 检查是必要的，可以了解骨折的类型、形态、椎弓根断面、横突孔等重要结构，MRI 了解脊髓损伤情况，确定减压范围等。颅骨牵引是控制颈椎和脊髓损伤进一步恶化及再度移位；恢复颈椎正常解剖位置的关键。

2）麻醉与体位：采用气管插管全身静脉复合麻醉。俯卧位，颅骨牵引保持颈部适当屈曲，利于后路扩张通道的建立，用长条胶布固定在牵引架上，注意眼镜勿受压。

3）手术步骤：①术前定位：用长穿刺针沿棘突旁穿刺至椎板，然后 C 型臂 X 线机透视侧位像，确定拟手术节段是否正确，然后体表定位画线；②常规术区皮肤消毒铺无菌单，安装固定杆及蛇形臂，沿颈部正中（皮肤标记水平）切开皮肤皮下，颈后部皮肤有一定程度可移动性，故正中切口可兼顾双侧通道建立；用手指钝性沿肌肉间隙探及颈后部侧块与椎板交界处，插入导针，逐级扩张管，安装可扩张通道，连接蛇形臂固定牢靠；③适当扩张后安装冷光源，电刀清除附着于骨表面的软组织，清晰显露术区（根据手术目的显露椎板或关节突），用骨刀或椎板咬骨钳切除关节突进行关节突解锁，或者行椎板切除，椎管减压，然后同法将通道置于对侧行解锁或减压；④根据具体情况行后路经皮螺钉固定，或者翻身行前路减压融合固定。

（4）术后处理：

1）严密观察生命体征变化。

2）观察神经症状变化。

3）观察创口局部有无血肿或血肿形成。

4）术后预防性应用抗生素一次，防止感染。

5）术后即可行四肢被动功能锻炼，3 天后佩戴支具下地行走。

6）对有脊髓损伤瘫痪的患者，应特别注意全身情况、翻身护理及膀胱、直肠功能护理，防止并发症。

（5）手术疗效与评价：应用颈椎后路可扩张通道治疗颈椎骨折，不仅损伤小，出血少，同样可以达到传统手术的减压、复位效果，相对于传统手术有明显的优越性。

（6）并发症与预防：颈椎后路可扩张通道主要为血肿形成，术后保持引流通畅即可预防；经皮侧块、椎弓根螺钉固定主要并发症为脊髓、神经根、椎动脉损伤。因此，对每个螺钉的方法均应根据每个椎体的 X 线和 CT 测量来决定进钉点和方向，才能减少并发症的发生。

（7）典型病例：患者男性，35 岁，主诉"高处坠落致四肢感觉运动功能消失 2 小时入院"，体格检查：颈部广泛压痛，肩部以下感觉消失，四肢肌力零级，膝反射（++），跟腱反射（-），病理征（-）。诊断：颈椎骨折脱位并四肢瘫。完善检查后行颈椎骨折脱位后路通道下关节突解锁复位，前路减压植骨融合内固定术（图 3-5-25 ～图 3-5-30）。

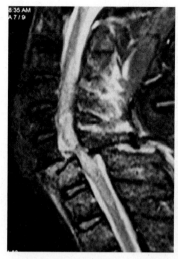
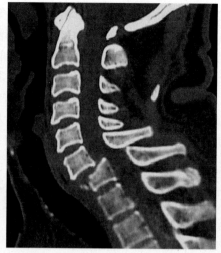
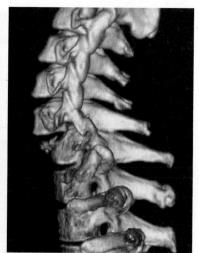

图 3-5-25　颈椎骨折脱位术前片,关节突绞锁

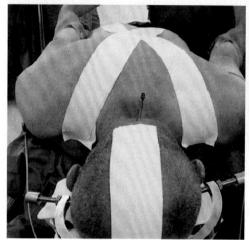
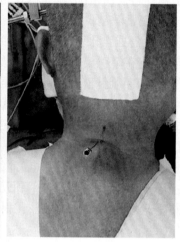
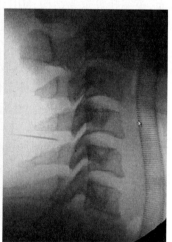

图 3-5-26　术中牵引下透视定位

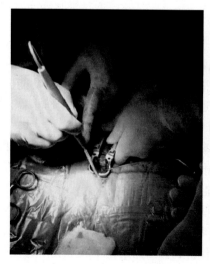
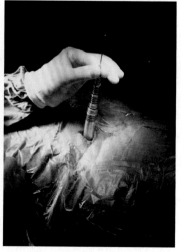

图 3-5-27　建立通道行关节突切除解锁复位

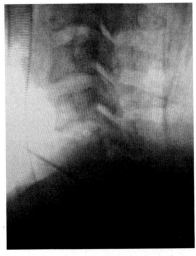
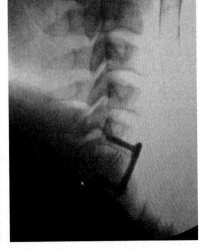
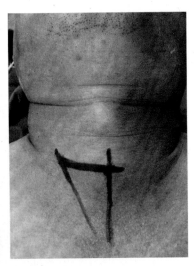

图 3-5-28　透视提示复位良好　　　　　　　图 3-5-29　翻身进行前路融合固定手术

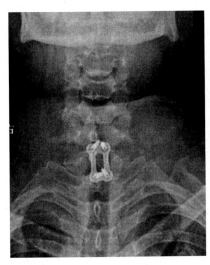
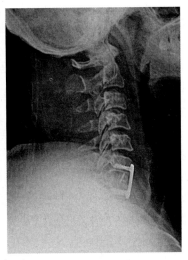

图 3-5-30　术后情况

（钱济先）

（二）成人脊柱侧弯

1. 概述　脊柱侧弯指脊柱偏离中线,冠状面 Cobb 角大于 10°的脊柱畸形。在骨骼成熟之前主要有青少年特发性脊柱侧弯以及先天性脊柱侧弯等。在骨骼成熟之后,主要是成人脊柱侧弯、病理性侧弯及医源性因素造成的继发性脊柱侧弯。青少年脊柱尚未发育成熟及脊柱相对较为柔软,目前,青少年及儿童脊柱侧弯已经形成了一整套以椎弓根螺钉系统三维矫形的治疗理论体系,在本节不再赘述。病理性侧弯及医源性因素造成的继发性脊柱侧弯,以治疗原发病为主,也不再本节讨论。本节主要讨论成人退行性脊柱侧弯的微创治疗。

2. 流行病学　Vanderpool 研究发现在平均年龄 61.4 岁的健康成人中,有 6% 脊柱侧弯超过 7°,而在平均年龄 69.8 岁的骨质疏松患者中有 36% 出现症状性侧弯。Schwab 等对伴有腰部不适症状的老年患者的站立位 X 线片研究后发现,超过 15% 的患者出现腰椎侧弯,且随着年龄增长发病率逐年增加。Weinstein 对成人退行性脊柱侧弯（adult degenerative scoliosis, ADS）随访 40 年发现,胸段侧弯

Cobb 角>50°者,40 年内平均增加 30°,进展最快,而胸腰段侧弯则平均增加了 22°。Trammell 认为,ADS 表现为右侧弯较左侧弯进展更快,为其 2 倍。有研究表明,在腰椎侧弯中,若 L_5 在髂嵴连线的上方,侧弯顶椎旋转超过 2°,侧弯会发展加重,腰椎或胸腰段侧弯平衡失代偿者也会明显加重。如果顶椎位于 L_{2-3} 或 L_{3-4} 且椎体伴有 3°旋转者,预后更差。手术治疗是终止脊柱畸形进展、恢复脊柱平衡的有效手段。

尽管 ADS 的发病原因尚不完全清楚,但是,目前主流的观点认为:脊柱退变是促发 ADS 的主要因素。Grubb 认为,不对称的脊柱退行性变,包括椎间盘、椎体楔形变、关节突关节炎等在 ADS 发病中发挥重要作用。Sapkas 对无脊柱侧弯的成人最长随访 30 年,证实了脊柱退行性改变可以导致 ADS。Kobayashi 发现单侧骨赘>5mm、单侧椎间盘高度减低>20% 是导致 ADS 的高危因素。

3. 脊柱平衡指标的描述

(1) 冠状面:

1) Cobb 角:头侧端椎上缘与尾侧端椎下缘连线的夹角。

2) 骶骨中心垂线(center sacral vertical line,CSVL):通过骶 1 椎体上终板中心的垂线。

3) 颈 7 铅垂线(C_7 plumb-line,C_7PL):通过颈 7 椎体中心的垂线。

4) 端椎(end of the vertebral,EV):脊柱侧弯各弯曲中最头端及最尾端的椎体,是弯曲两端倾斜度最大的椎体。

5) 顶椎(apex of the vertebral,AV):脊柱侧弯各弯曲中偏离骶骨中心垂线最远的椎体或椎间隙。

6) 中间椎(intermediate vertebral,IV):顶椎与端椎之间的椎体。

7) 中立椎(neutral vertebral,NV):全脊柱站立位正位像上,无旋转且保持中立的椎体,常是主弯以下最靠近头侧的双侧椎弓根对称的椎体。

8) 稳定椎(stable vertebrae,SV):骨盆水平后,端椎下最靠近头侧被 CSVL 通过并平分的椎体,若椎间隙被平分,则其远端的邻椎为稳定椎。

(2) 矢状面:

1) 骨盆指数(pelvic incidence,PI):指骶骨平台中点与双侧股骨头中点的连线与骶骨平台的垂线所构成的角。骨骼发育成熟后,骨盆指数(PI)是一个常数,与脊柱矢状位曲线密切相关,且不受姿势的影响,可重复性及可靠性均较高,是描述脊柱矢状位平衡状态的重要指标。

2) 骨盆倾斜度(pelvic tilt,PT):指骶骨平台中点与双侧股骨头中点的连线与铅垂线间的夹角。其代表骨盆的空间朝向,是描述脊柱矢状位平衡状态时的重要的可变参数之一,当脊柱屈曲时,骨盆前倾,PT 减小,身体的重心移向股骨头的前方,反之亦然。

3) 骶骨斜坡(sacral slope,SS):指为骶骨平台与水平线间的夹角。其与腰椎前凸关系密切,腰椎前凸增大,SS 值增大。

4) 骨盆指数(PI)、骨盆倾斜度(PT)及骶骨斜坡(SS)之间的关系见图 3-5-31,为 PI=PT+SS。

5) 腰椎前凸(lumbar lordosis,LL):指骶骨斜坡平面与腰 1 上终板平面之间的夹角,用以表示腰椎前凸的程度。经过股骨头中心垂线 VRL,水平线 HRL。

6) 矢状面垂线(sagittal vertical axis,SVA)或颈 7 铅垂线(C_7PL):指自颈 7 椎体的中心作铅垂线,正常时,应当落在骶 1 上终板的后上缘。通常用 S_1 后上角到 C_7PL 的距离描述脊柱矢状面的平衡状态,其是评估矢状位平衡、稳定的可靠指标。C_7PL 与 S_1 椎体后上角的距离小于 2.5cm 定义为影像学的平衡状态。C_7PL 落在 S_1 椎体后上角的前方为正代偿,若 C_7PL 落在 S_1 的后方为负代偿。但是,Frank 等推荐 C_7PL 与 S_1 椎体后上角的距离大于 5cm 作为脊柱矢状位失衡的标准(图 3-5-32)。

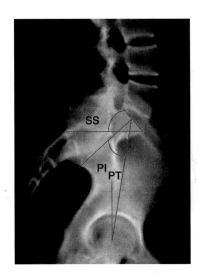

图 3-5-31　骨盆指数(pelvic incidence，PI)、骨盆倾斜度(pelvic tilt，PT)、骶骨斜坡(sacral slope，SS)之间的关系为 PI = PT+SS

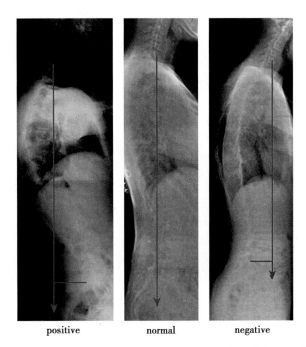

positive　　　　normal　　　　negative

图 3-5-32　通过 C_7PL 与 S_1 椎体后上角的距离评估脊柱矢状位平衡状态

7）脊柱倾斜度(spinal tilt，ST)：指 C_7 中心与骶骨平台中点连线与前水平线的夹角，ST>90°说明 C_7 铅垂线落于骶骨后方，Mac-Thiong 测量健康成人正常状态下 ST 约为 91°。

8）脊柱骶骨角(spino-sacral angle，SSA)：指 C_7 中心与骶骨平台平面的夹角，常用于提示腰椎前凸的程度(图 3-5-33)，脊柱骶骨角(SSA)、脊柱倾斜度(ST)及骶骨斜坡(SS)之间的关系，为 SSA = ST+ SS。因骶骨斜坡(SS)与腰椎前凸呈明显正相关，故脊柱骶骨角(SSA)也与腰椎前凸呈明显正相关，可以用于评估术后矫形的效果。

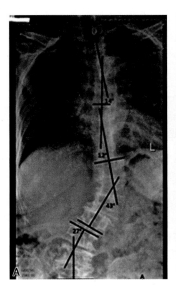
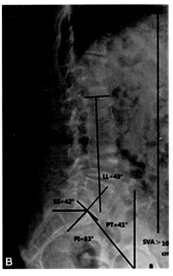
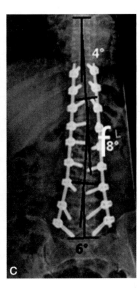

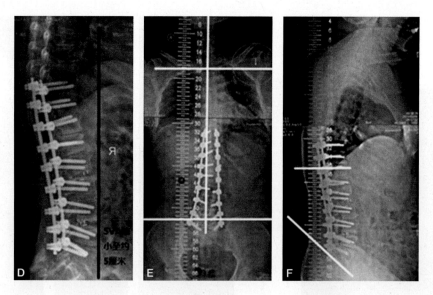

图 3-5-33

A、B. 患者女 58 岁术前 Cobb 角 43 度；C、D. 术后 Cobb 角 8 度。E、F. 术后 1 年随访，Cobb 角度维持了原先术后的角度

Mac-Thiong 定义 C_7 中心与双侧股骨头连线的中点与前水平线的夹角为脊柱骨盆倾斜度（spinopelvic tilt，SPT），意义与脊柱骶骨角（SSA）相似。

4. 成人脊柱侧弯的分型　不同于青少年特发性脊柱侧弯，成人脊柱侧弯较为僵硬，椎间隙退变及椎体边缘的骨质增生明显，顶椎的位置、脊柱的代偿等均有明显的区别。因此，使用 KING 或 LENKE 分型没有明显的指导意义。

2001 年，Simmons 根据椎体的旋转程度将成人脊柱侧弯分为 2 型，Ⅰ 型很少伴有椎体的旋转或程度很轻，治疗时仅需要短节段固定；Ⅱ 型伴有椎体的明显旋转，治疗时需要进行长节段的固定并纠正椎体旋转。

2005 年，Schwab 和 Aebi 分别提出了成人脊柱侧弯的分型方法。Aebi 将成人脊柱侧弯分为 3 型，其中，Ⅰ 型为成人退行性脊柱侧弯，Ⅱ 型为特发性脊柱侧弯成人后继续进展的类型，Ⅲ 型为继发性成人脊柱侧弯，其再被细分为 2 个亚型，Ⅲa 型为神经肌肉疾病或骨盆外疾病不平衡而造成的继发性脊柱侧弯，如双下肢不等长造成骨盆倾斜而导致的脊柱侧弯等；Ⅲb 型为代谢性疾病继发的脊柱侧弯，如骨质疏松引发的脊柱侧弯（表 3-5-1）。

表 3-5-1　Aebi 分型

分型	侧弯特点	病因	脊柱内症状	脊柱外症状
Ⅰ	原发性退行性侧弯（Denovo 病）	椎间盘及关节突的不平衡退变	+	
Ⅱ	青少年特发性脊柱侧弯继续进展	机械性或骨性因素导致的脊柱退变引起儿童或青少年侧弯继续进展	+	?
Ⅲa	继发性成人脊柱侧弯	神经肌肉疾病 先天性因素 双下肢不等长导致骨盆倾斜 继发于髋关节病变的脊柱改变 腰骶移行椎的解剖变异	+	+
Ⅲb	继发于骨病的成人侧弯	骨质疏松等	+	+

2007 年,Ploumis 在 Simmons 分型的基础上,将矢状面的平衡融入成人脊柱侧弯的分型中,将成人脊柱侧弯分为 3 型:Ⅰ型:无或轻度椎体旋转;Ⅱ型:旋转性椎体滑脱伴节段性旋转移位;Ⅲ型:旋转性滑脱、冠状位顶椎移位>4cm、矢状位失平衡>2cm,其中,Ⅲ型根据患者症状进一步被分为 3 个亚型:ⅢA 腰背痛无肢体放射、ⅢB 腰背痛伴源于腰骶代偿性侧弯的坐骨神经痛、ⅢC 腰背痛联合源于主弯的股部疼痛(表 3-5-2)。

表 3-5-2 Ploumis 分型

Ⅰ型	轻度或没有椎体旋转
Ⅱ型	旋转、滑脱(节段间的旋转或平移)
Ⅲ型	旋转、滑脱伴有冠状位结构性改变(脊柱偏离 C_7 铅垂线大于 4cm)或矢状面正失衡(C_7 铅垂线与骶骨前角的间距大于 2cm)
A	腰背痛不伴有根性症状
B	腰骶弯引发的坐骨神经痛伴或不伴有背痛
C	主弯引起的股前疼痛伴或不伴有背痛

2012 年,脊柱侧弯研究会(Scoliosis Research Society,SRS)根据冠状面侧弯的类型、矢状面失衡的程度等,由 Schwab 等重新制定了新型的成人脊柱侧弯分型系统,即 SRS-Schwab 分型。在冠状面上分为 4 型:T:胸弯为主,腰弯小于 30°;L:胸腰弯或腰弯为主,胸弯小于 30°;D:双主弯,胸弯及胸腰弯或腰弯均大于 30°;N:无主要冠状面畸形,冠状面所有弯曲均小于 30°。在矢状面上从 3 个方面描述:PI 减去 LL 的角度(PI-LL)、矢状面失平衡状态(SVA)及骨盆倾斜度(PT)。首先,PI-LL 一般小于 10°,将其设定为"0";若 PI-LL 在 10°~20°之间,将其设定为"+";若 PI-LL 大于 20°将其设定为"++"。其次,骶骨后上角到 C_7PL 的距离若小于 40mm,设为"0";若其在 40~95mm 之间,设为"+";若其大于 95mm,设为"++"。第三,PT 是评估脊柱矢状面畸形的关键参数,也可作为指导手术的关键指标之一,因为在矢状面失平衡状态(SVA)相似的情况下,PT 较大者,骨盆后倾明显,术后具有更大的失效风险,因此,需要更多的术后矫形或截骨治疗,以降低手术固定失效的风险。当 PT 小于 20°时,设定其为"0";当 PT 在 20°~30°之间时,设定其为"+";当 PT 大于 30°时,设定其为"++"(表 3-5-3)。

对一例成人脊柱畸形的描述应该包括"冠状面分型;PI-LL,SVA,PT",例如:"L;0,+,+"。

表 3-5-3 SRS-Schwab 分型

冠状面侧弯的类型	矢状面畸形		
T:胸弯为主 腰弯小于 30°	PI-LL		
	0:<10° +:10~20° ++:>20°		
L:胸腰弯或腰弯为主 胸弯小于 30°	矢状面失平衡状态(SVA)		
	0:<40mm +:40~95mm ++:>95mm		
D:双主弯 胸弯及胸腰弯或腰弯均大于 30°	骨盆倾斜度(PT)		
N:无主要冠状面畸形 冠状面所有弯曲均小于 30°	0:<20° +:20~30° ++:>30°		

5. 成人脊柱侧弯治疗的原则　2010 年,Silva 和 Lenke 根据患者症状特点及严重程度,从神经根性症状、腰背痛、脊柱前缘骨赘、椎体滑脱(矢状位和冠状位)、冠状位 Cobb 角、腰椎后凸、矢状面失衡 7 个方面将成人脊柱侧弯分为包括非手术治疗在内的 7 个等级,并对不同等级的成人脊柱侧弯给予了相应的治疗建议(表 3-5-4)。

表 3-5-4　Lenke-Silva 成人脊柱侧弯分级

症状	非手术治疗	Ⅰ级	Ⅱ级	Ⅲ级	Ⅳ级	Ⅴ级	Ⅵ级
根性症状	轻微	+	+	+	+	+	+
背痛	轻微	轻微	+/−	+	+	+	+
前方骨赘	+	+					
滑脱	−	−	−	+	+	+	+
冠状位 Cobb 角<30°	−	−	−	+	+	+	+
腰椎后凸	−	−	−	−	+	+	+
矢状面失衡	−	−	−	−	−	+(弹性)	+(僵硬/融合)

对于冠状面 Cobb 角小于30°,仅有轻微神经根性症状或背痛的患者,建议给予非手术治疗。对于需要进行手术治疗的患者根据临床表现分为 6 级。其中,冠状面 Cobb 角小于30°者为Ⅰ、Ⅱ级,如果存在明显神经根性疼痛,但无严重背痛,定为Ⅰ级,治疗上仅需要进行症状节段后路减压,无需进行固定、融合;如果既存在神经根性疼痛,也存在顽固性背痛,则定为Ⅱ级,治疗上建议进行症状节段减压,并行短节段或单节段后路固定、融合。冠状面 Cobb 角大于30°,但脊柱矢状面无明显失衡者,为Ⅲ、Ⅳ级。如果无明显腰椎后凸,则定义为Ⅲ级,治疗上建议对症状节段减压,并矫正腰段侧弯,并行侧弯矫形部分短节段后路固定融合。如果存在明显腰椎后凸,则被定义为Ⅳ级,治疗上除进行症状节段减压、腰弯矫形外,还需要进行前后方的固定融合,以矫正腰椎后凸畸形。冠状面 Cobb 角大于30°,同时,脊柱矢状面存在明显失衡者,为Ⅴ、Ⅵ级。如果矢状面失衡可以通过体位得到矫正,为弹性失衡,则被定义为Ⅴ级,治疗上除症状节段减压外,考虑包括胸椎在内的广泛的融合固定,以矫正脊柱矢状面失衡。如果脊柱矢状面失衡不能被体位所矫正,为僵硬性失衡或节段性自发融合,在上述治疗的基础上,还需要加特定畸形节段的截骨等治疗。

对成人腰椎侧弯的手术治疗是临床中较为复杂的问题,固定节段的选择、软组织的松解、脊柱畸形的矫正及矫正程度、如何恢复脊柱矢状位及冠状位的平衡等,需要综合诸多条件加以考虑,在学术界也没有形成较为统一的认识。Lenke 与 Silva 提出了上述的治疗建议中,将患者的 7 个主要症状与表现作为需要加以解决的主要问题,尤其强调了矢状位平衡、腰椎前凸的恢复及椎体滑移及不稳定的解决,具有一定的先进性。

一般认为,长节段的固定,有利于矫正脊柱的矢状位失衡、分散应力,防止固定失效,对治疗成人脊柱侧弯更为有利。但是,长节段固定治疗,势必增加手术的创伤、增长手术时间、更多的手术失血等,尤其对于高龄患者,增加了手术风险,有其固有的局限性。Silva 与 Lenke 通过将手术患者分级,将其予以区分,并根据分级提出固定节段的建议,具有较高的合理性。

成人脊柱侧弯具有两个明显的特点:①高龄:患者发病时,往往年龄较大,同时合并内科疾病的几率较高,且骨质往往疏松;②僵硬:不同于 AIS,脊柱退变引发广泛的骨质增生及韧带骨化,椎间隙高度下降,导致脊柱周围韧带挛缩、僵硬,部分节段可能出现自发融合,这些均使成人脊柱侧弯僵硬,而难以矫正。

充分的软组织松解是治疗成人脊柱侧弯,矫正畸形的关键之一。脊柱周围软组织的退变、挛缩是三维的,而且脊柱退变的始发部位是椎间盘,前方椎间盘及其周围的退变、挛缩更加明显,因此,脊柱前方的松解至关重要。通常的方法有:后路的椎间融合,如 TLIF、PLIF;前路的 ALIF;侧路的 DLIF 等。

必要时,需要进行脊柱节段的截骨,以达到充分松解的目的。

因此,成人脊柱侧弯的治疗,除考虑一般原则外,尚且需要考虑诸如年龄、基础疾病、骨质疏松、手术习惯及术者的技术熟练程度与技术储备等诸多因素,加以权衡。

6. 微创技术的进展及在成人脊柱侧弯中的应用

(1) 微创技术种类:随着外科手术技术的不断进步和手术器械的更新,微创脊柱外科技术近年来取得飞速发展。经皮椎弓根钉固定技术、通道下或经多裂肌间隙的 MIS-T/PLIF 技术、X/DLIF 技术、Axia LIF 技术等已经基本成熟并广泛应用于临床,为处理复杂的脊柱外科疾病提供了诸多选择的手段。

1) 经皮椎弓根钉固定技术:经皮椎弓根置钉技术是在影像监视设备辅助下,直接经皮穿刺椎弓根通道,并置椎弓根螺钉的技术。自 1984 年,Magerl 首先报道以来,已经发展成为一种成熟的微创脊柱外科技术。目前,主要有 2 种较为流行的安全置钉方法。经皮穿刺椎弓根置钉法和靶心导向置钉法。具有不剥离骶棘肌,最大程度保护腰背肌肉功能,创伤小,并避免侵犯邻近小关节,减小邻椎病的发生率。适用于影像透视清晰、无严重椎弓根结构变异者。对于严重骨质疏松致影像透视不清晰者、伴有严重侧弯或后凸以致椎弓根发生严重结构性变异者慎用。

2) MIS-T/PLIF 技术:MIS-T/PLIF 是伴随腰椎融合技术逐渐发展起来的微创腰椎融合技术,经过 30 余年的发展和完善,逐渐被广泛接受。其主要方式有通道辅助及经脊旁肌间隙进行的腰椎融合手术。通道技术是 Foley 和 Smith 在 1997 年提出管状牵开技术,解决了脊柱后路的微创入路问题后,2002 年,Khoo 报道微创经腰椎后路椎间融合技术(MIS-PLIF),2003 年,Foley 报道了微创经椎间孔入路腰椎椎间融合(MIS-TLIF)技术。经脊旁肌间隙微创腰椎融合技术是 Wiltse 于 1968 年提出经椎旁肌间隙入路(Wiltse approach/Paraspinal approach),采用经最长肌与多裂肌间的肌间隙做为手术入路,保留椎旁肌肉的起止点,直达关节突,最大程度保留脊旁肌肉的完整性,逐渐被多数脊柱外科医师所接受。微创腰椎椎间融合技术明显减少了腰椎后路常规手术对椎旁肌的牵拉和剥离。

3) X/DLIF 技术:X/DLIF 是自 20 世纪 90 年代逐渐发展起来的依靠通道穿经腰大肌进行椎间盘切除、椎间隙减压、融合的技术。因其不经腹腔、不游离腹腔血管、不干扰椎管结构、微创及并发症少等优点而在国外广泛流行,国内一些大的骨科中心亦陆续开展。适用于无明显下肢放射痛的顽固下腰痛患者、经保守治疗 6 个月以上无效、腰椎管狭窄、轻度腰椎滑脱、伴或不伴椎体轻度旋转的成人腰椎侧弯、腰椎不稳等。对于退行性脊柱侧弯的微创前路松解尤为适用。而由于其单独使用时采用的是间接减压的理念,因此,对于存在明显椎管狭窄以及根性下肢痛而需要椎管减压、神经根松解者,中重度腰椎滑脱、伴明显椎体旋转或后凸畸形的腰椎侧弯、严重椎管狭窄或伴有骨性狭窄需要椎管减压者等慎用。但是,联合使用可以进行直接椎管减压的 MIS-T/PLIF 技术,其适应证明显扩大。

4) Axia LIF 技术:Axia LIF 技术是在尾骨尖旁开一个约 4mm 切口,紧贴骶骨壁,经骶前直肠后间隙,在透视引导下于骶 1、2 水平轴向钻孔,进入 L_5/S_1 间隙及 $L_{4,5}$ 间隙,并经此通道切除 L_5/S_1 及 $L_{4,5}$ 椎间盘、椎间植骨融合及轴向内固定。2004 年,被 Cragg 等报道以来,逐渐成为脊柱微创领域的重要技术之一。这一术式从骶前间隙到达腰骶部,避免暴露脊柱前方、后方及侧方的结构,不损伤后方肌肉、韧带及脊椎后部结构,也不需进入腹腔或牵拉血管、内脏器官,可同时辅以后路经皮椎弓根螺钉或关节突螺钉固定,既可以单独使用,也可以和其他的微创及开放手术联合使用,是一种安全有效的方法,尤其适用于 L_5/S_1 节段。

微创手术可以对神经根和椎管进行有效减压,在成人腰椎侧弯的治疗方面拥有独特的优势。多种微创技术联合应用,能够有效避免单独技术应用的局限性,降低了手术创伤,扩大了适应证。Anand 等的研究结果显示,直接外侧入路椎间融合术(direct lateral interbody fusion,AxiaLIF)、经皮椎弓根钉置钉术、经皮前路腰骶椎轴向椎间融合术(axial lumbar interbody fusion,ALIF)等微创技术治疗腰椎退行性侧弯效果良好,与开放矫形手术比较,微创技术出血量更少,可获得更为优良的多维矫形率。

(2) 原理与优缺点:影响成人腰椎侧弯矫形效果的原因主要包括:侧弯僵硬使得矫形时承受较大

的阻力,矫形后亦存在较大的回弹应力;中老年患者多合并骨质疏松,椎弓根钉的把持力较弱,容易出现螺钉松动、骨道切割;成人腰椎侧弯由于长期的退变、增生,常存在明显的椎管狭窄,部分患者合并神经根受压,从而需要进行直接的椎管减压及神经根松解。

鉴于以上原因,解决问题的关键在于:建立牢固而稳定的脊柱支撑,从而抵消回弹应力造成的钉道切割;尽量保护腰背部的神经、肌肉,保留多裂肌的神经支配,以维持术后脊柱的冠状位平衡,并抵消僵背反应;选择性对症状神经根的充分松解,治愈患者的神经痛。

为了提高微创手术矫形的效果,可以采取以下方法:增加脊柱的固定节段,分担脊柱的矫形阻力及回弹应力;前后入路联合手术,前路松解椎间盘,平衡椎间隙,后路矫形固定;充分的软组织及骨性组织的松解,降低侧弯的僵硬程度,减小矫形阻力及矫形后脊柱的回弹应力,从而消除螺钉松动及骨道切割,增加椎弓根钉的稳定性;充分的椎管减压,松解症状神经根,抬高椎间隙高度,增加椎管容积及椎间孔面积。同时亦须兼顾背根神经对多裂肌的支配,避免对其损伤,抵消术后出现"僵背"。

相对于传统手术技术而言,微创技术具有创伤小、恢复快、安全性高的明显优势。但是,也带来了其针对性强的特点,各种微创技术往往适应证较窄。而腰椎退行性疾病往往是多种疾病混合的结果,退行性侧弯就是较为典型的这类疾病。侧弯的脊柱造成结构力学的失稳,常常造成椎体间侧向或矢状位的滑移,椎间盘退变膨突、骨质增生等填塞椎管、椎间孔,造成神经受压,腰椎小关节退变性骨关节病变引发腰痛等,故其临床表现多种多样。针对患者不同的诊治诉求,需要进行全面而兼具针对性的治疗。单一的微创外科技术常难以达到有效的治疗,从而限制了微创技术的发展。联合多种微创技术,针对患者存在的不同病变,有针对性地选择不同的微创外科技术联合应用,在将创伤降低到最小限度的同时,充分解决了患者存在的病变,最大限度避免了单一技术甚至传统技术治疗的盲区,从而提高疗效。

经皮椎弓根钉技术可避免骶棘肌剥离,有效减轻或避免脊神经背支的损伤,保护多裂肌功能;DLIF 技术自侧方微小切口进入,通道下达到目标椎间隙的充分松解及植骨融合,加大的椎间融合器更加有力地提供了椎间隙冠状面的平衡及稳定支撑,可有效消除侧弯的回弹应力,抬高椎间隙高度,增加椎管容积及椎间孔面积。MIS-P/TLIF 技术通过小切口、通道或多裂肌最长肌间隙通路,以最小的创伤,达到有效的椎管及神经根减压、椎间隙融合等。

多种微创脊柱外科技术联合应用治疗成人腰椎侧弯具有常规手术或单一微创手术无法比拟的优势,主要表现为以下几个方面:①静态矫形:DLIF 技术采用侧卧位手术,凸侧位于下方,髂肋间垫软沙袋,通过手术床降低头、足,允许患者极度侧屈腰椎;通过体位改变,尽量减轻或消除脊柱侧弯,并在静态条件下达到脊柱侧弯的松解、矫形;避免了常规置钉后通过旋棒、去旋转及平移技术,造成的椎弓根钉对钉道的过度及不均匀切割;防止骨质疏松患者出现拔钉、松动或椎弓根钉切入椎管内;②多方位松解及有限后路减压:DLIF 技术可以充分进行前路椎间隙松解,透视下可以安全的松解椎体对侧边缘、前缘及后缘,松解范围大,加大的椎间融合器有效提高了椎间隙高度及支撑面积,使椎间隙两侧平衡、稳定性好,抵消了侧弯的回弹应力,并极大减轻了后路椎弓根钉的矫形应力;MIS-P/TLIF 技术作为后路软组织松解的补充手段,通过凸侧关节突截骨及凹侧软组织松解,进一步减轻脊柱的僵硬程度,减小脊柱的回弹应力,保证椎弓根钉的进一步矫形效果;由于多裂肌受到脊神经背支多节段的重叠支配,故应当避免后路连续多节段减压,而采用选择性有限减压以尽量保留多裂肌的神经支配;③无应力固定:DLIF 使用的椎间融合器恢复了椎间隙的高度,扩大了支撑面积,在矫正体位下承担了脊柱轴线主要压力;良好的软组织松解明显降低了脊柱僵硬程度,亦极大地降低了侧弯的回弹应力;DLIF 术后腰椎侧弯往往已经得到满意矫正,并维持稳定;MIS-P/TLIF 对于 DLIF 未能满意矫形的重度僵硬性侧弯,在顶椎位置给予选择性截骨及松解,进一步降低脊柱的僵硬度,脊柱的柔韧性明显增加;经 DLIF 及 MIS-P/TLIF 技术可消除脊柱的侧弯回弹应力,在无应力或极低应力条件下,保持椎弓根钉置入后的最大固定强度;虽然 DLIF 融合器能够抵抗脊柱轴向绝大部分压力,但是无法抵抗运动状态下具有分离趋向的张力,而经皮椎弓根钉能够有效抵抗该张力,并辅助抵抗轴向压力,对脊柱的稳定起着主要作用;④间接及直接的神经减压:由于凹侧小关节挤压造成骨关节炎、骨质增生,引发神经根管及椎管狭窄,挤压及骨质增生引起椎间孔狭窄,因此临床症状往往出现在凹侧;但凸侧神经根被椎体顶压,亦可出现根性疼痛,椎体的旋转加重了神经根的张力,Oliveira 等研究发现,DLIF 术后椎间隙高度增加41.9%、椎间孔高度增加 13.5%、椎间孔面积增加 24.7%,中央管直径增加 33.1%,间接减压效果明显;对于存在明显的根性神经痛者,往往需要进行直接的神经根松解,MIS-P/TLIF 在微小创伤下,能够充分松解症状神经根,从而保证了术后的良好疗效;⑤组织创伤轻:联合多种微创手段治疗腰椎退行性侧弯,主要依靠 DLIF 进行前方支撑、融合,后路仅根据需要进行有限的截骨及软组织松解,可避免常规后路手术进行连续多节段后路椎间融合;对后方结构的干扰小,保留了后方张力带的功能,并为翻修手术留有充足的余地;截骨量小、软组织损伤轻,并尽可能保留了多裂肌的活性和神经支配,避免了僵背综合征。

（3）手术适应证与禁忌证:

1）适应证:侧弯进行性进展、患者存在顽固性轴性腰痛、存在顽固性下肢放射痛或间歇性跛行明显需要行椎管减压治疗者、脊柱畸形严重。

2）禁忌证:存在严重心肺功能衰竭、侧弯及旋转严重或侧弯僵硬,不进行脊柱截骨难以进行矫形的重度脊柱侧弯、已进行过脊柱矫形手术的青少年特发性脊柱侧弯,成人后脊柱畸形进展、合并严重骨质疏松等代谢性疾病者、继发于其他神经肌肉疾病或脊柱外疾病的脊柱侧弯,如先天性髋关节脱位等。

（4）手术操作:

1）术前准备:站立位脊柱全长正侧位 X 线片、仰卧位及站立位左右弯曲像（Bending 像）、悬吊牵引像（Traction 像）,其他方法还有支点弯曲像（Fulcrum 像）和 Stagnara 像等,以明确侧弯的程度、脊柱的柔韧性、椎体旋转等情况,评估、预计脊柱的矫形程度。CT 及 MRI 作为常规检查。必要时,进行椎管造影检查。术中准备神经监护仪。骨密度的测定及评估较为重要,以防止术中螺钉松动、拔出。

2）麻醉与体位:全身麻醉,需要神经监护仪。局部麻醉能够使患者在清醒状态下手术,术中主动反馈神经功能,防止神经损伤。DLIF 采用侧卧位,以主弯顶点为中心,通过体位垫及手术床,调整脊柱曲度,并通过 C 型臂 X 线机透视,达到预计矫形程度;经皮椎弓根置钉、MIS-P/TLIF 采用俯卧位,全身麻醉。

3）手术步骤:①切口:DLIF 切口根据目标椎间隙在腋中线上的投影,纵行切开皮肤 2~3cm,经皮椎弓根置钉、MIS-P/TLIF 术行 C 型臂 X 线机透视确定目标椎弓根投影,标记并纵行切开 1~3cm;②患者取侧卧位,于侧弯突侧肋下垫一软枕,应用体位垫摆好体位,根据目标椎间隙在腋中线上的投影,纵行切开皮肤,顺肌纤维分离腹肌,术者示指紧贴腹内斜肌肌膜;向腹侧钝性推开腹膜外脂肪,触压在腰大肌腹侧方,于"安全区"置穿刺针至目标椎间隙,逐级套筒,钝性分离腰大肌,透视下于工作通道内松解椎间隙。处理终板,准备植骨床,试模测试椎间的高度、融合器的长度,安置 DLIF 前路融合器;③经皮椎弓根置钉:改为俯卧位,透视前后位片,并确保棘突位于椎弓根连线中点,以消除椎体旋转;经皮置入椎弓根穿刺针,使其停靠在横突中线与小关节的交点上,在 C 型臂 X 线机影像监视下,变换前后位及侧位透视,将椎弓根穿刺针置入椎弓根通道内;在到达椎体之前,确保椎弓根穿刺针针尖勿超过椎弓根内缘线;当椎弓根穿刺针达到椎体后继续进深至椎体的 1/4~1/2;拔出穿刺针的针芯插入导丝,并拔出穿刺针;注意防止导丝被一同拔出,适当扩大皮肤切口,并扩张骶棘肌间隙,经导丝进行攻丝,沿着导丝置入空心椎弓根螺钉,C 型臂 X 线机监视进钉深度;④MIS-P/TLIF:选择需要减压的节段,将椎弓根置钉切口相连,沿多裂肌置钉间隙钝性分离扩大,使用通道或拉钩将最长肌牵向外侧、多裂肌牵向内上方,清理术野中椎板至棘突基底部、关节突,切除上位椎体下关节突、部分椎板、黄韧带,行椎管减压、神经根松解,因 DLIF 被髂嵴阻挡,无法行 L_5S_1 融合,因此,若为 L_5S_1 可进一步行椎间融合;其余间隙,进行必要的软组织松解及神经根减压;⑤矢状位平衡的调整:根据术前脊柱全长 X 线片,评估脊柱矢状位失衡的情况,选择固定节段,并预弯连接棒,达到预计的矢状面调整程度。经皮穿入 U 型钉中,先固定头侧的第 1 枚螺母,逐渐向远端拧紧各个螺母。在最后拧紧螺母前根据术前的设计,撑开或者合拢两枚椎弓根钉,逐步拧紧全部螺母。如果脊柱较为僵硬,难以矫正矢状面及冠状面失衡,可以通过 MIS-P/TLIF 技术,选择性进行椎板关节突截骨(Smith-Peterson 术),以达到充分矫形的目的。

(5)术后处理:术后静脉滴注抗生素 2 天,手术次日视情况拔除引流。术后 1 周,如果疼痛可以耐受,可带硬质腰围,下地活动,鼓励锻炼腰背肌功能。3 个月内硬质腰围保护,6 个月内避免重体力劳动或弯腰负重。

(6)手术疗效与评价:记录手术时间、术中出血量和并发症发生情况;术前及术后 1 周内,常规行站立腰椎正侧位 X 线片、腰段 CT 及 MRI 检查。术后 1 个月,3 个月,后每隔 3 个月行站立腰椎正侧位 X 线片检查,观察冠状位及矢状位 Cobb 角。同时,记录 VAS 评分及 ODI 评分。

(7)并发症与预防:

1)经皮椎弓根置钉技术的并发症:①椎弓根钉误穿损伤脊髓、神经根或腹腔脏器;②椎弓根劈裂、骨折;③椎弓根钉松动、拔出;④钉、棒等内固定断裂。预防措施:手术经验至关重要,因此,术者应加强练习、熟练操作。影像透视应清晰,严格选择适应证,对于严重骨质疏松或椎体极度旋转,无法清晰显示椎弓根者,应避免应用该技术。定位穿刺时,应从椎弓根投影的外缘进针。侧位片,进钉深度不宜超过椎体的 2/3,正位片,椎弓根螺钉不宜超过棘突中线。椎弓根钉选择多轴万向钉,防止矫形时应力过大,出现螺钉松动或椎弓根劈裂、骨折。

2)MIS-T/PLIF 技术的并发症:①椎弓根钉误穿;②硬膜撕裂、脑脊液漏;③感染;④神经根损伤。预防措施:术者加强练习、突破学习曲线。术中谨慎操作,仔细处理软组织粘连。严格无菌术,缩短手术时间,充分术后伤口冲洗等。

3)DLIF 技术的主要并发症:①在腰 4、5 水平损伤腰大肌内的股神经和椎管内神经结构;②损伤前方的大血管、交感干;③腹膜损伤。DLIF 手术的主要并发症是术后屈髋功能障碍,多于术后 3 个月内恢复。Bergey 等报道有 30% 的患者 DLIF 术后出现腹股沟区及大腿前侧感觉障碍。对于前路融合手术,报道较多的并发症主要有腰神经损伤、大血管损伤、输尿管损伤、肠管损伤及逆行射精等。Rodgers 等总结了 600 例 DLIF 手术患者的临床资料,均未发现大血管损伤、输尿管损伤、肠管损伤及逆行射精等并发症的发生。

预防措施:术中应用肌电图对神经功能的检测与保护具有积极作用。局部麻醉能够使患者在清醒状态下手术,术中主动反馈神经功能,防止神经损伤。偶有椎间隙减压时出现恶心、胸闷等自主神经反应者,椎间盘内注射利多卡因可有助于减轻患者椎间隙减压时的自主神经反应。

(8)典型病例:患者,女,60 岁,腰背痛伴左下肢放射痛,间歇性跛行。冠状面:腰段严重偏离骶正中线(CSVL),顶椎(AV)位于胸 12 椎体,胸腰弯为主,Cobb 角约 43°。矢状面:PI=83°,PT=41°,SS=42°,LL=43°;SVA>10cm;PI-LL=40°。SRS-Schwab 分型描述为:L,++,++,++。治疗选择上,患者存在下肢根性疼痛,腰背痛明显,胸 12、腰 1、腰 2 椎体存在明显的冠状位侧向滑移,Cobb 角 43°,矢状面明显失衡、僵硬。Lenke-Silva 分级定义为 LEVEL Ⅵ。因此,选择长节段广泛固定,矫形,融合,并调整矢状面失衡。矫形术后,胸腰弯冠状位 Cobb 角 8°,腰弯 Cobb 角 6°,胸弯 Cobb 角 4°,矫形效果满意,矫形术后,矢状面 SVA 缩小至约 5cm。具体见图 3-5-33。

(9)展望:随着微创技术的进步,脊柱外科正发生着日新月异的变化。各种微创技术逐渐成熟,并获得了良好的疗效。微创的理念正深入人心,随着微创技术的推广及普及,将有越来越多的脊柱外科医师掌握越来越多的微创技术,并可以将其有机的联合应用,微创技术的适应证必将得到更多的拓展,也必将为患者带来更多的福音。

(张西峰)

（三）腰椎失稳症

退变性腰椎不稳是引起下腰痛的常见原因。根据 Panjabi 等在 1980 年提出的概念，腰椎运动节段的刚度低下，使得该节段的活动范围超过正常，活动性质和形式也发生改变，从而引起相应的临床症状，并具有潜在的脊柱进行性畸变和神经损害的危险，即产生节段性不稳定。脊柱稳定结构包括椎间盘和关节突关节等的骨关节连接，同时也包括脊柱旁肌肉、韧带等弹性稳定结构。任何可能影响到脊柱稳定结构的因素，均可能导致腰椎节段不稳定。

一般认为，随着年龄的增长以及一些致病因素的影响，椎间盘及关节软骨发生退变，椎间隙变窄，随之出现韧带和关节囊松弛等一系列病理变化，脊柱本身开始出现不稳定，相关肌肉为维持稳定而增加负荷，腹背肌肌力逐渐下降、无力或出现损伤，脊柱的稳定性进一步变化，形成恶性循环，这是退变性腰椎不稳定的主要发病机制。而外伤或者手术也可能损伤脊柱的稳定结构，从而造成外伤性和医源性的不稳定。

目前对退变性腰椎失稳的诊断标准尚有争议，尚无统一的诊断标准。一般认为，全面的病史询问、详细的体格检查、过伸过屈位的影像学检查，结合 CT、MRI 等检查手段，是诊断腰椎失稳的必要条件。

对于保守治疗无效的腰椎失稳症应该考虑进行节段内固定融合术。后路椎弓根螺钉内固定结合椎体间融合或横突间植骨融合是最常采用的术式。后路切开手术可以进行广泛而直接的减压，可以进行器械的固定，可以进行复位和矫形，临床效果良好。但是，与其他的开放手术一样，传统的后路切开减压术常需要进行广泛的软组织和椎板切除，特别是对于需要进行双侧减压的患者。软组织的损伤导致手术的出血增多，加重术后疼痛，延迟术后恢复的时间。同时由于棘旁肌的剥离和医源性损伤，可能导致术后疼痛和肌肉的缺血、萎缩，影响术后的功能。而椎板切除后硬膜外瘢痕的形成更可能导致神经的再压迫，影响手术的疗效。

2002 年，Foley 等首先提出微创经椎间孔入路椎间融合（MIS-TLIF）的手术技术，该技术选用微创通道，进行腰椎间盘切除和椎管减压，经椎间孔融合器植入以及经皮椎弓根器械内固定，减少了对于棘旁肌等软组织的损伤，实现传统 TLIF 手术的微创化，很多研究表明该技术可以到达与切开手术一样的减压和融合的效果，并减少开放手术中对于肌肉和其他软组织的损伤，随访结果令人满意。该手术的优点包括：①手术野照明良好，结合显微镜放大作用视野更清楚；②手术切口相对较小；③减少对于减压侧和对侧棘旁肌的损伤；④减少术中出血；⑤减少术后病痛；⑥缩短住院时间；⑦功能恢复较快；⑧保留后方软组织、小关节，维持稳定性。

MIS-TLIF 的局限性包括：①手术时间较长；②手术"盲区"（特别使用显微镜时）；③学习曲线较为陡峭，特别是对于对侧减压和多节段患者，医师需要重新适应和学习，可能导致手术并发症增多；④对侧神经减压有时不够充分；⑤如果对侧暴露不充分，且过分牵拉神经根，可能造成对侧神经根的损伤；⑥手术医师放射线的暴露过多。

1. 手术适应证与禁忌证

（1）适应证：一般认为，MIS-TLIF 手术适应证与切开 TLIF 手术相似，适用于不超过 3 个节段的退变性腰椎不稳定，包括：①椎间盘源性下腰痛；②腰椎管狭窄症合并节段不稳定；③退变性腰椎滑脱；④峡部性腰椎滑脱；⑤退变性脊柱侧弯。

（2）禁忌证：①严重骨质疏松；②活动性感染；③凝血功能障碍。

2. 手术技术

（1）患者准备和体位放置：同后路微创通道下椎管减压，参见章节"腰椎管狭窄症"。为了精准的植入经皮椎弓根螺钉，术中需要获得真正的正位片和侧位片，手术中需要根据手术节段的不同而变换 C 型臂 X 线机照射的方向，如果有条件的话应该选择全透光的 Jackson 手术床（图 3-5-34）。

（2）微创通道下同侧减压：相对于单纯减压，MIS-TLIF 的计划手术切口应该更靠外侧，正位透视上位于椎弓根外侧缘的连线，体表位于正中线旁开 2.5～4cm（图 3-5-35）。

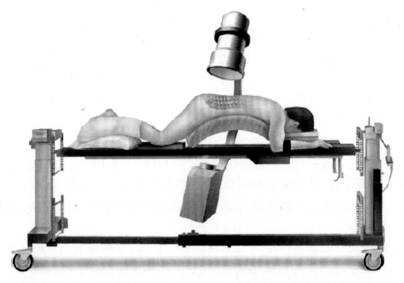

图 3-5-34 为了获得高质量的透视影像,手术床很重要,如果有可能的话可以考虑使用 Jackson 手术床

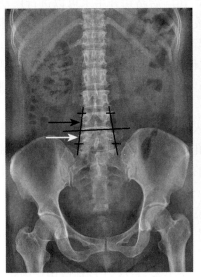
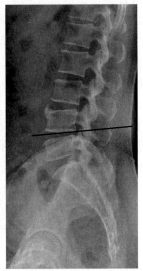

图 3-5-35 MIS-TLIF 的定位

根据定位计划好的位置切开皮肤、皮下组织后,切开筋膜。用手指钝性分离肌肉间隙至关节突关节及椎板,用骨膜剥离器剥离关节突关节及椎板表面的肌肉。依次置入软组织扩张器,选用合适直径和长度的微创通道置入。如果选用可扩张微创通道,则可以适度撑开。固定通道,再次透视确认通道与目标间隙平齐。

完全清理椎板间手术野中的软组织,显露关节突关节关节囊和椎板。用电刀切开关节突关节关节囊,辨认上下关节突,用骨刀或磨钻切除上位椎体的下关节突,显露下位椎体上关节突,用神经剥离器探知下位椎体椎弓根上缘,在椎弓根上缘近端切除部分上关节突。分离黄韧带和硬膜囊、神经根的间隙,咬除黄韧带,暴露硬膜囊和神经根,潜行切除上位和下位的椎板,咬除上关节突内侧缘减压侧隐窝(图 3-5-36)。

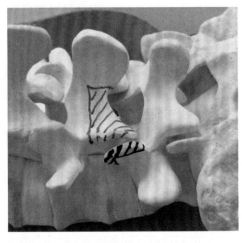

图 3-5-36 MIS-TLIF 切除上位椎体下关节突和部分下位椎体上关节突

（3）微创通道下对侧减压：一侧入路减压对侧中央椎管及侧隐窝狭窄的手术技术参见章节"腰椎管狭窄症"。

（4）椎间隙处理和椎体间融合：牵开、保护硬膜囊和神经根，切开后纵韧带和纤维环，摘除髓核。依次置入椎间隙扩张器撑开椎间隙，分别用绞刀和终板刮匙清理软骨终板，放入椎间融合器试样，冲洗后在椎间隙植入足量的碎骨后，选择合适大小的椎间融合器植入，透视确认椎间融合器位置良好。在进行椎间隙处理准备及植入椎间融合器的过程中，注意避免损伤近端的出口神经根。

（5）经皮椎弓根螺钉内固定：经皮椎弓根螺钉的植入依赖于 X 线透视的定位和引导，理想的透视影像是准确植入经皮椎弓根螺钉的必要条件，应满足以下条件：正位片上，棘突位于椎体中央，两侧椎弓根清晰对称，上下终板平行且无重叠影；侧位片上，上下终板平行且无重叠影，椎弓根上下缘清晰且无重叠影（图 3-5-37）。有时候还可以通过倾斜 C 型臂 X 线机的球管 10°～30° 而获得椎弓根的轴心位片（en face view），见图 3-5-38。

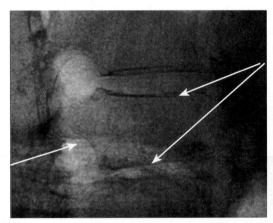
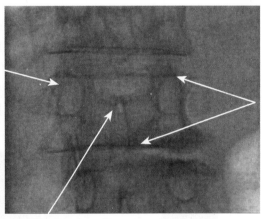

图 3-5-37 理想的正侧位透视

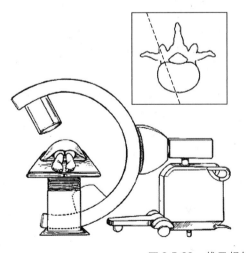
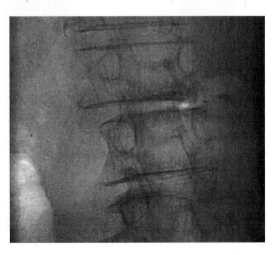

图 3-5-38 椎弓根的轴心位片（en face view）

在椎弓根外侧缘外侧 1～1.5cm（棘突旁开 3～4cm）做 1.5cm 长度纵向或横向切口，分离皮下组织，纵向切开筋膜，插入 Jamshidi 针，进针点为横突中线与上关节突外侧缘的交点，可用 Jamshidi 针先探知横突，然后向内侧移动至横突基底部进针（图 3-5-39）。

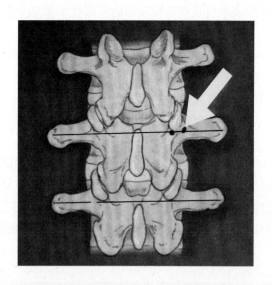

图 3-5-39 Jamshidi 进针点位于横突基底部
与上关节突外侧缘交界处（箭头）

　　轻轻敲击 Jamshidi 针推进，正位透视见 Jamshidi 针到达椎弓根内侧缘时（根据椎弓根大小，一般进入约 2cm）应进行侧位透视确认 Jamshidi 针的深度，此时理想的深度为 Jamshidi 针刚好到达椎弓根基底部与椎体后缘的交界处（图 3-5-40）。如果侧位透视见 Jamshidi 针已超过椎体后缘，说明 Jamshidi 内聚角度偏小但仍然是安全的，但是固定强度可能较差；如果侧位透视见 Jamshidi 针未到椎体后缘，说明 Jamshidi 内聚角度过大，应该立即调整穿刺径路。

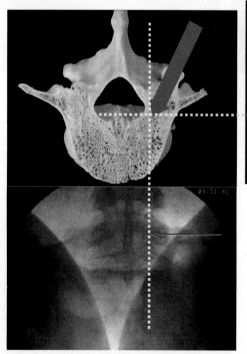

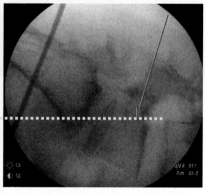

图 3-5-40 理想的 Jamshidi 插入位置

　　确认 Jamshidi 针穿刺径路满意后，继续推进 Jamshidi 针至椎体后 1/3，退出内芯，插入经皮椎弓根螺钉导针（螺纹端向前）向前推进至椎体前缘，注意不能穿透椎体前壁。取出 Jamshidi 针放入软组织扩张器扩张和保护软组织，然后进行扩孔和攻丝。攻丝时一手把持导针，另外一个手把持丝攻缓慢攻丝。在攻丝时需注意丝攻和导针同一轴心，攻丝时导针不应该出现转动，如果攻丝时出现导针随丝攻一起转动,则说明丝攻和导针轴心不一致,需要及时调整。丝攻只要攻入约3cm也就是超过椎弓根水平进入椎体即可,拔出丝攻时也应该一手把持导针,以防导针随着丝攻一起拔出。攻丝后植入适合直径和长度的椎弓根螺钉植入。待所有椎弓根螺钉植入后,选取合适长度的固定棒植入。如果需要,可使用配套的压缩钳进行螺钉之间的加压。经透视内固定位置满意后锁紧固定螺帽,取出螺钉延伸器。对侧重复相同操作植入椎弓根螺钉和内固定棒(图3-5-41)。

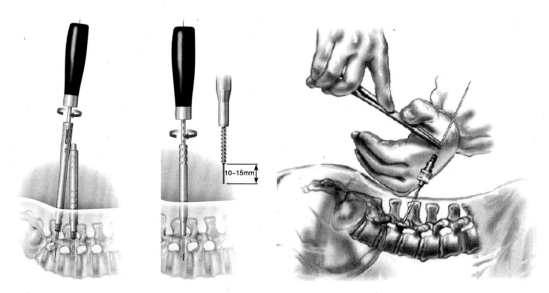

图3-5-41 经皮螺钉植入

确认硬膜和神经根减压充分并充分止血。如果是骨面的出血,可以用骨蜡或者高速磨钻进行止血。一般情况下,不需要放置负压引流管。缝合筋膜和皮下以后,皮内缝合皮肤。

(6)相关的问题:

1)手术操作的次序:MIS-TLIF手术内容包括通道下减压(单侧或双侧减压)、椎体间融合和经皮椎弓根螺钉固定,关于这几项内容的前后次序,不同的医师有不同的选择。有医师提出先植入对侧的经皮椎弓根螺钉,可以适当的撑开间隙,便于减压;也有医师先进行椎弓根穿刺,插入导针而不植入螺钉,这样的优点是便于手术部位和减压部位的辨识。手术医师可以根据患者的实际情况和自己的习惯决定这几个手术内容的次序,笔者一般先进行透视定位,然后进行通道下同侧减压,切除椎间盘,处理、撑开椎间隙,放入植骨块和椎间融合器,如果需要的话此时进行对侧的减压,最后进行经皮螺钉内固定。

2)横切口/纵切口:对于经皮椎弓根螺钉,每个切口在1.5cm左右,在腰骶部由于腰椎前凸的存在,纵向切口之间可能间隔较小,影响美观,因此有医师建议皮肤做横切口,到了筋膜层做纵向切开。笔者认为,医师可以根据自己的习惯选择切口,如果两个切口之间间隔很小,把两个切口连接一起即可,只要准确的植入螺钉,减少软组织的剥离和损伤,仍然是一个完美的微创手术。

3)单侧固定vs双侧固定:关于MIS-TLIF时采用单侧经皮椎弓根螺钉固定还是双侧固定,目前仍然存在一定的争议。单侧固定的优点显而易见,包括:①保留对侧小关节,避免了对侧软组织的损伤;②缩短手术时间、术中透视时间和术中的出血;③降低内固定的费用等。但是,生物力学测试的结果发现:单侧椎弓根螺钉内固定固定强度不均匀,固定强度的分布与折弯和旋转的方向有关,单侧固定强度的生物力学强度明显低于双侧固定,单侧固定可能一定程度上降低内固定结构的强度,从而影响内固定的有效性和融合率。然而,临床研究的结果与生物力学测试的结果并不完全一致。2013年Dahdaleh等发表了一项随机、前瞻性研究,包含41例MIS-TLIF,其中双侧固定21例,单侧固定20例,平均随访时间1年,两组VAS、ODI、SF-36等功能均明显改善,而两组之间无差异,两组随访时脊柱的排列和融合率并无差异,但双侧固定组患者出血量明显多于单侧固定组。笔者的经验表明,如果患者术前没有峡部裂等明显节段不稳定的情况,对于 1～2 节段患者,单侧固定的 MIS-TLIF 在临床疗效和安全性方面与双侧固定的 MIS-TLIF 手术相当,但是由于生物力学强度的差异,单侧固定患者术后早期下腰痛的程度略高于双侧固定患者,但在术中出血及术中射线暴露等方面,单侧技术具有较为明显的优势。因此,手术医师可以根据患者的实际情况进行选择,如果选择单侧固定,则应该很好的做好椎间隙的撑开和处理,植入尽可能大的椎间融合器,通过牵开-压缩机制最大程度地增加生物力学的强度。

(7) 术后处理:如果没有特殊的情况,术后患者疼痛允许的情况下即可在软性腰围保护下下床活动。患者开始活动以后,无需限制患者的活动方式比如坐、站或行走。根据患者的主诉、减压节段的数目(2 个节段以上),可能需要使用软性腰围 6～8 周。术后早期康复锻炼有助于患者功能的恢复。

(8) 并发症的预防和处理:减压手术中可能出现的并发症的预防及处理请参见章节"腰椎管狭窄症"。与固定、融合相关的可能并发症有:

1) 假关节形成:所有的融合手术都可能出现融合失败,假关节形成。特别对于吸烟的患者,假关节形成的风险明显加大。术前应该充分告知患者戒烟;术中精细的处理椎间隙,刮除软骨终板,准备植骨床,保证足够的植骨量,将有助于减少假关节形成的风险。一旦假关节形成,且患者出现相应的症状,则应该考虑再次进行固定融合术。

2) 椎间融合器的下沉和移位:在椎间融合骨长入重塑型的过程中,椎间融合器或植骨块周围骨可能有一定的吸收,导致融合器或植骨块一定程度的下沉,从而达到进一步的融合。但是,椎间融合器过多的下沉可能导致椎间隙和椎间孔高度的丢失,从而可能造成神经根的压迫。在处理椎间隙过程中小心操作,植入椎间融合器时应该保持与椎间隙的平行,选用弹性模量更接近骨的椎间融合器材料(如 PEEK),选用子弹头形状的椎间融合器等,均有助于避免损伤终板软骨下骨,可以最大程度预防椎间融合器的下沉。需要强调的是,严重骨质疏松是椎间融合器的相对禁忌证。

3) 椎间融合器移位:是另一个相对常见的并发症,椎间融合器向后移位退出可能压迫硬膜囊和神经根,造成严重的后果。椎间融合器的稳定机制主要依靠撑开-压缩机制,逐步撑开椎间隙,植入尽可能大的椎间融合器,依靠纤维环和周围韧带的张力可获得最大程度的稳定,植入椎弓根螺钉后可适当的使用器械压缩,也可以进一步的增加椎间融合器的即时稳定性。而精细的椎间隙处理、足量的椎间隙植骨有助于提高融合率,增加椎间融合器的永久稳定性。

4) 经皮椎弓根螺钉相关并发症:①经皮椎弓根螺钉位置不佳:椎弓根螺钉植入位置不佳可能导致神经损伤或固定不牢固,造成严重的后果;经皮椎弓根螺钉植入经透视引导下进行,理论上比切开手术徒手置钉更精准,但根据文献报道,透视下经皮椎弓根螺钉位置不佳的发生率仍可达 10%;很多因素都可能影响到经皮椎弓根螺钉植入的准确性;从手术部位上说,胸椎椎弓根较小,相对于腰椎出现椎弓根螺钉位置不佳的风险大于腰椎,而由于可能受到髂嵴的阻挡,骶 1 也比较容易出现螺钉位置不佳;此外,患者的因素如合并侧弯等畸形、关节突严重退变或肥胖等,均可能增加经皮椎弓根螺钉的植入困难,导致螺钉位置不佳的发生;为了提高经皮椎弓根螺钉植入的准确性,从患者体位放置就应该注意,体位安放平整,避免倾斜,术中高质量的透视,获得真正的正侧位片是准确置钉的基础和关键。在置入 Jamshidi 的过程中,从进针到椎弓根中部直至椎弓根基底部三个时间点都应该进行正侧位透视确认,Jamshidi 植入过程中如遇到阻力应该及时停止,再次透视确认;近年来,计算机导航的应用越来越多的在临床应用,应用该技术可明显减少手术医师的放射线暴露,提高置钉的精准度,但其设备昂贵,扫描节段有限(一般最多 3～4 个椎体),操作较为费时,也限制了该技术的应用和推广;②螺钉切割和拔出:这个并发症多发生于年老、骨质疏松患者,笔者对于需要进行经皮椎弓根螺钉固定的老年患者均常规进行骨密度检查,如果术前骨密度检查提示骨量减少或骨质疏松,则操作过程中需充分注意;预防螺钉切割和拔出的措施,包括:相对于切开手术,由于没有肌肉的阻挡,经皮椎弓根螺钉进针点可以适当偏外侧,选取更大的内聚角度植入,可以最大程度增加螺钉的抗拔出力;在植入螺钉过程中,选取直径小一号的丝攻开口,然后植入粗一号的螺钉,也可以增加螺钉的把持力,减少螺钉拔出;在螺钉最后拧紧时,使用切实的抗扭力扳手,有助于避免螺钉的切割;严重的骨质疏松是内固定的相对禁忌证,如确需植入螺钉,可以考虑丝攻以后在钉道内注入骨水泥强化;③导针相关并发症:在经皮椎弓根螺钉的植入过程中,导针具有相当重要的作用。但是,在操作过程中导针可能造成严重的并发症,如导针穿破前方皮质,可能损伤腹腔脏器和大血管,引起内脏损伤和大出血,危及生命。如果导针随着丝攻拔出,则需要重新穿刺,影响手术的进程。

为避免和减少导针相关的并发症,笔者建议:①使用较细的导针,减少导针和丝攻、螺钉之间的摩擦;②使用钝头而不是尖头的导针,避免由于导针过于尖锐而穿破椎体前壁;③插入导针时,螺纹头向前插入,使得导针可以坐在椎体松质骨上,不易随丝攻拔出,导针进入椎体时应该有沙沙的穿过松质骨的感觉,遇到阻力应该即可停止前进;④特别强调,进行攻丝、拔出丝攻和拧入螺钉时,均要保持导针和丝攻轴心一致,双手联动,缓慢进行操作。一旦发现导针跟着丝攻及螺钉转动,必须及时停止并调整。

一旦术中透视发现导针穿出前方皮质,应告知麻醉师密切观察生命体征变化,如果发现血压下降,怀疑导针穿破前臂引起大血管损伤,应该马上进行剖腹探查。

(梁裕 吴文坚)

（四）腰椎管狭窄症

腰椎管狭窄症是以腰椎管中央和神经根管狭窄为特征的疾病,主要的病理变化包括:黄韧带肥厚,小关节退变增生,前方椎间盘的突出或膨隆。

1954 年,Verbiest 提出椎板切除术作为腰椎管狭窄手术治疗的金标准。20 世纪 80 年代以后,有很多学者对于椎板切除术进行了改良,据报道患者主观满意率可达 85％ 以上。然而,与其他的开放手术一样,为了获得充分的暴露和减压,传统的后路切开减压术常需要进行广泛的软组织和椎板切除,特别是对于需要进行双侧减压的患者。软组织的损伤导致手术的出血增多,加重术后疼痛,延迟术后恢复的时间。同时由于棘旁肌的剥离和医源性损伤,可能导致术后疼痛和肌肉的缺血、萎缩,影响术后的功能。而椎板切除后硬膜外瘢痕的形成更可能导致神经的再压迫,影响手术的疗效。

1988 年,Young 首先提出微创单侧入路进行双侧减压技术,此后 McCulloch 对于该技术进行了改良。该技术选取单侧入路,先进行同侧,同时通过关节突关节部分切除、潜行切除对侧小关节和黄韧带达到椎管和神经根管减压的目的。该技术通过单侧入路可以同时扩大同侧和对侧的椎管和侧隐窝,减压对侧椎间孔,从而保留对侧椎旁间室内容物包括脊旁肌及其神经和血管支配。同时,与其他的微创手术一样,由于该技术采用了肌肉间隙入路,可以明显地减少肌肉等软组织的损伤,减少术后出血,减少术后瘢痕形成,加快术后恢复,患者可以早期活动等。最重要的是该技术可保留韧带和骨性解剖结构,从而保留节段的稳定性,减少内固定的必要性。该技术的优点和缺点如下所述:

1. 下腰椎管微创减压术优点

（1）切口较小较美观。

（2）单侧入路,很好的暴露中央椎管和双侧神经根管（侧隐窝）中的神经结构,可直视硬膜和神经根,可获得双侧彻底减压。

（3）减少对于同侧脊旁肌和关节突关节的损伤。同时保留对侧椎旁肌肉、韧带和其他软组织,以及对侧小关节。保留棘上韧带和棘间韧带,维持后方张力带复合体,最大程度保留节段稳定性。

（4）可精确而有效的进行椎管内的止血。

（5）减少手术出血。

（6）减少瘢痕组织形成。

（7）加速患者的康复和活动。

（8）减少术后疼痛。

2. 下腰椎管微创减压术缺点

（1）对于手术技术要求较高，尤其是对侧减压，如果减压不充分，可能导致手术效果不佳。

（2）不可能或很难对于极外侧的椎管狭窄进行减压。

（3）不可能或很难切除对侧椎间盘突出。

（4）手术时间较椎板切除术明显延长。

（5）手术医师在一个狭小的工作通道内进行手术，损伤对侧神经根和硬膜撕裂的风险加大。

（6）"学习曲线"较为陡峭。

（7）需要显微镜辅助，或至少有头灯加手术放大镜。

3. 适应证和禁忌证　理论上说，通道下的减压手术技术可以用于所有获得性腰椎中央和（或）侧方椎管狭窄而导致神经性间歇性跛行或神经根压迫症状，如单侧或双侧下肢疼痛、麻木，下肢沉重感的患者，无论手术节段多少，狭窄的严重程度如何。但是，由于多节段患者手术费时，因此多数学者同意通道下腰椎管减压最好限于1~2个节段。如果患者仅有或以腿痛症状为主，可以只进行减压而无需固定融合。如果患者腰痛明显，或者伴有节段不稳定或畸形，则应该考虑在减压同时进行固定和融合手术。

以下的一些情况应该作为无附加节段固定的单纯减压的禁忌证，特别是伴有退变性脊柱侧弯的患者：①以腰痛为主；②明显纵向不稳定；③明显滑移不稳定，伴有动力性椎管狭窄；④Meyerding Ⅰ度以上的稳定的滑脱；⑤侧向滑移>6mm；⑥脊柱侧弯>30°；⑦既往已进行过广泛椎管内减压手术。

4. 技术

（1）术前准备：为确保手术效果，精细的术前准备是必须的，尤其对于微创手术而言，更需要精准确定目标手术部位，因此完善的术前检查和准备必不可少。

对于所有的患者均应该拍摄标准的正侧位和前屈后伸侧位片X线片，以明确腰椎的整体排列、退变程度、是否有节段不稳定等。如果患者没有特别的禁忌证（例如安装过起搏器、局部金属物等），均应该进行MRI检查，明确可能影响椎管大小的因素如黄韧带肥厚、椎间盘突出、小关节囊肿等，确认病变的部位、程度等。即使在严重椎管狭窄的节段，在椎管的背侧部分往往也存在脂肪组织，可引导手术医师在进入椎管时进入安全区域。

（2）微创通道的种类和选择：自从1994年Foley和Smith等首先开发了管道牵开器系统以来，新的产品层出不穷。目前用于腰椎后路减压的微创通道有很多产品，根据是否可以扩张分为固定通道和可扩张通道两大类，后者又根据扩张的方向分为单向可扩张通道和双向可扩张通道。各种微创通道各有优缺点，手术医师可以根据习惯和实际情况选用：固定通道视野较为局限，比较适用于1~2节段手术，特别是单节段手术，但其结构较为坚固易于根据需要调节方向；而可扩张通道可以不同程度的扩张，不需要调整方向即可获得比较大的手术野，但各组件之间的连接较为松弛，有时候调节通道的方向较为困难。

（3）患者准备和体位放置：本手术均采用全身麻醉。麻醉完成后，患者取俯卧位，放置于四点式手术架上，腹部腾空，避免腹腔血管压迫，减少出血。

常规消毒铺巾后，在手术局部插入消毒的针及十字定位器正侧位透视下确定手术节段和切口位置。对于单纯椎间盘摘除和椎管减压，正位透视定位器应位于椎弓根内侧缘连线，根据患者的体型不同一般约位于正中旁开2.5cm。侧位片上定位针必须与手术节段椎间隙和终板平行，为了避免手术节段错误，手术入路不应倾斜，特别对于L_5-S_1节段。对于两节段或多节段手术，最好对于每个手术节段均进行定位，至少应该对于最头端和尾端的节段进行清晰的辨认。切口上下缘一般位于定位针上下各15~20mm。对于非连续节段或者入路方向不同的节段，应分别标记切口（图3-5-42）。

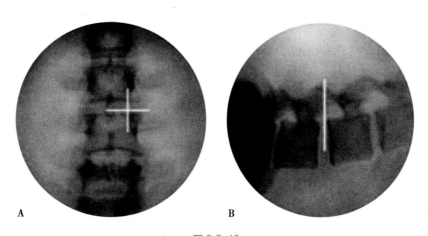

图 3-5-42
A. 正位透视切口应定位于椎弓根内侧缘;B. 侧位透视应严格与椎间隙平行

在术前应该根据症状、体征和辅助检查确定哪一侧进入。对于多数患者,应该从下肢症状比较重的一侧进入;如果两侧症状相近,应选择从影像学压迫比较严重的一侧进入;如果症状和影像学均提示两侧没有显著差别,那么医师可以根据自己的习惯和手术室的设置选择任何一侧进入。但是,如果患者有侧弯畸形,由于椎体向凹侧旋转,很难通过凹侧进行顶部减压手术,因而多数情况下建议选择凸侧作为手术入路。对于多节段患者,可以选用单个正中切口或者多个分开的切口,从同一侧或者两侧入路。

(4)手术操作:根据定位计划好的切口位置切开皮肤、皮下组织后,切开筋膜。用手指钝性分离多裂肌与最长肌间隙至关节突关节及椎板,用骨膜剥离器剥离关节突关节表面及椎板上的肌肉。依次置入软组织扩张器,选用合适直径和长度的微创通道置入。如果选用可扩张微创通道,则可以适度撑开。固定通道,再次透视确认通道与目标间隙平齐(图 3-5-43)。

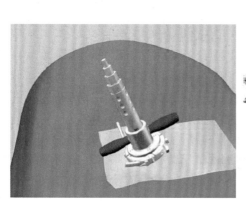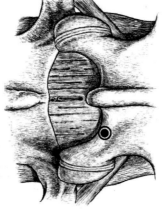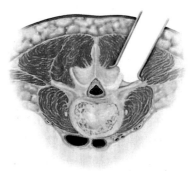

图 3-5-43 逐级软组织扩张和通道的放置

完全清理椎板间手术野中的软组织。暴露关节突关节关节囊和椎板及椎板间隙。如果仅进行减压而不进行固定融合,需注意保留关节突关节。使用高速磨钻或 Kerrison 咬骨钳切除近端的一半椎板至黄韧带止点游离,可见硬膜外脂肪或硬膜囊。切除远端椎板的近端部分,完成椎板间开窗。如果患者小关节增生明显,应该从内侧打薄下关节突。

首先,先减压同侧的中央椎管狭窄。用剥离器、钩子或 Kerrison 咬骨钳分离、牵开、切除黄韧带,潜行切除上位和下位的椎板。如果有致压的椎间盘突出,可以牵开硬膜囊和神经根,切开后纵韧带和纤维环,摘除髓核。

其次,接着可以暴露由上关节突、关节囊和残留黄韧带组成的同侧侧隐窝及下面的神经根。用剥离器牵开硬膜外侧边缘和神经根。用小口径的咬骨钳咬除剩余的黄韧带和致压的关节囊。使用小的金刚砂钻头,打薄上关节突的内侧部分,潜行减压小关节下方,扩大神经根管。如果椎弓根明显压迫神经根,需同时切除椎弓根的内侧,有时还需要切除部分下位椎板。从神经根的肩部进行减压可以减少神经根损伤的危险。

减压对侧中央椎管和侧隐窝时,需要先把手术床向对侧倾斜约20°,适当倾斜微创通道,先保留对侧黄韧带,用骨刀切除或用磨钻磨除棘突基底部、对侧椎板腹侧部分至侧隐窝(图3-5-44)。牵开硬膜囊,直视下用小口径咬骨钳(2mm)剥离对侧黄韧带,如果有粘连,可以用剥离器轻松分离。操作时可以一手拿着小的吸引器作为牵开器轻柔推开硬膜,另外一只手拿着Kerrison咬骨钳慢慢咬除黄韧带。如果有硬膜的骨性压迫,可以用金刚砂的磨钻打薄小关节的内侧部分,如果需要的话,用咬骨钳进一步潜行切除上下椎板进一步扩大椎管,暴露神经结构。切除对侧小关节的部分关节囊,切除上关节突的内侧打开对侧侧隐窝。潜行减压关节突下部,暴露和减压走行神经根至椎弓根下缘。

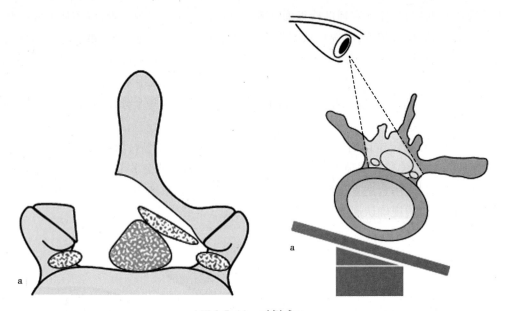

图3-5-44　对侧减压

确认硬膜和神经根减压充分并充分止血。如果是骨面的出血,可以用骨蜡或者高速磨钻进行止血。一般情况下,不需要放置负压引流管。缝合筋膜和皮下以后,皮内缝合皮肤。

在减压手术以后可能出现节段不稳定。大范围的减压例如椎板切除术可能加重既有的不稳定,或者使得原来稳定的节段产生不稳定。与此相反,本章节阐述的通道下减压技术很好保留对侧的椎旁肌肉结构,包括神经结构和血液供应,不会引起或加重节段不稳定。如果术前没有合并节段不稳定,一般不需要同时进行内固定融合。术前即有明显活动过度的位移不稳定、稳定的Ⅰ度以上滑脱或30°以上冠状面倾斜等都是可能导致术后不稳定加重的危险因素,对于这些患者应该考虑进行固定和融合手术。不稳定不一定与减压的数目直接相关,然而,如果患者有大块的椎间盘突出且有相应症状进行游离髓核摘除甚至椎间盘切除,可能导致节段的不稳定。关于腰椎节段性不稳定的微创手术治疗请参见章节"腰椎失稳症"。

5. 术后处理　如果没有特殊的情况,术后患者疼痛允许的情况下即可在软性腰围保护下下床活动。患者开始活动以后,无需限制患者的活动方式比如坐、站或行走。根据患者的主诉、减压节段的数目(2个节段以上),可能需要使用软性腰围6~8周。

6. 并发症的预防和处理　据报道,显微镜辅助减压治疗腰椎管狭窄的并发症总发生率为7%~

17%,而微创减压手术的神经损伤和总的并发症发生率均较低。

硬膜撕裂及脑脊液漏是减压手术最主要的并发症,初次手术的发生率为8%~13%。老年患者硬膜较薄,且常与周围结构粘连,更易于损伤,特别是在进行对侧减压时,有时由于对侧神经结构辨识不是很清楚,更容易造成对侧硬膜损伤。相对于开放手术,由于操作空间非常有限,通道下微创减压很难进行硬膜的直接修补,一般建议使用纤维蛋白凝胶表面封闭或使用絮状物填塞即可,同时紧密缝合筋膜层以避免术后假性硬脊膜膨出或持续性脑脊液漏。

神经根损伤较为少见,据报道发生率为1%~2%。对侧椎管狭窄进行潜行减压时,如果椎板潜行切除不够充分,减压通路不够大,可能导致马尾神经的压迫。

减压术后出现硬膜外血肿较常见,据报道发生率可达58%,多数患者没有症状。使用双极电凝或止血药或封闭剂等进行精细的术中止血可以减少术后硬膜外血肿的危险。如果患者术后下肢钝痛或者根性疼痛加剧,必须复查MRI以排除需要再次手术减压的可能。

手术节段错误并不少见,据文献报道可高达3.3%。透视下反复定位确认,术中在突破黄韧带之前再次进行透视确认可以极大地避免该并发症的发生。尤其需要注意对于L_5/S_1进行减压时,如果通道不够倾斜,很容易减压至$L_{4/5}$,需要反复确认。如果一旦术中发现手术野中解剖结构有异,也应该及时停止手术,再次透视确认。

和很多其他脊柱外科新技术一样,通道下减压技术的学习曲线较为陡峭。刚开始从切开的椎板切除术转变为工作通道较小的通道减压技术时,手术时间将明显延长,而且更容易出现各种并发症。潜行减压技术,包括对侧、头端、尾端和侧隐窝,该手术对于医师对解剖的熟悉程度及动手能力都是一个挑战。手术医师应该熟悉腰椎的解剖,"战战兢兢,如履薄冰",术前认真计划,术中细心操作,最大程度的降低并发症发生的危险。

（梁裕　吴文坚）

四、围术期处理

脊柱后路扩张通道技术围术期处理包括术前准备、术中并发症及其处理、术后一般处理与并发症处理三方面。

（一）术前准备

1. 一般准备

（1）根据患者病史、症状、临床检查、影像学等临床资料,作出明确的诊断,选择最佳术式。向患者及家属说明有关手术的具体情况。

（2）心理准备:大多数患者对手术具有恐惧心理,与患者交谈时作出相应的科学解释,使其有安全、亲切感,消除其不良心理,树立战胜疾病的信心。

（3）术前应对心、肺、肝、肾功能及全身情况作出评估,并除外手术相关入路局部感染。可根据患者病情及所选术式决定是否备血。

（4）术后一般需卧床,需要锻炼在床上深呼吸,并尽早戒烟,减少肺炎和肺不张的发生。必要时术前给予雾化吸入,促进痰液排出。

（5）床上排尿功能训练:术后卧床排尿可能受影响,为及早拔除尿管,减少泌尿系感染,应在术前即训练床上排尿功能。

（6）术前1~2周禁用阿司匹林、双嘧达莫、华法林等抗凝药,术后何时恢复需根据引流量和伤口愈合程度决定。术前1周尽量停用非甾体抗炎药物,术前1周内不能用含有利血平的降压药物。

（7）糖尿病患者需控制空腹血糖在8mmol/L以下。心脏病患者应进行内科评估,以决定手术的风险。心动过缓者术前需要行阿托品试验,如反应性不佳则可能需要安装临时起搏器。既往存在脑血管病者围术期再发脑血管病的几率较正常人明显增高,应引起重视。肝功能异常者应进行保肝治疗,使ALT(谷丙转氨酶)降至80IU/dl以下。

2. 特殊准备

（1）影像学检查：根据患者具体疾病行颈椎正侧位，过伸、过屈动力位、双斜位 X 线片；胸椎正侧位 X 线片；腰椎正侧位，过伸、过屈动力位、双斜位 X 线片；CT（薄层）平扫、三维 CT；MRI；必要时行椎管造影等检查。根据患者症状及影像检查确定责任节段，必要时可行神经阻滞等检查进一步明确。分析脊柱 X 线评估扩张通道建立的可行性，CT 可了解有无感染或肿瘤病变引起的邻近椎体破坏程度以决定置钉的可行性。

（2）手术室设备准备：主要包括扩张工作通道系统、冷光源系统、手术工具、融合器与植骨材料、内固定器械与内植物、C（G）型臂 X 线影像系统。

（二）术中并发症及其处理

1. 出血 因椎管内静脉丛十分丰富，手术操作稍有不慎将造成静脉丛破裂出血，严重影响术野清晰度，盲目操作易致误伤。防治措施为：术中确保患者腹部悬空勿受压，否则会致静脉压增高易破裂；术中要仔细分离，避免强行牵扯，无法避开的血管，可用双极电凝止血锐性分离；如术中发生较大血管出血，则可用明胶海绵、脑棉片压迫止血。术后常规放置引流管，24 小时内拔除。若在钳取髓核中突然出现大量血液涌出，或出现低血容量休克及急性腹部症状体征等，应即考虑腹腔脏器及大血管损伤，立即剖腹，有可能挽救生命。该并发症多为术者操作经验不足所致，只要仔细操作，严格遵守操作规程，控制好髓核钳的深度和范围，应可避免。

2. 硬脊膜和神经损伤 若术中发现脑脊液外溢，即用小脑棉片填塞，完成椎管内操作后取出。硬脊膜破裂一般为小破口，无须缝合。若发现神经根松弛无弹性或可见神经束结构，则可能损伤神经根。轻者可引起支配区域的麻木，而神经根断裂则可引起瘫痪。

3. 手术遗漏 由于术野的限制，微创手术不能像常规开放手术可以探查椎管。因此，术前要求对患者影像学全面了解，明确病变位置，做到手术心中有数。术中应做到全面有效的椎管减压，若难以实现或操作不便，应及时改开放手术，以免影响术后疗效。

（三）术后一般处理与并发症处理

1. 一般处理 按照气管插管全麻术后常规护理，术后麻醉清醒后即可行四肢被动功能锻炼，第 2 天即可在床上自主翻身活动，2～5 天内可以根据患者伤口疼痛情况，佩戴相应支具保护下离床活动行走，佩戴支具期间尽可能限制过屈、过伸与旋转运动。术后引流 24 小时内拔除，24 小时内预防性应用抗生素。

2. 并发症处理

（1）椎间隙及椎管内感染：虽然发生率较低，但感染为一种严重并发症，治疗较难，且费用昂贵。应注意严格的器械消毒，控制手术室人数，严格的无菌操作，围术期抗生素的应用等。若发生，则行红细胞沉降率、C 反应蛋白、血培养等，根据细菌药物敏感试验结果选择使用抗生素，无法控制的感染则必须取出内植物。

（2）硬脊膜、神经根粘连：该并发症主要与手术操作粗暴、手术创伤大或术后切口引流不畅有关。对于术后硬脊膜、神经根粘连重在积极预防。术中要尽可能减少创伤，尽量不要剥离硬膜外脂肪。术中伤口内止血应彻底。术中还可以用透明质酸钠注入硬膜外间隙，对预防粘连效果突出。术后切口内放置负压引流，尽可能引流椎管内残余和再次渗出的血液。术后早期进行双下肢的直腿抬高锻炼，可以防止未被完全引流出的血液与神经根发生粘连。

（3）融合与内固定相关并发症：对于出现术后融合器下沉、移位、椎弓根钉松动或断裂、延迟融合或不融合多需行翻修术。对于老年患者，多存在骨质疏松症，需同时抗骨质疏松治疗。螺钉偏置引起的固定失效、医源性神经血管损伤者，则需要翻修调整。

（钱济先 高浩然 韩康）

第六节 腹腔镜技术

1902 年,德国外科医师 Kelling 首先进行了腹腔镜检查的操作,Nitze 将膀胱镜置入活体狗的腹腔内,这种技术是现代腹腔镜的雏形。Kelling 通过一枚穿刺针建立气腹,在腹壁放置套管,并通过置入套管内的膀胱镜观察腹腔内的情况。Jacobaeus 参考 Kelling 的相关报道后将此种技术应用于腹水患者身上,1911 年发表了第一部人体腹腔镜技术的论著,同时将腔镜技术的领域扩展至胸腔,提出了胸-腹腔镜技术的概念。1924 年腹腔镜技术取得多项进展。堪萨斯州的 Stone 使用带橡皮密封塞的电光鼻咽镜置入狗的腹腔以维持气腹状态。Steiner 发展了腹腔镜的设备,并使用套管、氧气气腹和膀胱镜观察腹腔内脏器。1925 年,Rubin 在子宫镜检查过程中利用 CO_2 和水冲洗术野内的出血和组织残留物,进而形成了多种技术集于一身的新型内镜,其影响至今尚存。德国内科医师 Kalk,被许多人尊崇为"现代腹腔镜技术之父",研究开发了一系列腹腔镜设备,引入 135°镜头和双套管系统。1938 年匈牙利的 Janos Veress 发明了带有弹簧的穿刺针,有利于锋利的针尖穿透组织,一旦穿过筋膜等较硬组织弹簧便退回,以免损伤肠管等组织。Veress 针后来成为腹腔镜手术建立气腹的标准技术。20 世纪 50 年代初期由 Hopkins,Kanaty 和 Fourestier 发明的"冷光源"照明系统是另一重大突破,通过引入 Hopkins 透镜设备大大改善了内镜的性能,使用石英和空气透镜产生更明亮、更清晰、更逼真的彩色图像。1963 年 Semm 设计了气腹机用于维持气腹,随着技术上的不断改进,现代全自动气腹机成为腹腔镜手术中维持良好视野的必须设备。

1987 年 Dubois 第一例腹腔镜胆囊切除术的成功,推动了现代腹腔镜外科技术的迅猛发展。随后,腹腔镜外科不仅得到普遍公认,并在全世界被迅速推广应用。腹腔镜外科手术以其创伤小、近乎无瘢痕、手术时间短、术后康复快等优势,备受世界医学界和社会的认同和青睐。目前,该技术已成功应用于普通外科、妇产科、泌尿外科、小儿外科的多个脏器的手术,在脊柱外科的应用也有了长足的进步。传统腰椎前路手术其显露过程中所发生的并发症甚至较腰椎手术操作本身的并发症要多。为减少并发症及住院时间、加快术后恢复,现代腰椎前路手术正朝微创手术入路的方向发展。腹腔镜手术技术在外科领域的成功应用为腰椎外科微创化提供了有利的发展契机。1991 年 Obenchain 首先报道了 l 例腹腔镜下 $L_5 \sim S_1$ 椎间盘摘除术,随后又报道了 15 例,患者术后效果良好。Zuckerman 等 1995 年首次报道了 17 例腹腔镜下前路 $L_4 \sim L_5$ 或 $L_5 \sim S_1$ 椎间 BAK 融合术。国内 1998 年吕国华等在动物实验的基础上,首先开展腹腔镜前路腰椎 BAK 融合术,并进行了下腰椎血管分布与腹腔镜腰椎外科前路手术入路选择的相关解剖学研究;随后也将该技术应用于椎间隙感染、腰椎结核病灶清除等手术。近年来,腹腔镜腰椎外科已由单一、简单病种的治疗走向多元、复杂病种的治疗,腹腔镜与小切口技术结合的微创手术弥补了早期闭合腹腔镜腰椎手术的不足和技术局限,进一步扩大了腹腔镜腰椎外科技术的应用范围。现在腹腔镜技术的应用几乎囊括各种腰椎疾病的前路手术治疗。

一、腹腔镜手术的应用解剖

前路腹腔镜腰椎入路需要对腹腔的解剖有深入的了解,包括腹部的分界及标志,腹前壁的层次,腹膜的相关特征构造,与腰骶椎相关的腹膜后结构等。前入路需经过腹前外侧壁,牵开腹腔内脏器获得显露,然后经腹腔或腹膜后间隙直达腰骶椎。

（一）腹部分界及标志

腹部可借两条垂直线和两条水平线分为九区。上水平线为通过两侧肋弓最低点(相当于第 10 肋)的连线,下水平线为通过两侧髂结节的连线,这两条水平线将腹部分为上腹、中腹和下腹 3 部;两条纵线为两侧腹股沟中点的垂直线,这两条纵线又将上腹、中腹和下腹 3 部分为 9 区,即上腹部分为左、右季肋区和中间的腹上区,中腹部分为左、右腹外侧(腰)区和介于其间的脐区,下腹部分为左、右腹股沟区(髂区)和中间的耻(腹下)区。中间腹上区,即上腹部,两侧各与左、右季肋区相邻。腹下区与左、右腹股沟区相邻,此区位于真骨盆范围内,膀胱位置表浅,乙状结肠远侧部紧邻腰骶椎,女性的子宫位于上述两器官之间,$L_4 \sim L_5$和$L_5 \sim S_1$是腹腔镜入路最频繁的部位,位于脐区,脐约相当于L_4椎体水平,肥胖个体中脐的位置则更偏下方。当患者处于仰卧位时,大网膜从横结肠水平向下覆盖腹内脏器,具有活动性的小肠紧邻腹前外侧壁,当患者处于 Trendelenburg 位时,这些结构可向上移动,使得腹膜后入路变得相对容易(图 3-6-1)。

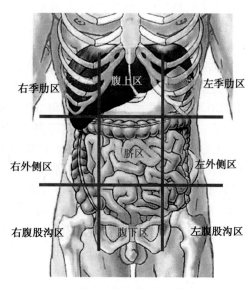

图 3-6-1 腹部分界及标志

（二） 腹腔内结构

穿过腹壁进入腹腔,膀胱排空后,腹腔深处的结构得以显露。女性的子宫位于膀胱后方,将子宫前移便可显露乙状结肠和直肠,在子宫和乙状结肠外侧为子宫圆韧带、卵巢、输卵管,上述结构的深部,腹膜后间隙内有输尿管和卵巢动脉。男性的输精管出腹环后,沿骨盆侧壁行向后下方,至膀胱底后面。乙状结肠位于降结肠和直肠之间,是腰骶椎前方的重要结构,需牵拉开方可显露椎体,乙状结肠与降结肠之间无明显分界,由系膜连于盆腔左后壁,活动度大,易于移动。乙状结肠长约40cm,在降入盆腔移行于直肠之前,在L_4水平向中线偏移。右侧输尿管斜行跨越右髂外动脉进入盆腔,左侧输尿管位于乙状结肠系膜深面,在经腹膜入路时不易辨认,有少数患者左侧输尿管在$L_5 \sim S_1$椎间盘水平直接跨越中线,警惕此种解剖变异有助于防止副损伤。为显露$L_5 \sim S_1$椎间盘,可在乙状结肠、直肠交界处分离乙状结肠系膜,在髂血管分叉处直达$L_5 \sim S_1$椎间盘处。向上延长乙状结肠系膜中部的切口或分离腹膜返折处的乙状结肠系膜可达左侧$L_4 \sim L_5$椎间盘。乙状结肠的血供来自肠系膜下动脉,在止于直肠上动脉前分出 3～4 个乙状结肠动脉分支,这些动脉在乙状结肠系膜内吻合成动脉弓,分支营养乙状结肠。

（三） 腹膜后结构

分离乙状结肠系膜,可直达腹后壁和脊柱。脊柱的动脉具有明显的节段性,节段动脉的分支之间存在纵行吻合链,分别位于椎体两侧、横突前外侧、椎弓后方、椎体后面、椎弓前面共 5 对形成绳梯式吻合,其中后两对位于椎管内,节段动脉间丰富的吻合有重要的代偿作用,手术时需分离结扎。下腔静脉起自L_5椎体右侧,与降主动脉伴行,左髂静脉跨越L_5椎体和$L_4 \sim L_5$椎间盘前方,达下腔静脉,术中应注意保护。在此应注意腰椎附近的重要血管:腹主动脉叉,腹主动脉终端在第 4 腰椎水平分为左、右髂总动脉,其分叉角度成年男性平均值61.5°±1.1°,成年女性为 63.7°±1.6°,距$L_5 \sim S_1$椎间盘上缘(3.5±0.8)cm。髂总动脉,起始部由腹主动脉分出,平第 4 腰椎下缘,沿腰大肌内侧行向外下,至骶髂关节处分为髂内和髂外动脉。左髂总动脉的前方有输尿管和卵巢动脉经过,其后内方为左髂总静脉。骶正中动脉,为单个的动脉,起自腹主动脉后壁,在第 5 腰椎椎体前面下降入盆腔,有时从骶正中动脉起始部位发出一对第 5 腰动脉,又称腰最下动脉,术中应注意识别并加以保护。骶正中静脉多为 1 支,大多与骶正中动脉伴行,但两者位置关系不恒定,注入左或右髂内静脉的内下壁者最为多见,少数注入髂总静脉或下腔静脉(图 3-6-2)。前纵韧带覆盖于椎体前表面,腰大肌位于脊柱腰骶段两侧,起于腰椎体侧面横突及$T_{12} \sim L_5$椎间盘处,腰小肌(出现率50%),起自T_{12}和L_1,止于髂耻隆起,作用为紧张髂筋膜,腰方肌位于腹后壁,在脊柱两侧,其内侧有腰大肌,后有竖脊肌,腰方肌起自髂嵴后部,向上止于第 12 肋和$L_{1\sim4}$横突(图 3-6-4)。生殖股神经在腰大肌前穿出,在该肌前面下行。在腰大肌腱性起点的前方,椎体两侧可见交感神经(图 3-6-3)。在骶骨中线及远端,副交感神经丛向前延伸至主动脉,在主动脉分叉下方靠近骶腹膜,此丛在显露$L_5 \sim S_1$椎间隙时易受损伤导致男性逆行射精。自左腰大肌中部至左髂动、静脉间进入可显露$L_4 \sim L_5$椎间盘,左输尿管在腹膜后下行,在向前跨越髂总动、静脉前,自外侧向中央略斜行于腰大肌前表面,应注意辨认并加以保护。

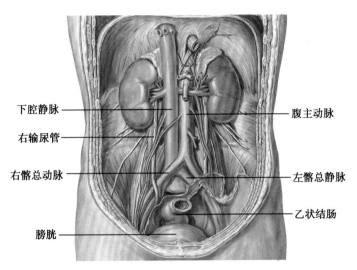

下腔静脉　　　　　　　　　　　腹主动脉
右输尿管
右髂总动脉　　　　　　　　　　左髂总静脉
　　　　　　　　　　　　　　　乙状结肠
膀胱

图 3-6-2　腹后壁脏器和血管

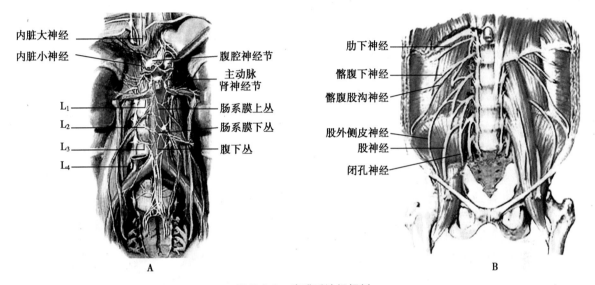

内脏大神经
内脏小神经　　　　　　　　　　腹腔神经节
　　　　　　　　　　　　　　　主动脉
　　　　　　　　　　　　　　　肾神经节
L₁　　　　　　　　　　　　　　肠系膜上丛
L₂　　　　　　　　　　　　　　肠系膜下丛
L₃　　　　　　　　　　　　　　腹下丛
L₄

肋下神经
髂腹下神经
髂腹股沟神经
股外侧皮神经
股神经
闭孔神经

A　　　　　　　　　　　　　　　　B

图 3-6-3　腹膜后神经解剖
A. 腹部交感神经支配；B. 腰丛及其分支

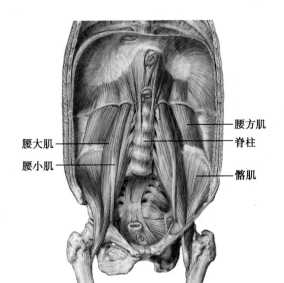

　　　　　　　　　　　　　　　腰方肌
腰大肌　　　　　　　　　　　　脊柱
腰小肌　　　　　　　　　　　　髂肌

图 3-6-4　腰椎体前肌肉结构

（吕国华）

289

二、腹腔镜的操作基本要求

（一）腹腔镜设备与器械

1. 腹腔镜基本设备

（1）内镜成像系统：

1）电视腹腔镜：在进行腹腔镜微创手术时，通常使用高分辨率的硬镜。现代腹腔镜管由杆状透镜、镜头间的空气间隙以及补偿周边失真的透镜组成。电视腹腔镜上装有可调节摄像头，可将手术图像传送到信号处理器，并在监视器上显示。由光纤把光线经腹腔镜传递到腹腔。腹腔镜有不同直径（2.0~14.0mm）和视角（0°~70°）。10mm 角度腹腔镜（30°）视野广阔、图像分辨率高，尤为适用于腹腔镜腰椎微创手术（图 3-6-5）。

2）冷光源：腹腔镜系统的照明是由冷光源完成的。冷光源用的灯泡中充有卤素或氙气，其输出功率为 70~400W。现在 300W 氙气灯泡已成为多数腹腔镜手术用的标准光源。其突出特点是光线强烈，色温 5600~6000K，与太阳光类似；而且氙光源具有出色的传输光谱，涵盖了从紫外线到红外线的整个波段（图 3-6-6）。

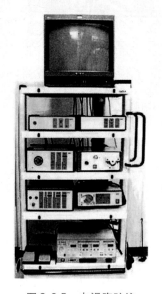

图 3-6-5 电视腹腔镜

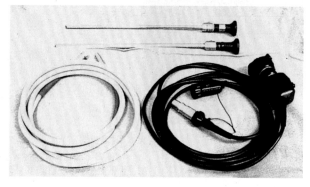

图 3-6-6 冷光源

3）监视器和影像记录设备：由于腹腔镜手术时影像替代了医师的直觉视觉感受，因此高质量的视频系统至为重要，监视器是影像链中的最后一环，对其质量要求应与摄像机相同。高分辨率的摄像机应连接高质量的监视器，否则就不能体验出高品质摄像机的优越性。此外，监视器必须要提供不闪动、高分辨率的图像，同时要有良好的对比度和色彩。可应用录像机或图像工作站实时记录手术影像（图 3-6-7）。

（2）气腹机：腹腔镜手术依赖于手术空间的建立，因此需向腹腔内灌注 CO_2 气体，使前腹壁抬高，以获得良好的术野和操作空间。目前常应用全自动 CO_2 气腹机维持气腹。CO_2 是目前用于建立和维持的气腹主要气体，其在血液中溶解度很高，37℃时每毫升血液可以溶解 0.5ml 气体。如果有少量 CO_2 进入血液循环，可以很快吸收、排出，不会引起致命的气体栓塞。CO_2 的主要缺点是腹膜的广泛吸收，可以显著增加血液中 CO_2 的浓度，可引起心律失常和支气管痉挛，还可以导致腹膜反应，引起疼痛和血管扩张。腹腔内压最少维持在 8mmHg。理想的电子控制气腹机流速应达至 30L/min，这样在腹腔抽吸时就不会使腹内压过于降低。

（3）冲洗吸引设备：腹腔镜手术时必须要有良好的冲洗吸引设备。冲洗流速最少应达到1L/min，吸引管内径应该是在 5～10mm 可调,以便吸出烟雾、液体或血凝块。吸引头应有多个侧孔,以便快速吸出血块和大量液体。腹腔内冲洗应该是用温热(37℃)等渗液体,最好是使用生理盐水或乳酸林格液。可以在 1000ml 灌注液中加入 3000 单位肝素,可以防止注入凉灌洗液时血块形成,也有助于吸引血块时使之破碎,易于吸出。

（4）非气腹装置:

1）腹壁提拉装置:作用为机械性地提拉手术野上方的腹壁来代替气腹营造腹腔镜手术所需的空间。由腹壁提拉器和机械臂组成(图 3-6-8)。

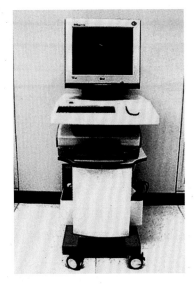

图 3-6-7　监视器和影像记录设备

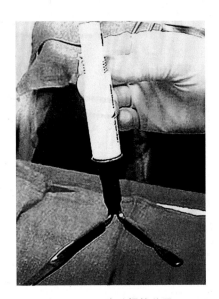

图 3-6-8　腹壁提拉装置

2）腹膜后分离气囊:是经腹膜后入路的常用设备,置入腹膜后间隙内,气囊内注水或注气,协助剥离腹膜和推开腹膜内器官以暴露术野。有些分离气囊中心有管道,以便放入腹腔镜(图 3-6-9)。

2. 腹腔镜手术器械

（1）穿刺套管:套管是内镜和手术器械的通道,均带有密封垫和活动阀门,防止气体漏出。有不同形状、大小和质地的穿刺套管,外径 3～35mm 不等。理想的穿刺套管应满足下列条件:首先要安全、易于控制、较少创伤,其次是置入腹壁的套管要有良好的固定,在快速更换器械时不至于连同套管一起拔出,再者是套管要密封良好,防止过多气体泄漏(图 3-6-10)。

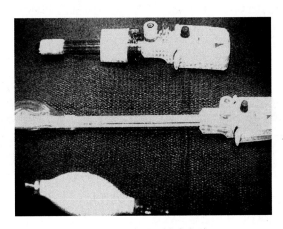

图 3-6-9　腹膜后分离气囊

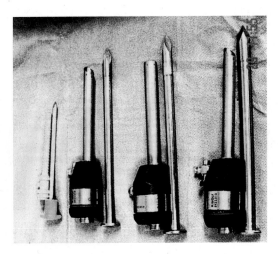

图 3-6-10　穿刺套管

（2）软组织解剖分离器械：包括软组织抓钳、组织分离钳、内镜分离剪、电钩、钛夹钳等。通常有很长的器械轴，达 20~30cm。器械轴可旋转 360°使头端自由转换方向，方便腹腔内的操作（图 3-6-11）。

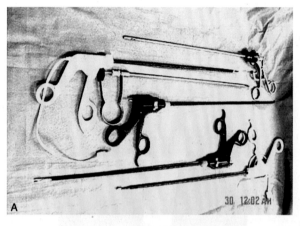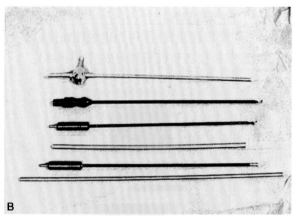

图 3-6-11 软组织解剖分离器械
A. 分离器械；B. 电凝器械

（3）内镜脊柱手术器械：内镜用脊柱工具是开放手术工具的改进，通常长 30~40cm，上面有刻度，以厘米为单位，其头部可稍微弯曲或成角，这些工具有 Kerrison 咬骨钳、椎间盘咬骨钳、刮匙、骨凿、嵌骨器、骨膜剥离器、神经拉钩等（图 3-6-12）。

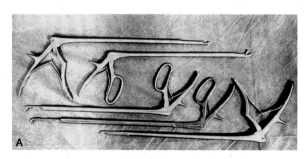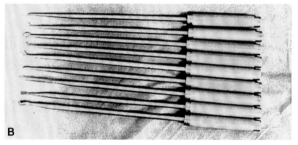

图 3-6-12 内镜脊柱手术器械
A. Kerrison 咬骨钳、椎间盘咬骨钳；B. 刮匙

（4）内镜前路椎间融合器械：椎间融合装置采用美国 Spine Tech 公司的内镜前路椎间 BAK 融合系统。BAK 有 13mm，15mm，17mm 不同规格（图 3-6-13）。

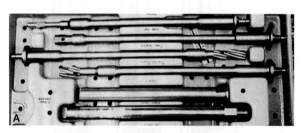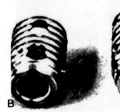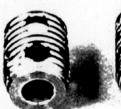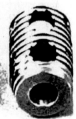

图 3-6-13 内镜前路椎间融合器械
A. 内镜前路椎间 BAK 融合器械；B. 不同规格 BAK

（二）手术方式及途径

内镜辅助下腰椎前路手术起源于普外科的腹腔镜手术,内镜辅助下腰椎前路手术入路主要分为:

经腹腔 { 气腹式 / 非气腹式 }

经腹膜后 { 充气式 / 非充气式 / 内镜辅助下小切口技术 }

1. 气腹经腹腔途径

（1）手术通道建立:患者取 Trendelenburg 体位,使小肠及腹内脏器向头端移动。骨盆及腰椎下方垫枕以保持腰椎前凸位。在腹壁作 4 个 5～18mm 切口。首先在脐下一横指作第 1 个 10mm 切口（腹腔镜通道）,放置 10mm 套管,并注入 CO_2 气体,使腹腔获得满意充盈后,通过套管插入 30°腹腔镜;在腹腔镜监视下于两髂前上棘内上 2、3 横指处,做第 2、第 3 个 5mm 切口,并插入 5mm 套管,作为吸引器、牵开器进入或组织分离用通道。在脐与耻骨联合中点做第 4 个 15～18mm 切口,经此插入相应直径的套管,作为椎间盘切除和椎间融合的工作通道。用特殊抓持器械将小肠牵拉向上腹部,术中需认清腹主动脉分叉处,工作通道建立在下腹正中线附近,位置根据欲手术的部位而定（图 3-6-14）。

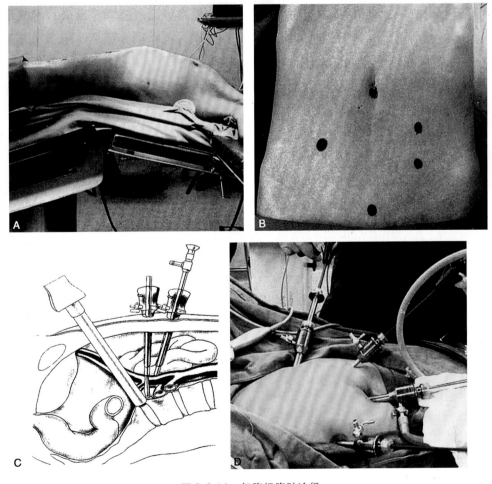

图 3-6-14 气腹经腹腔途径

A. Trendelenburg 体位;B. 腹部操作、光源及吸引切口标志;C. 腹腔镜操作示意图;D. 腹腔镜操作图

（2）$L_5 \sim S_1$椎间隙的显露：辨认腹主动脉分叉处，在其下方纵行切开后腹膜，钝性分离即可显露$L_5 \sim S_1$椎间隙及骶正中血管，钳夹分离骶正中动、静脉，向两侧分离牵开髂动、静脉。解剖分离时应避免暴力，避免使用单极电凝以防止发生男性逆向射精症。在此基础上，椎间盘摘除术的入路将根据术者的不同偏好而异。荧光镜可用于观察椎间盘摘除及置入物放置的深度，腹腔镜可同时观察并确认手术不损伤重要的血管及其他结构（图 3-6-15）。

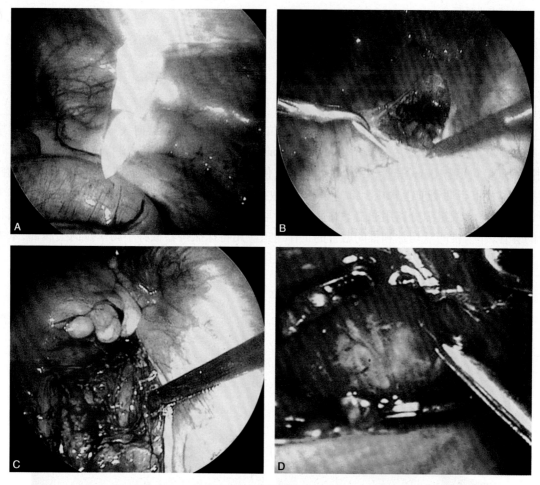

图 3-6-15　气腹经腹腔入路暴露 L_5/S_1 椎间盘手术操作

A. 在腹腔镜引导下置入操作套管；B. 切开后腹膜；C. 显露骶正中血管；D. 结扎骶正中血管，暴露 L_5/S_1 椎间盘

（3）$L_{4\sim5}$椎间隙的显露：操作过程与$L_5 \sim S_1$椎间隙显露相似，但需术前经 MRI 或 CT 精确定位以帮助识别腹主动脉分叉的部位。如腹主动脉分叉在$L_{4\sim5}$椎间隙水平上方，以上述相同方法进行分离即可显露$L_{4\sim5}$椎间隙。但在绝大部分病例中，腹主动脉分叉处位于$L_{4\sim5}$椎间隙或其下方，此时需首先辨认髂动、静脉，节段性动脉和腰升静脉也应被确认、钳夹并分离。由于主动脉和腔静脉跨越脊柱右侧，如欲获得$L_{4\sim5}$椎间隙的充分暴露，上述处理血管的步骤非常重要（图 3-6-16）。

2. 气腹经腹膜后途径

（1）手术通道建立：患者取右侧卧位，于腋后线肋脊角尾侧 4cm 处（第 12 肋尖端处）做一切口（图 3-6-17），钝性分离三层腹壁肌，切开腹横筋膜，分离腹膜后间隙，沿第 12 肋可达脊柱。经该切口在腹膜后间隙置入气囊，注入生理盐水 300ml 扩张腹膜后间隙。排出盐水，取出气囊，换10mm 套管置入，放置腹腔镜。向腹膜后间隙注入 CO_2 维持气压 8 ~ 10mmHg，在原切口尾侧腋中、腋后线上再置入 2 枚套管，放置牵开、剥离器械，向中线牵开腹膜及腹腔内容物，显露相应椎体及椎间盘。

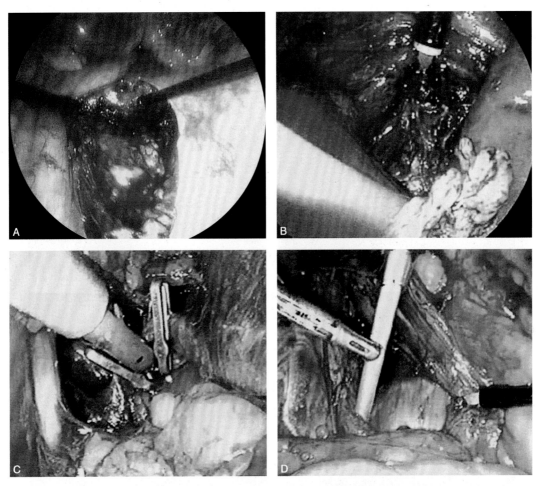

图3-6-16　气腹经腹腔入路暴露 L$_{4,5}$ 椎间盘手术操作

A. 牵开后腹膜；B. 分离牵开髂动、静脉；C. 结扎腹腔静脉的分支；D. 显露 L$_{4,5}$ 椎间盘

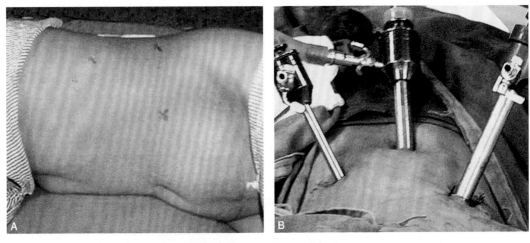

图3-6-17　气腹经腹膜后手术通道

A. 气腹经腹膜后途径示意图；B. 气腹经腹膜后途径操作图

（2）椎体和椎间盘显露：经观察通道用腹腔镜观察腰大肌、腹主动脉、下腔静脉、肾脏、输尿管、腹膜腔内容物；在腹腔镜引导下，钝性分离腹膜后脂肪，在腰大肌和腹主动脉之间的间隙进行分离达病

变部位,保护好输尿管及从腰大肌内缘穿出的腰神经丛,向两侧牵开腰大肌和大血管,用钛夹结扎显露节段腰椎动脉并切断,显露手术区椎体、椎间隙(图3-6-18)。

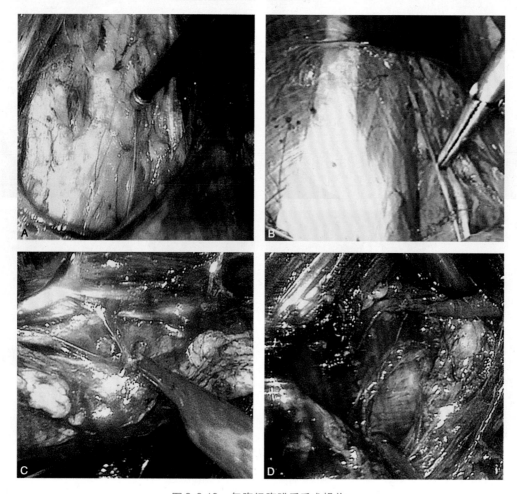

图3-6-18　气腹经腹膜后手术操作

A. 腰大肌表面分离;B. 暴露腰大肌内缘神经丛和输尿管;C. 处理节段血管;D. 显露 $L_{4,5}$ 椎间盘

3. 非气腹经腹腔途径　AlbertChin 首先将腹壁提升装置应用于腹腔镜辅助腰椎前路手术。作为气腹的替代者,该装置扇形提拉器在关闭状态下经 15mm 的腹部小切口置入腹腔,然后张开,与扇形提拉器连接的液压动力装置垂直提拉腹壁,以获得手术操作空间。其余通道的建立,均与前述气腹腹腔镜手术入路类似(图3-6-19)。此种方式无需气体密闭装置,手术过程中可以使用常规器械和置入物。在置入扇形提拉器之前,可用手指经脐下切口伸入腹腔探查有无腹腔内粘连存在,若有疏松粘连则可顺便予以钝性分离。提拉器在闭合状态朝向手术野置入腹腔,再由其"根"部插入联为一体的套管和腹腔镜,直视下确保其未误伤腹内脏器(小肠或大网膜)后,在手术野上方展开扇页、锁定并调整好角度,然后将提拉器固定于液压机械臂上,调整提拉力量以免过度牵拉腹壁,拉起腹壁显露好手术野上方的

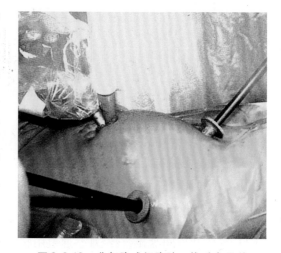

图3-6-19　非气腹式经腹腔腰椎手术通道

空间。辅助通道在腹腔镜直视下置入,工作通道的置入位置依欲手术的部位而定,辅助通道是刚性或可弯曲的无阀装置,通过可弯曲的辅助通道可以放入长弯钳、直角钳、长弯剪等常规开腹手术器械。显露椎体及椎间隙的方法和建立气腹经腹腔途径类似。

4. 非气腹经腹膜后途径　患者取仰卧或右侧卧位,左胁腹部下垫沙袋(图 3-6-20)。腹部做两切口,左胁腹部切口置入分离气囊和腹腔镜,位置在腋前线上第 11 肋与髂嵴连接中点处,第 2 个切口位于腹正中线附近,位置由需手术的椎体位置决定。此入路可以完成 T_{12} ~ S_1 椎体间的融合、病灶清除等手术。左胁腹部切口约 15mm 长,分离腹侧壁肌肉,钝性分离腹外斜肌、腹内斜肌、腹横肌,显露腹膜外脂肪组织,也可用手指进行辅助的钝性分离。自切口内放入椭圆形的分离气囊至腹膜后间隙处,同时从气囊中央插管处放入腹腔镜,经气囊内充气,随着气囊的膨胀可以逐渐在镜下看到腹膜的轮廓及腹膜从腹前壁内侧剥离的情况。需持续分离使腹膜及腹内脏器移至近中线位置以便能放入前方的工作通道。腹膜后间隙显露、腹膜自腹前壁内表面剥离后,从左胁腹部切口放入 10cm 长扇形提拉器,在腔镜直视下张开扇臂,将扇形提拉器连接于液压机械臂上,通过提拉腹壁扩展操作空间。特制的气囊牵开器可经左胁腹部或前腹壁的工作通道置入腹膜后间隙,充气后用来帮助牵开腹膜及腹膜内脏器。工作通道建立于前腹壁中线旁约 2cm,做一长约 12mm 切口,位置取决于需显露的病变部位或椎间隙水平。切开皮肤,显露并切开腹直肌前鞘,向外侧牵开腹直肌,显露并切开腹直肌后鞘,在中线附近可见腹膜及其内容物,如果分离气囊不能提供充分显露也可用手指进行钝性分离,以帮助将腹膜从腹壁内侧剥离。腹膜内包裹小肠,可用扇形牵开器牵开,如有必要还可以从工作通道置入气囊牵开器辅助操作。之后其余步骤与前述的经腹膜途径类似。需要注意的是必须显露大血管,是否分离或牵开这些血管取决于需显露的椎间隙水平。L_5 ~ S_1 椎间隙在腹主动脉分叉下显露,而 $L_{4,5}$ 椎间隙及附近水平需向脊柱右侧牵开腹主动脉及下腔静脉。经皮穿刺的 Steinmann 针可用于保持大血管的牵开状态,手术中应注意辨认并保护大血管和输尿管以防止损伤,交感和副交感神经丛在大血管前方向上延伸。如分离显露多个椎体还需钳夹相应的椎体节段性血管,在 $L_{4,5}$ 水平还应辨明、钳夹髂腰静脉。常规的腰椎间盘切除和终板的处理可通过工作通道施行,切骨术和不同型号的刮匙均可在工作通道内应用,另外,一些椎间置入物(如同种异体移植物、假体置入物)也可使用。

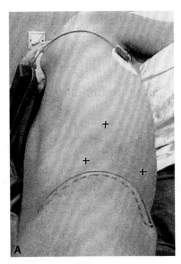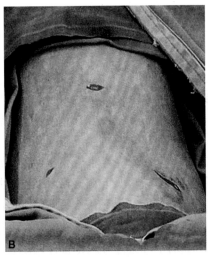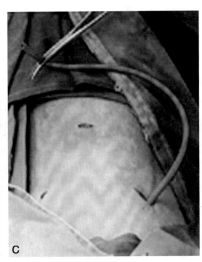

图 3-6-20　非气腹经腹膜后手术入路
A. 非气腹经腹膜后体位;B. 非气腹经腹膜后切口;C. 置入分离气囊

5. 内镜辅助下小切口入路　内镜辅助下小切口技术是一种优秀的微创腰椎手术。在内镜的辅助下,可以仅用一个小切口即可完成腰椎前路椎间融合术(ALI F)。可通过一个单独的通道置入普通内镜,也可通过小切口处置入新型可折弯内镜。由于切口很小,只有主刀医师可通过切口看到手术视野。应用内镜后,使得助手也能获得良好的手术视野,以更好地协助完成手术(图 3-6-21)。

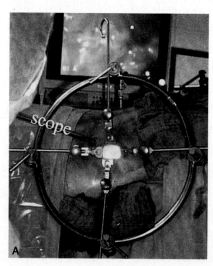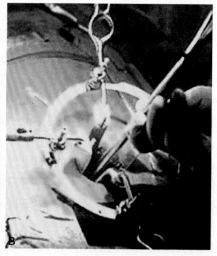

图 3-6-21 内镜辅助下小切口入路
A. 前路切口拉钩与内镜位置;B. 小切口内镜辅助下手术操作

（吕国华）

三、适应证与手术操作

（一）前路腰椎椎体间融合技术

1. 概述 脊柱融合目的在于矫正脊柱畸形、恢复及维持脊柱稳定、治疗疼痛性关节病。1911 年 HibbS 首次报道后路椎板植骨融合治疗 Pott 病。经过近一个世纪，脊柱融合已从单纯后路植骨融合发展到结合后路器械的融合，再到前后路联合的融合技术。通常根据所患疾病的病因、病理改变的不同，而采取不同融合方式。例如，退行性腰椎滑脱、椎管狭窄和退行性腰椎侧弯，其融合目的是预防椎管减压后的腰椎不稳及维持脊柱的形态，因此后外侧内固定融合即可达优良效果。而在椎间盘源性腰痛的治疗中，常规后外侧融合效果往往不够理想。Zucheman 等对一系列退行性腰椎椎间盘疾病进行了椎弓根内固定结合后外侧融合术治疗，其放射学融合率 89%，而临床满意率仅为 60%。Cowan 报道了类似结果。Jackson 等报道 144 例患者症状改善率为 58%。Wetzel 等报道后外侧融合治疗退行性腰椎椎间盘疾病仅取得 48% 的满意率。Weatherley 等报道 5 例放射学表现后外侧牢固融合仍腰痛的患者，椎间盘造影诱发腰痛，经前路椎体间融合后治愈。这种放射学与临床疗效的差异可能有两方面原因：①后外侧融合并不能消除病变椎节的运动；②腰椎后路融合或后外侧融合术椎旁组织的广泛分离，易产生肌肉组织的损伤、缺血、挛缩或神经支配缺失而导致肌肉功能丧失，致许多患者术后感觉腰部无力、易疲劳、不能胜任重体力工作。椎体间植骨融合术（前路腰椎椎体间融合 AIIF 或后路腰椎椎体间融合 PLIF）以其绝对的骨融合生物力学优势，及其对椎间盘源性腰痛的直接治疗作用，自 20 世纪 60 年代以来，在退行性腰椎间盘疾病的骨融合治疗中，已受到人们的广泛关注。Lee 和 Langrana 的实验研究发现后外侧融合仅增加 40% 的脊柱稳定性，而椎体间融合能消除通过椎间隙的所有运动，并使融合节段脊柱稳定性增加 80%。但早期单纯自体骨腰椎椎体间融合术，因植骨块强度有限，可能发生植骨块移位、塌陷、植骨块被吸收或假关节形成。单纯自体骨腰椎椎体间融合术的骨融合率及临床疗效不同学者报道差异较大。Crick、Goldner 等、Kozak 等的报道的临床满意率都较高，但融合成功率的差异却很大。Knox 等在其进行的 22 例腰椎融合术中，单节段融合的优良率为 35%，两节段椎间融合均不满意，而单纯进行前路腰椎椎间融合，假关节的发生率很高。Dennis 等发现有 30% 的患者发生不愈合，所有患者在植骨愈合过程中均有椎间隙高度丢失，植骨块发生塌陷、再吸收现象出现。因此，单纯自体骨移植在生物力学方面不足以支撑腰椎的负重。为预防植骨块发生塌陷、吸收和假关节的发生,20世纪80年代中期以来,结合后路内固定的腰椎前/后路融合技术被广为应用,骨融合率得以大幅度提高,但临床疗效并未取得相应程度的改善。Slosar等报道一系列后路内固定腰椎/前后路融合,其骨融合率达99%,而临床成功率仅达81%。许多学者认为该结果与后路内固定手术广泛肌肉、软组织分离所致腰肌功能丧失有关。因此,无论是单纯自体骨移植的椎体间植骨融合或后路内固定结合的前路/后路椎体间植骨融合在椎间盘源性腰痛的外科治疗中均不能取得满意临床效果。20世纪90年代各种椎间融合器(Cage)的出现,为腰椎间盘源性疼痛综合征的治疗提供了一种新方法。直接的器械固定和长期的负重支撑达到椎间隙的骨性融合,可获得长期消除关节疼痛的关节固定,并能维持椎间盘的高度。Bagby和Kuslich已成功进行经前路大切口BAK腰椎融合固定,经两年随访,融合成功率可达91%。同时BAK腰椎融合器械的不断改进,也为腹腔镜腰椎前路器械融合的技术发展奠定了基础。Zdeblick和Mahvi 1993年完成首例腹腔镜前路BAK腰椎融合手术。随后,Zucherman等1995年报道了17例腹腔镜前路BAK腰椎融合术。初步研究结果表明:腹腔镜腰椎前路手术对腹腔内容物干扰少、创伤小,是一有效而可行的腰椎微创技术。

2. 手术适应证、禁忌证

(1) 适应证:经腹腔镜脊柱融合术的适应证为有症状的退行性腰椎间盘病变、椎间盘向内破裂及假关节形成;对有假关节形成的患者可应用腹腔镜进行骨栓植入融合术;椎间融合器Cage主要用于一或两个水平的症状性椎间盘疼痛综合征。X线改变表现为单一椎间隙变窄、终板硬化的单节段椎间盘退变性疾病应用腹腔镜行腰椎融合术最合适。患此症的患者经3~4个月的康复训练后,若症状仍不缓解,则为经腹腔镜腰椎融合术的适应证。

(2) 禁忌证:过度肥胖、慢性精神性腰痛或慢性多节段椎间盘退变,不适宜行腹腔镜腰椎融合术;骨质疏松或年龄超过65岁为相对禁忌证。经腹腔镜操作牵拉大血管时有栓塞或血栓形成的危险,故不宜选择年龄过大者。既往有肠梗阻手术而继发肠粘连者,腹腔镜下视野不清,可选用腹膜后入路。

3. 腹腔镜腰椎融合术的手术方法

(1) 经腹腹腔镜腰椎体间BAK融合术(腰5-骶1):

1) 麻醉和体位:气管插管全麻。取Trendelenburg体位(头低脚高位)仰卧于可透视手术床,使腹腔内器官向头侧移位。腰骶部垫一8~10mm的圆枕使病变椎间隙开放,以利椎间融合器的稳定置入(图3-6-22)。

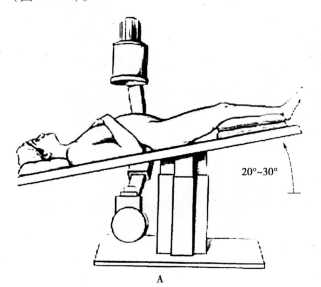

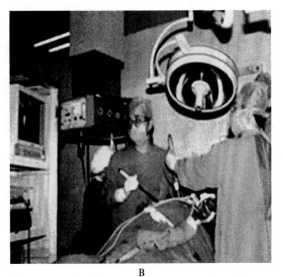

图3-6-22　体位与术者位置
A. 手术台位置;B. 术者位置

2）手术通道建立：首先在脐下缘做一 10mm 切口达腹腔，成功腹腔充入 CO_2 气体后（压力维持于 13 ~ 15mmHg），经此插入腹腔镜；在电视腹腔镜监视下分别于腹壁右下象限、腹壁左下象限做一 5mm 入口，用于吸引器或牵开器进入和放置组织分离器，进行组织分离切除；在脐-耻骨联合连线中点做一 10mm 切口，并经此将克氏针插入手术椎间盘，经 C 型臂 X 线机确定病变的椎间隙，该通道起初可作为牵引和分离通道。以后可扩大至 18mm 作为操作通道，完成椎体间的融合。

3）显露和椎间融合：进入腹腔后，辨认腹腔内结构，分清输尿管和髂总血管。将乙状结肠牵向左侧，用 Kitner 解剖器探查骶骨岬，在腹主动脉分叉远侧提起腹膜，并纵行切开。钝性分离牵开骶前神经丛，分离骶正中动、静脉，用钛夹在其远-近端结扎止血后切断，分离显露椎间盘。注意骶前分离勿用单极电凝或电铲，以免损伤骶前神经丛，而发生术后逆行射精并发症。在腹腔镜监视下经腹壁向已显露椎间盘插入一克氏针，术中 C 型臂 X 线机确定目标椎间盘。椎间盘中线，将腹腔镜工作套筒放入并稳定于耻骨上的位置。术中将左、右髂总动静脉向两侧牵开。通过脐与耻骨联合间小切口插入 18mm 的工作套管，经工作通道插入椎间融合 Cage 定位器，标示中线左、右侧 Cage 置入的合适部位后，在血管分叉间椎间盘上下缘嵌入 BAK 融合的安全保护套管。经该套管用腹腔镜专用椎间盘切除器械和镜下 BAK 融合器械，分别进行左、右侧椎间盘摘除、椎间扩张、椎间软骨切除和 BAK 椎间植入。整个手术过程在电视 C 型臂 X 线机监视下进行，以确保椎间工作的安全深度和 Cage 放置于正确位置。每个 Cage 内植入取自髂骨的自体松质骨。解除气腹后，观察无活动出血，则依次缝合腹膜、肌肉、皮肤（图 3-6-23）。

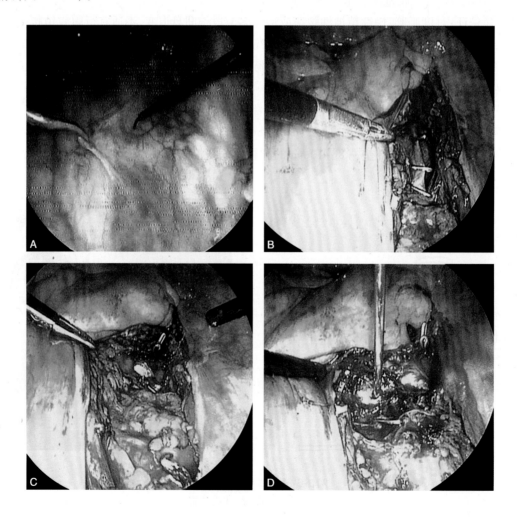

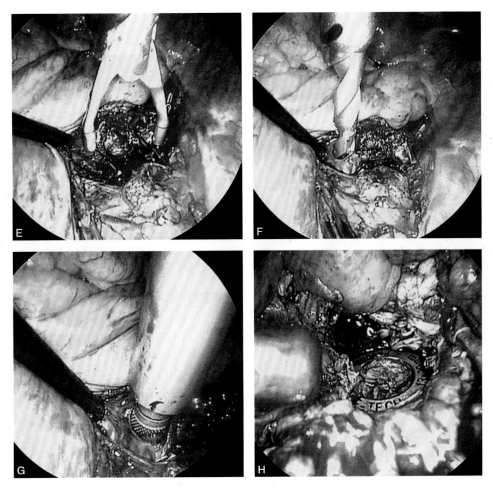

图 3-6-23　经腹腹腔镜腰椎体间 BAK 融合术

A. 提起后腹膜，纵形切开；B. 暴露结扎骶正中血管；C. 暴露 L_5/S_1 椎间盘；D. 克氏针插入椎间隙定位；E. Cage 定位器定位；F. 摘除椎间盘；G. 椎间隙撑开；H. 置入 BAK

（2）经腹膜后腹腔镜腰椎椎体间 BAK 融合术（腰 4～5 以上椎间隙）：

1）麻醉和体位：气管插管全麻。右侧卧位。

2）手术通道建立：首先在左侧第 12 肋尖下缘做一 3cm 切口，伸入手指钝性分离腹肌直达腹膜后间隙，将 10mm 带分离气囊套管放入腹膜后间隙，气囊内加压注水 250ml 钝性分开腹膜后间隙，经腹腔镜观察腹膜后间隙分离成功后，将气囊内水排空，并更换一普通 10mm 套管，充入 CO_2 形成腹膜后气腹（压力维持 12mmHg）。腹腔镜引导下分别在第一个切口水平腹侧腋前线处和髂峰-腋前线交界处分别插入 5mm 和 10mm 套管，作为分离、牵开和椎间融合通道。

3）显露和椎间融合：腹腔镜观察腰大肌、腹主动脉、下腔静脉，肾脏、输尿管、腹膜腔内容物。钝性分离腹膜后脂肪，在腰大肌和腹主动脉之间的间隙进行分离达手术部位，保护好输尿管及从腰大肌内缘穿出的腰神经丛，向两侧牵开腰大肌和大血管，用钛夹结扎显露节段腰椎动脉并切断，显露椎体、椎间隙，将克氏针插入椎间盘，经电视 C 型臂 X 线机确定目标椎间盘。在手术椎间隙相应表面腹壁切口插入 18mm 的工作套管。腹腔镜监视下，在腰大肌与大血管间、椎体前左侧缘、椎间隙上下，嵌入 BAK 融合的安全保护套管。经该套管用腹腔镜专用椎间盘切除器械和镜下 BAK 融合器械，分别进行椎间盘摘除、椎间扩张、椎间软骨切除和 BAK 椎间植入。在腹腔镜和电视 C 型臂 X 线机监视下，BAK

自左前外侧向右后外侧45°。Cage内植入取自髂骨的自体松质骨。解除气腹后,观察无活动出血,则依次缝合腹膜、肌肉、皮肤(图3-6-24)。

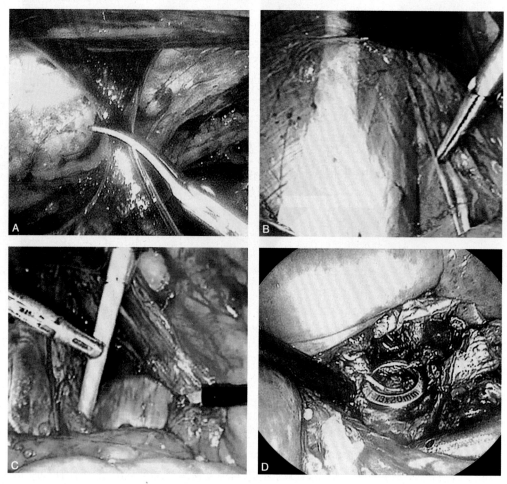

图3-6-24 经腹膜后腹腔镜腰椎椎体间BAK融合术

A. 分离后腹膜粘连显露腰大肌;B. 保护腰大肌内侧缘输尿管及神经丛;C. 显露 $L_{4,5}$ 椎间盘;D. 置入BAK融合 $L_{4,5}$ 间隙

4. 病例介绍

病例1:患者男性,46岁。腰腿痛2年。患者有外伤史,腰痛活动后加重,不能久坐,感右小腿后侧胀痛,休息后缓解,近2个月加重,出现跛行。体格检查:腰椎前凸加大, $L_5 \sim S_1$ 右侧椎旁深压痛,右下肢直腿抬高试验(+),踝反射消失。影像学资料显示: L_5 双侧椎弓崩裂并 L_5 椎体Ⅱ度滑脱,椎间盘突出。诊断: L_5 滑脱症。手术方式:后路 L_5 峡部瘢痕清除,神经根松解,RF复位,一期前路腹腔镜下 $L_5 \sim S_1$ 椎间盘摘除,椎间BAK融合术,术中和术后无并发症(图3-6-25)。

病例2:患者女性,45岁。腰腿痛2年,加重伴间歇性跛行3个月。患者无明显外伤史,腰痛活动后加重,不能久坐,休息后缓解近3个月加重,出现间歇性跛行。体格检查:腰椎前凸增大, L_4、L_5 双侧椎旁深压痛,双下肢直腿抬高试验(-)。影像学资料显示: L_4 双侧峡部裂并 L_4 椎体Ⅱ度滑脱,椎间隙狭窄,动力位X线片屈曲位时滑脱加重。诊断: L_4 滑脱症。手术方式:后路 L_4 双侧峡部瘢痕清除, L_5 神经根松解,USS复位,一期前路腹腔镜下腹膜后 L_4、L_5 椎间BAK植骨融合术。术后出现全身皮下气肿,3天后消失,无其他并发症(图3-6-26)。

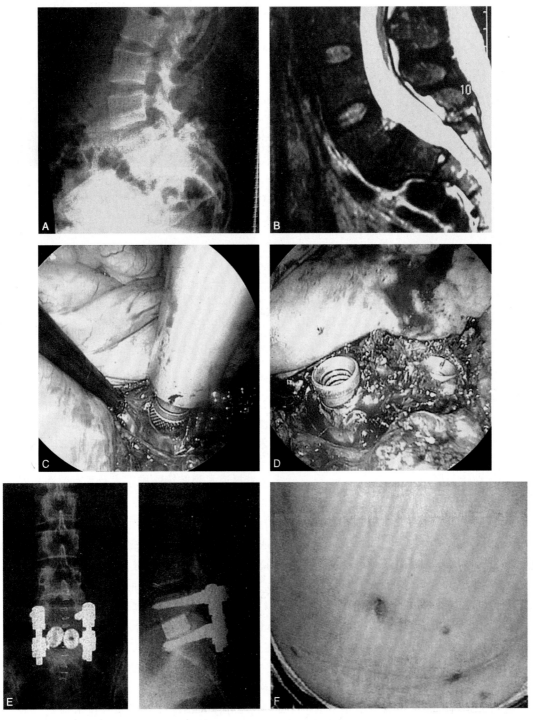

图 3-6-25 病例 1 L$_5$/S$_1$ 滑脱经腹腹腔镜下椎间融合后路椎弓螺钉内固定术

A. L$_5$ 峡部裂,椎体向前 II 度滑脱;B. MRI 显示 L$_5$ 滑脱,L$_5$/S$_1$ 间隙变窄,椎间盘突出;C. 撑开 L$_5$/S$_1$ 椎间隙;D. 安装 2 枚 BAK 装置;E. 术后 Cage 与内固定位置良好;F. 术后腹部创口

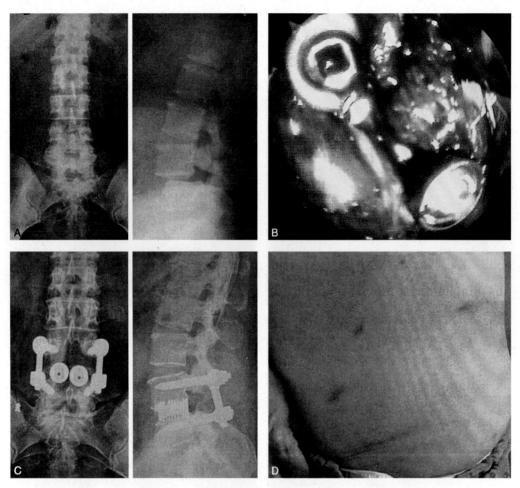

图 3-6-26 病例 2 $L_{4,5}$ 椎体滑脱经腹膜后腔镜下椎间融合后路内固定术

A. $L_{4,5}$ 峡部裂,椎体滑脱;B. 镜下螺钉位置;C. 术后 Cage 与内固定位置良好;D. 术后腹部创口

5. 临床评价与展望 近 10 余年来,已有较多文献报道了腹腔镜腰椎手术及其有效性和安全性的相关研究。Regan 等开放式腰椎间融合术与腹腔镜腰椎间融合术的对比研究显示:腹腔镜组较开放组住院时间短,手术创伤小,复发率低,疼痛小,费用低,且手术并发症相当(腹腔镜组 4.9%,开放组 4.2%)。同时 Regan 认为腹腔镜腰椎融合是一复杂的手术方法,有较长的学习曲线,但一旦掌握,则是一有效且安全的方法。而 Escobar 等 135 例分别进行经腹腹腔镜腰椎融合(A 组),经腹膜外腹腔镜腰椎融合(B 组),腹腔镜辅助的小切口前路腰椎融合(C 组),传统开放式前路腰椎融合(D 组)的比较研究显示:腹腔镜组比开放组并发症的发生率高,认为腹腔镜辅助的小切口腰椎手术优于其他两种腹腔镜入路手术。Zdeblick 等对 25 对腹腔镜和小切口 $L_4 \sim L_5$ 前路椎间融合术的对比研究提示:手术时间、失血量、住院时间统计学上无显著差别,仅仅在双节段融合手术中,腹腔镜手术组的时间花费较长,因此认为在 $L_4 \sim L_5$ 前路融合中,腹腔镜前路腰椎融合与腹腔镜辅助的小切口前路腰椎融合相比较,无显著优势。

腹腔镜前路腰椎融合作为一项新型微创手术技术,可视为腰椎前路手术的技术补充。手术适应证、手术入路方式的正确选择,以及娴熟的腹腔镜手术技术是取得安全、有效、微小创伤的基本保证。$L_5 \sim S_1$ 腹腔镜前路腰椎融合,由于手术入路简单、易行,且手术并发症较少、具显著微创优势,已成为定型手术方式。而 $L_4 \sim L_5$ 腹腔镜腰椎前路融合,由于手术入路、解剖复杂,手术并发症较多,与常规开放和小切口手术相比较无显著优势。因此,对于 $L_4 \sim L_5$ 以上节段的融合,不推荐经腹腔的腹腔镜前路融合方式,而选择腹膜后或腹腔镜辅助小切口手术方式较为恰当。总之,由于腹腔镜前路腰椎手术开展时间较短,其远期疗效有待进一步观察;目前虽然存在许多不足,但仍显示其勃勃生机。特别是借助腹腔镜的小切口手术,它不需要太多昂贵的设施,技术简单,并适于推广。相信,随着腹腔镜技术设备的改进及手术技巧的进一步提高,腹腔镜腰椎前路手术仍可在脊柱外科微创技术领域享有一席之地。

(吕国华)

(二) 腰椎人工椎间盘置换术

1. 概述 1991 年首次报道应用腹腔镜技术行前路腰椎间盘切除术,由于其具备明显减少手术创伤、缩短康复时间、减少并发症等优点,在脊柱外科的应用越来越受到重视,手术适用范围亦不断扩大。近年来非融合技术也得到迅速发展,但传统腰椎人工椎间盘置换术尚存在切口大等缺点。目前有少数医院将腹腔镜技术与非融合技术进行结合,探讨了腹腔镜下人工腰椎间盘置换术的可行性与临床疗效,初步证实临床疗效满意。

2. 原理与优缺点

(1) 优点:

1) 腹后壁与椎间盘之间仅有椎间盘前面较薄的筋膜和后腹膜,无固定的重要组织结构阻挡,手术时组织损伤小、术后恢复快。

2) 腹腔镜监视下视野良好,止血彻底,出血少。

3) 不侵袭椎管、硬膜囊及神经根,避免椎管骚扰带来的术后神经根水肿、粘连等并发症。

4) 对腰椎后部肌肉、小关节等后柱结构无损伤,术后腰椎稳定性程度高。

5) 腹腔镜下腰椎人工椎间盘的置入无需新的特殊器械。

6) 腰椎后部结构未损伤,不影响今后可能的腰椎后路手术。

(2) 不足:

1) 腹腔镜技术跟其他微创手术一样存在学习曲线长,且学习曲线较陡峭的问题,初学者手术准备和手术操作较耗时,镜下游离大血管有一定难度、存在可能出血等问题,因此,在初期应用阶段该技术需要经过正规培训的腹腔镜专科医师协作进行。

2) 需在 C 型臂 X 线机透视监视下置入假体,避免打入方向错误而损伤上下骨性终板,最终导致假体位置不良等并发症。

3. 手术适应证与禁忌证

(1) 适应证:本术式的适应证与传统人工椎间盘置换术相同。适应证为以腰痛症状为主的椎间盘源性腰痛或腰椎间盘突出症经保守治疗半年以上疗效不佳患者。

(2) 禁忌证:

1) 非椎间盘源性的腰腿痛伴椎管狭窄患者。

2) 医院条件不足尤其是不具备腔镜技术或者手术医师对腰椎前路手术入路不熟悉。

3) 既往有腹部开放手术或腰椎融合病史。

4) 过度肥胖或骨质疏松症患者。

5) 对假体任何一材料过敏者。

6) 多节段椎间盘突出者暂时不选用。

7) 重度椎间盘源性腰痛且椎间活动度差的患者。

4. 手术操作

(1) 术前准备:术前应该进行髂血管 CTAV 检查,确定腰椎前方大血管与受累椎间盘的位置对应关系,及其有无血管变异。余术前准备与其他腹腔镜手术患者的术前准备基本相同。

(2) 麻醉与体位:气管内插管全麻,患者采用仰卧、头低脚高 Trendelenburg 位。

(3) 手术步骤:

1) 常规建立四个通道:第一个通道为脐下一横指(大小为 10mm)的腹腔镜入口通道,第二、第三个切口为操作分离孔,位于两髂前上棘内上二、三横指处,大小为 5～10mm,可用于吸引器或牵开器进入,以进行组织分离切除,第四个切口为耻骨上(大小为 10mm)入口,为手术操作孔(图 3-6-27)。

2)于第一个切口内置放 10mm 套管,注入 CO_2 气体,充盈满意后,将患者摆成倾斜的 Trendelenburg 位,以助于肠管从术野移向头侧。将 0°或 30°的腹腔镜通过套管插入腹腔,探查整个腹腔,在第二、第三个切口置入镜下操作器械。

3)显露手术椎间盘:$L_{4,5}$ 椎间隙为腹腔镜下使用分离钳及电凝钩切开后腹膜,从左向右分离血管周围疏松结缔组织,显露腹主动脉及髂血管并将血管牵向右侧显露下腰段脊柱前缘,C 型臂 X 线机透视定位后分别在 L_4 椎体下缘和 L_5 椎体上缘的右侧各置入直径 1mm 克氏针牵引血管。L_5/S_1 椎间隙步骤基本同前,但在左右两髂血管分叉下操作能获得足够的空间和视野,无需行腹主动脉及髂血管的显露,可能需要钛夹夹闭并离断骶正中血管。

4)处理手术椎间隙:电刀切开纤维环用片状铰刀和终板,刮匙彻底清除变性髓核及软骨终板。对于椎间盘突出症患者,将光源从右侧分离操作孔置入,直视下取出突出的但未游离的髓核组织,生理盐水冲洗椎间隙。

5)置入人工椎间盘:C 型臂 X 线机透视下标记手术间隙的横向中点,根据试模的大小选择合适规格的人工椎间盘假体,将主操作管道取出并将皮肤切口扩大至 2.5cm 左右,在腹腔镜监视下用持放器将在体外组装好的假体经切口旋转进入腹腔内,然后在透视监测下逐步植入椎间隙。

6)关闭切口:C 型臂 X 线机透视确定假体位置良好后,冲洗创口彻底止血,经左侧或右侧的操作分离孔放置引流管关闭切口。

5. 术后处理 术后常规使用抗生素 1～3 天,卧床休息,术后 2～3 天拔除腹腔引流管后佩戴腰围 1 个月,术后 1～3 个月、术后 1 年复查腰椎正侧位动力位 X 线片。

6. 手术疗效与评价 由于该技术要求较高,目前在全球各级医院临床应用的病例数目不多,其中远期疗效有待进一步观察与评价。笔者所在医院应用该技术治疗 23 例腰椎间盘退变患者,近期疗效满意。所有患者均在全腹腔镜下顺利完成手术,手术时间 90～180 分钟,平均 136 分钟,术中失血 80～360ml,平均 120ml。术中无大血管输尿管腹腔脏器等损伤。随访 5～64 周,平均 33 周。1 例术中出现上一椎体下终板损伤,假体轻度陷入终板内,术后无明显临床症状,延长卧床时间 1 个月,佩戴腰围时间 2 个月,随访期间假体无继续下沉,其余患者无假体松动移位及下沉发生。15 例随访超过 2 年患者,术后 2 年时手术节段活动范围 7°～9°,平均 8.2°,短期随访活动度良好。

7. 并发症与预防

(1)血管损伤:骶中动脉或髂静脉破裂导致大出血,可能需要中转而行开放手术,通常发生在初期技术不成熟时。正确的手术入路、熟练镜下操作技术、人工椎间盘植入时的血管保护是避免血管损伤的关键。

(2)医源性椎体终板骨折或假体位置不良:需在 C 型臂 X 线机透视监视下置入假体,避免打入方向不良而损伤上下骨性终板,最终导致假体位置不良甚至终板骨折。

(3)性功能障碍:主要表现为逆行性射精。原因是腹腔上神经丛的损伤,致射精时膀胱颈闭锁。腹腔镜下前路椎间融合术需在狭窄的空间内作椎体前的组织分离,致神经丛损伤的机会更大,术后该并发症的发生率可高达 6%,其中大部分病例经 3 个月或更长的时间能自行恢复,但也有一部分患者会成为永久性损害。

(4)椎间隙感染:金黄色葡萄球菌或真菌感染,有时会有无菌性脓肿形成。

(5)由于术野暴露差或解剖结构阻碍了暴露,以及腹腔内粘连或椎间盘炎引起的间盘前间隙粘连等导致无法行腹腔镜手术,而中转为开放手术,多位学者报道有 4%～10% 的患者需转成开放的前路手术。

8. 典型病例 患者,男,49 岁,反复腰痛 5 年、加重 2 个月(图 3-6-27)。

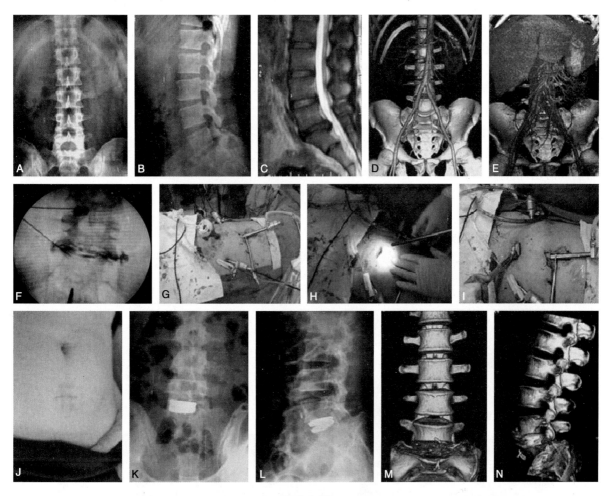

图 3-6-27

患者,男,49 岁反复腰痛 5 年加重 2 个月。A、B. 术前腰椎正侧位 X 线片示腰椎无滑脱失稳;C. 术前示 L_5/S_1 椎间盘突出;D、E. 术前下腰椎前方血管三维 CT 血管造影,提示腹主动脉分叉点与髂静脉汇合点分别位于 $L_{4/5}$ 椎间隙以上及椎间隙水平,L_5/S_1 椎间隙水平左右血管间的距离 38mm,满足手术所需;F. 术前椎间盘造影示 L_5/S_1 为责任椎间盘(椎间盘纤维环破裂,造影剂外渗);G. 腹腔镜系统的安置情况;H. 取下主操作管道后的腹部情况;I. 人工椎间盘正在置入;J. 术后腹部切口情况;K、L、M、N. 术后 1 个月腰椎正侧位 X 线片及 CT 重建示假体位置良好

9. 展望　毫无疑问,该技术微创和非融合固定优势明显,随着该技术开展增多与经验的积累,以后会有更多病例在腹腔镜下完成腰椎人工椎间盘置换或人工髓核置换等手术,该技术具有良好的潜在应用前景。

(王文军)

(三) 腰椎结核

前路腹腔镜腰椎入路主要分为经腹腔及经腹膜后两种。为避免残余病灶引起腹膜炎,治疗腰椎结核时一般采用经腹膜后入路。与传统开放手术相比,内镜手术避免了长的手术切口,术后疼痛轻、恢复时间短。使用纤维光学摄像系统能够提供直接的光学照明和放大图像,更有利于对手术节段脊柱和脊髓的显露和观察,减少了对周围正常组织的损伤,同时又能精确地处理病灶。

1. 适应证与禁忌证

(1) 适应证:①脊髓受压、神经功能障碍;②脊柱不稳定;③脊柱严重或进行性后凸畸形;④腰大肌巨大脓肿;⑤窦道经久不愈;⑥病灶内大块死骨;⑦抗结核治疗无效。

(2) 禁忌证:严重心肺功能不全,既往有腹膜外手术病史。

2. 手术操作

（1）传统腔镜技术：用于不适宜前路固定患者，包括病灶累及腰 1 或骶 1 椎体，连续 2 个椎体破坏等情况，仅行单纯病灶清创及植骨，联合后路椎弓根钉内固定（参见腹腔镜技术中椎间盘炎症手术操作）。

（2）单孔腔镜技术：用于病灶累及单个间隙，相邻两个椎体保留 50% 以上的患者，一期前路病灶清创、植骨及内固定。

1）体位同传统腹腔镜技术。

2）于腋中线髂嵴上 3cm 做一长约 3cm 切口（图 3-6-28），钝性分离达腹膜后腔，置入自制气囊。注气 500~600ml，保留 3~5 分钟。放置单通道穿刺器建立通道（图 3-6-29）。置入腹腔镜，充 CO_2 气体，压力维持在 11~13mmHg。

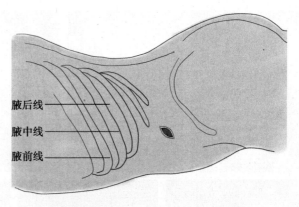

图 3-6-28 单孔腔镜技术切口示意图

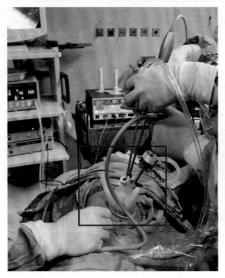
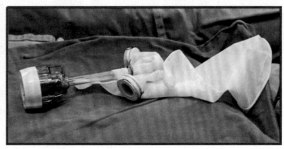

图 3-6-29 自制单孔腔镜通道及术中操作情况

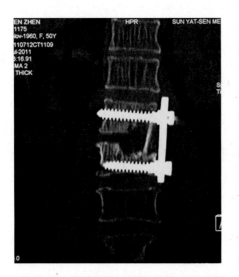

图 3-6-30 前路腔镜下植骨、钉棒系统固定

3）腰大肌分离、病灶清除及植骨同传统腹腔镜技术。

4）内固定采用单钉单棒系统，邻近上下椎体侧方置钉（图 3-6-30），C 型臂 X 线机确定螺钉位置，依次安装连接棒及螺帽。

（3）改良单孔腔镜技术：用于病灶累及多个间隙，病椎保留 50% 以上的患者，一期前路病灶清创、植骨及内固定。

1）手术步骤与单孔腔镜技术相同。

2）两个椎体以上固定时，单孔腔镜入路在放置末端椎体螺钉比较困难，可以在相应椎体在腋中线至腋前线体表投影处增加 1cm 切口，置入 Trocar 建立螺钉通路（图 3-6-31）。

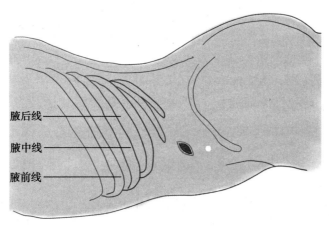

图 3-6-31 改良单孔腔镜切口及辅助孔示意图

3. 术中注意事项

（1）镜下操作前必须辨认腰大肌，重要器官分布均以腰大肌位置为参考。

（2）镜下止血困难，尽量采用钝性剥离，进行组织分离时使用超声刀或双极电凝，避免使用单极电凝。

（3）术中小于 2mm 血管用超声刀止血，大于 2mm 血管用 Hemalock 血管夹处理。

（4）腔镜下结构辨认不清时，可以使用 C 型臂 X 线机定位或镜下 B 超。

（5）出血无法控制、重要器官损伤、腹膜后粘连严重等情况须转开放手术。

（6）前路椎体螺钉固定时，螺钉必须穿透对侧皮质。螺钉长度选择可以根据术前 CT 测量数据及术中 C 型臂 X 线机监视。

4. 术后处理 术后卧床 1 周，进行四肢及腰背肌锻炼，术后 1 周在外支具固定保护下负重站立训练。术后行对症支持治疗，抗结核治疗 9～12 个月。定期复查血常规、肝功能、生化、红细胞沉降率，复查 X 线、CT，注意测量术前、术后与随访时后凸角度、植骨融合、神经症状恢复及并发症发生情况。

5. 手术疗效与评价 对同一中心 2010～2013 年腔镜手术与开放手术治疗腰椎结核病例进行回顾性分析，结果显示平均手术时间、脊柱融合率、复发率无明显差异。腔镜手术平均术中出血量、平均术后引流量、止痛药物使用率、平均住院天数均较开放手术减少。

6. 并发症及预防 回顾文献显示，腹膜后腔镜技术可能出现的并发症包括 CO_2 潴留导致高碳酸血症、手术过程中高压力的 CO_2 吸入破裂的低压力静脉中形成栓塞、腹腔血管损伤、男性逆行射精、神经损伤、腹膜粘连、输尿管损伤、套管针孔疝、尿潴留、深静脉血栓形成、术后感染等。另外，由于目前还没有专门针对腹腔镜设计的内固定器械，造成腔镜下内固定植入困难，及内固定对维持脊柱前柱稳定性能力不足，术后可能出现内固定松动。

笔者在实际临床工作中遇到的并发症包括腰椎节段血管损伤、交感神经损伤、前路内固定松动。1 例在镜下清除腰大肌巨大脓肿时损伤节段血管，采用压迫止血，Hemalock 血管夹夹闭损伤血管。1 例 L_4-L_5 前路内固定患者术后 3 个月摔倒后出现 L_5 椎体螺钉松动，予前路内固定拆除，后路椎弓根钉固定。2 例右侧腔镜入路患者出现交感神经功能紊乱，患侧下肢皮肤温度高于对侧，未予特殊处理，术后 1 周症状消失。

7. 展望 腔镜技术让手术医师的手和眼得到了延伸，也使手术医师摆脱眼手直接操作提供了可能性。目前方兴未艾的机器人手术已经在脊柱前路手术进行了尝试，取得初步的成功。这为腹膜后腔镜技术在腰椎前路手术中应用的进一步发展提供了重要的思路。

（唐　勇）

（四）椎间盘炎症

病灶清创、脓肿引流是椎间盘炎症手术的主要目的,文献显示内固定的应用可以提高脊柱稳定性而不影响炎症吸收。对于腰椎椎间盘炎,前路清创、后路内固定的手术方式有利于保留脊柱后柱完整性,减少内固定与炎症组织的接触。采用腹膜后腔镜技术可以减少前路手术的创伤。

1. 适应证与禁忌证

（1）适应证:①神经压迫症状;②脓毒症;③剧烈疼痛;④脊柱畸形或失稳;⑤抗感染治疗无效;⑥诊断困难可行镜下活检。

（2）禁忌证:①严重心肺功能不全;②既往有腹膜外手术病史。

2. 手术操作

1）术者站位、手术室布局（图3-6-32）。

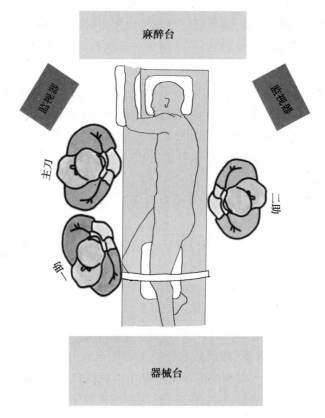

图3-6-32　手术者站位,腔镜、器械台布局

2）健侧卧位、垫高腰桥（图3-6-33）。

3）髂嵴上一横指横行切开1.5cm,钝性分离肌肉组织、腰背筋膜,于其下方放入自制气囊,注气500~600ml,保留3~5分钟（图3-6-34）。以此作为A点,置入1cm Trocar,注入 CO_2 气体,压力维持11~13mmHg（1mmHg=0.133kPa）。置入腔镜,监视下于肋缘下腋后线置入1cm Trocar（B点）。置入分离钳,推离前腹膜返折,监视下于腋前线肋缘下置入1cm Trocar（C点）（图3-6-35）。

4）辨认腰大肌:于腰大肌筋膜与腹膜之间用超声刀游离。用钛夹定位病椎,单极电凝于腰大肌前缘分离肌肉组织,向后牵开腰大肌暴露病椎（图3-6-36）。

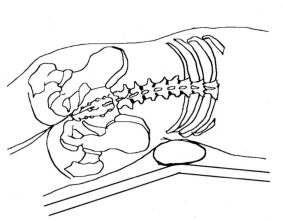
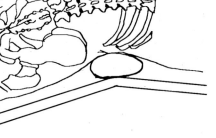

图 3-6-33　患者手术体位　　　　图 3-6-34　使用自制气囊扩张腹膜外间隙

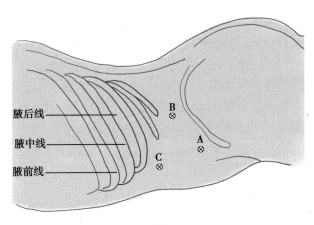

腋后线

腋中线

腋前线

图 3-6-35　腔镜 Trocar 入点

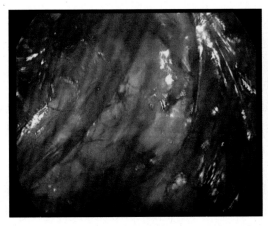
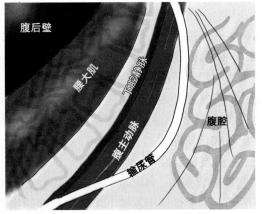

腹后壁

腰大肌

腹主动脉

输尿管

腹腔

图 3-6-36　腔镜下识别腰大肌及周围结构(左),镜下解剖示意图(右)

5)彻底清除坏死椎间盘、骨组织,腔镜吸引器清除脓肿,反复局部冲洗,镜下测量骨缺损范围,根据骨缺损情况髂骨取骨植骨。

6)后路椎弓根螺钉固定邻近节段椎体(图 3-6-37)。

311

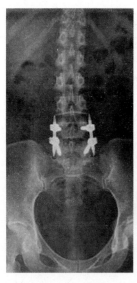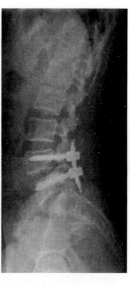

图 3-6-37 腰 4/5 节段后路经皮椎弓根钉固定

3. 术后处理 术后卧床 1 周,进行四肢及腰背肌锻炼,术后 1 周在外支具固定保护下负重站立训练。术后抗生素治疗 3 个月。定期复查血常规、肝功能、生化、红细胞沉降率,复查 X 线、CT,评价术后植骨融合、神经症状恢复及并发症发生情况。

4. 手术疗效与评价 笔者自 2011 年开展腹膜后腔镜技术治疗腰椎间盘炎以来,共收集 10 例患者资料。平均手术时间为(210.6±36.1)分钟,平均术中出血量为(92.6±36.2)ml。末次随访根据腰椎侧位 X 线评价均达到脊柱融合的标准,无复发病例。必须承认,大样本、中远期临床疗效仍需进一步观察。

5. 并发症与预防 术中出血是腹膜后腔镜手术常见并发症。镜下操作时首先辨认腰大肌位置,可以避免损伤腰大肌前方的腹主动脉、下腔静脉、输尿管等重要结构。尽量采用钝性剥离,进行组织分离时使用超声刀,避免使用单极电凝。术中小于 2mm 血管用超声刀止血,大于 2mm 血管用 Hemalock 血管夹处理。术中止血困难时可转开放手术。另一常见的并发症是腰神经根损伤,预防的方法是在暴露椎体及椎间隙时采用将腰大肌向后分离、牵开的方法,可以降低神经根损伤的风险。

6. 展望 腹腔镜在腹膜后进行手术治疗腰椎间盘炎是安全、可行的。但也要清楚地认识到腔镜手术的基础是熟练的解剖知识及开放手术经验。要使腹膜后腔镜手术成为一种常规手术方式,还需要进一步完善手术工具和器械,简化操作程序。

（唐 勇）

四、围术期处理

（一） 术前准备及麻醉

术前阅读患者 X 线片、CT、MRI,了解椎间盘退变状况和椎体大小、椎间隙高度,并了解大血管分叉部位,以制定手术入路和方式。术前导尿和清洁灌肠。麻醉采取气管插管全麻,经腹腔途径取 Trendelenburg 体位(头低脚高位),经腹膜后途径取右侧卧位。

（二） 术后处理

手术后将患者平稳搬运到病床,注意勿使腰部过度前凸,以防内植入物脱出。术后禁食 1~2 天,待胃肠功能恢复后开始进食易消化食物。术后一周佩戴腰围下床活动。腰围外固定 3 个月,在此期间避免腰部过伸、过屈活动,并避免重体力劳动。定期复查 X 线片和 CT(术后 3、6、12 个月),观察植入物稳定和融合情况。

（三） 并发症防治

1. 腹腔血管损伤 Zdeblick 报道的 100 余例腹腔镜腰椎融合术中,有 4 例因腹腔血管出血而改为行开腹手术。主要是使用器械不当引起髂静脉出血,其中一例因患者有七次腹腔手术史,腹腔粘连,视野不清所致。Regan 等报道的 215 例腹腔镜脊柱融合手术中,腹腔血管损伤发生率为 2.8%(6 例)。Lieberman 等的报道中也有骶前静脉损伤的情况。

2. 逆行射精 Zdeblick 报道的 68 例男性患者中有 4 例(6%)发生逆行射精,其中 3 例术后 3~6 个月恢复,1 例为永久性损伤,可能是误伤副交感神经丛所致。Regan 等报道的发生率为 5.1%。

3. 输尿管损伤 发生率较低,多在术后 2 周,患者有肋腹部疼痛时才表现出来,可通过经皮置入输尿管树脂印模并导尿而逐渐恢复。

4. 置入物移位 Regan 等报道的 215 例患者中,仅有 1 例发生 BAK 装置移位,与 Cage 安装不当和 Cage 大小、型号选择错误所致。

5. 医源性神经根损伤 医源性神经根损伤常由于椎间盘突出或碎骨块突入椎管内造成,并非内镜技术本身的并发症。气腹式经腹腔入路手术的此类并发症发生率要稍高些。Regan 等报道 215 例患者中 6 例出现神经根损伤(2.8%),神经根减压再手术率为 2.3%。Escobar 等报道采用气腹式腹腔入路的 34 例患者中 6 例发生了神经根损伤(18%)。这些患者均采用环锯切除椎间盘,植入螺纹椎间融合器进行椎间融合。其中 1 例出现急性椎间盘突出造成的急性马尾综合征,急症行后路减压术后该患者神经功能得以恢复;另外 4 例患者术后出现放射痛,经约半年治疗后症状缓解。

6. 腹腔粘连 Levrant 等统计的 124 例腹腔镜手术中,发生腹腔粘连 79 例,发生率 64%,但无较大不良后果。

7. 其他并发症 如切口感染、肺不张或肺部感染、血栓形成或血栓性静脉炎等也不能忽视。

(吕国华)

参考文献

1. Foley KT, Smith MM. Microendoscopic discectomy. Tech Neurosurg, 1997, 3:301-307.

2. Perez-Cruet MJ, Foley KT, Isaacs RE, et al. Microendoscopic lumbar discectomy: technical note. Neurosurgery, 2002, 51(5 Suppl):129-136.

3. Foley KT, Holly LT, Schwender JD. Minimally invasive lumbar fusion. Spine, 2003, 28(15 Suppl):26-35.

4. Foley KT, Gupta SK. Percutaneous pedicle screw fixation of the lumbar spine: preliminary clinical results. J Neurosurg, 2002, 97(1 Suppl):7-12.

5. Perez-Cruet MJ, Fessler RG, Perin NI. Review: complications of minimally invasive spinal surgery. Neurosurgery, 2002, 51(5 Suppl):26-36.

6. Palmer S, Turner R, Palmer R. Bilateral decompressive surgery in lumbar spinal stenosis associated with spondylolisthesis: unilateral approach and use of a microscope and tubular retractor system. Neurosurg Focus, 2002, 13(1):E4.

7. Asgarzadie F, Khoo LT. Minimally invasive operative management for lumbar spinal stenosis: overview of early and long-term outcomes. Orthop Clin North Am, 2007, 38(3):387-399.

8. Gejo R, Matsui H, Kawaguchi Y, et al. Serial changes in trunk muscle performance after posterior lumbar surgery. Spine, 1999, 24(10):1023-1028.

9. Isaacs RE, Podichetty VK, Santiago P, et al. Minimally invasive microendoscopy-assisted transforaminal lumbar interbody fusion with instrumentation. J Neurosurg Spine, 2005, 3(2):98-105.

10. Bagan B, Patel N, Deutsch H, et al. Perioperative complications of minimally invasive surgery (MIS): comparison of MIS and open interbody fusion techniques. Surg Technol Int, 2008, 17:281-286.

11. 郭世绂. 骨科临床解剖学. 济南:山东科学技术出版社, 2001.

12. 刘尚礼. 脊柱微创外科学. 北京:人民卫生出版社, 2007.

13. 戎利民, 董健文. 微创脊柱外科手术与图谱. 广州:广东科技出版社, 2011.

14. Abdullah AF, Ditto EW, Byrd EB, et al. Extreme-lateral lumbar disc herniations. Clinical syndrome and special problems of diagnosis. J Neurosurgery, 1974, 41(2):229-234.

15. Court C, Vincent C. Percutaneous fixation of thoracolumbar fractures: current concepts. Orthop Traumatol Surg Res, 2012, 98(8):900-909.

16. Yeung AT, Tsou PM. Posterolateral endoscopic excision for lumbar disc herniation: Surgical techniques, outcome and complications in 307 consecutive cases. Spine, 2002, 27(7):722-731.

17. Hoogland T, van den Brekel-Dijkstra K, Schubert M, et al. Endoscopic transforaminal discectomy for recurrent lumbar disc herniation: a prospective, cohort evaluation of 262 consecutive cases. Spine, 2008, 33(9):973-978.

18. Ruetten S, Komp M, Merk H, et al. Full-endoscopic interlaminar and transforaminal lumbar discectomy versus conventional microsurgical technique: a prospective, randomized, controlled study. Spine, 2008, 33(9):931-939.

19. Choi G, Lee SH, Bhanot A, et al. Percutaneous endoscopic discectomy for extraforaminal lumbar disc herniations: extrafo-

raminal targeted fragmentectomy technique using working channel endoscope. Spine,2007,32(2):93-99.

20. Nellensteijn Jl,Ostelo R,Bartels R,et al. Transforaminal endoscopic surgery for symptomatic lumbar disc herniations:a systematic review of the literature. Eur Spine J,2010,19(2):181-204.

21. Gibson JN,Cowie JG,Iprenburg M. Transforaminal endoscopic spinal surgery:the future'gold standard'for discectomy? Surgeon,2012,10(5):290-296.

22. Ozgur BM,Aryan HE,Pimenta L,et al. Extreme lateral interbody fusion (XLIF):a novel surgical technique for anterior lumbar interbody fusion. Spine J,2006,6(4):435-443.

23. Rodgers WB,Gerber EJ,Patterson J. Intraoperative and early postoperative complications in extreme lateral interbody fusion:an analysis of 600 cases. Spine,2011,36(1):23-42.

24. Wild MH,Glees M,Plieschnegger C,et al. Five-year follow-up examination after purely minimally incasive posterior stabilization of thoracolumbar fratures:a comparison of minimally invasive percutaneously and conventionally open treated patients. Arch Orthop Trauma Surg,2007,127(5):335-343.

25. Silva FE,Lenke LG. Adult degenerative scoliosis:evaluation and management. Neurosurgical Focus,2010,28(3):E1.

26. Anand N,Baron EM,Thaiyananthan G,et al. Minimally invasive multilevel percutaneous correction and fusion for adult lumbar degenerative scoliosis:a technique and feasibility study. J Spinal Disorders & Techniques,2008,21(7):459-467.

27. Lee JY,Bhowmick DA,Eun DD,et al. Minimally invasive,robot-assisted,anterior lumbar interbody fusion:a technical note. J Neurol Surg A Cent Eur Neurosurg,2013,74(4):258-261.

28. Zuchemen JF,Zdeblick TA,Bailey SA,et al. Instrumented laparoscopic spinal fusion preliminary results. Spine,1995,20(18):2029-2034.

29. 刘尚礼,顾洪生. 腰椎间孔韧带的解剖及其临床意义. 脊柱外科杂志,2003,1(2):112-114.

30. 李春海,刘尚礼,黄东生,等. 应用 METRx 椎间盘镜治疗极外侧型腰椎间盘突出症. 中华外科杂志,2006,2(4):775-777.

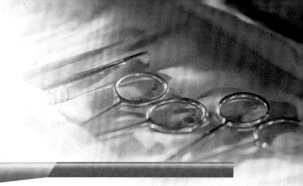

第四章

胸 椎 内 镜

20世纪90年代初,德国 Daniel Rosenthal 及其同事和美国 Michael Mack、John Regan 等分别单独地开始了胸腔镜用于脊柱疾病的治疗。最初,胸腔镜仅仅是用于椎体的活检、脊柱侧弯或后凸畸形的前路松解、经胸微创椎间盘切除。现在,脊柱胸腔镜的作用已经得到扩展,应用于包括椎体切除术、椎体重建术、内固定术、肿瘤(神经源性、脊柱和椎旁)切除术等。尽管学者们在1954年就首先描述了胸腔镜下交感神经干切除术,但是,直到近年来随着胸腔镜技术本身的发展,这一手术才得到了简化和普及。对于许多疾病来说,作为开胸手术的替代手段,胸腔镜技术在脊柱外科的应用取得了明显的效果。手术技术和内固定技术已经非常先进,胸腔镜在最近几年中得到了快速发展。与传统开胸手术相比,胸腔镜手术用胸壁锁孔代替长的手术切口,无须切断背阔肌、前锯肌和肋间肌,对肩关节的活动和呼吸功能影响小,术后并发症少,恢复快,不留瘢痕。随着这一技术的不断发展和完善,胸椎侧凸的微创矫形治疗成为可能。Picetti 等于1996年10月开展了第一例胸腔镜下脊柱侧凸前路矫形术,至1998年10月他们共完成50例胸腔镜 Eclipse 矫形术,取得了良好的矫形效果。南京鼓楼医院脊柱外科于2001年开展脊柱侧凸胸腔镜前路松解手术,并于2002年6月在国内率先开展胸腔镜下胸椎侧凸 Eclipse 矫形术,均取得良好的远期疗效。

第一节 应 用 解 剖

一、胸段脊柱的解剖

开展胸腔镜下脊柱侧凸松解或矫形手术的前提条件是必须对胸段脊柱的解剖特点非常熟悉。与颈、腰段脊柱相比,胸段脊柱的解剖较为复杂且具有其自身的特点。

T_1 从表面看更像是一个颈椎,其椎体前缘扁平,横径大于前后径,棘突宽厚且较 C_7 的棘突更为突出。T_9 具有典型胸椎的外形,但其无下肋凹,因此 T_9 椎体与第10肋不构成肋椎关节。T_{10} 是最后一个既具有肋椎关节又具有肋横突关节的胸椎。T_{10} 椎体较 T_9 小,具有一个完整的肋椎关节面,与第10肋构成肋椎关节。T_{11}、T_{12} 比其他胸椎大,外形更像腰椎。T_{11} 只有肋椎关节,其横突发育较小,不形成肋横突关节。T_{12} 椎体较 T_{11} 小,其肋椎关节的位置较 T_{11} 更偏向尾侧。

胸椎的横突由于与肋骨形成肋横突关节以维持脊柱的稳定,因此它较腰椎的横突更加结实。而上胸椎与下胸椎相比,其横突更长而结实。胸椎的连接也有其自身的特点。经过胸椎椎体部分的前纵韧带较椎间盘部分的前纵韧带窄而厚。前纵韧带与椎间盘和椎体的上下缘紧密连接,但在椎体的中部附着并不牢固。胸椎部的后纵韧带较颈椎和腰椎部厚,从上到下逐渐变窄,与前纵韧带相比其含有的纵形纤维更加致密而紧凑。胸椎部位的椎间盘厚度基本一致,前后分别与前纵韧带和后纵韧带紧密连接,其侧方还通过韧带与肋骨头产生连接。

　　胸腔镜手术时,肋骨头的定位和计数非常重要。第1、第2肋骨头一般位于相应椎体水平。第3肋骨头位于T_2、T_3椎体之间,依次类推到第9肋骨头。第$10 \sim 12$肋骨头则位于相应椎体水平。

　　胸椎前方的解剖结构较为复杂,胸主动脉、奇静脉、半奇静脉、胸导管、交感神经链等均位于胸椎的前方。在进行胸腔镜手术时必须熟悉整个胸椎区域的解剖结构,这样才能避免损伤上述组织。

　　右侧上胸椎区域(图4-1-1):第1肋间静脉位于迷走神经的外侧,向右汇入右头臂静脉。第1肋被脂肪组织、头臂静脉和星状神经节等覆盖,因此在胸腔镜下不能看见。第2肋是胸腔镜下于右侧胸腔内见到的第1根肋骨。节段性血管位于椎体的中央,两根节段性血管之间的突出部分是椎间盘。右侧迷走神经位于右锁骨下动脉的前方进入胸廓并发出喉返神经。于气管的后方,右侧迷走神经发出分支进入心、肺、食管等器官。交感神经链位于肋骨头的前方,紧贴壁层胸膜。下颈部的交感神经节和上胸部的交感神经节共同构成星状神经节,一般位于第1肋骨头的旁边,手术时需加以保护,以免发生Horner综合征。

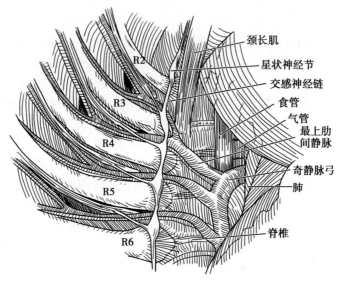

图4-1-1　胸腔镜下右侧上胸椎的解剖

　　右侧中胸椎区域(图4-1-2):右侧中胸椎区域可见沿胸椎右侧表面上行的奇静脉,汇集到第$4 \sim 9$肋间静脉,在T_4、T_5水平注入上腔静脉。肋骨的上缘内侧从上到下依次为肋间静脉、肋间动脉和肋间

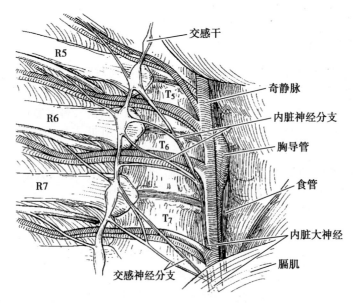

图4-1-2　胸腔镜下右侧中胸椎的解剖

神经,因此胸腔镜锁孔的位置应作在肋骨的下缘,以免损伤肋间血管神经束。右侧中胸椎区域还可见内脏大神经和胸导管,内脏大神经由第5~9交感神经节的分支构成,沿肋骨头的前方下行,胸导管约在 T_5 水平向左越过中线注入左静脉角。

右侧下胸椎区域(图4-1-3):奇静脉延续于右腰升静脉,穿膈肌后沿脊柱的右前方、食管的后方和胸主动脉的右侧上行。右侧下胸椎区域还可见由第10~12胸交感神经节发出纤维组成的内脏小神经。

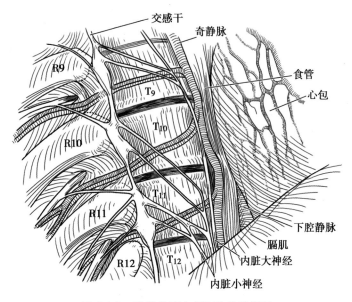

图 4-1-3 胸腔镜下右侧下胸椎的解剖

左侧上胸椎区域(图4-1-4):主动脉弓左侧直接发出左颈总动脉和左锁骨下动脉。左侧第1肋间静脉斜行穿越主动脉弓的前方,注入左头臂静脉。左侧迷走神经于左颈总动脉和左锁骨下动脉之间下行,发出左侧喉返神经。左侧迷走神经的前方还有左膈神经,下行支配膈肌。

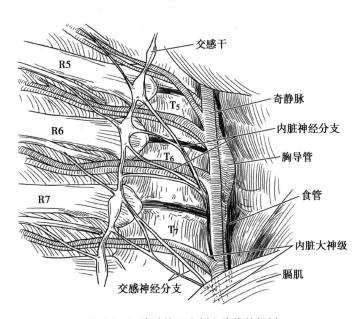

图 4-1-4 胸腔镜下左侧上胸椎的解剖

左侧中胸椎区域(图4-1-5):胸主动脉一般于 T_4 水平续于主动脉弓末端,开始时位于胸椎的左侧,而后逐渐移行至椎体的前方,在 T_{12} 下缘穿膈肌的主动脉裂孔进入腹膜后。

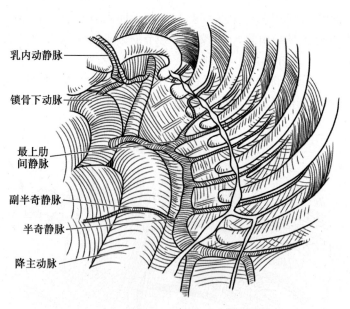

图 4-1-5 胸腔镜下左侧中、下胸椎的解剖

左侧下胸椎区域(图 4-1-5):半奇静脉延续于左腰升静脉,沿脊柱的左前方、胸主动脉的后方上行,一般于 $T_8 \sim T_9$ 水平向右注入奇静脉。Adamkiewicz 动脉是一个单侧动脉,一般位于 $T_4 \sim L_4$ 的左侧,且绝大多数位于 $T_9 \sim T_{11}$ 之间,它对于胸髓的血供非常重要。

二、精确置入椎体螺钉的解剖标记

在胸腔镜下置入椎体螺钉时,肋骨头常被选为参考解剖标志。邱勇等在 CT 上进行了相关的解剖学测量,量化了在胸椎中置钉的安全区间:在上胸椎($T_4 \sim T_6$)选择 25mm 长的螺钉,螺钉紧贴肋骨头置入,参考两侧肋骨头连线,螺钉最大前倾角由 28° 逐渐减小至 9°;在脊柱侧凸顶椎区($T_7 \sim T_9$)选用 30mm 长的螺钉,螺钉紧贴肋骨头置入,螺钉最大前倾角由 12° 逐渐增加至 22°;在远端胸椎($T_{10} \sim T_{12}$)选用 35mm 长的螺钉,螺钉仍然紧贴肋骨头置入,螺钉前倾角控制在 20° 以内均安全。另外,滋养动脉孔也可作为置钉的参考解剖标记。与肋骨头相比,椎体侧后方滋养动脉孔由于有血管进入,术中也较容易观察,但其解剖位置更为偏后。当以滋养动脉孔作为进钉标志时,进钉点应位于其前方 1cm 左右,在下胸椎尤其是 $T_{10} \sim T_{12}$ 节段,由于双侧滋养动脉孔连线可能穿过椎管,因此进钉点要进一步前移3 ~ 5mm,同时进钉方向可略向背侧偏移 5° ~ 10°。

胸椎脊柱侧凸以右侧凸最为常见,在该类型患者中,由于椎体的旋转和矢状面形态的异常,主动脉偏向椎体的后方,并更贴近椎体,这种改变在顶椎区尤为明显。主动脉的后内侧偏移直接导致右侧置入椎体螺钉的安全空间减小。在腔镜下矫形时,经右侧胸腔进行椎体置钉行双皮质固定时易损伤对侧的胸主动脉或螺钉侵犯椎管成为一潜在并发症。

第二节 操作基本要求

一、胸腔镜手术器械

胸腔镜手术的器械与传统开放手术的器械明显不同,由于侧胸壁至脊柱的操作距离在 14 ~ 30cm之间,因此胸腔镜手术的器械较开放手术的器械明显加长。通常胸腔镜手术的器械都标有刻度,有些器械末端带有角度,以便于视野暴露和手术操作。

（一）　内镜

胸腔镜手术一般采用直径较大的硬性内镜（1cm 左右），以保证成像的清晰和视野的开阔。而直径较小或柔软的内镜成像效果较差，视野相对较狭窄，因此胸腔镜手术一般不予采用（图4-2-1）。

（二）　锁孔装置

胸腔镜手术的操作是通过胸壁上的数个操作锁孔来进行的。锁孔装置包括套管和套针两部分。套管有硬性套管和软性套管两种，软性套管可减轻对肋间血管和神经的压迫。套管的直径有 7mm、15mm 和 20mm 等几种（图4-2-2）。

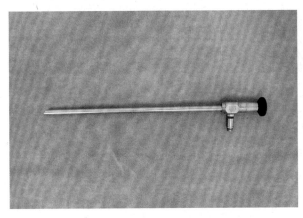

图 4-2-1　胸腔镜手术专用内窥镜　　　　图 4-2-2　胸腔镜锁孔装置

（三）　软组织分离器械

包括各式组织钳、组织剪、牵开器、剥离器等。牵开器可将肺组织牵开，以便于脊柱的暴露。剥离器可将壁层胸膜从脊柱和肋骨表面分开，有助于节段性血管的分离和结扎（图4-2-3）。

（四）　止血器械

包括各式血管钳，单极、双极电凝，血管夹，吸引器，骨蜡，以及明胶海绵等（图4-2-4）。

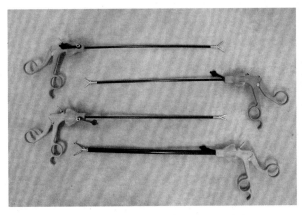
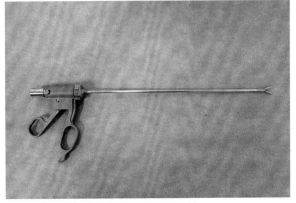

图 4-2-3　各式组织钳　　　　　　　　　图 4-2-4　双极电凝

（五）　脊柱操作器械

包括整套刮匙、骨膜剥离器、咬骨钳、肋骨剪、持棒器、推棒器、螺丝起子、三叉型导向器、撑开钳、压缩钳、植骨器、特制克氏针和测量器等（图4-2-5）。

二、患者体位的摆放

手术开始前，患者先仰卧在手术台上。麻醉师插好双腔气管内导管，一条动脉测压管，一根中心

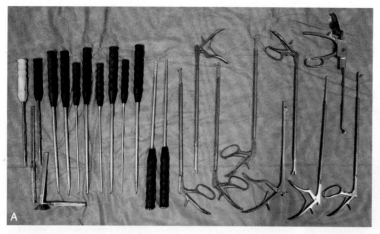
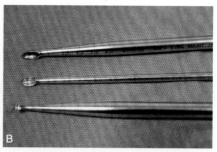

图 4-2-5 胸腔镜手术器械

A. 胸腔镜手术的器械较开放性手术的器械明显加长；B. 胸腔镜手术器械均标有刻度，有些器械末端带有角度，以便于视野暴露和手术操作

静脉导管。巡回护士给患者插好气囊导尿管，在下肢套上充气式弹力袜以防止深静脉血栓形成。在这个阶段，神经生理监护技术员开始进行体感诱发电位(SSEP)或运动诱发电位(MEP)的监护，也可对两者都进行监护。手术床应是可透视床，以保证术中能够进行前后位和侧位透视观察。

在准备工作完成后，患者改为侧卧位，术侧在上。体位摆好后，麻醉师应该再次检查一下双腔气管内插管。因为在患者变换体位的过程中，插管的位置有可能发生变化。术侧靠上，通气侧胸廓与手术床贴近，往往将后者称为"下侧"肺。一旦患者处于侧卧位，就应该在非手术侧的腋窝处放置一个泡沫垫衬垫好。非手术侧大腿屈曲，患者双膝和骨突出部位均用靠垫或泡沫垫垫好。臀部应该牢固地绑在手术床上，以保证术中手术床向前倾斜时的安全(图 4-2-6)。在胸腔镜手术操作过程中，往往要

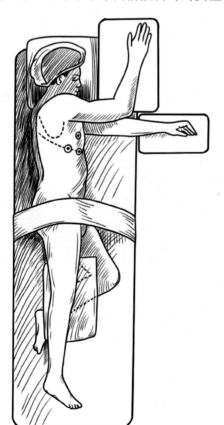

图 4-2-6 胸腔镜手术患者体位摆放
将病人摆放在侧卧位，术侧在上。腋部及所有的骨支出部位都衬垫好。用一圆枕保护贴床侧的腋窝、胸壁、臂丛神经和肩胛骨。将病人用固定带绑到手术台上，以保证术中安全地旋转手术床。病变的位置、套管入口、肩胛骨、可能进行开胸手术的切口都要在胸壁上作好标记。将术侧的上肢抬高，以使肩胛骨向头端和背侧移动，离开胸壁的侧方。将术侧的支气管导管堵塞，造成单侧气胸；一旦停止通气，术侧肺就会萎陷，为脊柱手术操作提供了暴露空间

采用向前倾斜的方法来使萎陷的肺从脊柱表面移开,依靠重力作用可以增加手术视野暴露范围。靠近手术床的上肢通常放在一个垫好的上肢板上,术侧的上肢放在一个靠垫上抬高,或将其用悬带保护起来,也可以将其放置在乙醚过滤器上。将术侧上臂外展,使肩胛骨向背侧移动,可以给胸壁提供更多的暴露空间。如果要在中、下胸椎水平入路进行手术,将上肢放到一个靠垫上抬高,提供的暴露空间就足够了。但是如果需要暴露上胸椎($T_1 \sim T_5$),则上肢就需要外展,并且用带子绑到乙醚过滤器上,这样可以为在腋部的上方肋骨间隙选择锁孔提供空间。患者体位摆好后,要在腹部和下肢盖上保温毛毯,以防患者体温过低。

三、锁孔选择与定位

(一) 套管的选择

一般选择软性而不是硬质套管,以防止肋间神经受压,导致术后肋间神经痛。套管多为保护性塑料衬管,以维持通往胸腔的路径。内镜插入部位需摆放套管,可使内镜不被血液及术中从套管带出的切除物质干扰,还可在操作区内摆放套管便于反复置入或移出器械。如仅为单个器械置入的部位(如吸引器或牵开器),多不用套管。这些器械可直接以小切口经肋间隙进入胸腔。软性套管的直径需要能容纳器械和置入物,一般直径为 11mm 或 15mm 的导管适合进行胸腔镜下的多种操作。直径为 7mm 的套管可用来置入吸引灌洗装置。如需要植骨或置入内植物,则需直径为 20mm 的套管。置入直径较大的物体(如 16~25mm),则需要扩张套管或延长胸廓切口 2.54~5.08cm(1~2inch)(小切口开胸手术)。直径为 7mm 和 11mm 的套管是圆形的。直径为 15mm 和 20mm 的套管为扁椭圆形,不会压迫肋间神经。

(二) 锁孔的定位

胸腔镜下前方松解手术的锁孔选择与定位非常关键,正确设计锁孔的位置不仅可以减轻对肋间神经血管的压迫和损伤,防止术后胸壁皮肤麻木和肋间神经痛的发生,而且可以更加方便和彻底地切除椎间盘和上、下终板,达到更好的融合效果。胸腔镜下前方松解手术的锁孔选择必须遵循一些基本原则:锁孔之间必须隔开一定的距离,以避免术者的双手及其与内镜之间的距离靠得太近,从而使手术者获得充分的操作空间;用于牵开、吸引等操作的锁孔应位于腋中线的稍前方,一般在腋中线和腋前线之间,这样可以使手术者的手臂处于一个相对自然、舒适的位置;插入胸腔镜的锁孔位置最好位于腋中线的稍后方,一般在腋中线和腋后线之间,这样可以保证内镜的位置位于手术者的操作范围之外;选择和放置锁孔是手术的关键。锁孔放置的手术操作虽然简单,但需要根据患者的病变位置、病变性质、脊柱节段及具体手术方案情况而定。如锁孔放置错误,将为手术带来不必要的麻烦。

1. 暴露上胸椎的锁孔选择 在腋窝的下缘作锁孔可以到达 $T_1 \sim T_5$ 椎体(图4-2-7)。由于腋窝内存在臂丛神经和血管,因此应避免在腋窝内作锁孔。第1、第2肋间由于锁骨下动静脉的存在,因此也不宜作锁孔。操作锁孔通常作在第3和第4肋间隙,而插入胸腔镜的锁孔位置应位于第4、第5肋间隙和背阔肌的前缘。

2. 暴露中胸椎的锁孔选择 $T_5 \sim T_{10}$ 胸椎位于胸腔的中段,因此较容易暴露而无须牵开膈肌(图4-2-8)。中胸椎的操作一般 3~4 个锁孔便可完成。如

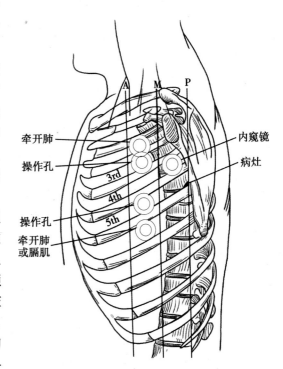

图 4-2-7 暴露上胸椎的锁孔选择

采用0°角的内镜,则锁孔的位置可设计成T型,如采用30°角的内镜,则锁孔的位置可设计成L型。对于脊柱侧凸前方松解手术而言,锁孔的位置设计成L型更加合适。

3. 暴露下胸椎的锁孔选择 $T_9 \sim L_1$椎体离膈肌很近,因此在暴露时需将膈肌向尾侧牵开(图4-2-9)。可适当升高手术台的头侧,利用重力作用使膈肌、肝、脾等腹腔内容物的位置下降。T_{12}、L_1椎体的暴露较为困难,可适当切开膈肌脚并尽量压低膈肌暴露其椎体,一般无须在腹膜后间隙另作锁孔。暴露下胸椎时,锁孔的位置设计成T型或L型均合适。

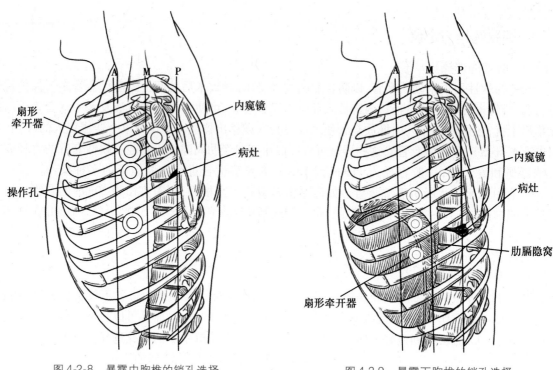

图4-2-8 暴露中胸椎的锁孔选择　　图4-2-9 暴露下胸椎的锁孔选择

四、脊柱显露和胸膜切开术

(一) 一般原则

进行胸腔镜脊柱外科手术,医师要非常熟悉胸椎、脊髓、胸腔和纵隔的解剖位置。通常情况下,胸腔镜可以暴露 $T_1 \sim T_2$ 和 $T_{12} \sim L_1$ 椎间隙。左、右侧入路的选择取决于多种因素,包括病变位置、范围及与大动脉的相对位置,可通过术前 CT 和 MRI 的结果来决定。大多情况下对于中线的病变,使用右侧入路较多,如果病变偏向左侧,使用左侧入路更为安全。因为膈肌右侧位置较高,如果病变位于 T_9 以下,左侧入路更为安全。

(二) 胸椎的手术解剖

胸椎呈柱状,稍呈卵圆形;从 $T_1 \sim T_{12}$,椎体的体积逐渐增大;每一胸椎的高度要略小于其前后径和宽度;相对来说,胸椎椎间盘较窄,与之运动幅度较小相适应。术中,可见相邻椎间隙之间,椎体表明稍微内凹,节段血管位于椎体中央,椎间隙和椎板凸起。椎弓根将椎体和后柱结构,即横突、关节突间部、小关节、椎板、棘突,连接在一起(图4-2-10)。椎弓根呈卵圆形,外周为坚硬的皮质骨,中央为松质骨,与椎体的上1/3相邻。相邻两个椎体的椎弓根形成了神经管的边界,神经根正是从这里穿出,因此,椎弓根包围着硬膜的一侧部分。在神经根孔中,神经根被韧带、大量硬膜外脂肪、硬膜外丰富的静脉丛以及根髓静动脉包围着。因此,要暴露硬膜,最好通过切除椎弓根来进行,而非通过去除神经根孔内的组织。椎弓根的上缘与椎体终板相连续,因此,沿着椎弓根的上缘进行操作,术者就会很容易地找到椎间隙。进行神经根减压时,为了充分暴露椎管,必须切除椎体尾侧的一部分椎弓根,只有这样才能看到硬膜(图 4-2-11)。

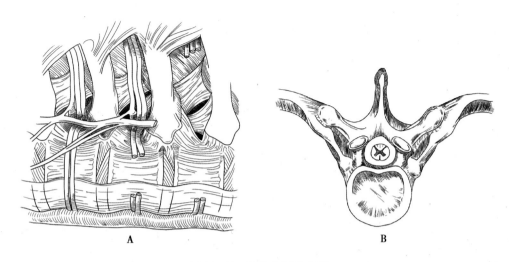

图 4-2-10　胸椎解剖示意图
A. 胸椎解剖示意图;B. 胸椎轴面观

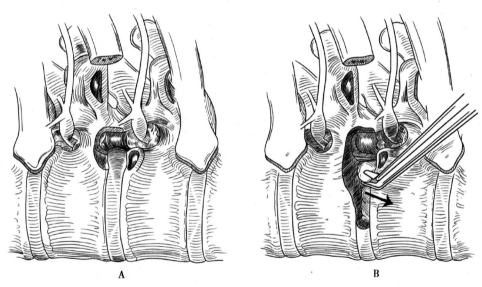

图 4-2-11　胸腔镜下微创方法切除椎间盘示意图
A. 切除突出椎间盘尾侧的椎弓根的上半部分;B. 在椎间隙背侧和相邻的椎体中开出一个空腔

　　肋骨头是重要的定位标志,交感神经节和交感干就位于壁层胸膜下,肋骨头的外侧。肋骨通过坚强的韧带与横突和椎弓根组成关节,肋横突韧带和肋椎韧带都较为密且厚,相对缺乏弹性。在横突、椎弓根、椎间隙、相邻的椎体下方,肋骨形成了一个三角形的间隙,肋骨头与椎弓根的基底、椎体(在椎间隙的尾侧或者椎间隙的水平)形成关节,可以帮助术者在术中确定椎间隙和椎弓根的相对关系。其中,T_9 相对的是 $T_8 \sim T_9$ 椎间隙,T_8 相对的是 $T_7 \sim T_8$ 椎间隙,依次类推。除了在 T_{11} 和 T_{12} 以外,这种关系都是正确的。在这两个节段,肋骨与椎弓根尾侧的椎体和椎间隙形成关节。肋椎关节是一种浅的球窝型关节,其软骨表面发亮,这种特点可以帮助辨认已经切除的肋骨头。

　　要打开椎管,看清楚神经根、硬膜、脊髓,其中的关键是肋椎三角,该三角位于肋骨与横突和椎体相结合的部位。为了暴露椎弓根,要整块切除肋骨近端 2~3cm,这样就可以切除椎弓根,打开鞘膜囊侧壁。切除椎弓根,可以清楚地看到硬膜,术者就能看清脊髓的方向,在操作过程中可以很好地保护脊髓。

　　椎间静脉、动脉、神经之间的解剖关系确定。椎体的侧面凹陷,节段血管就位于凹陷中。在神经根孔部位,节段血管分出根髓支,而且节段神经与节段血管伴行。神经血管束向外走行,从头侧向尾侧,在每个肋骨下侧面的沟内有静脉、动脉和神经。

（三）暴露脊柱和松解肺脏

阻断通气后,不通气的肺脏几分钟内就会萎缩。肺脏上可能会有影响暴露脊柱的粘连存在,使用电凝剪可以非常容易地分离纤维性粘连,然而,对于广泛、致密的粘连(硬化疗法、肺炎、支气管哮喘、血胸、开胸手术、胸腔镜检查造成),它可以造成肺脏大面积的僵硬瘢痕,就会妨碍内镜进入胸腔。局限性的致密粘连,可以通过手术方法分离,但是,要避免进入肺实质,防止肺脏漏气。然后,可以用工具牵开肺脏,也可向前转动患者,通过重力作用将肺脏牵开。要机械性牵开肺脏的话,需要小心进行,避免损伤肺实质。要进入下胸腔的椎间隙,还需要牵开膈肌。

（四）脊柱定位与胸膜切开

术中要确保暴露的椎间隙正确,需要在直视和电透视下仔细确定椎间隙的水平。在胸腔镜下,在胸腔顶侧,第1根可以看到的肋骨为第2肋,可帮助进行椎间隙的定位。也可先确定第12肋骨位置,依次向上计数相邻的肋骨。

壁层胸膜的切口方式取决于具体的手术方式(图4-2-12),切开胸膜,将胸膜从手术部位向外翻,暴露椎骨表面、血管和交感干。可以使用剪刀和单极电凝切开胸膜,切口要位于肋骨头或椎间隙水平,这样能避免损伤节段血管。可以使用内镜剪或胸膜分离器掀起胸膜,将胸膜从脊柱表面推离节段血管,然后,将胸膜从术野中推开。

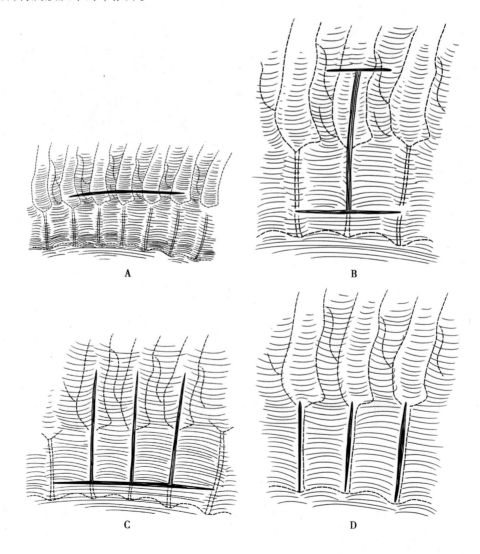

A

B

C

D

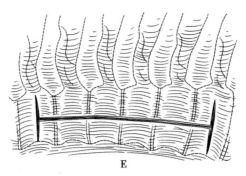

E

图 4-2-12　胸膜切口的类型取决于所要暴露的脊柱的范围
A. 交感干切除术;B. 椎间盘切除术;C. 椎体切除
术;前路松解术的切口可以是(D)以病变椎间隙为
中心,或者(E)病变范围较大时,跨越多个节段

（五）　分离、结扎血管与暴露椎板

在椎体中分的凹陷,有节段血管,它直接与主动脉以及奇静脉、半奇静脉相连,中间没有其他结构来缓冲血管内压。在侧方,节段血管分出分支,穿过神经根孔,供应神经根和脊髓。节段血管向外侧走行时,有肋间神经伴行。节段血管和肋间神经组成神经血管束,走行于肋骨尾侧面的神经血管沟内。如果可能的话,应该保护并保留节段血管。但是,大多数情况下,必须分离并结扎节段血管。分离节段血管时,用 Debakey 钳轻轻地抓起节段血管,用直角钳分离。节段血管一旦分离清楚,可以用血管夹结扎(图 4-2-13)。通常情况下,沿着椎体侧面的中点分离节段血管最容易,该部位在大血管和神经根孔的中间。对于这些血管,需要用血管夹安全地进行永久性止血。血管夹之间的距离要足够大(即 1cm),这样才能在两个血管夹之间锐性横断血管。没有确定行结扎前,不要横断血管。为了暴露椎弓根和椎管,切除近端肋骨的时候,要与肋间神经一起保留节段血管。用 Cobb 分离器、弯刮勺、肋骨切断器将血管和神经小心地从肋骨上分离开。在分离神经血管束时,如果发生出血,为了避免损伤肋间神经,需要用双极电凝进行止血。

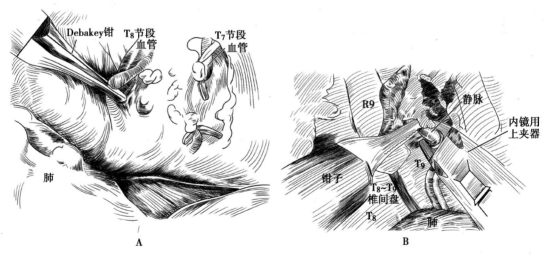

图 4-2-13　血管钳进行血管结扎及止血
A. 显示分离节段血管,用血管钳进行结扎;B. 显示用钳子抓住节段血管,用多发钛夹进行止血

诸如椎间盘切除术、椎体切除术、神经根鞘瘤切除术等,需要对神经根和脊髓进行手术减压,这样,暴露脊髓就非常重要。对交感干切除术、前路松解术、椎体活检术,则没有必要暴露椎管。

神经根孔内有韧带、神经根、大量血管丛、硬膜外脂肪,通过横断神经根孔并不能清楚地暴露椎管。要暴露椎管,最可靠的方法就是从硬膜侧面切除肋骨和椎弓根。

　　为了暴露椎弓根,需要切除肋骨近端2cm和肋骨头。首先,从肋骨下壁小心地将神经血管束分离出来,用骨膜剥离器和直角肋骨切除器将肋间肌肉从肋骨上分离开(图4-2-14A、图4-2-14B)。用直角肋骨切除器将肋横突韧带切断(图4-2-14C)。将Cobb骨膜剥离器平行于关节软骨面插入肋椎关节(图4-2-14D、图4-2-14E),切断肋椎韧带。如果能看到肋椎关节发亮的关节面,就能确定已经完全切除了肋骨头。

　　神经血管束、韧带、软组织都从肋骨上分离开后,切除肋骨近端2cm,暴露椎弓根和椎管。近端肋骨的切除,可以使用骨钻或咬骨钳,也可用骨钻、肋骨切除工具、咬骨钳或者摆锯等先横断,然后再整块切除(图4-2-15)。如果需要的话,可以暴露切除的肋骨作为植骨来源。

　　切除近端肋骨后,辨认椎弓根。用骨膜剥离器暴露椎弓根的侧面,探清椎弓根的上侧面。为了暴露硬膜外间隙,从椎弓根的上侧面切断神经根孔韧带(图4-2-16A)。一旦确定了椎弓根的上侧面,可以使用咬骨钳切除椎弓根,从而暴露硬膜外间隙(图4-2-16B、图4-2-16C)。如果椎弓根较宽,可以用

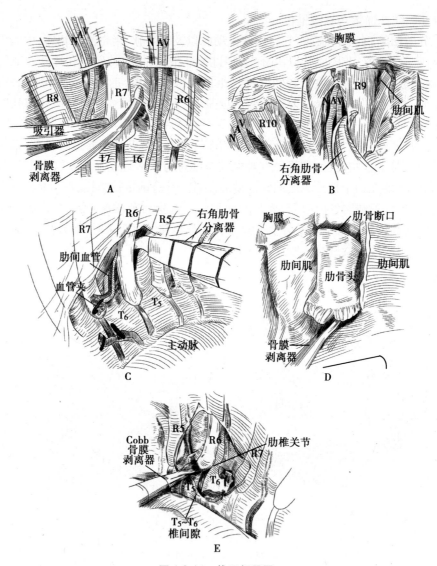

图4-2-14 椎弓根暴露

A. 用Cobb骨膜剥离器将神经血管束、肌肉、韧带从近端肋骨上分离;B. 用直角肋骨切开器来从肋骨侧面分离软组织;C. 用直角肋骨切开器来切开肋横突韧带;D. 用直角骨膜剥离器分离肋椎韧带;E. 将神经血管束和肋间肌肉从肋骨上分离出来,将Cobb骨膜剥离器插入肋椎关节,切断韧带,将关节脱位

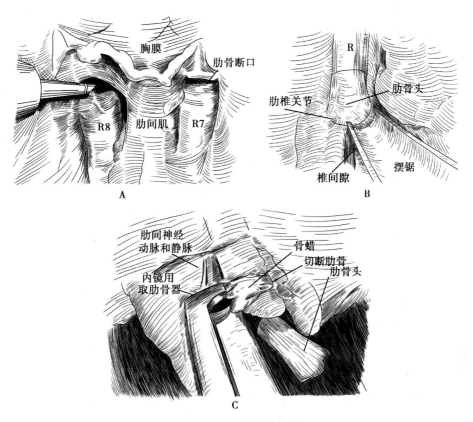

图 4-2-15　近端肋骨切除

A. 电钻横断肋骨；B. 用摆锯横断肋骨；C. 用肋骨切断工具横断肋骨

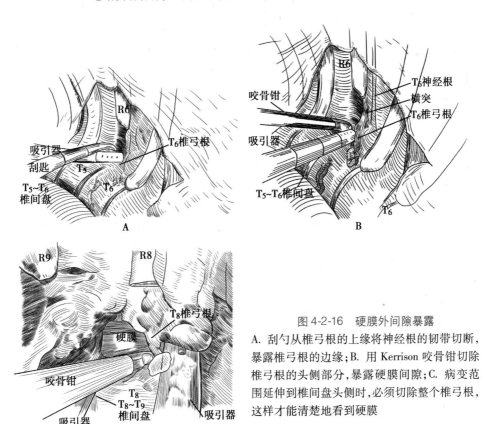

图 4-2-16　硬膜外间隙暴露

A. 刮勺从椎弓根的上缘将神经根的韧带切断，暴露椎弓根的边缘；B. 用 Kerrison 咬骨钳切除椎弓根的头侧部分，暴露硬膜间隙；C. 病变范围延伸到椎间盘头侧时，必须切除整个椎弓根，这样才能清楚地看到硬膜

骨钻将其侧壁打薄,然后,用咬骨钳将椎弓根的内侧部分切除。

如果病变位于椎间隙水平,需将椎间隙尾侧椎弓根头侧半切除,这样才能暴露硬膜外间隙。如果病变对神经成分有压迫,且压迫范围广泛,或者扩展到椎间隙的头侧,就必须切除整个椎弓根。

切除椎弓根的过程中,硬膜外静脉可能会发生小的出血,需要使用吸引器来清理术野。切除椎弓根后,可以使用双极电凝或脑棉达到硬膜止血的目的,这与开放手术中使用的方法相同。如果使用脑棉,应当在套管外用止血钳将脑棉的线头抓住,防止丢失到胸腔内。清楚辨认硬膜外间隙,可以使减压过程在直视下安全地进行。

切除肋骨头及椎弓根,可以暴露硬膜的外侧面,如果要暴露硬膜的腹侧面,必须使用电钻在椎体上开出一个空腔。对于微创椎间盘切除术,这个空腔为锥状,椎体的底为与椎间隙相邻椎体的后缘。为了达到椎管的对侧,需要打出一个 1~2cm 宽的空腔(图4-2-17)。要充分暴露椎管,切除大范围的病变(即大范围的钙化或游离椎间盘)时,需要进行椎体切除术。在病变压迫部位上方和下方的正常硬膜都要暴露。所需空腔的大小与造成脊髓压迫的病变范围呈正比,病变范围较大,需要的空腔就大(诸如需要切除椎体),这样才能看到整个的病变,而且能降低工具进入硬膜外间隙的危险性。

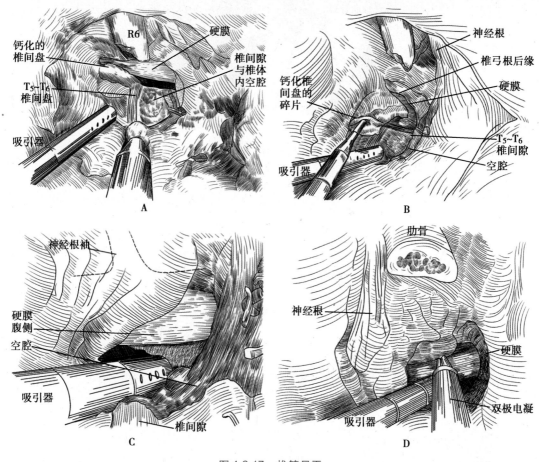

图 4-2-17　椎管暴露

A. 在椎间隙的背侧和椎体上钻出一个间隙,暴露硬膜腹侧;B. 用微创刮勺切除钙化的突出胸椎间盘;C. 切除钙化椎间盘后硬膜的整个腹侧面;D. 应用绝缘的双极电凝进行硬膜外止血

脊柱暴露完成后,冲洗胸腔并仔细检查。任何游离骨碎块、椎间盘或其他碎屑都要从胸腔内取出。最好将片状纤维蛋白胶原轻轻地放置到硬膜的表面进行硬膜外止血。如果需要的话,可以缝合胸膜。从胸壁上去掉套管,内镜下检查切口,确定切口部位是否出血。内镜直视下放置胸腔引流管。为了促进肺脏复张,可以使用锥状胸管。胸管要在胸壁上固定好。肺脏复张的过程中,检查肺脏,看

是否有漏气发生,并在内镜下检查胸管位置。去掉内镜,皮下、皮内缝合套管切口。保持-1.96kPa(-20cmH$_2$O)负压吸引,留置胸管直到引流量小于100ml/d。

第三节 适应证与手术操作

一、脊柱侧凸

(一) 脊柱侧凸胸腔镜下前方松解手术

1. 适应证和禁忌证 现在几乎可以利用胸腔镜来治疗所有原先需要开胸手术的所有脊柱疾病。脊柱畸形手术的目的是将脊柱撑直,并且安全地获得正常的生理曲度。手术必须既矫正矢状面的畸形,又矫正冠状面的畸形。手术者必须努力使头、躯干和骨盆的位置得到平衡(即达到矢状面上的平衡),并且通过适当的关节融合手术达到脊柱的持久稳定。最安全地矫正大的弯曲对于儿童患者是极为重要的。如果将纤维环、椎间盘和前纵韧带去除,松解了脊柱前方的软组织,那么超过70°的僵硬性侧凸能够得到更为安全的矫正,并且可以获得更佳的美容效果。在1993年之前,脊柱外科医师们乐于在开胸的情况下进行脊柱的前路松解,这样可以增加椎体的活动度、降低脊柱的僵硬性、便于进行椎体间的融合,使畸形的矫正度更大且更为安全。而现在将胸腔镜用于脊柱的前路松解的原因是其手术并发症比开胸手术少得多。对于儿童患者来说,脊柱前路手术需要掀开软骨的终板以便进行前路椎体间的植骨。这个操作增加脊柱融合的稳定性,并且可以在患儿生长发育的过程中预防曲轴现象。曲轴现象发生于骨骼尚未成熟的患者,当脊柱后路达到稳定的融合时,椎体前柱持续生长所造成的无法控制的畸形进一步加重。外科医师对儿童进行开胸手术进行前路松解和椎体间融合植骨感到为难,因为患者术后疼痛较重、呼吸系统并发症比较高以及有些患者出于"美容"的目的来接受手术却会在胸部残留有9~12英寸的瘢痕。这些顾虑使得外科医师不得不先应用支具治疗,或者对患者进行观察直至他们骨骼已经发育成熟。电视胸腔镜的应用使得脊柱前路松解的适应证进一步扩展,而没有开胸手术所带来的并发症和影响美观。

(1) 脊柱侧凸胸腔镜下前方松解手术的适应证:主要包括Cobb角>75°、Bending位X线片侧凸矫正率<50%的僵硬性脊柱侧凸,以及>70°的后凸畸形,先进行前方松解手术可增加脊柱的柔软性,从而使后路矫形手术获得更好的疗效。对于Cobb角>50°、未发育成熟的儿童,在行后路矫形手术之前,可先行胸腔镜前路骨骺阻滞术,这样可以防止"曲轴效应"的发生。另外,对于一些胶原代谢性疾病、神经纤维瘤病所致脊柱侧凸,以及先天性半椎体畸形、严重的剃刀背畸形等患者均适合做胸腔镜下前方松解手术。

(2) 脊柱侧凸胸腔镜下前方松解手术的禁忌证:主要包括术前存在严重的呼吸功能障碍、肺气肿、高气道压力等,以及不能耐受单侧肺通气的患者。对于曾有过肺炎、结核和开胸手术病史的患者,可能存在较广泛的胸膜粘连,由于胸腔镜下去除胸膜粘连非常耗时,且容易出血造成视野模糊,术后并发气胸和感染的几率也大大增加,因此此类患者不宜行胸腔镜下前方松解手术。低体重儿童胸腔容积小、肋间隙狭窄、单肺通气困难、"操作距离"短,因此体重低于20kg可作为胸腔镜手术的相对禁忌证。Newton认为脊柱侧凸越严重,则胸腔镜手术时从侧胸壁至椎体的"操作距离"越短,视野的暴露和手术操作也越困难,经一个锁孔所能切除的椎间盘数也越少,这就需要作更多的锁孔并且更加频繁地在锁孔之间调换手术器械。因此,他认为对于非常严重的脊柱侧凸,尤其是神经肌源性脊柱侧凸和儿童患者,更适宜做开放手术。南京鼓楼医院认为对于Cobb角>90°的严重脊柱侧凸,虽然操作空间狭小、椎体旋转严重、手术难度大,但通过术前的仔细评估和术后的细心操作,仍可获得良好的松解效果,且不会增加并发症的发生率。

2. 手术操作 脊柱侧凸胸腔镜下前方松解手术时患者的体位为侧卧位,凸侧椎体朝上。由于大多数特发性脊柱侧凸患者的胸椎凸向右侧,因此一般患者取左侧卧位。将患者手臂置于高过肩膀处,以利于操作。用笔标记出肩胛骨边缘、第12肋,以及髂嵴等体表标志。C型臂X线机正侧位透视,确定需行松解的最上端和最下端的脊椎在侧胸壁的体表投影。在腋中线或腋后线上第6或第7肋间隙作第一个直径2cm的锁孔,插入胸腔镜镜头。由于卧位时,膈肌常升至第8或第9肋水平高度,所以第一个锁孔不宜过低,以免损伤膈肌。在作锁孔时应尽量靠近肋骨上缘,以免损伤肋间神经血管束。在插入镜头前,可用手指探入锁孔内,仔细分离,探查是否有胸膜粘连的存在。当镜头插入胸腔后,即可见萎缩的肺,根据需要松解的节段个数,再在腋中线附近作3~4个操作锁孔。手术器械可在锁孔之间相互替换操作。稍稍推开萎陷的肺,暴露出脊柱和肋骨,电刀切开椎体前方的壁层胸膜,在视野中可辨别出凸起的椎间盘、凹陷的椎体以及覆盖于椎体中部的节段性血管。钝性分离壁层胸膜,节段性血管电凝后切断。以电刀切开纤维环,使用髓核钳、刮匙等去除椎间盘组织及上下终板(图4-3-1)。在切除椎间盘后,取自体肋骨植入椎间隙。植骨完成后,再次查看有无出血存在。无需缝合椎体前方的壁层胸膜,通过最下方的锁孔放置胸腔引流管。术后引流量<50ml/8h时可拔除胸腔引流管。清楚的视野暴露对胸腔镜手术至关重要,这就要求手术者必须对胸腔内的解剖非常熟悉,并经过系统的训练以达到手眼合一。肋骨头是非常有用的参考标志,参考其位置可更加完全地切除椎间盘和上下终板,并且可防止损伤大血管和避免进入椎间隙损伤神经根。Arlet认为结扎节段性血管可更

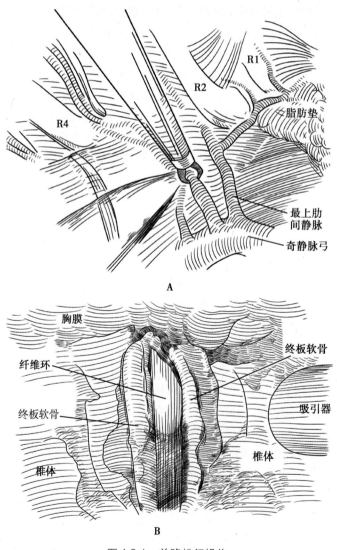

图 4-3-1 前路松解操作

A. 电凝切断节段性血管;B. 切除椎间盘及上下终板

好地暴露脊柱,并可以更加彻底地切除椎间盘。而 Sucato 则认为保留节段性血管可减少手术对脊髓血供的影响,降低神经系统并发症的发生率。南京鼓楼医院的临床实践证明节段性血管的结扎在青少年并不构成脊髓损害的威胁,进行胸腔镜前路松解手术时,结扎节段性血管可节约手术时间、降低操作难度、更加彻底地切除椎间盘。近来,King 等报道了采用俯卧位行胸腔镜手术,他们认为与传统的侧卧位相比,俯卧位具有以下优点:①有利于后凸畸形的矫正;②由于肺和大血管受到重力的牵引,因而无需插双腔管行单肺通气;③接着行后路手术时无需再次摆体位和铺单,从而节省了时间;④手术时间和出血量与侧位手术相当。

3. 疗效评估 与传统开胸手术相比,胸腔镜手术用胸壁锁孔代替长的手术切口,无须切断背阔肌、前锯肌和肋间肌,对肩关节的活动和呼吸功能影响小,术后并发症少,恢复快,不留瘢痕。在切除中间区域的椎间盘时,开胸手术相对容易一些。但对于上、下两端椎间盘的暴露,开胸手术较为困难,当切除上、下两端椎间盘时,其操作器械不能平行于椎间隙,因此造成了上、下两端椎间盘切除的不彻底。而在胸腔镜下只需在上端或下端增加一个入口或采用大角度镜头,便可很容易地进行暴露操作。Newton 等用山羊做动物模型,分别进行胸腔镜前路松解手术和开胸手术,然后对松解后的脊柱进行轴向旋转和前、后、侧方弯曲试验。结果表明两种手术后脊柱表现的生物力学性能相似,胸腔镜手术和开胸手术均能使脊柱获得充分的松解。Arlet 报道了 151 例胸腔镜前路松解手术,术前平均 Cobb 角 65°,经后路矫形手术后侧凸矫正率为 56% ~ 63%。Niemeyer 等报道了 20 例脊柱侧凸,平均 Cobb 角 65.1°,经胸腔镜前路松解手术加后路矫形手术后,平均 Cobb 角达到 31.5°,平均侧凸矫正率 50.9%,平均松解节段 5.1 个,随访两年,所有病例均无明显矫正丢失。Newton 等比较了 14 例胸腔镜前路松解手术和 18 例开胸松解手术的临床结果,松解节段两组之间无显著差异,胸腔镜组为(6.4±1.1)个,开胸组为(6.1±2.9)个。经后路矫形手术后,两组的侧凸矫正率相似,胸腔镜组为 56%,开胸组为 60%。南京鼓楼医院设立了两组年龄、侧凸类型、柔软度、松解节段等均具有高度可比性的病例,并进行了前瞻性的比较观察,其临床结果与 Newton 报道的结果相似,胸腔镜松解组平均松解节段(5.8±0.9)个、术后平均 Cobb 角 39.6°±10.8°、平均侧凸矫正率 54.7%±10.3%、半年后矫正丢失率 2.9%±1.1%。开胸松解组平均松解节段(6.0±1.1)个、术后平均 Cobb 角 41.9°±13.2°、平均侧凸矫正率 53.2%±12.5%、半年后矫正丢失率 3.2%±1.3%。两组术后平均侧凸矫正率、松解节段个数以及半年后的矫正丢失率均无显著差异($P>0.05$)。因此,可以认为胸腔镜下脊柱侧凸前方松解手术完全能达到传统开胸前方松解手术的临床效果(图 4-3-2)。

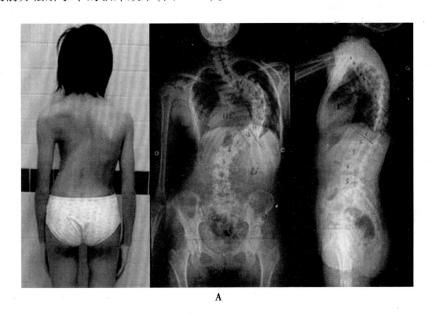

A

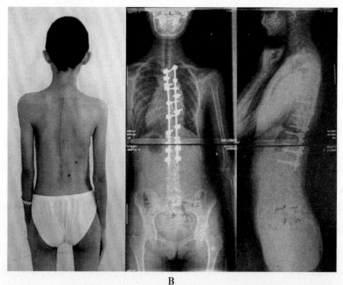

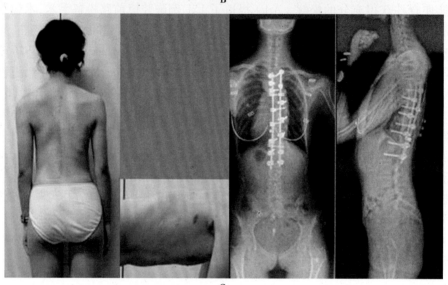

图 4-3-2　胸腔镜下脊柱侧凸前路松解手术

女,14 岁,特发性脊柱侧弯,术前 Cobb 角 86°(A);行前路胸腔镜下胸弯松解术,后路 TSRH 脊柱侧弯矫形融合内固定术,术后侧弯矫正满意,外观畸形明显改善,脊柱矢状面形态恢复良好(B);术后 6 年随访,外观及矫正效果保持良好(C)

（二）　胸椎侧弯胸腔镜下矫形术

1. 适应证和禁忌证　由于镜下操作难度大,矫形力受限,因此胸腔镜下脊柱侧凸矫形手术仅适用于年龄较小、Cobb 角较小、侧凸较柔软、脊柱矢状面形态正常或有轻度前凸的特发性胸椎侧凸患者。对于 Risser 小于 2 的患者,胸腔镜 Eclipse 矫形术可消除椎体的生长潜能,防止"曲轴效应"的发生。Picetti 于 1996 年 10 月开展了第一例胸腔镜下脊柱侧凸前路矫形术,他选择的病例均为特发性胸椎侧凸,平均年龄 12.7 岁,平均 Cobb 角 58.1°。对于后凸型胸椎侧凸,行胸腔镜 Eclipse 矫形术时前方加压可加重已经存在的后凸畸形或产生"曲轴效应"。如胸椎前凸畸形过大,则会影响患者的肺功能,使其不能耐受单肺通气,并且会使胸腔镜下的操作空间变得更加狭小。因此,以上两类患者不适合做胸腔镜 Eclipse 矫形手术。患者的肺功能均需正常,无肺炎、结核和开胸手术的病史,即术前胸膜粘连存在的可能性很小。脊柱侧凸越严重,则胸腔镜手术时从侧胸壁至椎体的"操作距离"越短,视野的暴露和手术操作也越困难,经一个锁孔所能切除的椎间盘数也越少,这就需要作更多的锁孔并且更加频繁地在锁孔之间调换手术器械。因此,对于非常严重的脊柱侧凸,尤其是神经肌源性脊柱侧凸和儿童患者,更适宜做开放手术。Picetti 认为双主弯患者不适合做胸腔镜矫形手术,另外未发育完全的存在后凸畸形的侧凸患者,术后脊柱前部的生长阻滞,而后部继续生长,可产生"曲轴效应",故这类患者也不适合做胸腔镜矫形手术。

2. 锁孔选择　胸椎侧凸胸腔镜下矫形术的锁孔设计原则与脊柱侧凸胸腔镜下前方松解手术基本相同。术前用记号笔标记出肩胛骨边缘、第 12 肋以及髂嵴等体表标志。C 型臂 X 线机正侧位透视,定出需行内固定的最上端和最下端的脊椎在侧胸壁的体表投影。最上端锁孔位置应位于需固定的最上端椎体的中部水平,最下端锁孔位置应位于需切除的最下端椎间盘水平,这样可以使上、下端脊椎的螺钉置入变得更加容易。胸椎侧凸胸腔镜下矫形术的固定节段一般为 $T_5 \sim L_1$,如膈肌位置较低,可固定到 L_2,一般在腋中线和腋后线上作 4 ~ 5 个锁孔便可完成手术。由于卧位时膈肌常升至第 8 或第9 肋水平,因此第一个锁孔位置不宜过低,一般在腋中线和腋后线上第 6 或第 7 肋间隙作第一个直径2cm 的锁孔,以免损伤膈肌。在作锁孔时应尽量靠近肋骨上缘,以免损伤肋间神经血管束。

3. 手术操作　胸椎侧凸胸腔镜下矫形术的初始步骤与胸腔镜下前方松解手术基本相同。全身麻醉,双腔管气管内插管,选择性单肺通气,手术侧肺叶压缩塌陷。手术体位为凸侧在上的全侧卧位,上肢尽量向头向屈曲,以避免肩胛骨影响上胸椎的镜下操作,肾区位于手术床腰桥部位,术中可适当升高腰桥,便于下胸椎的操作。当镜下松解手术完成后,便可在 C 型臂 X 线机引导下置入 Eclipse 中空螺钉。螺钉置入的位置一般位于肋骨小头的前方,椎体的中央。透过操作孔置入相应长度的短棒,从下向上依次抱紧压缩 Eclipse 螺钉,矫形固定(图 4-3-3)。无需缝合椎体前方的壁层胸膜,再次查看有无出血存在,通过最下方的锁孔放置胸腔引流管。术后引流量<50ml/8h 时可拔除胸腔引流管。出院时石膏外制动,为期 3 个月。

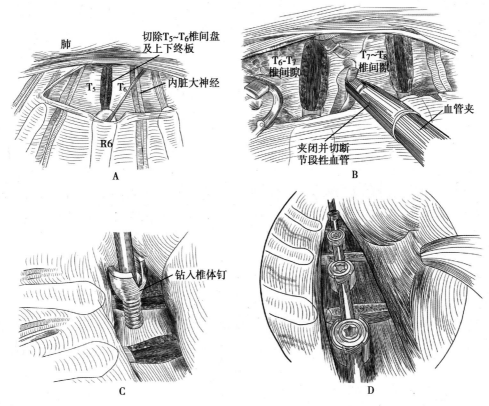

图 4-3-3　胸腔镜下脊柱侧弯前路矫形手术
A. 切除椎间盘及上下终板;B. 切断节段性血管;C. 拧入椎体螺钉;D. 安装矫形棒

螺钉的置入位置必须位于椎体的中央并且与终板平行。螺钉位置的偏斜可产生两种情况,一种是置棒困难。当棒强行置入螺钉后,位置偏斜的螺钉处便可产生很大的应力,很容易导致脊椎骨折。另一种情况是棒的置入变得更加容易,但产生的矫正力减弱,从而达不到预期的矫形效果(图4-3-4)。节段性血管的结扎在青少年并不构成脊髓损害的威胁,但对于胸腔镜矫形手术,节段性血管不宜过早切断,切除椎间盘时并不一定要切断节段性血管。这样可减少出血,使手术野更加清晰,而且在钻入椎体钉时,位于椎体中央的节段性血管还可作为进钉的参考位置。在手术过程中T_5和T_{12}的椎体钉最难钻入。T_5椎体较小,侧壁前倾,导引器易向前打滑,容易损伤前方的奇静脉或半奇静脉。T_{12}椎体部分被膈肌阻挡,进钉困难且容易损伤膈肌。因此,钻入这两个椎体钉时须反复透视,小心操作。

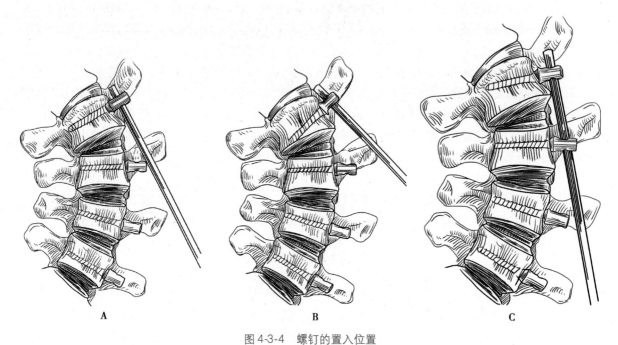

图4-3-4 螺钉的置入位置

A. 螺钉的置入位置必须位于椎体的中央并且与终板平行;B. 螺钉向下偏斜可造成置棒困难。当棒强行置入螺钉后,位置偏斜的螺钉处便可产生很大的应力,很容易导致脊椎骨折;C. 螺钉向上偏斜可使棒的置入变得更加容易,但产生的矫正力减弱,从而达不到预期的矫形效果

4. 并发症

(1) 出血:术中碰到出血时,手术者需保持镇静,毕竟看到的图像已被胸腔镜放大了15倍。可先用吸引器将出血吸干净,然后用电刀止血或小块明胶海绵压迫止血。也可适当应用一些止血药物。胸腔镜手术必须常规配备开胸手术的器械,以防紧急情况发生时,可立即开胸止血或改行开胸手术。

(2) 肺损伤:虽然手术侧的肺处于萎陷状态并被牵开,但仍然容易遭受损伤。这就要求手术者必须仔细分离粘连的胸膜,并且确保每一个操作步骤均在胸腔镜直视下完成。

(3) 硬脊膜撕裂:当看到椎体间流出比较清亮的液体时,就必须考虑有硬脊膜撕裂的可能。少量的脑脊液漏可以用生物蛋白胶或明胶海绵止住。如出现严重脑脊液漏,则需请神经外科医师会诊,决定进一步治疗方案。

(4) 淋巴管损伤:在手术野中出现牛奶样或云雾状的液体提示淋巴管损伤,可能是胸导管或是一个淋巴管的分支受损。通过使用内镜下的夹子或小的外科不锈钢夹或内镜下电凝装置可以使淋巴管损伤得到关闭。

（5）脊髓损伤：如术中 SEP 监护出现异常，表现为波幅的下降或潜伏期的延长，则表明有脊髓损伤的可能性。这时手术者应立即停止手术操作，并改变患者体位，同时应用大剂量激素以保护脊髓。

（6）交感神经链的损伤：如果手术后患者诉双下肢的皮肤温度不一样，则需考虑交感神经链损伤的可能。交感神经链损伤一般不会产生严重的后果，其产生的双下肢皮温和肤色的差异只是暂时现象，经过一段时间后便可恢复。

另外，胸椎侧凸胸腔镜下矫形手术后还会出现一些内固定方面的并发症，如螺钉的拔出、内固定物的松动等。远期并发症主要包括脊椎不融合、假关节形成，以及矫正丢失等。

5. 疗效评估 传统开放性前路手术的并发症较多，如肺炎、肺不张、严重的术后疼痛等，而胸腔镜 Eclipse 矫形术采用的是微创技术，因此其手术并发症较前者大大减少。Betz 报道了胸椎侧弯开胸前路矫形术和单纯后路矫形术的侧弯矫正率均为 59%。与之相比，Picetti 初期进行的胸腔镜 Eclipse 矫形术平均侧弯矫正率为 50.2%，而其后期平均侧弯矫正率达到 68.6%。南京鼓楼医院脊柱外科于 2002 年在国内率先开展胸腔镜下胸椎侧弯 Eclipse 矫形术，取得良好疗效，平均手术时间 5.9 小时，术中平均出血量 605ml，术后平均引流量 483ml，平均固定节段 7.2 个，平均 Cobb 角矫正率 76%（图 4-3-5）。患者无需输血，无气胸、呼吸道梗阻、胸壁皮肤麻木、肋间神经痛以及神经系统并发症发生。随访 3~11 个月，未发现内固定并发症和明显的矫正丢失。Newton 等报道了 24 例 T-AIS 患者接受胸腔镜手术并随访至少 5 年的手术疗效；学者发现 T-AIS 患者主弯在手术 2 年后的随访期间仍然存在矫正丢失，Cobb 角由 23.4° 增加至 25.6°，矫正率由 55.8% 降至 51.5%，矫正丢失 4.3%，矢状面上 T_5~T_{12} 则由 28.8° 降低至 25.8°。邱勇等系统分析了胸腔镜治疗胸椎侧凸的并发症，总体发生率为 25.6%，明显高于各类传统手术，尤其是内固定相关并发症高达 18.4%。早期假关节发生率较高与使用异体骨植骨有关，采用自体髂骨或肋骨植骨的骨融合效果明显优于异体骨植骨。Newton 等报道 5 例患儿的融合节段过短，认为对于需要固定节段较长，单一采用胸椎侧弯胸腔镜下矫形术不能固定全部节段的患儿，不应采用该技术；胸腔镜下矫形术技术必须严格掌握适应证。选择固定范围合适的病例。断棒亦是胸腔镜下矫形术常见的并发症之一，可能与其所采用的内固定棒较细有关。胸腔镜下矫形术所使用的棒通常直径为 4.0mm 或 4.5mm，而传统前路手术采用 5.5mm 直径的单棒乃至双棒固定。尽管胸腔镜矫形手术时间较长、出血量较多，但可获得与传统后路或前路开放手术一致的侧弯矫形效果，并且其术后肺功能恢复快，患儿主观生活质量评分较高。然而，该手术的并发症发生率明显偏高。尽管经过了 10 多年的发展，该技术的掌握仍然较困

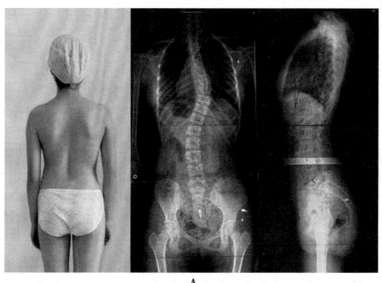

A

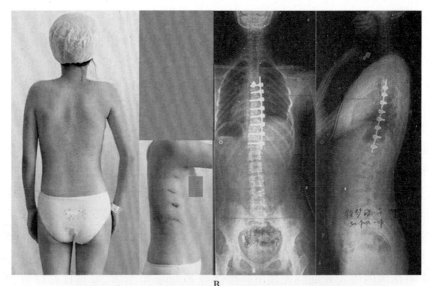

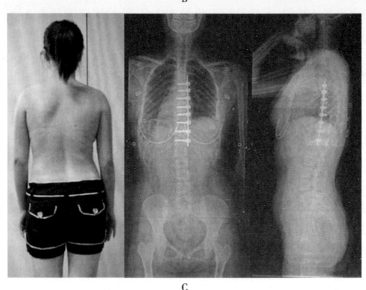

图 4-3-5　胸椎侧凸胸腔镜下矫形术

女,14 岁,特发性脊柱侧弯,术前 Cobb 角 42°(A);行胸腔镜下 frontier 矫形融合术,术后
侧弯矫正满意,外观畸形明显改善,脊柱矢状面形态恢复良好(B);术后 6 年随访,外观及
矫正效果保持良好(C)

难,具有明显的学习曲线,并且需要有一定的手术积累以维持操作水平。由于脊柱侧弯的矫形具有
多种手术入路和方案的选择,脊柱外科医师需要根据自己熟悉的方法进行矫治,而并非一定选择该
微创手术方式。笔者同意 Newton 等的观点,对于那些特别在意手术切口长度和位置、要求避免较
长手术瘢痕的 T-IS 患儿,若符合胸腔镜下矫形手术适应证并且无禁忌证,且愿意在术后接受支具
外固定的患儿,胸腔镜下矫形仍然是可取的手术方式。

　　Betz 等于 2003 年提出椎体 U 型钉矫正脊柱侧凸的指征是:①侧凸畸形发生于 9 岁以后;②骨骼
尚未发育成熟(Risser 征≤2)。禁忌证包括:①后凸畸形超过 40°;②有全麻的禁忌证;③肺功能较
差,无法耐受前路手术;④对镍过敏者。Betz 等使用胸腔镜技术在脊柱的凸侧放置 U 型钉,手术
时患者的平均年龄为 12 岁(10~14 岁),术后平均随访 11 个月(3~36 个月),术后未出现 U 型
钉的松动或移位等并发症,患者术前侧凸角度平均为 35°(28°~40°),术后为 37°(22°~55°)。
Betz 等认为椎体 U 型钉侧凸矫形技术是控制青少年特发性脊柱侧凸行之有效的方法,长期随访

结果支持此技术具有一定的优势。Ohlin 等应用椎体 U 型钉治疗 9 例平均年龄为 11.3 岁的 AIS 患者,术前主弯 Cobb 角平均为 38°(32°~46°),行 U 型钉固定并随访 35 个月后,7 例患者因侧凸进展平均达 20°而再次接受后路融合矫形的手术治疗。Betz 等于 2010 年对应用椎体 U 型钉矫正脊柱侧凸患者 2 年以上随访的研究中也得出相似的结论,在柔韧性好的腰椎侧凸和 Cobb 角小于 35°的胸椎侧弯中,U 型钉的效果较好,对于大于 35°的胸椎侧凸,可能需要考虑其他治疗策略。

（三） 胸腔镜辅助下小切口胸椎侧凸前路矫形术

1. 背景资料 胸椎侧凸前路矫形手术的方法很多。传统的如双开胸前路矫形手术、单开胸经皮广泛游离前路矫形手术,近年来又出现了胸腔镜下胸椎侧凸矫形手术,然而,这些手术均具有一定的缺点和局限性。全开放胸椎侧凸前路矫形手术创伤较大、恢复慢、伤口长、不美观。在处理上、下终椎区域时,全开放前路矫形手术较困难,终椎区域的椎间盘和上、下终板常不能彻底的切除,从而造成松解的不彻底和远期假关节的发生,胸腔镜下胸椎侧凸矫形手术虽然克服了全开放前路矫形手术的上述缺点,但是自身也具有一定的局限性,如手术适应证相对较少。它仅适用于年龄较小、Cobb 角较小、侧凸较柔软、脊柱矢状面形态正常或有轻度前凸的特发性胸椎侧凸患者,胸腔镜手术对肺功能的要求较高,另外它还存在技术要求较高、操作复杂、手术者过量接受 X 射线等缺点。

胸腔镜辅助下小切口开胸前路矫形手术是一种新型胸椎侧凸前路微创矫形手术。它将传统开胸矫形手术和胸腔镜手术的优点融合在了一起,克服了两者的缺点和局限性。胸腔镜辅助下小切口开胸前路矫形手术的适应证与传统开胸前路手术一样,但是创伤大大减小,外形更加美观。由于采用胸腔镜技术,因此在处理上、下终椎区域时,操作难度大大降低,与胸腔镜前路矫形手术相比,其技术难度较低,费用减少,手术者也无需接受大量 X 射线的照射。

2. 手术方法 患者取侧卧位、凸侧朝上,经第 6 或第 7 肋进胸,手术切口长约 8cm,前端位于腋前线偏前 1~2cm,后端位于腋后线偏后 1~2cm,进胸后的操作与传统开胸前路矫形手术一样,将壁层胸膜打开,结扎节段性血管,然后直视下切除侧凸中间区域的椎间盘和上、下终板,分别于腋中线水平切口上、下 1~2 个肋间隙作近端和远端锁孔。利用胸腔镜手术器械进行节段性血管的结扎和上、下终椎区域脊椎的松解和螺钉的置入,其操作既可于直视下完成,也可以在胸腔镜的辅助下完成,置入相应长度的短棒,在胸腔镜辅助下从下向上依次拧紧压缩椎体螺钉、矫形固定,植骨完成后缝合椎体前方的壁层胸膜,再次查看有无出血存在,通过远端的锁孔放置胸腔引流管,术后引流量小于 50ml/8h 时可拔除胸腔镜引流管,出院时石膏外制动,为期 3 个月。

3. 疗效评估 胸腔镜辅助下小切口开胸前路矫形手术由于采用微创技术,因此具有与胸腔镜前路矫形手术相同的优点,与传统开胸前路矫形手术相比,其手术并发症大大减少。南京鼓楼医院脊柱外科的统计资料显示胸腔镜下胸椎侧凸 Eclipse 矫形手术的平均手术时间为 6.3 小时,术中平均出血量 600ml,术后平均引流量 480ml,平均固定节段 7.2 个,平均 Cobb 角矫正率为 76%,而胸腔镜辅助下小切口开胸前路矫形手术的平均手术时间为 4.2 个小时,术中平均出血量为 400ml,术后平均引流量 250ml,平均固定节段 7.5 个,平均 Cobb 角矫正率为 72%。因此,可以看出胸腔镜辅助下小切口开胸前路矫形手术完全能达到胸腔镜下胸椎侧凸 Eclipse 矫形手术的矫形效果,而其手术时间、术中出血量、术后引流量等均较后者明显减少,另外胸腔镜辅助下小切口开胸前路矫形手术的费用较胸腔镜下胸椎侧凸 Eclipse 矫形手术明显降低,由于其操作大部分在直视下完成,避免了胸腔镜矫形手术时手术者过量接受 X 射线的缺点(图 4-3-6)。

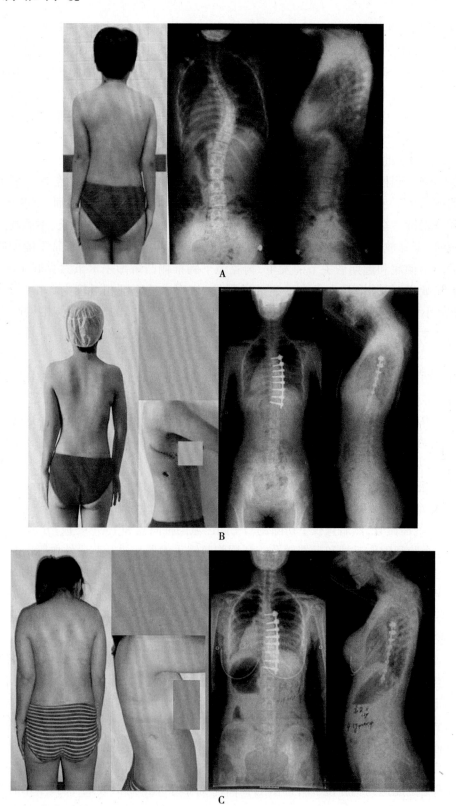

图4-3-6 胸腔镜辅助下小切口胸椎侧凸前路矫形术

女,13岁,特发性脊柱侧凸,术前Cobb角48°(A);行前路胸腔镜辅助下小切口胸椎侧弯前路矫形术,术后侧弯矫正满意,外观畸形明显改善,脊柱矢状面形态恢复良好(B);术后随访4年6个月,外观及矫正效果保持良好(C)

(邱 勇)

二、胸椎结核

(一) 适应证及禁忌证

电视胸腔镜适合需要进行前路胸椎手术的患者,对那些开胸有危险的患者尤其适合。对于不能耐受单侧通气,严重或急性呼吸功能不良,被动压力通气时气道高压,胸膜粘连者则为禁忌证。有胸腔引流术或开胸手术史患者,需进行前路植骨内固定者为相对禁忌证。

(二) 手术操作

1. 麻醉及体位 双腔插管选择性单肺通气麻醉。标准侧卧位,术侧上肢屈曲90°外展固定。术者及助手均位于腹侧,电视监视器放置于背侧下方。

2. 入路选择和通道建立 通过电视X线机进行体表手术通道定位。首先在腋前线第6~7肋间做一个10mm切口,分离粘连胸膜,并插入25°、10mm胸腔镜,观察胸腔及肺萎陷情况。在胸腔镜引导下,于病灶相对应腋后线处做一个3~4mm切口的工作通道,作为术中抽吸和手术操作的工作通道。通常工作通道定于病变严重侧,但如果病变无左或右侧严重程度区别,则根据胸腔解剖特点选择手术入路,上、中胸椎以右侧手术入路能较易显露手术野,下胸椎选择左侧手术入路。

3. 组织分离和病灶清除 胸腔镜引导下用腔镜组织分离钳或电凝钩分离、切断粘连胸膜,使术侧肺充分萎陷,以提供良好手术空间。沿纵轴方向切开脓肿表面壁层胸膜分离后,用组织分离钳、电凝钩将脓肿壁纵行切开扩大暴露病椎。脓肿壁切开扩大时注意分清椎体表面的节段性肋横动、静脉,通常该血管位于椎体中央表面,但在脊柱结核时,可能被脓肿推向表面与脓肿壁粘连,误伤可导致大出血,而影响手术进行。在远离椎间孔部位、椎体中央用钛夹双重结扎节段性肋横动、静脉。用刮匙、髓核钳将坏死椎间盘、死骨及炎性肉芽组织去除。脊髓减压时,先将病变处肋骨头用骨刀或磨钻切除,显露椎弓根并用枪状咬骨钳去除以显露椎管、硬膜囊。

4. 内固定重建 用骨刀、刮匙、镜下高速气钻切除病椎和椎间盘组织,测量椎间骨缺损长度。稳定性重建可以采用自体三面皮质髂骨或以自体骨填充的钛网植入两种方式,但后者不适合年龄大、有明显骨质疏松和骨缺损相邻面终板皮质骨不完整病例。取相应长度髂骨或钛网在电视X线机监视下嵌入骨槽中,在上、下椎体侧方正中钻孔,并安置椎体固定器。注意椎体切除时,须先确定椎管前壁部位,内镜严密监视下小心切除脊髓前方骨性和椎间盘组织,刮除脊髓前方骨性和椎间盘组织时,切勿向脊髓方向操作,严防脊髓损伤。椎体螺钉的安装须在电视X线机监视下进行,以保固定长度和置入方向的正确。

(三) 术后处理

术后抗炎、止血、脱水、对症处理,静脉和口服抗结核药物治疗。胸腔闭式引流量24小时如<50ml可予拔管。术后定期随访时复查肝肾功能、红细胞沉降率变化及影像学检查。术后三联/四联抗结核一般不少于6个月。术后卧床时间根据脊柱稳定情况和内固定方式的可靠性综合决定。

(四) 临床疗效评定

根据Frankel分级进行神经功能评价。融合节段后凸角度测量:邻近病椎上方第一个健康椎体上终板平行水平线,邻近病椎下方第一个健康椎体下终板平行水平线,两线垂直线夹角即为后凸Cobb角。临床疗效分为优、良、中和差四个等级:优,无胸背部疼痛和下肢症状,功能好,可以胜任原有工作;良,症状明显改善,偶尔需要药物治疗疼痛,能够承受全日制工作;中,经常需要疼痛治疗,必须更换原有工作;差,症状无改善甚至加重,不能胜任任何工作。

(五) 电视胸腔镜技术常见并发症防治

尽管电视胸腔镜技术所带来的并发症较传统开胸术为少,但亦不容忽视,常见的并发症有:

1. 暂时性肋间神经痛 是多种因素引起的最常见的并发症,其主要原因有:肋骨头在被切除前反复电烧灼、应用10mm硬性穿通套管、枪式咬骨钳减压时对脊神经的损伤。多为暂时性损伤,一般6周左右均会好转。其防治办法有:①改用5mm硬件套管或10mm软性套管,②避免对肋骨头重复电凝烧灼,③缓慢、序贯扩张,防止过分牵拉肋间。

2. 肺扩张不全　长时间单肺通气,使肺处于萎陷状态导致术后肺扩张不全。其治疗措施为减少肺单侧通气时间,适当鼓肺,缩短手术时间,术后体位引流、雾化、抗炎、祛痰治疗。

3. 套管损伤肺　多数原因系肺未萎陷时产生,往往导致气胸、皮下气肿等并发症。防治方法有:①切开皮肤、肋间肌后先将切口内可能的粘连分离,然后缓慢逐渐置入套管;②镜头监视套管置入深度,如已行单肺通气而镜头底部仍可见肺表面,说明肺难以萎陷,需改用微创小切口手术;③一旦损伤立即修补。

4. 活动性出血　文献报道为节段血管结扎不牢固而滑脱,或因椎体切除后渗血所致,出血量超出2500ml。脊柱结核时,节段血管可能被脓肿推向表面与脓肿壁粘连,误伤可导致大出血而影响手术进行。术中应仔细辨认并将其游离,在远离椎间孔部位、椎体中央用钛夹双重结扎。

5. 神经功能障碍　该并发症发生与节段血管不适当结扎、近椎间孔处的电灼引起脊髓供血障碍及椎管减压时直接脊髓损伤有关。因此,结扎节段性血管应远离椎间孔,避免在椎间孔处电灼,椎管内脊髓减压均应在镜头监视下小心致进行。其他的并发症还有半侧膈损伤、并发肺炎及胸腔大血管的损伤等,避免的措施在于获得清晰的手术视野,轻柔的镜下操作,所有操作均在镜头监视下进行,避免锐利的器械盲目的应用。

（邱　勇）

三、胸腰椎爆裂型骨折(MED技术)

（一）概述

胸腰椎爆裂型骨折为常见的脊柱骨折,属于不稳定骨折,伤椎破损重,高度丧失大,分离骨折块多及后凸畸形明显,可伴有不同程度的神经损伤,AO分型中属A3型,故多需采用手术治疗。腰椎爆裂骨折采用前路还是后路手术一直存在争议。但后路椎弓根内固定手术较简单,创伤小,出血少,操作容易,尤其是经椎弓根内固定已成为当前后路手术的主流,可通过撑开和伸展后纵韧带和纤维环后部,使突入椎管的骨块达到一定程度的间接复位和减压。与后路手术相比,前路虽可在直视下椎管内减压,并可获得较高的植骨融合率,极少有断钉和螺钉松动,但手术操作复杂,手术入路创伤大,并发症相对较多,对解剖知识及手术技巧要求高,且前路钢板只固定脊柱一侧,缺乏对称性,定位困难,定位不准即可导致脊柱侧凸。另外,前路钢板本身不具备撑开功能,辅助器械撑开作用力较弱,故对椎体高度恢复不够满意,目前绝大多数通过后路手术来完成固定与减压。但后路开放手术仍需剥离椎旁软组织,导致骶棘肌失神经支配,是形成术后患者腰背痛的原因之一。经皮椎弓根内固定联合显微内镜下椎管减压、骨折块复位除具有手术创伤小、出血少、不剥离椎旁软组织等优点外,尚有伤椎前缘高度、Cobb角及椎管内骨块占位恢复率高等优点。

（二）适应证

胸腰椎爆裂骨折应满足以下两条件之一:

1. 椎管内骨块占位>30%,病程<3周。

2. 病程>2周,椎管内骨块占位<30%。

（三）手术操作

全麻后取俯卧位,胸部及髋部置软垫悬空腹部。C或G型臂X线机正侧位透视,标记拟置钉的体表投影(图4-3-7),常规消毒铺巾,沿椎弓根置钉标记处先用尖刀切10mm纵行切口,切开皮肤、皮下及深筋膜,手指钝性分离即可触及关节突及横突,用穿刺针抵于横突与上关节突交点附近。正侧位透视下将穿刺针抵于椎弓根外上缘10点(左)或2点(右)处,调整方向和角度,锤击穿刺针尾部。使穿刺针经椎弓根进入椎体内。透视正位像针尖位于椎弓根与棘突之间,侧位位于椎体中心(与椎体成形术穿刺基本相同)(图4-3-8),取出针芯,插入导丝,再取出套管,沿导丝攻丝后置入相应规格的角度(5°~10°)空心螺钉。同法置入其余3枚螺钉,先可将一侧的固定棒置入,暂不锁紧(图4-3-9)。于症状重的一侧MED下经椎板间开窗减压后,将突入椎管内的骨块用L形马蹄凿将其回纳(图4-3-10),后置棒锁钉,切口处放置闭式引流管(图4-3-11)。

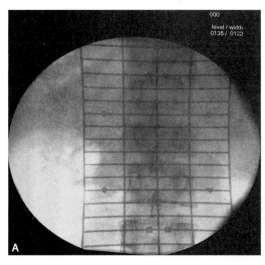
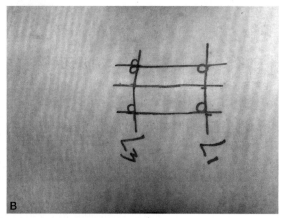

图 4-3-7　C 或 G 型臂正侧位透视,标记拟置钉的体表投影

A. 用于透视定位的金属网;B. 体表标定拟固定椎弓根上缘及外缘

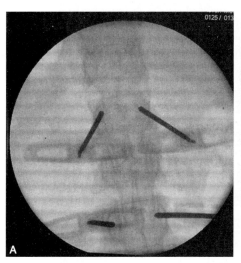
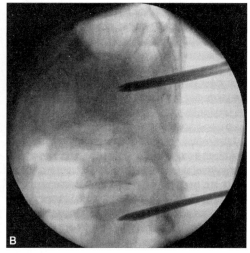

图 4-3-8

A. 透视正位像针尖位于椎弓根与棘突之间;B. 侧位像位于椎体中心

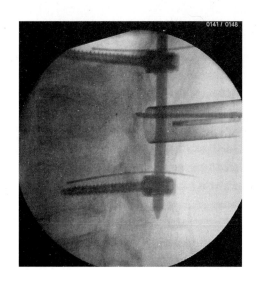

图 4-3-9　先可将一侧的固定棒置入,暂不锁紧。于症状重的一侧 MED 下经椎板间开窗减压

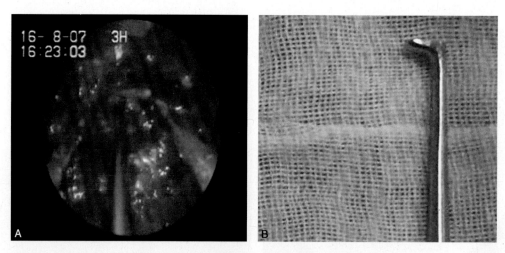

图 4-3-10

A. 椎管内骨块用 L 形马蹄凿将其回纳；B. L 形马蹄凿

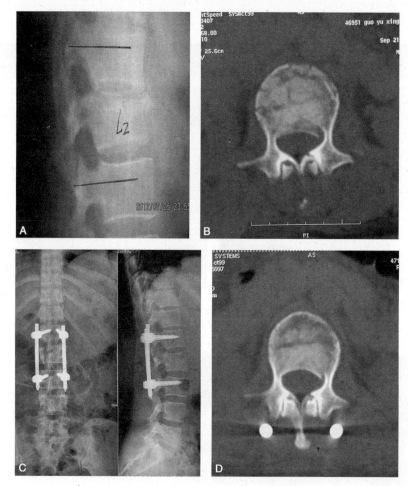

图 4-3-11 典型病例术前术后影像

A. 术前侧位片见伤椎楔形变；B. CT 片见骨块突入椎管；C. 术后正侧位见伤椎高
度恢复；D. 术后 CT 示突入椎管内骨块完全回纳

（四）围术期处理

1. 术前准备 ①术前住院期间可行体位复位，嘱患者俯卧位，胸部和骨盆处垫厚海绵垫，或仰卧
位于伤椎处垫厚海绵垫；②测量伤椎高度，椎弓根的高度与宽度，测量 Cobb 角；③准备长尾空心椎弓

根螺钉及相关器械。

2. 术中注意事项　①精确的定位是手术顺利进行的重要条件,包括伤椎的定位和椎弓根钉的定位;②成功的穿刺是完成手术的前提条件,避免反复多次穿刺,必要时要在连续透视下完成;穿刺针放置的位置要遵循"宁上勿下、宁外勿内"的原则;③准备长尾空心椎弓根螺钉及相关器械。

3. 术后处理　①术后卧床休息1周,期间行双下肢股四头肌等长收缩、直腿抬高、踝关节背伸跖屈等功能训练,有条件可行双下肢气压泵按摩,预防下肢血栓形成;②术后1周下床活动,胸腰段支具固定3个月;③术后12~18个月依据愈合情况取内固定。

(银和平　李树文)

第四节　围术期处理

进行胸腔镜手术前,需要评价患者是否合并手术禁忌的严重肺疾病,胸腔镜脊柱手术也一样,其手术禁忌证包括:无法进行选择性插管(如气管狭窄、患者小于5岁),有肺部或肺实质性疾病,无法进行单肺通气,严重的胸膜粘连无法插入胸腔镜,以及其他的外科手术禁忌证。

一、术前评估

术前需要进行全面体格检查,明确患者的功能状态和耐受力,明确肺部症状、体征,以及吸烟史、胸部手术史和外伤史,毒物接触史(如硅酸、石棉),结核病史,慢性和急性肺脏病史(尤其是肺炎、胸腔积脓、肺创伤和肋骨骨折的病史)。诊断检查要包括:胸椎正、侧位X线检查和其他影像学检查(如MRI、CT或脊髓造影)。在X线片上,要注意发现肋骨数目的异常。胸部和脊柱的X线片、MRI或CT能够提供手术区域组织的病理改变。

如果存在肺疾患的手术禁忌证,应该作血气分析和请呼吸内科会诊。术前通过内科治疗,将患者的肺功能和身体状况调整到最佳状态。如果患者有反应性呼吸道疾病,术前给予呼吸道支气管扩张剂雾化治疗、口服或静脉给予氨茶碱。术前检查血清茶碱和心血管药物(如地高辛)水平,全面检查血清生化指标、血细胞计数和出凝血时间。

术晨患者清洁沐浴,入手术室前给予广谱抗生素预防感染。如果患者有脊髓病变,手术前预防性给予甲泼尼龙治疗,剂量按照治疗脊髓损伤的剂量[30mg/kg静脉冲击治疗,以后按5.4mg/(kg·h)剂量连续使用23小时]。术前可以使用抗栓塞长袜和压缩空气服装,预防静脉淤血和深静脉栓塞。

二、麻醉与术中监护

胸腔镜手术对于麻醉的要求非常高,术前患者的肺功能、动脉血电解质等指标均需正常。麻醉师在插管前应对患者做详细的体格检查,观察患者的呼吸方式和节律,听诊呼吸音等。脊柱侧凸胸腔镜手术一般采用单肺通气。单肺通气可通过一个双腔支气管导管来完成。可以利用光纤支气管镜来帮助插入双腔支气管导管并判定其位置。在每一次变换患者体位后均需检查双腔支气管导管的位置,以确保患者呼吸的顺畅。因此,在整个手术过程中必须确保光纤支气管镜随时可以使用。麻醉师在铺单前将非手术侧的肺萎陷,并且在20分钟内达到完全肺不张。

胸腔镜手术的术中监护非常重要。可通过桡动脉或股动脉插管监测血压、动脉血pH值、PCO_2和PO_2等。通过颈内静脉或锁骨下静脉插管可测量中心静脉压,从而监测患者的血容量改变。用一根Foley导管插入患者的膀胱可于术中监测其肾功能的变化。胸腔镜手术时,内固定物的放置、脊柱的撑开、压缩和去旋转等操作以及结扎节段性血管等,均可对脊髓的血供产生影响,从而导致神经系统并发症的发生。因此,手术者在制定手术方案时必须考虑尽可能减少脊髓的缺血程度和持续时间、增加脊髓对缺血的耐受性,以及尽早发现脊髓的缺血性改变。近年来,以体感诱发电位(SEP)和运动诱发电位(MEP)为代表的神经电生理监护方法被广泛应用于脊柱外科手术中,使得人们可以早期发现脊髓的缺血性改变,从而大大降低了神经系统并发症的发生率。

(一) SEP

SEP 是对躯体感觉系统(感觉或含感觉纤维的周围神经或感觉径路)的任一点给予适当刺激,在该系统特定通路上的任何部位所检出的电反应。SEP 应用于脊髓功能的监护以有近三十年的历史。当脊髓缺血时,SEP 的波幅和潜伏期均会出现改变,More 等将 SEP 波幅下降 50% 或潜伏期延长 10% 作为判断脊髓缺血的标准。Apel 等在脊柱前路手术中应用 SEP 监测结扎节段性血管对脊髓血供的影响,他们将 SEP 波幅下降 50% 作为判断脊髓缺血的标准,阻断节段性血管后如 SEP 波幅下降 50%,则表明脊髓出现缺血性改变,即该节段性血管对脊髓血供很重要,应放弃结扎。邱勇等发现在脊柱前路手术中阻断 $T_5 \sim T_{11}$ 节段性血管后两分钟,SEP 波幅和潜伏期均出现明显改变。但随着阻断时间的延长,SEP 逐渐恢复,当阻断节段性血管 17 分钟后,SEP 已基本恢复正常,所有患者术后均无神经系统并发症发生。Pollock 等应用 SEP 监测主动脉缩窄修复手术中的脊髓缺血性改变,阻断主动脉后 15 例患者中 8 例 SEP 无改变,6 例阻断 15 分钟后 SEP 出现变化,当去除阻断 5 分钟后 SEP 恢复正常。1 例患者阻断 5 分钟后 SEP 波形消失,去除阻断 3 分钟后 SEP 恢复正常。所有患者术后均无神经系统并发症发生,因此他们认为 SEP 是监测脊髓缺血的有效指标。

Grossi 阻断狗的主动脉并观察其 SEP 变化,一组刺激胫神经(PN-SEP),另一组将电极置于 $L_1 \sim L_2$ 硬膜外,从而实现对脊髓的刺激(SC-SEP)。结果刺激脊髓组只需 3 秒经 6 次刺激后便可得到良好的 SEP 波形,而刺激胫神经组需 90 秒内连续刺激 200 次才能得到稳定的 SEP 波形。阻断主动脉后,刺激脊髓组 SEP 波形完全消失的时间显著长于刺激胫神经组,去除阻断后刺激脊髓组 SEP 波形的恢复时间明显快于刺激胫神经组,因此认为对于判定脊髓缺血,SC-SEP 比 PN-SEP 更加敏感。

(二) MEP

MEP 系用电或磁刺激大脑运动区或其传出通路,在刺激点下方的传出径路及效应器——肌肉所记录到的电反应。很多研究表明 MEP 是监测脊髓缺血性损伤的敏感指标。于泽生等认为脊髓前索缺血是导致 MEP 变化的解剖基础,而缺血时脊神经元兴奋性下降则是 MEP 变化的细胞电生理基础。脊髓缺血可使神经传导速度减慢,导致一过性神经传导阻滞,从而表现为 MEP 潜伏期的延长。脊髓缺血还可以使运动神经元兴奋性下降,放电运动神经元的数量减少,从而表现为 MEP 波幅的降低。David 等通过狗脊髓缺血再灌注损伤实验发现 MEP 波幅的改变与脊髓组织病理损害程度呈正相关。Meylaerts 等将 MEP 波幅下降 75% 或潜伏期延长 10% 作为判定脊髓缺血的标准,他们发现有些患者术中 MEP 波幅缓慢下降,而另一些患者术中 MEP 波形突然消失,虽经及时处理但 MEP 恢复缓慢。他们认为 MEP 缓慢改变表明脊髓的血液灌注处于临界状态,虽然运动通路信号的传导开始减慢,但神经元的活性尚能维持,当脊髓血供恢复后,MEP 迅速恢复正常。而 MEP 突然消失,表明脊髓血供完全中断,此时神经元遭受严重损伤,因此当恢复脊髓血供后,MEP 恢复缓慢。Laschinger 等通过阻断狗的胸主动脉造成脊髓缺血并观察 MEP 变化,结果显示阻断胸主动脉后阻断水平以下的脊髓组织出现缺血性改变,MEP 逐渐消失。恢复脊髓血供后,MEP 由脊髓近端向远端逐渐恢复,若远端脊髓建立了侧支循环,则阻断胸主动脉后,远端脊髓的 MEP 保持正常。

肌源性 MEP 即复合肌肉动作电位(CMAP),Nakagkwa 认为 CMAP 能同时体现脊髓前角运动神经元和运动传导通路的电活动。由于脊髓前角运动神经元对于缺血最为敏感,因此 CMAP 表现出对脊髓缺血的超敏性。也正由于此,CMAP 表现出一定的假阳性,即术中 CMAP 出现变化的患者,术后并没有全部出现运动功能障碍。因此,Nakagawa 等建议术中可联合其他方法监测脊髓缺血。Deletis 认为最佳的脊髓监护方法应能够同时对脊髓的运动和感觉传导通路进行监护。Owen 认为神经源性 MEP(NMEP)同时包含沿运动传导通路顺行传导的电信号和沿感觉传导通路逆行传导的电信号。因此,NMEP 能同时对运动和感觉传导通路进行监护。Pereon 等的研究证明了 Owen 的观点,他们碰到一例患者,术中 NMEP 出现改变,但术后未出现运动功能障碍,其左腿却出现了感觉异常。Kai 通过结扎狗的节段性血管造成脊髓缺血,并观察 NMEP 变化,结果表明 NMEP 对脊髓的缺血性改变非常敏感,当脊髓缺血时,NMEP 表现为波幅的下降和波形的改变(波峰从多相变为单相),而潜伏期则无明显改变。

对于手术结束时 SEP 和 MEP 仍不稳定的患者,其脊髓血供处于临界状态,手术结束后仍会发生脊髓缺血。因此,对于此类患者术后仍需进行一段时间的脊髓监护。Guerit 等认为术中脊髓监护只能反映当时脊髓的功能状态,由于术中患者处于低代谢状态,脊髓对缺血的耐受性相对较高,而术后患者的代谢加快,脊髓的血供需求增加,因此术中监护正常并不能保证术后不出现神经并发症,特别对于低血压、贫血、情绪不稳定的患者,术后继续行神经监护尤为必要。术后 MEP 监护不可行,由于在清醒状态下电刺激会造成患者疼痛,而刚做完手术的患者尚处于镇静状态,经颅磁刺激不可靠,因此 SEP 便成为术后脊髓监护的唯一有效方法。

三、术后处理

术后使用胸腔引流管时,胸膜疼痛可以导致中等程度的不适和影响深呼吸,这种疼痛常放射到胸腔顶部和肩胛骨。通过给予非胃肠道镇痛剂、患者自控的镇痛泵、口服镇痛剂,腰椎硬膜外镇痛剂和皮肤镇痛剂贴膜,可以控制这种胸膜痛和手术后切口的疼痛。普通胸腔镜手术后,医师常规给予局部胸膜麻醉,但在脊柱胸腔镜手术中如果显露硬膜囊,应该避免局部胸膜内麻醉,因为脊髓麻醉会导致突发性呼吸骤停。

术后通常在手术室或麻醉苏醒室拔出气管插管。如果患者肺复张不全或呼吸道分泌物过多,应保留插管并进行机械性通气,促进肺复张和吸出呼吸道分泌物,防止分泌物吸入。如果术中每隔 1 小时复张肺 5 ~ 10 分钟,可以使术后肺复张不全发生降低到最低限度。术后正压呼吸治疗(间歇性正压呼吸)对患者是有用的。如果手术后患者持续性肺复张不全,需要应用溶黏液制剂和支气管镜下清除支气管中黏稠分泌物。

术后在苏醒室中就要行胸部 X 线摄片,如果肺完全复张且胸腔引流管引流量很少,只需在胸腔引流管拔出前和拔出后再行胸部摄片。术中,手术区域尤其是硬膜外静脉丛小心止血可以大大减少引流量,胸腔引流管内应保持-1.96kPa(-20cmH$_2$O)的负压,并留置至引流量小于 100ml/d。引流量减少后,检查引流管有无气体逸出,如果没有气体逸出,可以拔出胸腔引流管。如果术中打开硬膜囊,胸腔引流管应置于低位,通过重力进行引流(同时水封引流管)而不是抽吸引流液,以免形成蛛网膜胸膜瘘。术中关闭硬膜囊后,应使用引流和腰腹腔分流来引流脑脊液,降低硬膜囊内静水压直至硬膜愈合。

除术中行 X 线和透视外,术后亦应行脊柱 X 线检查,以评估脊柱的排列和手术部位的情况。如脊髓已减压,术后需行 MRI 和 CT 检查,以评估手术部位的减压是否充分。病变部位如钙化或骨化,则需行 CT 检查。

如果手术顺利、出血少、没有其他的手术意外,手术后患者可以住在普通病房观察和进行术后治疗。如果手术时间长、需要特殊护理,手术后可以住在重症病房进行观察和进行手术后治疗。

术后 24 小时内患者就可以活动,可以根据脊柱手术的需要佩戴支具,如胸腰骶支具和 Jewett 过伸位支具。

四、预防和处理手术并发症

胸腔镜脊柱手术和前路开胸手术一样可以产生多种胸腔和神经学的潜在并发症,但同样的并发症在两种手术中的发生率是不同。与胸腔镜手术相比,开胸术有较高的胸壁和切口疼痛综合征(开胸术后疼痛)、肋间神经痛、肩胛带肌功能失常、肺复张不全、肺炎、肺功能失常和急性手术后疼痛。正是由于这些原因,开胸术后患者住院时间和手术后康复时间较长。

术者拟行内镜下脊柱手术时,应考虑手术会失败而改行开胸手术。肺粘连、严重脊柱畸形、活动性硬膜外出血、硬膜囊撕裂伴脑脊液漏,或者无法满意地显露和直视病变区域,都是选择开胸术放弃胸腔镜手术的理由。术者选择手术方案时,应该同时考虑手术目的和患者安全性。手术方案同样要考虑到术者的个人经历、经验和技术水平。术前,应告知患者有进行开胸的可能,并作好开胸的心理准备。术中出现血管(主动脉或奇静脉)、内脏或心脏损伤需要转开胸手术。医师和洗手护士应该准备随时进行开胸手术。胸廓撑开器和开胸器械应该置于无菌柜中以备随时使用。

医师需要熟悉胸腔、纵隔和脊柱的解剖结构,清楚患者独特的病理表现,掌握内镜器械操作(如稳定、精确和三角成像原理),具有在内镜下入路、牵引、安全分离组织结构的经验,只有这样才能够预测和预防手术并发症。应该牢记开胸手术经验,即使已经进行过成千上百例开胸脊柱手术,也并不足以使医师能够进行胸腔镜手术。特殊、专一和高强度的实践和训练对安全进行胸腔镜手术是必需的。

胸腔镜脊柱手术并发症的预防和处理方法几个主要原则:

1. 术前摄片,定位病变部位,术中透视或摄片定位,或内镜下直接计数肋骨,确定病变部位,可以避免病变水平定位错误。术中,切除足够的椎体,使硬膜腹侧面完全位于直视下,避免脊髓减压不够,椎体切除的深度可以用测深器测量或术中 X 线检查进行判断。术后行脊柱 X 线、CT 或 MRI 影像检查,评估椎管减压是否完全。

2. 内镜直视下插入所有套管,尤其是插入位于第 7 肋间水平以下的套管,是预防肺损伤或器械穿透膈肌损伤肝或脾的方法。插入第一个套管前,医师首先用手指经第一个入口插入,判明是否有肺粘连(以及肺是否已经萎陷)。第一个套管是唯一在内镜直视下插入的,同时,套管不应该置于第 1 和第 2 肋间隙,以免损伤锁骨下静脉。

3. 术中,轻拉或不牵拉肺脏,运用重力牵引肺脏(让患者向前侧身),就可以避免肺损伤。注意观察每次放置扇形牵开器的位置和方式,直视下小心分离粘连。如果有气体从肺内逸出,可以在内镜下订合肺裂口,在肺复张之前和复张过程中要通过内镜仔细检查肺脏表面是否有损伤。

4. 湿化通气,雾化吸入,经常支气管吸痰,必要时支气管镜吸痰等,都可以将肺复张不全和支气管黏液栓塞降低到最小程度。术中每隔 1 小时复张肺 5 ~ 10 分钟,术后间歇正压通气和鼓励呼吸,都可以将术后肺复张不全程度降低到最小。

5. 引流量减少后,立即拔出胸腔引流管,减轻胸膜疼痛、促进深呼吸。持续性气胸提示肺气体逸出、胸腔引流管位置不对,或胸腔引流管胸壁造口关闭不严。如果因肺气体逸出而导致气胸,持续吸引没有改善,常需要再手术订合肺部裂口或硬化治疗。尚有少量引流液时,拔出引流管后经常会发生胸腔积血,这是由于在拔出套管或引流管过程中损伤肋间血管,或脊柱表面节段血管结扎不当,或持续性硬膜外静脉出血。拔出胸腔引流管后,如果胸腔积血量大,需要手术用胸腔镜清除积血并控制出血。

6. 使用双极电凝和小块止血海绵,可以很好地进行硬膜囊止血。冲洗胸腔后,手术者使用纤维胶原碾压片阿维烯覆盖硬膜血管止血。这种纤维胶原黏附在血管表面,很难像明胶海绵一样被冲掉。拔管后,如果管口有出血,应该在内镜下小心检查,分离节段血管,并用血管夹结扎每一根血管,确保彻底止血。

7. 乳糜胸继发于胸导管和胸腔淋巴管损伤,是一种罕见并发症,表现为引流管流出牛奶样液体。乳糜胸需要手术治疗,胸导管修复手术前数小时经鼻饲管给予橄榄油可以促进乳糜微粒产生,这样有助于手术中发现乳糜液溢出的部位,术中,胸导管可以用血管夹结扎,小的淋巴管可以用缝合线多重结扎。如果在手术后,乳糜胸仍然持续存在,应该给予患者全胃肠外营养,空置胃肠道数月。

8. 单纯性胸膜渗液,可以通过经皮胸腔穿刺抽吸进行治疗。如果有脑脊液硬膜-胸膜瘘,这种脑脊液漏很难停止,常规的胸腔负压引流会促进脑脊液外渗,因此脑脊液硬膜-胸膜瘘最好的处理方法是防止脑脊液漏。硬膜撕裂要紧密缝合,确保没有脑脊液漏出,这种缝合方法对术中转开胸手术同样需要。可以用缝线或硬膜夹关闭硬膜囊,并用纤维蛋白胶和筋膜片封闭硬膜囊裂口。如果手术中硬膜囊是敞开的,使用腰部引流和腰-腹膜分流来降低脊髓内压力,引流脑脊液,同时不要放置负压胸腔引流管。如果放置胸腔引流管可以产生压力梯度将脑脊液吸引到胸腔中,而应该将引流管水封,利用重力将液体引流出胸腔。

9. 手术中使用重而尖的器械时,运用稳定、牢固、精确的两点固定和分离技术,避免内脏、软组织和脊髓损伤。为了避免心律失常,手术中单极电凝不要靠近心脏,电凝的器械要绝缘,避免电流传导。

10. 有许多方法可以预防神经并发症,如脊髓和(或)神经根损伤。切除肋骨时,骨膜下剥离以保护肋间神经。脊髓减压时,首先切除棘突,这样,可以直视硬膜囊进行减压。另外,椎体应该切除得足够大,使器械能够进入,将椎管的病变结构切除。任何器械不要深入硬膜外间隙。使用软性套管,套管口局部用 1% 布比卡因(加 1 : 100 000 肾上腺素)麻醉,将套管流口置于肋骨上缘,避开血管神经束,可以将肋间神经痛发生率降低到最小程度。术中,保护星状神经节(位于第 1 肋骨头附近),就可以避免 Horner 综合征。

（邱　勇）

参考文献

1. Watanabe K,Yabuki S, Konno S, et al. Complications of endoscopic spinal surgery：a retrospective study of thoracoscopy and retroperitoneoscopy. J Orthop Sci,2007,12(1)：42-48.

2. 邱勇,王斌,朱锋,等. 小切口微创与开放前路矫形内固定术治疗特发性胸腰椎脊柱侧凸的临床疗效比较. 中华外科杂志,2006,44:221-223.

3. Landreneau RJ, Hazelrigg SR, Mack MJ, et al. Postoperative pain-related morbidity：vidio-assisted thoracic surgery versus thoracotomy. Ann Thorac Surg,1993, 56(6)：1285-1289.

4. Arlet V. Anterior thoracoscopic spine release in deformity surgery：a meta-analysis and review. Eur Spine J, 2000, 9：17-23.

5. Niemeyer T, Freeman BJC,Grevitt MP, et al. Anterior thoracoscopic surgery followed by posterior instrumentation and fusion in spinal deformity. Eur Spine J, 2000, 9(6)：499-504.

6. Newton PO, Shea KG, Granlund KF. Defining the pediatric spinal thoracoscopy learning curve：sixty-five consecutive cases. Spine, 2000, 25(8)：1028-1035.

7. 邱勇. 青少年特发性胸椎侧凸前路矫形:开放与微创的选择. 中华外科杂志,2005,43:1559-1560.

8. Sucato DJ, Welch RD, Pierce B, et al. Thoracoscopic discectomy and fusion in an animal model：safe and effective when segmental blood vessels are spared. Spine, 2002, 27(8)：880-886.

9. Galla JD,Ergin MA, Lansman SL, et al. Use of somatosensory evoked potentials for thoracic and thoracoabdominal aortic resections. Ann Thorac Surg, 1999, 67(6)：1947-1952.

10. 邱勇,王斌,李卫国,等. 胸腔镜下脊柱侧凸前方松解和矫形术中的解剖定位及其意义. 中国微创外科杂志,2004,4:302-303.

11. More RC,Nuwer MR, Dawson EG. Cortical evoked potential monitoring during spinal surgery：Sensitivity, specificity, rehability, and criteria for alarm. J Spinal Disord, 1988, 1(1)：75-80.

12. Grossi EA, Laschinger JC, Krieger KH, et al. Epidural-evoked potentials：a more specific indicator of spinal cord ischemia. J Surg Res, 1988, 44(3)：224-228.

13. Meylaerts SA, Jacobs MJ, Iterson VV, et al. Comparison of transcranial motor evoked potentials and somatosensory evoked potentials during thoracoabdominal aortic aneurysm repair. Ann Surg, 1999, 230(6)：742-749.

14. Nakagawa Y,Tamaki T, Tamada H, et al. Discrepancy between decreases in the amplitude of compound muscle action potential and loss of motor function caused by ischemic and compressive insults to the spinal cord. J Orthop Sci, 2002, 7(1)：102-110.

15. Pereon Y, Bernard JM,Fayet G, et al. Usefulness of neurogenic motor evoked potentials for spinal cord monitoring：findings in 112 consecutive patients undergoing surgery for spinal deformity. Electroencephalogr Clin Neurophysiol, 1998, 108(1)：17-23.

16. 吕国华,王冰,李晶,等. 胸腔镜辅助小切口胸椎结核前路重建手术的临床研究. 中华医学杂志,2006,86:3043-3046.

17. Nuwer MR, Dawson EG, Carlson LG, et al. SEP spinal cord monitoring reduces neurologic deficits after scoliosis surgery：results of a large multicenter survey. Electroencephalogr Clin Neurophysiol, 1995, 96(1)：6-11.

18. Guerit JM, Witdoeckt C, Verhelst R, et al. Sensitivity, specificity, and surgical impact of somatosensory evoked potentials in descending aorta surgery. Ann Thorac Surg, 1999, 67(6)：1943-1946.

19. Dai LY, Jiang LS, Wang W, et al. Single-stage anterior autogenous bone grafting and instrumentation in the surgical management of spinal tuberculosis. Spine, 2005, 30(20)：2342-2349.

20. 吕国华,王冰,李晶,等. 胸腔镜技术在胸椎结核前路手术的应用. 中国脊柱脊髓杂志,2002,12:250-253.

21. Huang TJ, Hsu RW, Sum CW, et al. Complications in thoracoscopic spinal surgery：a study of 90 consecutive patients. Surg Endosc, 1999, 13(4)：346-350.

22. Jayaswal A, Upendra B, Ahmed A, et al. Video-assisted thoracoscopic anterior surgery fortuberculousspondylitis. Clin Orthop Relat Res, 2007, 460：100-107.

23. 马易群,李熙雷,董健,等. 经皮与开放单节段椎弓根螺钉固定治疗不完全胸腰椎爆裂骨折. 中华医学杂志,2012,3(92):904-907.

24. 杜心如,刘春生,刘忠金,等. 经伤椎椎弓根螺钉内固定治疗胸腰椎爆裂骨折. 中华创伤骨科杂志,2007,9(23):659-661.

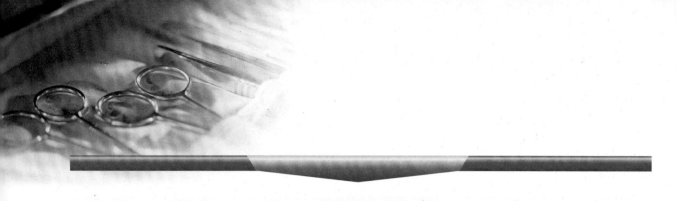

第五章

颈 椎 内 镜

应用内镜下腰椎间盘切除术治疗腰椎间盘突出症已逐渐成熟并有大量文献报道,但对于颈椎疾患,尽管由颈椎退行性变所致的脊髓型、神经根型颈椎病比较常见,但由于颈部解剖关系复杂,完全应用内镜下手术技术治疗颈椎疾患难度较大。为避免大切口和术后并发症,通道和经皮内镜下开窗椎板或椎间孔切开治疗椎间盘突出或椎间孔处骨赘压迫神经根已得到应用,取得满意效果,并有较多文献报道。对于上颈椎疾患,自从1999年Horgan等在尸体上尝试内镜引入进行前路螺钉内固定齿突以来,上颈椎内镜下手术仍处于初始阶段。其原因在于上颈椎局部解剖结构复杂,内镜显示局部结构需要一定压力的液体或气体维持,常规肉眼直视手术与镜下放大操作有较大的视觉差异,还有镜下操作需要手、眼和图像三者配合问题等均使临床工作者面临挑战。因此,上颈椎内镜辅助下手术既要求术者具有丰富的上颈椎前路手术的经验,又要求熟练掌握内镜手术操作技巧。但国内外学者已采用内镜导入进行上颈椎松解减压、复位、固定和植骨融合手术,并取得良好临床效果。总之,颈椎复杂的解剖结构,以及内镜手术自身固有缺点,如对器械及术者要求较高,并且存在着一些并发症,在一定程度上限制了内镜下颈椎外科技术的应用,但随着内镜及镜下器械的改进及术者操作水平的提高,颈椎内镜下手术必将进一步普及及推广。

第一节 显微内镜技术(MED)

一、应用解剖

(一) 上颈椎内镜手术相关解剖学

第1颈椎名为寰椎,其独特之处在于没有椎体,而是由两个侧块加前后弓组成(图5-1-1)。侧块较厚,且有两个关节面,上关节面微凹,呈肾形,与枕髁相关节,外高内低位;下关节面微凹呈圆形,与枢椎相关节,外低内高位。前弓较小,有一个小的前结节和后关节面,后者与齿突相关节。C_1的后弓一般摸不到,只有在深部解剖时才能显现出来。保持中线通过项韧带进入很重要。任何偏离中线均会致肌肉出血。寰枕、寰枢后膜很薄弱,这是脊柱椎板间真正唯一一处无黄韧带组织附着的部位,必须严格避免不慎穿透。后弓上表面的前部是椎动脉沟,椎动脉沟指示椎动脉位置。

第2颈椎为枢椎,椎体向上有柱状凸起,称为齿突。齿突为椎体向上的柱状突起,长14~16mm,根部较扁,前后各有一卵形关节面,分别与寰椎前弓相关节(图5-1-2)。齿突末端较尖,上有齿尖韧带,两侧有翼状韧带附着,斜向外上方,起于齿突上外侧面于枕骨踝内侧面,该韧带坚韧,断面呈圆形,直径8mm左右,限制头部过度前屈和旋转。寰椎横韧带,连接寰椎两侧块内侧面,肥厚而坚韧,位于齿突后方,使齿突同寰椎前弓后面紧密相接。韧带中部向上下各发出一纵行纤维。附着于枕骨大孔前缘及枢椎后面状如十字,又称寰椎十字韧带,可加强横韧带的坚固性。覆膜起自枕骨底部的斜坡,通过齿突及十字韧带的后方下行,移行于后纵韧带,前面同寰椎十字韧带相连,外侧附于寰枢外侧关节囊(图5-1-3)。

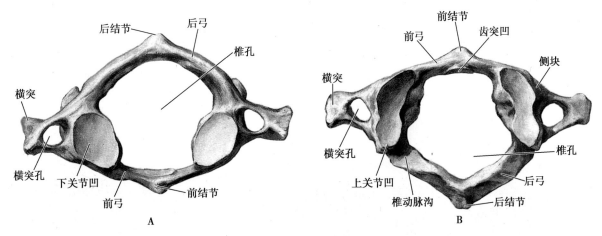

图 5-1-1 寰椎解剖结构
A. 上面观;B. 下面观

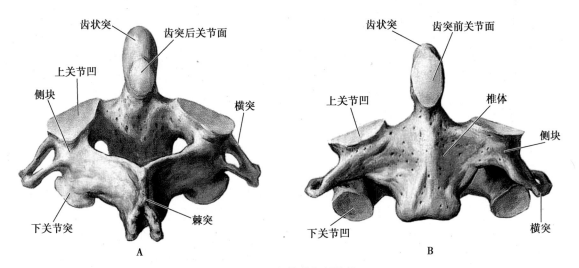

图 5-1-2 枢椎的解剖结构
A. 后面观;B. 前面观

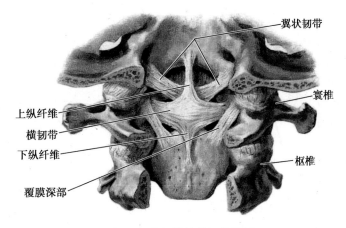

图 5-1-3 寰枢椎关节韧带解剖

笔者通过 40 例正常人的 CT 扫描齿突,测量齿突基底部冠状外径(A);齿突基底部矢状外径(B);齿突长度(C);枢椎椎体高度(D)及齿轴心线与 C_3 椎体垂直角的夹角(E)(图 5-1-4,图 5-1-5)。其结果(表 5-1-1)与国内金大地、章军辉等学者所测量的基本相近,认为国人绝大多数齿突无法用 2 枚 3.5mm 或 4.0mm 螺钉固定。

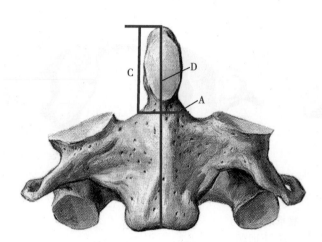

图 5-1-4　齿状突测量(正位)

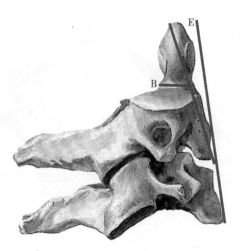

图 5-1-5　齿状突测量(侧位)

表 5-1-1　齿突 CT 扫描测量数据

测量项目	Schoffler 等	Xu 等	池永龙等
齿突基底部内外径(冠状)	9.3±0.9	8.5±0.9	8.8±1.2
齿突基底部前后径(矢状)	10.5±0.9	10.0±0.8	10.9±1.0
齿突高度	14.4±1.6	15.1±1.7	14.2±1.2
枢椎椎体高度	23.4±2.2	20.3±3.9	24.2±1.8
齿突与椎体垂直角	——	64.3±3.9	65.8±1.4

笔者取 40 例正常 $C_{1,2}$ CT 扫描片及 X 线片测量有关项目。正位像上测量:①寰椎侧块上缘中点和下缘中点连线与中心轴的夹角称标准角(A);②寰椎椎动脉内壁至寰椎侧块下缘中点连接的距离(B);③寰椎侧块上下缘中点连线在枢椎下缘交点至基点的距离(C);④寰椎侧块上缘的外 1/4 和内 1/4 至枢椎下缘进针点的连线与中线的夹角称安全角(D)(图 5-1-6)。侧位像上测量:①枢椎前结节

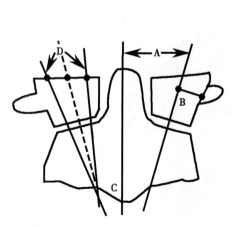

图 5-1-6　寰枢椎正位测量安全角

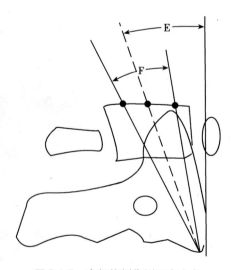

图 5-1-7　寰枢椎侧位测量安全角

中心点至寰椎侧块上缘中点连线与 C_3 椎体前缘垂线的夹角称标准角（E）；②枢椎侧块上缘的前 1/4 和后 1/4 至枢前结节中心点连线与 C_3 椎体前缘垂直线的夹角，称安全角（F）（图 5-1-7）。测量结果数据见表 5-1-2。

表 5-1-2　40 例正常 $C_{1,2}$ 影象学资料测量数据

测量项目	$\bar{x}\pm S$	范围
A（°）	24.0±3.7（右）	20.5 ~ 28.5
	23.8±1.8（左）	20.0 ~ 28.2
B（mm）	5.6±2.2（右）	4.5 ~ 8.5
	5.8±1.9（左）	4.5 ~ 8.7
C（mm）	10.1±2.5（右）	9.8 ~ 12.8
	9.5±1.8（左）	8.5 ~ 12.0
D（°）	25.1±1.6（右）	15.2 ~ 30.3
	24.8±1.5（左）	14.8 ~ 32.1
E（°）	24.1±1.8	20.5 ~ 28.5
F（°）	18.6±1.5	12.6 ~ 26.8

为进一步了解上颈椎微创手术相关解剖结构，王胜、池永龙等选用 10 具防腐固定，灌注红色乳胶的头颈胸段脊柱标本及 3 具新鲜成人尸体标本。在 C 型臂 X 线机下，用克氏针倾斜标记侧位时螺钉的倾斜角，从而确定皮肤切口位置范围。防腐尸体标本直接行前方结构进行逐层解剖，然后开放进行模拟手术。新鲜尸体标本先行 C 型臂 X 线机下 C_1 ~ C_2 侧块或齿突模拟经皮手术内固定，然后行头颈段手术套管走向进行逐层解剖至椎前间隙。用游标卡尺测量甲状软骨后上缘与周围重要血管神经组织的相应距离，精确度为 0.02mm。

解剖时以甲状软骨后上缘为定位标记点，测量此点与邻近甲状腺上动、静脉、舌下神经、喉上神经、舌咽神经、甲状腺中静脉等的距离（表 5-1-3）。

表 5-1-3　甲状软骨后上缘与临近血管神经的距离测量数据表

测量项目	$\bar{x}\pm S$（mm）	左右对比 P 值	变异系数（CV）
甲状软骨后上缘与皮肤切口的距离（L_0）	−17.49±2.90	0.34	16.58%
甲状软骨后上缘与甲状腺上动脉的距离（L_1）	−5.95±1.74	0.98	29.24%
甲状软骨后上缘与喉上神经外支的距离（L_2）	4.52±1.39	0.85	30.75%
甲状软骨后上缘与舌动脉的距离（L_3）	15.68±1.26	0.76	8.04%
甲状软骨后上缘与舌下神经的距离（L_4）	17.80±1.58	0.85	8.88%
甲状软骨后上缘与舌咽神经的距离（L_5）	20.10±1.44	0.40	7.16%
甲状软骨后上缘与甲状腺中静脉的距离（L_6）	−49.66±5.30	0.34	30.76%
C_2 ~ C_3 椎体表面软组织厚度（T）	2.59±0.54	0.81	20.58%

该解剖研究中证实甲状腺上动、静脉及喉上神经在 C_3 ~ C_4 水平横贯于颈内脏鞘和颈动脉鞘之间，成为上颈椎前路开放手术必须暴露的组织。应用套管模拟手术入路发现：此手术入路上方与甲状腺上动、静脉相邻，外侧为颈总动脉鞘，内侧为颊咽筋膜包绕的颈内脏鞘，下方距离甲状腺中静脉较远；在 C_2 ~ C_3 水平套管位于咽后间隙，重要的血管神经均在其前方与咽喉相隔，不虞有损伤的可能；但此处与 C_2 ~ C_3 关节囊前外侧的交感神经链较为邻近，有损伤的可能。椎动脉位于 C_2 ~ C_3 横突孔间，周

围有丰富的肌肉覆盖,距前正中线 15~20mm。解剖中还对经甲状腺上动脉下方和经甲状腺上动脉上方两种手术入路进行对比,发现经甲状腺上动脉上方入路手术距离喉上神经、舌动脉、舌下神经、舌咽神经等较近,较易损伤;且不易推开喉咽部,易进入喉咽部肌肉丛,出血量增加,最危险的是损伤食管。解剖学测量后认为:由 C_4~C_5 椎体水平穿过颈内脏鞘和颈动脉鞘之间联合筋膜到达椎前筋膜前间隙(咽后间隙)为最佳入路。

(二) 颈前路及后路内镜手术相关解剖学

1. 颈部重要标志 颈部最重要的标志为胸锁乳突肌(图 5-1-8),头后仰并旋转时显得非常突出,在该肌和颈前部之间有一深沟,向上达下颌后窝,在沟的深处可扪及颈部大血管。胸锁乳突肌为颈部前路手术的主要体表标志。

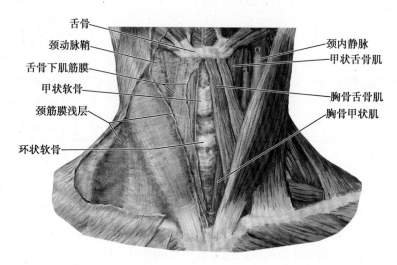

图 5-1-8 颈部重要标志

甲状软骨坚硬且有抵抗力,是喉部主要的保护组织,其两侧板联合的角可以摸到。在甲状软骨上缘 2.5cm 处为舌骨体,头后仰时,舌骨下部的轮廓明显可见,舌骨大角约位于乳突和甲状软骨间的中央。

舌骨是喉气管的主要支持物,说话、咀嚼和吞咽时向上下和前方运动。舌骨形成一个稳定而能屈曲的固定中心,下附着于喉部,上系于颞骨茎突、下颌骨和舌。附着于舌骨的肌肉有颏舌骨肌、舌骨舌肌、下颌舌骨肌、胸骨舌骨肌、二腹肌和肩胛舌骨肌。在环状软骨平面压迫胸锁乳突肌前缘、颈总动脉压于第 6 颈椎横突的前结节上,这个摸到的突起称为颈动脉结节。如自胸锁关节向上画一线至耳垂,在甲状软骨上缘平面之下一段代表颈总动脉的行程,其上一段代表颈外动脉的行程。

2. 颈部分区 颈部分区有两种方法。一种分区将颈分为前部、侧部和后部,前部包括两侧胸锁乳突肌间的组织,再以舌骨分为舌骨上、下两部,在舌骨上部又分为颏下及颌下三角,舌骨下部又分为舌骨下浅区,喉气管、甲状腺、食管颈段和椎前区。侧部分为胸锁乳突肌部和锁骨上部。后部指颈后侧,包括颈后诸肌。颈胸交界处尚有颈根区。

另一种分区以胸锁乳突肌为界,将颈部分为颈前三角区和颈后三角区。颈前三角可分为颈动脉三角、颌下部和肌三角。颈动脉三角尤为重要,它的后下界为胸锁乳突肌,上界为二腹肌后腹和茎突舌骨肌,下界为肩胛舌骨肌前腹,三角内有颈总动脉上段及其分支、颈内静脉、迷走神经和舌下神经。每侧的颌下部分为颌下三角和半个颏下三角。两侧颏下三角共同形成一个完整的颏三角。颈后三角前部为胸锁乳突肌的后缘,后为斜方肌的前缘,下为锁骨中 1/3,三角之顶为颈深筋膜、底为数肌所成。颈后三角又被肩胛舌骨肌后腹分为上、下二部,上部大,名为枕三角;下部小,名锁骨下三角。

3. 颈部筋膜

(1) 颈部浅筋膜:颈部浅筋膜内含有浅部血管神经和颈阔肌(图 5-1-9)。颈部皮神经全为颈丛的分支,均由胸锁乳突肌后缘中上 1/3 和中点穿出。重要分支有枕小神经(支配枕部外侧皮肤)、耳大神经(支配耳附近皮肤)、颈皮神经(支配颈前外侧和舌骨周围皮肤)和锁骨上神经(支配锁骨上之皮肤)。

颈部浅静脉主要为颈外静脉。颈外静脉在下颌骨下后方由耳后静脉和面后静脉合成。还有颈前静脉和颈浅静脉,通常在颈部手术时需结扎。

(2) 颈深筋膜:颈深筋膜包裹并支持颈部肌肉、咽、气管、食管、淋巴结及大血管和神经(图 5-1-9)。颈深筋膜浅层包绕胸锁乳突肌。颈深筋膜中层包绕肩胛舌骨肌、胸骨舌骨肌、胸骨甲状腺和甲状舌骨肌及包绕脏层筋膜气管、食管和喉返神经。颈深筋膜深层,它又分两层:连接两侧颈动脉鞘的翼状筋膜在颈中线融合为颈筋膜;覆盖颈长肌和斜角肌的椎前筋膜。

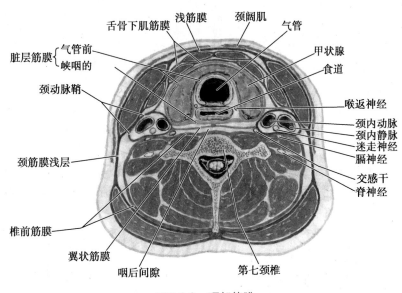

图 5-1-9 颈部筋膜

颈深筋膜恰好将颈部分为三个间隙:①脏器间隙,位于椎前筋膜和气管筋膜之间,内含喉、气管、咽下部、食管颈段、甲状腺和大血管,在它们周围有疏松的蜂窝组织;②舌骨上间隙,在颈深膜封套层和覆盖下颌舌骨肌之筋膜之间;③椎前间隙,位于椎体和椎前筋膜之间,筋膜间隙与炎症的扩散甚有关系。

4. 颈前部肌肉

(1) 胸锁乳突肌:胸锁乳突肌为颈部重要标志(图 5-1-10),是颈前、后三角的分界线,颈前、后三角均有甚多的重要组织由三角区通过。

(2) 斜角肌:斜角肌分前、中、后三斜角肌,全部位于胸锁乳突肌深面。前斜角肌起于 $C_{3\sim6}$ 横突前结节,止于第 1 肋骨内侧缘和斜角肌结节。中斜角肌起于 C_1 或 $C_{2\sim6}$ 横突后结节,止于第 1 肋骨上、锁骨下动脉沟之后。后斜角肌起于 $C_{2\sim6}$ 横突后结节,止于第 2 肋骨。以上三肌均由 $C_{4\sim6}$ 颈神经支配。三斜角肌中,以前斜角肌最为重要,是颈部重要标志,该肌浅面有膈神经自外上向内下从外侧缘穿出。上有臂丛,下有锁骨下动脉第三段,下部浅面有锁骨下静脉横过,左侧有胸导管横过。前斜角肌过度发育,可造成前斜角肌综合征和胸出口综合征。

(3) 舌骨上、下肌群:舌骨虽然很小,但其上附着众多肌肉,对吞咽动作、下颌骨运动和喉的支持有很大作用。①舌骨下肌群:包括肩胛舌骨肌、胸骨舌骨肌、胸骨甲状肌和甲状舌骨肌,多骨下肌群的主要作用是降舌骨,为吞咽时不可缺少的动作,还有降喉的功能;②舌骨上肌群:亦有四肌,即二腹肌、茎突舌骨肌、下颌舌骨肌和颏舌骨肌。舌骨上肌群主要作用为提舌骨、降下颌骨,与吞咽作用有很大

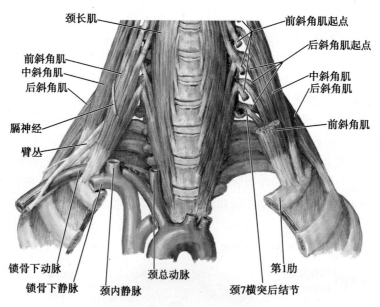

图5-1-10　颈前部肌肉

关系。

5. 颈部动、静脉

（1）颈总动脉：在胸锁乳突肌前缘的覆被下向上后行，全长与颈内静脉和迷走神经同居于颈血管鞘内，静脉在动脉外，神经介于两者之间（图5-1-11）。颈血管鞘前臂上段有舌下神经降支和舌下神经襻，颈总动脉的后壁和颈交感神经节链、椎前筋膜、椎前肌和颈椎横突前面相贴邻。颈总动脉上 2/3 在前方和颈部蜂窝组织相邻，下 1/3 在前方与气管前筋膜相邻。颈总动脉上行至甲状软骨上缘分为颈内动脉和颈外动脉，局部膨大为颈动脉窦。

（2）颈外动脉：颈外动脉主要供血给颈上部和头部颅外软组织。颈外动脉有 6 个分支，即甲状腺上动脉、舌动脉、面动脉、咽升动脉、枕动脉和耳后动脉。

（3）颈内动脉：颈内动脉可以认为是颈总动脉的续行段，位于颈外动脉后外，向上即转为颈外动脉内侧，贴咽侧壁走行，最后上行经颞骨岩部的颈动脉管入颅。颈内动脉供应脑的血运约 3/5。颈内动脉全程均与颈内静脉伴行，在颈部无分支。

（4）椎动脉：椎动脉起于锁骨下动脉的后上部，上行进入 C_6 横突孔，椎动脉至 C_2 水平有三个弯曲，分别位于 $C_{2,3}$ 横突间、寰枢侧关节和寰椎侧块之后。椎动脉在 $C_{2,3}$ 横突间向外至寰椎横突孔，显锐角向后并围绕寰枢上关节面的后外侧向内，经寰椎侧块后方进入椎管经枕骨大孔入颅。椎动脉主要供应颈髓和脑后部血运。

（5）颈静脉：自颅底颈静脉孔穿出，和颅内的横窦相续，下行略向前，全程在胸锁乳突肌的覆被下，上段接近颈前三角，下段接近颈后三角，至颈根与锁骨下静脉相汇合成头臂静脉。颈内静脉接受支有岩下窦、面总静脉、舌静脉、甲状腺上静脉、甲状腺中静脉。颈内静脉在呼气时注满，而吸气时排空。颈内静脉损伤时，吸气时空气可以经静脉壁裂隙吸入静脉可造成肺气栓引发严重呼吸困难，过多空气进入心脏，可致死亡。

（6）颈部神经：颈部神经包括脑神经和脊神经。颈部可以看到四对脑神经，即舌咽神经、迷走神经、副神经和舌下神经。脊神经形成颈丛神经和臂丛神经。舌咽神经损伤可出现吞咽困难、同侧舌后味感障碍。迷走神经损伤可以出现吞咽困难、声音嘶哑、说话不清、有鼻音，还有心动过速。副神经损伤时不能旋转头颈和耸肩，舌下神经损伤时可出现舌肌瘫痪和萎缩，伸舌时舌尖偏向患侧（图5-1-12）。

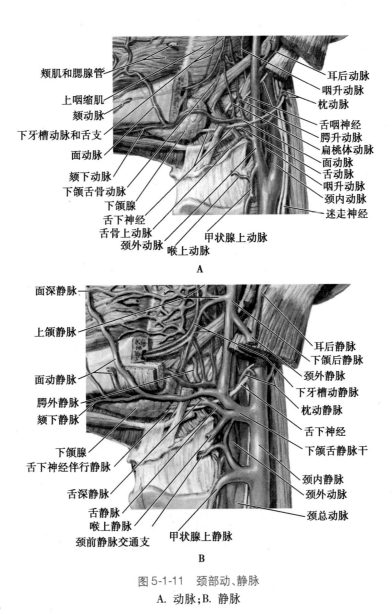

颊肌和腮腺管
上咽缩肌
颏动脉
下牙槽动脉和舌支
面动脉
颏下动脉
下颌舌骨动脉
下颌腺
舌下神经
舌骨上动脉
颈外动脉
喉上动脉
甲状腺上动脉

耳后动脉
咽升动脉
枕动脉
舌咽神经
腭升动脉
扁桃体动脉
面动脉
舌动脉
咽升动脉
颈内动脉
迷走神经

A

面深静脉
上颌静脉
面动静脉
腭外静脉
颏下静脉
下颌腺
舌下神经伴行静脉
舌深静脉
舌静脉
喉上静脉
颈前静脉交通支
甲状腺上静脉

耳后静脉
下颌后静脉
颈外静脉
下牙槽动静脉
枕动静脉
舌下神经
下颌舌静脉干
颈内静脉
颈外动脉
颈总动脉

B

图 5-1-11 颈部动、静脉
A. 动脉；B. 静脉

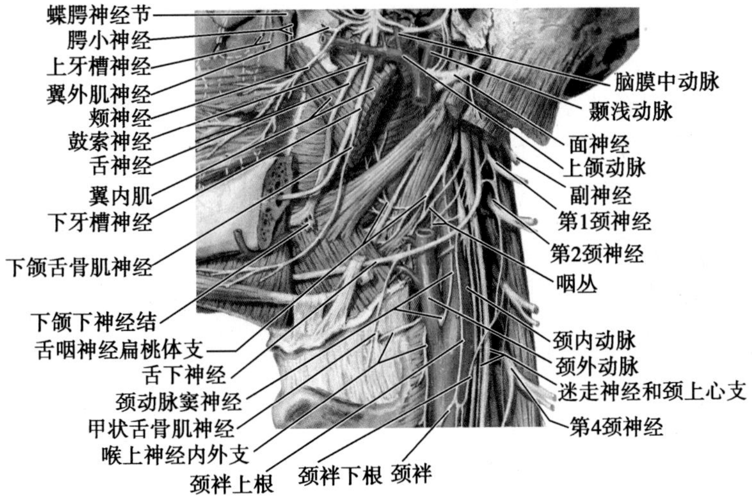

蝶腭神经节
腭小神经
上牙槽神经
翼外肌神经
颊神经
鼓索神经
舌神经
翼内肌
下牙槽神经
下颌舌骨肌神经
下颌下神经结
舌咽神经扁桃体支
舌下神经
颈动脉窦神经
甲状舌骨肌神经
喉上神经内外支
颈袢上根
颈袢下根 颈袢

脑膜中动脉
颞浅动脉
面神经
上颌动脉
副神经
第1颈神经
第2颈神经
咽丛
颈内动脉
颈外动脉
迷走神经和颈上心支
第4颈神经

图 5-1-12 颈部神经

6. 颈椎椎管内及后部结构 颈椎的后方骨结构与胸腰椎不同,椎弓根短而细,与椎体后外缘呈45°相连接,上、下缘各有一较窄的凹陷称为颈椎上切迹和下切迹。相邻两个椎骨上、下切迹形成椎间孔,有脊神经和伴行动脉通过。颈椎椎板窄长而薄。上位椎板下缘向后翘起,有覆盖下位椎板的趋势,其前面有黄韧带附着,当黄韧带肥厚或松弛时,可突向椎管压迫脊髓,尤其是颈部后伸时更为明显。颈椎横突短而宽,较小,中央部有椭圆形横突孔,约 5mm×5.5mm,内有椎动脉通过。横突孔横径与椎动脉有明显相关。关节突分为上关节突和下关节突,左右各一,呈短柱状。关节面较平坦,表面有透明软骨覆盖,向上约呈45°倾斜。关节突前方直接与神经根相贴,因此该处增生、水肿、松动与脱位时,神经根很易受累。当颈轻微弯曲时,从中线上脊柱棘突较易触摸。其棘突特征为:C_2比$C_{3,4}$长而大,$C_{2\sim5}$棘突通常是分叉的,C_6棘突通常也是分叉的,但比C_5相对短和细,C_7不分叉但较T_1突出。

颈椎椎管前壁为椎体、椎间盘和后纵韧带,后壁为椎板和黄韧带,侧壁为椎弓根。横断面为三角,内纳脊髓。C_1管径最大,约 3cm,其中脊髓占 1/3,齿突占 1/3,另 1/3 为空间缓冲间隙。C_3管径最小,自此向下管径逐渐增大。椎孔矢径约 15.47mm±1.11mm,横径为 22.58mm±1.22mm。$C_{1,2}$横径小于16~19mm 为颈椎椎管狭窄。

颈椎的静脉较为丰富,分为椎管内和椎管外两个静脉丛,两者有广泛的吻合支和交通支。椎管内的静脉丛由 4 条纵行静脉组成,两条在硬膜外腔前外侧,称为前纵窦,两条在硬膜外腔后外侧称椎静脉网。椎管外静脉丛绕于椎体周围,通过椎静脉与椎内静脉丛彼此相互吻合(图 5-1-13)。

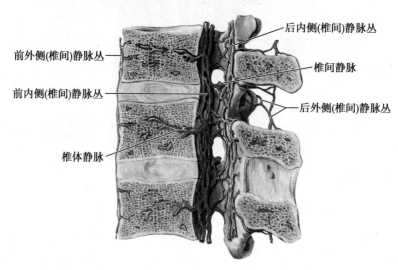

图 5-1-13 椎管内静脉丛

脊神经位于脊髓两侧,颈脊髓段共 8 对,脊神经的前根和后根在椎管内向椎间孔延伸,并在椎间孔处合为颈髓神经。上四对脊神经根较细小,下四对较粗大。神经根均较短,近水平方向行走。在颈髓神经根由脊髓发出至穿出椎间孔的行程中,任何解剖结构的变化均可使其受到压迫或刺激。脊神经穿出椎间孔后即分三支:前支、后支和脊膜支。脊膜支在脊神经分为前支和后支之前发出,逆行经椎间孔进入椎管称为窦椎神经。

二、操作基本要求

颈椎内镜技术与操作是一门专业性很强、要求很高的学科。要求术者掌握各种内镜检查患者的术前准备及术后注意事项,认知各种型号的内镜,熟练掌握常规检查内镜与主机的连接和拆卸的规范化操作流程。在手术前亲自安放和调节好仪器,对内镜的电源、光学、机械和照相摄影等部件逐一检查和测试,如有损坏,应及时调换或修理。

术者需要掌握内镜下各种颈椎疾患治疗的适应证、禁忌证和并发症,熟练掌握内镜下各种治疗技术,掌握发生并发症时内镜下紧急处理方法,并积极参与新技术、新业务的开展与研讨。术者对所选定的手术,术前应充分了解其显微操作部位的局部解剖、生理功能和手术入路等。如果术前无准备,容易造成不必要的手术时间延长与重要组织损伤,甚至导致整个手术失败。内镜技术操作的速度和质量,有时需要术者与助手之间的配合。两个人应经过相应技术培训,了解内镜下操作的特点,明确手术的全过程,熟悉操作的顺序和方法。只有掌握上述颈椎内镜操作的基本要求,才能使手术达到预期效果。

三、适应证与手术操作

(一) 内镜下前路齿状突螺钉内固定术

1. 概述　齿突骨折占颈椎骨折的 8% ~ 15%。对于 Ⅱ 型齿突骨折,一些学者主张 $C_{1,2}$ 关节后融合固定术,此术式使寰枢间旋转活动减少 47° 左右,伸屈活动减少 10° 左右。1978 年 Magerl 与 Nakanishi 同时在瑞典报道前路齿突螺钉内固定治疗齿突骨折。此后不断报道前路齿突螺钉加压内固定术,方法可靠,出血少,并发症少。国内夏虹、刘少喻、金大地等学者相继报道并在其方法上作了改进。2001 年池永龙在此手术技术基础上采用经皮齿突螺钉内固定术,取得良好临床效果。近年来,国内外学者运用内镜配合 C 型臂 X 线机或导航系统,做齿突螺钉内固定术,现介绍内镜下齿突骨折微创手术技术。

2. 原理与优缺点　该技术在内镜下显露枢椎前下缘,暴露齿状突螺钉导针进针点,达到与开放手术相同的固定效果,但手术切口小,并避免由于金属直角拉钩反复的牵拉可能刺激和损伤咽后壁、气管、喉上神经,减少术后吞咽不适发生,但需有特殊的设备和器械,要求术者有丰富的开放手术经验及熟练的镜下操作技能;避免置入套管或电刀接触套管壁造成邻近结构的副损伤。

3. 手术适应证与禁忌证

(1) 手术适应证:经齿突颈部横型骨折;经齿突基底部横型骨折;齿突前上到后下的斜形骨折,齿突陈旧性骨折不愈合。

(2) 手术禁忌证:齿突粉碎骨折;齿突前向到后上的斜形骨折;齿突伴椎体骨折;严重骨质疏松者。

4. 手术操作

(1) 术前准备:与常规颈前路手术基本一致,需要进行气管推移训练以减少术后咽喉疼痛和吞咽困难,防止急性咽喉水肿和气管痉挛所致的呼吸困难;术前必要的颅骨牵引以对齿状突骨折进行复位和骨折复位后的位置维持。术前在患者齿状突 CT 二维重建图像上测量所需螺钉的长度。器械及仪器准备(图 5-1-14),包括内镜系统、C 型臂 X 线机、脊柱导航系统和中空齿突螺钉及匹配的手术器械。

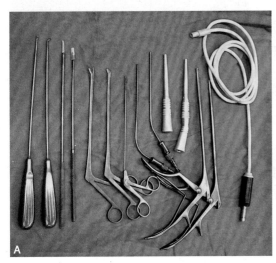
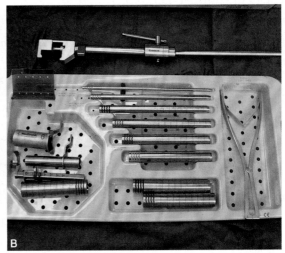

图 5-1-14　MED 专用工具
A. 专用工具;B. 系列扩大套管

（2）麻醉与体位：采用经鼻或口腔气管插管麻醉。上、下磨牙间置入牙垫,使口腔呈张口位。仰卧位。头颅牵引下,头稍后伸,颈部垫枕,术前做徒手牵引整复齿突骨折移位达解剖位置后,布胶带固定头部(图5-1-15)。

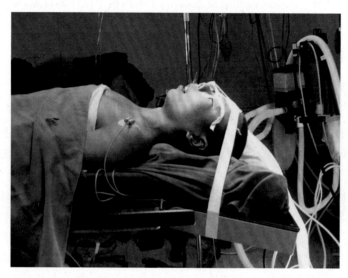

图 5-1-15　体位

（3）步骤：

1）在 $C_{4、5}$ 水平右侧胸锁乳突肌内侧缘,切开皮肤 16mm,切开皮下组织及浅筋膜,用直止血钳钝性分离血管鞘内侧疏松间隙达椎前筋膜(图5-1-16)。

2）插入扩大管,逐级扩大,沿血管鞘内侧缘逐渐上下分离,将扩大管送到 C_2 下缘,导入工作套管,并固定工作套管(图5-1-17);安放内镜,调整焦距并连接监视和录像系统(图5-1-18)。

3）在工作通道内镜监视下,将 C_2 下缘椎前筋膜电凝清理,暴露 C_2 下缘。把持导引针,经工作通道内,在 C 型臂 X 线机或导航系统导引下,导引针居中沿齿突轴心线钻入(图5-1-19)。

4）在 C 型臂 X 线机或导航系统监视下,见导引针位置深度良好,拧入中空直径为 3.5mm 或 4.0mm 的齿突螺钉,将骨折固定(图5-1-20)。

5）如为齿状突骨折不愈合病例,可在内镜下骨折端清理并植骨。

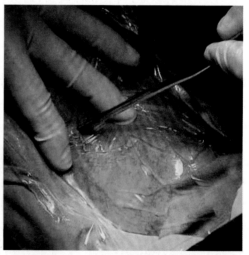

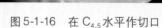
图 5-1-16　在 $C_{4、5}$ 水平作切口

6）退出导引针,拆除内镜系统,关闭创口。

5. 术后处理

（1）严密观察呼吸、血压、脉搏、血氧饱和度,尤其对喉头水肿的观察。

（2）严密观察创口有否血肿形成,一旦有血肿应及时处理。

（3）应用广谱足量抗生素以防感染。

（4）术后佩戴颈围或头颈胸支具或 Halo-vest 架,术后 3 天起床,1 周下地行走。佩戴颈围或支具 8~12 周。

6. 手术疗效与评价　Hashizume 首先报道采用内镜辅助下前路螺钉内固定术治疗 Ⅱ 型齿状突骨折 1 例,结果表明无损伤食管等并发症发生,出血约 30ml,与传统开放手术相比,减少了创伤。虽然随

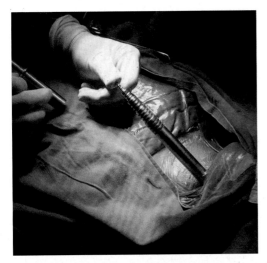

图 5-1-17 逐级扩大工作通道

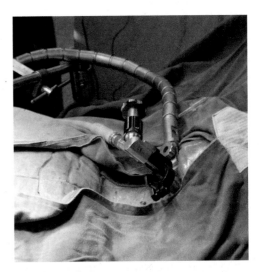

图 5-1-18 安放内窥镜

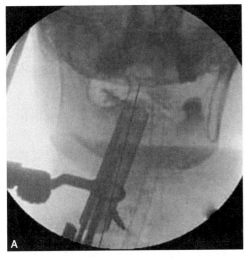

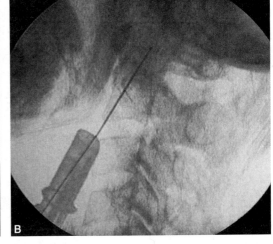

图 5-1-19 窥镜下置入定位导针
A. 内镜下置入定位导针正位像；B. 内镜下置入定位导针侧位像

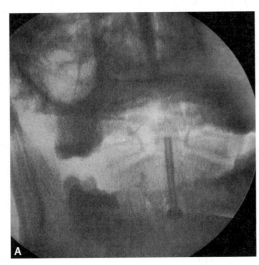

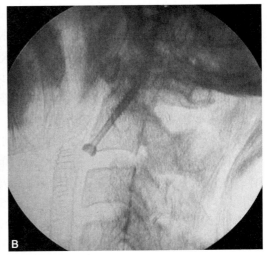

图 5-1-20 术后螺钉位置良好
A. 螺钉置入正位像；B. 螺钉置入侧位像

访时发现骨折未愈合,推测可能与患者年龄较大等因素有关。林斌等比较椎间盘镜下与开放式中空螺钉内固定治疗齿状突骨折的优缺点,结果表明内镜组的手术切口平均 1.62cm,手术时间 75 分钟,出血量 20.5ml,均小于开放手术组,而两组的骨折愈合率、颈椎活动度差异无显著性,认为内镜下直接中空螺钉内固定术创伤较小,手术操作方便,能简化手术,缩短手术时间,减少出血量。

7. 并发症与防治

(1) C_2 椎体前部劈裂:主要原因在于置入克氏定位针的进针点太偏前,往往 C_3 上缘有骨赘物,或 $C_{2,3}$ 椎间盘膨隆或颈椎生理曲度改变影响进针点而移位。因此,在术中发现上述情况时可用刮匙将 C_3 上缘骨赘刮除,克氏定位针穿透 $C_{2,3}$ 前侧纤维环,克氏针尖定位在 C_2 椎体下缘偏后 1~2mm,使定位针沿齿突轴心线钻入,这就可避免拧入螺钉时,劈裂 C_2 椎体前部。如果发现螺钉拧入时,C_2 椎体前部劈裂,应退出螺钉,停止前路齿突螺钉固定,可改为前路或后路侧块螺钉固定。

(2) 脑脊液漏:克氏定位针置入针尖超越齿突尖部或当拧入中空螺钉时与克氏针有夹角,螺钉将克氏定位针推入超越齿突尖部,损伤硬膜导致脑脊液从中空螺钉中空道溢出。发现术中脑脊液漏可用骨蜡封堵螺钉中空道即可。如术后创口有脑脊液溢出,必须加密缝合创口,局部加压沙袋,如仍不能控制,需于腰段置入穿刺管引流脑脊液,以每小时 10~15ml 速度引出。待颈部创口无脑脊液溢出,创口愈合后即可拔除腰椎引流管。

(3) 脊髓神经损伤:在术前或术中整复时,过伸颈部或操作用力过猛,继发导致齿突移位损伤脊髓神经。当螺钉偏离中线或太偏后方,螺钉穿破齿突皮质,进入椎管损伤脊髓。所以术前术中提倡脊髓体感诱发电位监测,一旦发生波形改变,立即停止手术,待波形恢复正常后再进行。术后出现脊髓神经损伤症状,立即应用甲泼尼龙冲击疗法及神经营养药物应用。

(4) 中空螺钉弯曲或断裂:术后没有佩戴支具,过早过度功能练习,或早期意外颈部损伤,均可导致中空螺钉弯曲或断裂。所以术后佩戴颈围或支具 8~12 周,功能活动颈部幅度与强度不宜过大。

(5) 喉返神经损伤:喉返神经支配除环甲肌以外的所有喉部肌肉,喉返神经位于气管食管沟内,容易因拉钩挤压损伤,或因工作通道长时间压迫可导致喉返神经损伤,产生声音嘶哑,大多数患者在 2~4 个月内恢复。

(6) 感染:浅部感染较易控制,颈深部感染大多需切开引流冲洗,波及蛛网膜下隙的炎症,应按化脓性脑膜炎给予处理。

8. 典型病例 患者施××,男性,55 岁。被牛撞身,头部着地致颈痛伴颈项强直 1 天入院。生命体征稳定,心、肺、腹检查无异常发现。专科检查:颈项部强直,$C_{1,2}$ 棘突压痛明显,两上肢肌力正常,腱反射正常。两下肢肌力正常无感觉异常。辅助检查:X 线片示齿突骨折(Ⅱ型)无移位。当日做颅骨骨钉牵引,维持重量 3.5kg,牵引 4 天,实验室检查无异常。施行内镜下齿突螺钉内固定术。术后颈围固定 8 周。1 年复查,颈椎活动正常,四肢肌力正常。X 线片及 CT 二维重建齿突已愈合(图 5-1-21)。

9. 展望 内镜辅助下中空螺钉内固定治疗齿状突骨折的优点是手术创伤小、出血少、手术操作方便、暴露容易、减少反复拉钩对邻近结构的损伤,减少了助手的劳动强度和接受 X 线照射量,但此项技术开展例数少,是否优于开放技术的疗效有待进一步研究。

(二) 内镜下寰枢关节松解复位植骨内固定术

1. 概述 自从 1999 年 Horgan 等在尸体上尝试内镜引入进行前路螺钉内固定齿突以来,上颈椎内镜下手术仍处于初始阶段。其原因在于上颈椎局部解剖结构复杂,内镜显示局部结构需要一定压力的液体或气体维持,常规肉眼直视手术与镜下放大操作有较大的视觉差异,还有镜下操作带来手与眼配合问题等均使临床工作者面临挑战。因此,上颈椎内镜辅助下手术既要求术者具有丰富的上颈椎前路手术的经验,又要求熟练掌握内镜手术操作技巧。2003 年国内吕国华采用开放入路将内镜导入进行上颈椎松解减压,并做后路固定植骨融合,取得良好临床效果。2004 年池永龙运用经皮内镜辅助下咽后颈前路松解复位与经皮穿刺 $C_{1,2}$ 侧块螺钉固定植骨融合技术治疗难复性 $C_{1,2}$ 骨折脱位,均取得良好效果。此种方法虽然操作难度高、风险大,但其操作方法可行、组织创伤小、出血少、术野清晰、

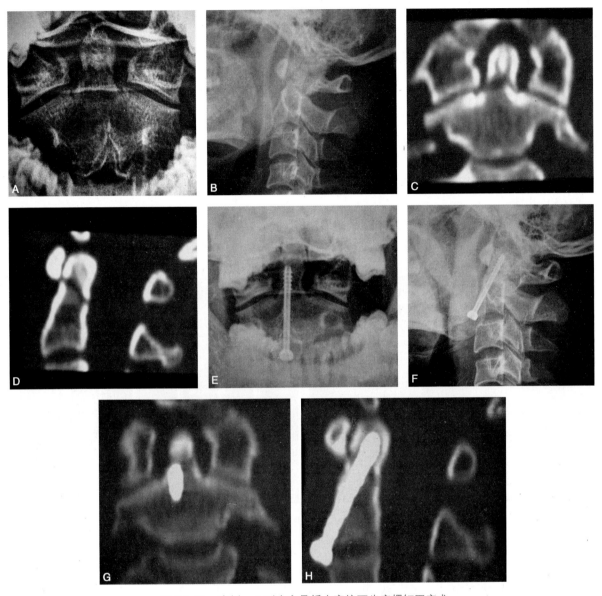

图 5-1-21 病例 Ⅱ型齿突骨折内窥镜下齿突螺钉固定术

A. Ⅱ型齿突骨折,寰椎结构正常;B. Ⅱ型齿突骨折,齿突无移位;C. CT 冠状位示齿突腰部骨折;D. CT 矢状位示齿突腰部骨折;E. 术后 6 个月 X 片正位复查骨折愈合;F. 术后 6 个月 X 片侧位复查骨折愈合;G. 术后 1 年 CT 扫描螺钉位置良好,骨折愈合;H. 术后 1 年 CT 扫描螺钉位置良好,骨折愈合

精确度高,为治疗上颈椎疾病提供一种新的手术方式。

2. 原理与优缺点　经皮内镜下颈前路 $C_{1,2}$ 微创技术通过内镜置入在咽后进行上颈椎松解和减压,并做前路经皮固定和植骨融合。临床实践证实此技术安全有效,能达到传统开放手术疗效,且创伤小,恢复快。但内镜手术和常规肉眼直视手术有较大的视觉差异,有操作习惯的转变过程和手-眼视轴适应过程,手术的成功不仅要求手术医师有丰富的上颈椎前路手术经验、解剖知识,还需要熟练掌握内镜下手术技巧,以免造成严重的组织或器官损伤。

3. 手术适应证与禁忌证

(1) 手术适应证:$C_{1,2}$ 类风湿关节炎;先天性颅颈部畸形;颅底凹陷症;$C_{1,2}$ 骨折脱位;寰枢椎原发肿瘤;寰枢椎结核。

(2) 手术禁忌证:活动性感染灶存在;后部结构压迫脊髓;松解后不能复位者;不能耐受手术者。

4. 手术操作

（1）术前准备：由于此手术需将气管推移，因此术前必须做气管推移训练。常规术前一天应用广谱抗生素，术中待抗生素在麻醉生效后滴注；术前备脊髓诱发电位监测仪器，保证手术的安全。手术器械准备：术前要认真检查和调试内镜的各个部件。检查经皮内固定的各种器械。调试光源系统和摄影监视系统，以保证手术顺利实施。内镜器械包括 Woff 公司生产的 5mm 30°镜头、成像监视系统、超声电凝、电切系统、特制内镜下刮匙、髓核钳和咬骨钳、抽吸灌洗设备、专用高速磨钻（图 5-1-22）。经皮器械包括中空穿刺管、中空扩大管、中空保护套管、中空螺钉和多种特制刮匙（图 5-1-23）。

（2）麻醉与体位：经鼻或口腔气管插管麻醉。上下磨牙或门牙间置入牙垫，使口腔处于张口位，得到良好的 $C_{1,2}$ 正位像（图 5-1-24）。头颅牵引下仰卧位。头部中立、颈后垫枕，稍后伸，胶布固定头部，防止术中操作时因头颅移动导致操作意外失误。床头降低 10°，利于 $C_{1,2}$ 的显露和操作（图 5-1-25）。

（3）步骤：

1）左侧 $C_{2,3}$ 水平胸锁乳突肌内侧缘做横形切口 10mm，切开浅筋膜后，用直止血钳经颈动脉三角沿血管鞘内缘做钝性分离，C 型臂 X 线机透视确定下直达 $C_{2,3}$ 左侧椎前（图 5-1-26）。

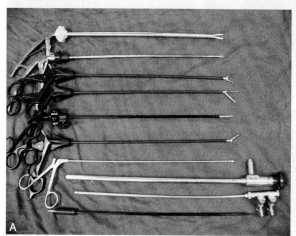
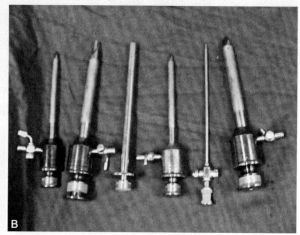

图 5-1-22　内窥镜器械
A. 内窥镜和电凝器械；B. 内窥镜套管穿刺器械

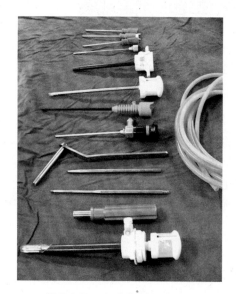

图 5-1-23　经皮穿刺器械结构

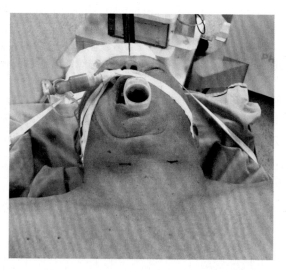

图 5-1-24　麻醉、切口标志及门牙间填入牙垫

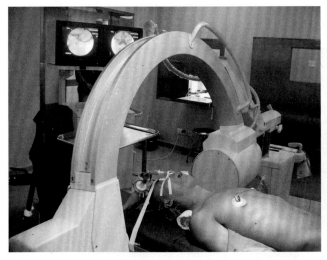

图 5-1-25　体位

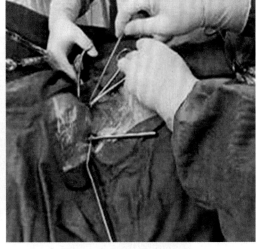

图 5-1-26　切口与分离

2）退出止血钳，插入内径可通过 5mm 内镜的 Troca，置于 $C_{2,3}$ 水平椎前位置后，将 Troca 向 $C_{1,2}$ 处深入。操作过程中，用超声电刀或双极电凝分离、止血周围组织，注意切勿损伤咽后组织。然后，注入0.9% 生理盐水在咽后壁形成一空腔。

3）导入 5mm 直径 30°内镜，可以清楚观看 $C_{1,2}$ 周围解剖结构（图 5-1-27）。

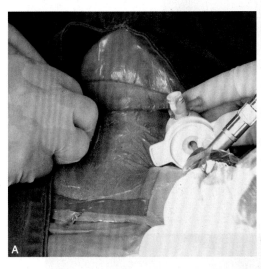

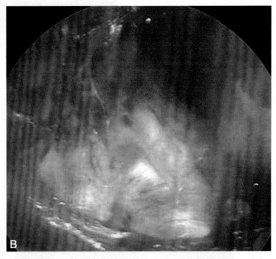

图 5-1-27　置入内窥镜观察 $C_{1,2}$ 周围解剖结构
A. 左侧置入腔镜观察；B. $C_{1,2}$ 椎前镜下结构

4）右侧 $C_{2,3}$ 水平胸锁乳突肌内侧缘同样步骤置入 Troca，导入操作器械，左右两侧形成相通，在内镜下进行操作（图 5-1-28）。

5）切开椎前筋膜，暴露颈前肌，认定寰椎前弓，枢椎椎体及 $C_{2,3}$ 椎间盘。用电凝或超声刀切断附着在 C_1 前结节的颈长肌并将其剥离，暴露寰枢椎前弓，左右约 1.5cm，以及 C_2 椎体。

6）确定中线位置并做好标记，切开寰枢椎前关节囊，用超声刀或电凝钩、角度刮匙、高速磨钻彻底清除瘢痕组织、异常骨化组织，暴露 $C_{1,2}$ 侧块关节及齿突畸形骨面。

7）根据需要，用高速磨头切除寰椎前弓，注意两侧不得超过 1.5cm，磨除齿突尖部或枢椎椎体后缘（图 5-1-29）。

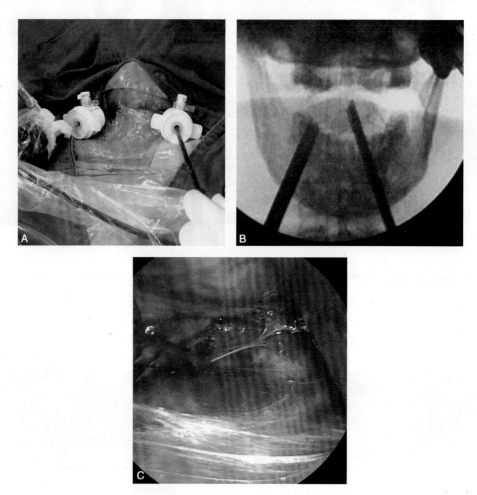

图 5-1-28 双侧置入腔镜分离解剖

A. 右侧置镜,左侧置操作器械;B. 透视下镜与器械位置;C. 镜下 $C_{1,2}$ 解剖结构

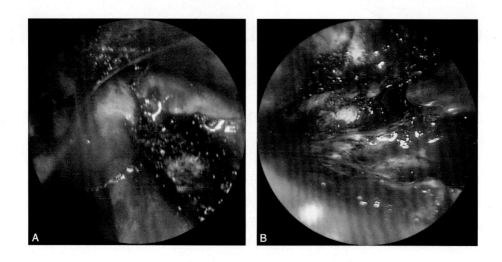

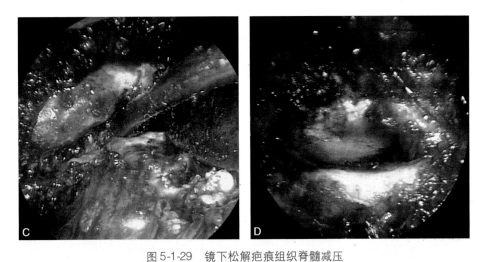

图 5-1-29 镜下松解疤痕组织脊髓减压

A. 电凝切断 C_1 前结节颈长肌；B. 剥离颈长肌，暴露前弓；C. 切除 $C_{1,2}$ 前方瘢痕组织；D. 刮除 $C_{1,2}$ 后缘，充分减压脊髓

8）当松解或切除 $C_{1,2}$ 前方组织后，$C_{1,2}$ 间有移动空间，此时在 $C_{4,5}$ 水平右侧经皮插入 2.5mm 头部带螺纹的克氏针，在内镜观察和 C 型臂 X 线机监视下，将此针于正中沿齿突轴心线钻入齿突。将克氏针尾部向下牵压，可以使 $C_{1,2}$ 得到满意解剖复位。

9）经皮或经两侧 Troca 在内镜和 C 型臂 X 线机正、侧位监视下，置入 3.5mm 或 4.0mm 中空螺钉做 $C_{1,2}$ 侧块关节固定（图 5-1-30）。

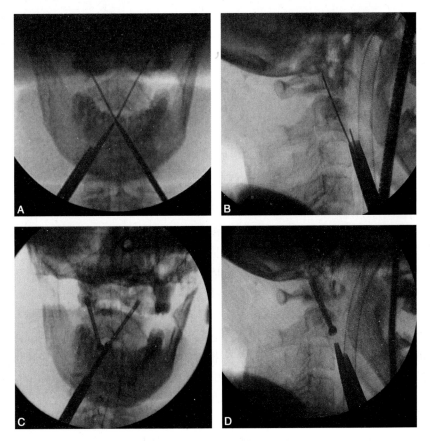

图 5-1-30 经皮侧块螺钉固定

A. 经皮 $C_{1,2}$ 侧块克氏导针固定位置；B. 经皮 $C_{1,2}$ 侧块克氏导针固定位置；C. 经皮 $C_{1,2}$ 侧块螺钉固定正位像；D. 经皮 $C_{1,2}$ 侧块螺钉固定侧位像

10）继续进行 $C_{1,2}$ 前方操作直至脊髓彻底减压，然后做前方植骨融合（图5-1-31）。

5. 术后处理

（1）麻醉清醒后，应持续监测肺通气功能、血氧饱和度，重复监测脊髓诱发电位和神经学检查。

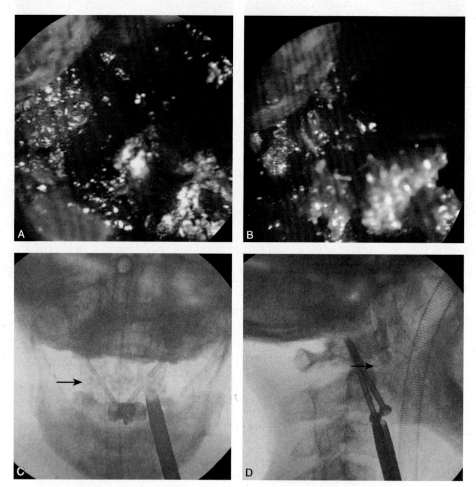

图5-1-31　减压后前方植骨（箭头所指处为植骨片）

A. 清除 $C_{1,2}$ 关节突关节软组织；B. $C_{1,2}$ 关节突关节表面植骨；C. $C_{1,2}$ 关节突关节植骨；

D. $C_{1,2}$ 前方植骨

（2）气管插管可以根据肺通气功能和血氧饱和度情况保留 24~48 小时。

（3）维持颅骨牵引或佩戴颈围或 Halo-vest 架固定。

（4）术后严密观察引流量、色，如有脑脊液漏必须及时处理。

（5）术后严密观察有否咽喉急性水肿迹象，一旦发生应及时处理。

（6）积极选用广谱抗生素治疗并作早期功能练习。

6. 手术疗效与评价　池永龙等报道8例患者施行经皮显微脊柱内镜下 $C_{1,2}$ 前间隙松解、复位、侧块螺钉固定和植骨融合术，结果表明8例难复性寰枢椎关节脱位7例完全复位，1例部分复位。$C_{1,2}$ 侧块螺钉固定，位置良好，平均手术时间 120 分钟（90~150 分钟），出血量 150ml（100~250ml）。随访 8~16 个月，有效3例，显效5例，总有效率 100%，显效率 51.25%；椎管平均改善率 76.5%。无内固定断裂与松脱，骨性愈合，颈部旋转受限 30°~40°。经皮显微脊柱内镜下 $C_{1,2}$ 前间隙松解、复位、侧块螺钉固定和植骨融合治疗寰枢椎关节脱位，达到传统开放手术要求，此技术安全有效。

7. 并发症与防治

（1）急性咽喉水肿：全身麻醉插管损伤咽喉黏膜，或术中咽喉壁、气管、食管及周围组织受到长时间牵拉压迫或分离时电凝止血和局部刺激,术后可导致咽喉部严重水肿,造成咽喉部通气受阻,甚至窒息。术后一旦发生咽喉急性水肿,应即刻做气管插管或气管切开,保证呼吸道通畅,尽早应用类固醇减轻水肿,严密观察血氧饱和度及肺通气功能。

(2) 颈深部血肿:颈部血管密布,术中对颈动、静脉的分支进行电凝或结扎后,由于结痂脱落,结扎线滑脱及术后血压回升,创面渗血以及引流阻塞,可以形成颈深部血肿。颈深部血肿可以压迫气管造成呼吸困难,口唇发绀,严重者导致窒息死亡。一旦出现颈部血肿,应急诊处理,清除血肿,重新止血。

(3) 咽喉壁损伤:咽喉壁组织较薄、较脆,任何强力牵拉或长时间压迫都可以产生局部水肿。不正当操作更易损伤咽喉壁。一旦咽喉壁损伤,应该认真探查和修补,即刻由麻醉医师插入一根鼻饲管,术中应用抗厌氧菌抗生素。

(4) 食管损伤:经皮做 $C_{1,2}$ 侧块螺钉固定,穿刺针过急滑向中线,使食管皱褶而被穿刺针刺伤,或术中钝性钩或电凝损伤食管。术中怀疑有食管损伤,可请麻醉医师将亚甲蓝注入食管帮助辨认有否漏出。术中发现后应及时修补,术后禁食,抗感染治疗。术中未被发现和处理,术后发现食管损伤均为继发感染,应及时酌情进行切开排脓、禁食抗感染治疗。

(5) 霍纳综合征(Horner syndrome):术中对颈长肌分离牵拉时可对外侧颈交感神经干过度牵拉和压迫或电凝止血高热量灼烧交感神经干,术后出现上睑下垂、瞳孔缩小及面部无汗三联症,称为霍纳综合征。一般均为暂时性,术后 1～3 周内逐渐恢复,术后应用恢复神经药物和类固醇。

8. 典型病例 患者张××,男性,30 岁。两年前因颈部车祸伤伴两上肢活动受限,经颈椎头颅牵引 3 个月后,两上肢恢复正常,颈部疼痛消失。6 个月前出现颈项部不适,伴伸屈活动限制,两上肢易疲劳、乏力,手指有针刺感入院。辅助检查:X 线提示 C_2 齿突陈旧骨折伴寰枢椎脱位。MRI 提示 C_2 齿突骨折,椎体后缘压迫脊髓,颈髓变细,局部信号改变。入院后给予头颅骨钉牵引治疗,重量 3kg,持续牵引 1 周。床边复查 X 线片,寰枢椎恢复正常解剖结构。择期施行经皮内镜下 $C_{1,2}$ 前方瘢痕切除,侧块关节经皮螺钉内固定,并作自体髂骨 $C_{1,2}$ 关节间隙植骨融合。术后佩戴 Halo-vest 架 20 周。术后 1 年复查,四肢肌力正常,反射正常,行走稳定。颈椎伸屈活动正常,旋转活动受限 25°。X 线摄片提示 $C_{1,2}$ 结构正常,侧块关节模糊,内固定无松脱。MRI 提示颈髓无受压,脊髓信号正常(图 5-1-32)。

9. 展望 经皮显微脊柱内镜下寰枢椎前路松解复位、减压、固定、融合治疗寰枢椎关节脱位安全有效,但对术者的技术要求高,患者和术者的放射线暴露增加,这些局限性限制了该技术的广泛临床开展。另外,该技术的手术适应证和有关手术技术及疗效评定有待进一步研究。

(三) 内镜下颈前路减压植骨内固定术

1. 概述 MED(microendoscopic discectomy)是一种经后路椎板间隙腰椎内镜手术系统,在内镜辅助下通过 1.5cm 的工作通道完成全部手术操作,被誉为微创与腔镜脊柱外科紧密结合。借助此项技术应用到颈椎前路减压植骨融合内固定,这是近年来颈椎外科工作者的一项新的创举。为此有不少学者努力探索采用显微镜下经颈椎前路手术(microsurgery of the cervical spine)取得了非常好的手术效果。Roh and Buke 等(2000 年)在 4 具尸体同一颈椎节段的两侧,分别采用 MED 技术和传统开放手术,对颈椎板咬除的程度、神经根减压范围及小关节突切除进行比较,实验结果证明 MED 技术可行,可适用于颈神经孔狭窄和极外型颈椎间盘突出。Adamson 等(2001 年)将 MED 后路颈神经孔减压成形术用于单侧神经孔狭窄或外侧颈椎间盘突出以致神经根性疼痛患者,临床应用结果令人满意。Pimenta 等对接受 METRX 颈椎手术的 65 例患者的技术可行性、融合情况、再次手术率和手术结果进行前瞻性评估。临床结果表明,后路 METRX 椎间孔切开减压术(36 例)明显减少组织损伤和术后疼痛,患者所需强力止痛药和消炎药显著减少,康复时间相对缩短。前路 METRX 颈椎手术(29 例)无融合器松动、沉降,损伤小,效果肯定。国内周跃(2001 年)、刘忠军(2003 年)、郑燕平(2004 年)等应用 METRX 技术做单节段颈椎前路减压植骨融合内固定术,取得良好临床效果。

2. 原理与优缺点 该技术在内镜下显露椎间隙,并行椎间盘摘除,刮除骨赘,可切除后纵韧带,进

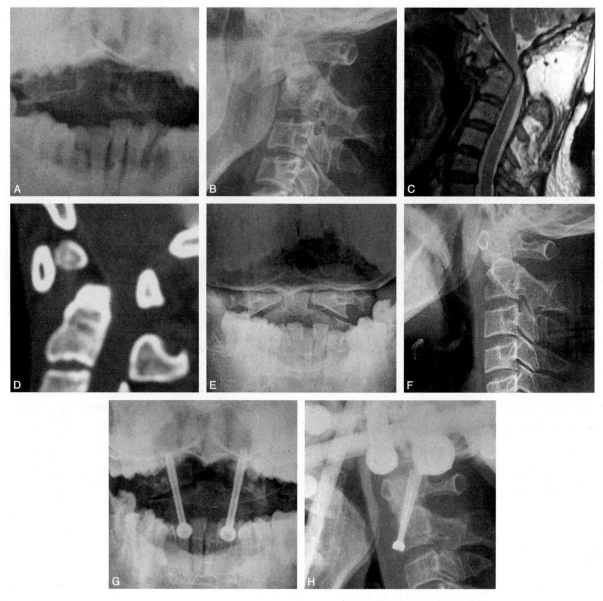

图 5-1-32 病例 陈旧性齿突骨折伴枢椎移位经皮内镜下 $C_{1,2}$ 微创手术

A. 陈旧性齿突骨折；B. 陈旧性齿突骨折伴移位；C. MRI 示 C_2 椎体后移，脊髓受压，局部变性；D. CT 示齿突骨折伴移位，脊髓受压；E. 持续牵引一周寰枢椎恢复正常结构；F. 侧位示齿突移位基本纠正；G. 术后 20 周复查左侧侧块融合良好；H. $C_{1,2}$ 前方骨性融合

行彻底减压，并行椎间融合和内固定治疗。内镜下颈椎前路手术能达到开放颈椎前路手术的疗效，而且具有手术切口小，颈前软组织牵拉轻，术后咽喉部创伤反应小及手术视野清晰、操作精细和可视性强等特点。但也有不足：有限的手术视野、操作空间和固定节段，椎间撑开困难导致手术适应证窄；要求术者有丰富的开放手术经验、解剖知识及熟练的镜下操作技能；需有特殊的设备和器械及术中反复的 C 型臂 X 线机定位，增加患者和术者的放射线暴露。

3. 手术适应证与禁忌证

（1）适应证：$C_3 \sim C_6$ 退行性颈椎疾病伴节段颈椎不稳者；单间隙的颈椎间盘突出压迫脊髓伴同节段的颈椎不稳者；创伤性颈椎半脱位或全脱位经闭合复位后需行颈椎稳定性重建者；创伤性单节段颈椎间盘突出压迫脊髓需手术减压或稳定性重建者。

（2）禁忌证：需行双节段颈椎间盘减压者；$C_2 \sim C_3$ 节段颈椎间盘突出或不稳者；需行颈椎体次全

切除跨节段颈椎钢板内固定者；颈椎后纵韧带钙化或严重颈椎间盘钙化者；长期服用镇痛药物，凝血功能较差者；颈椎间隙严重狭窄而头颅牵引难以牵开者；常规颈前路手术的禁忌证。

4. 手术操作

（1）术前准备：①气管推移训练：METRX 颈前路手术的术前准备与常规颈前路手术基本一致，尽管 METRX 颈前路手术切口小，手术工作通道比较固定，对气管、食管牵拉少，但是术中因诸多原因而需转换手术方式，气管推移训练还是必须的，因此而减少术后咽喉疼痛和吞咽困难，防止急性咽喉水肿和气管痉挛所致的呼吸困难；②术前 C 型臂 X 线机定位：精确的手术定位监视是保证手术安全成功的关键，为确保手术安全，术前头颅牵引并在 C 型臂 X 线机下确定牵开程度，调整颈椎正常解剖序列和生理前曲度，并用布胶带固定好头部；METRX 颈前路手术许多关键操作步骤都需在动态监控下进行和完成，术前应正确标定手术节段，工作通道位置是否得当（工作通道口与颈前缘影像正好相接）；③认真选择内置物：METRX 颈前路手术对内置物要求较高，术前应根据影像学资料，认真选择内置物，应充分准备各种型号、规格、形态和不同材料的内置物，使术中有足够的选择余地，以便手术成功。

（2）麻醉与体位：气管插管麻醉或局部神经阻滞麻醉。体位采用仰卧位。

（3）手术步骤：

1）头部固定。头颅牵引下，肩部垫薄垫，头稍后伸，术前以 C 型臂 X 线机监测定位（图 5-1-33）。

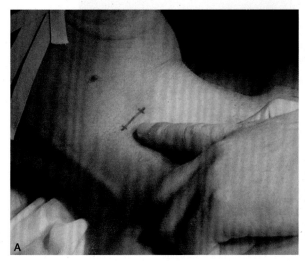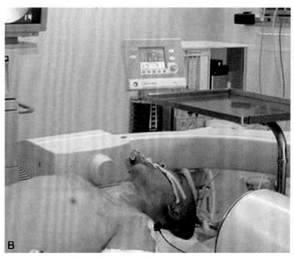

图 5-1-33　体位与定位
A. 体位及切口标志；B. C 臂 X 线机监透下定位

2）取右侧胸锁乳突肌前缘横切口 1.5cm，切开皮肤、皮下组织、颈阔肌、双极电凝止血。沿胸锁乳突肌前缘钝性分离，将胸锁乳突肌和颈动脉压向外侧，气管、食管推向内侧，直至颈椎前面（图 5-1-34）。

3）将导针插入颈椎间隙 C 型臂 X 线机定位。确定间隙后，沿导针逐级扩张套管，固定工作通道。连接显示及摄像系统，调整焦距及视野位置。长柄手术刀和剥离器剥离椎前软组织及前纵韧带，双极电凝止血，显露颈纤维环（图 5-1-35）。

4）用髓核钳咬除大部分颈椎间盘，用小咬骨钳或长柄小骨凿凿去上位椎体下缘唇状骨质以扩大病变间隙，用多种型号刮匙去除残余的椎间盘组织直至椎体后缘（图 5-1-36）。用刮匙刮除相邻椎体软骨终板后，采用椎间融合器融合或固定，但注意保留软骨下骨性终板。

5）适度增加头颅牵引重量或采用微型撑开器扩大病变椎间隙。用微型咬骨钳去除椎体后缘骨赘和压迫物，必要时切除后纵韧带，彻底减压脊髓神经。

6）C 型臂 X 线机透视下测量和确定椎间隙高度，选择合适自体髂骨块做椎间植骨（图 5-1-37）。

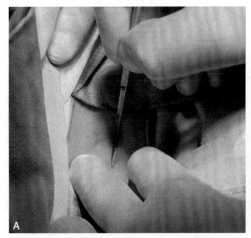
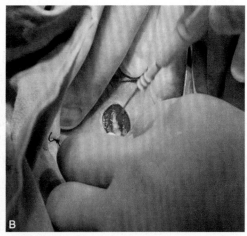

图 5-1-34 切开与分离

A. 横形切口 1.5cm;B. 切开止血分离

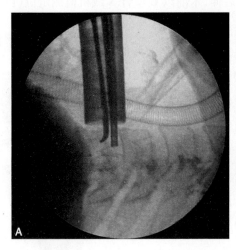
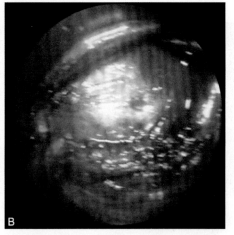

图 5-1-35 定位及暴露椎间隙

A. 导针插入椎间隙 C 臂机定位;B. 切开并分离颈前筋膜

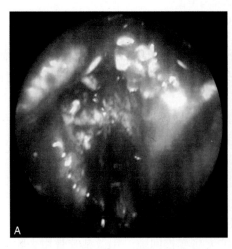
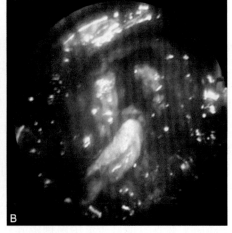

图 5-1-36 切开颈椎间盘

A. 摘除颈椎间盘;B. 刮除上下终板软骨

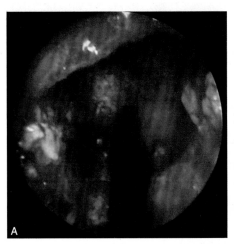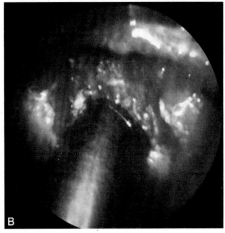

图 5-1-37　椎间植骨

A. 牵开椎间隙植入骨块;B. 椎间加压骨块稳定

　　7)椎间植骨完成后,选用合适长度的钢板,7 号缝线从钢板一侧螺孔贯穿,以防钢板滑脱。垂直将钢板送入操作套管内(图 5-1-38)。钢板覆盖在椎间植骨处,C 型臂 X 线机透视下,钢板居中,然后将螺钉拧入,完成钢板螺钉固定(图 5-1-39)。

　　8)冲洗创口,退出工作套管,放置引流管,缝合创口。

　　5. 术后处理

　　(1) 常规观察生命体征。

　　(2) 注意呼吸通畅,如血氧饱和度监测,必要时吸痰给氧。维持氧饱和度在 96% 以上。

　　(3) 颈椎佩戴颈围制动,鼓励术后深呼吸,在床上功能锻炼。

　　(4) 术后 2~3 周,佩戴颈围下地活动。

　　6. 手术疗效与评价　　内镜下颈椎前路手术的疗效与传统开放手术相当。周跃等报道 23 例颈椎损伤和颈椎间盘突出患者采用内镜下颈椎前路减压植骨融合技术,随访 6~18 个月,椎间融合率 100%,内固定无松动,优良率为 94%。郑燕平等对 26 例患者实施内镜下前路颈椎间盘切除及椎间融合术,随访 3 个月以上,ADL 改善率 60.2%,术中无并发症发生,无一例改为开放手术。彭明等报道应用该技术治疗 20 例颈椎疾患患者,平均随访 7 个月,患者症状体征和神经功能均明显改善,手术部位

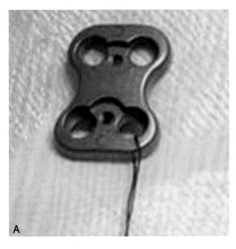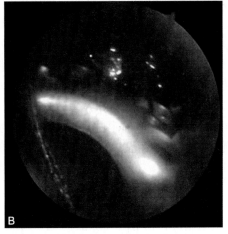

图 5-1-38　钢板送入

A. 丝线吊住钢板;B. 钢板送入操作套管

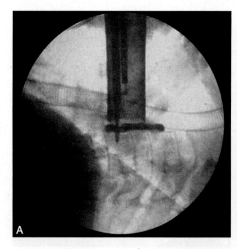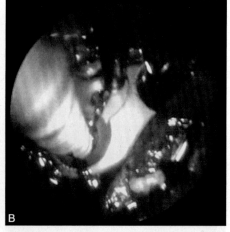

图 5-1-39　钢板内固定
A. 视下钢板定位；B. 拧入螺钉

减压彻底，1 例发生 Cage 松动，其余椎间高度无丢失。

7. 并发症与防治

（1）颈动脉穿刺伤：穿刺针误伤颈动脉，即刻退出穿刺针，手指压迫颈动脉数分钟，见无出血，再行穿刺。

（2）食管穿刺伤：穿刺针偏中线，易损伤食管，虽然笔者没有遇到，但必须引起重视。

（3）椎动脉损伤：摘除颈椎间隙偏向侧方，髓核钳夹钳太深太偏外，以致损伤椎动脉。一旦发生椎动脉损伤，必须立即停止手术，采取应急措施，压迫椎侧椎动脉，填塞明胶海绵及出血纱布或结扎椎动脉。

（4）脊髓损伤：由于操作失误下压，或切除后纵韧带时致伤，或螺钉过长，或过度牵拉撑开椎间隙，均可损伤脊髓神经。术前术中应实行脊髓神经诱发电位监测脊髓功能。一旦发生波形改变，立即停止手术；明确的脊髓损伤，术后应行脊髓损伤常规治疗。

8. 典型病例　患者陈×，女，48 岁。左上肢放射痛 1 个月余伴左手持续麻木感 5 天入院。入院查体：头颈活动尚可，颈段棘突无明显压痛，压顶试验（+），臂丛神经牵拉试验（+）。左侧肩胛提肌肌力 Ⅳ 级，三角肌肌力 Ⅲ 级，肱二、三头肌肌力 Ⅴ 级，左手握力 Ⅴ 级。肱二、三头肌腱反射（+），双侧 Hoffman 征（−），腹壁反射正常，鞍区感觉正常。双下肢肌力 Ⅴ 级，膝及跟腱反射（++），双侧巴宾斯基征（−）。CR 片示颈椎严重退行性改变。MRI 示 $C_{3,4}$ 椎间盘突出，压迫颈髓。择期在全麻下行 MED 下颈前路 $C_{3,4}$ 椎间盘切除、自体髂骨植骨、钢板螺钉内固定术。术程顺利，围术期无并发症产生。切口 Ⅰ/甲愈合。术后 CR 片示 $C_{3,4}$ 椎间植骨块与内固定物位置良好。出院时左上肢疼痛及麻木感明显减轻。随访 2 年，内固定物无移位，植骨融合。右上肢症状完全消失（图 5-1-40）。

9. 展望　目前尚缺乏循证医学证据证明 MED 颈前路减压植骨内固定术比传统技术具有优势，且内镜下手术受到视野和操作空间的限制，有时会发生镜下难以解决的问题，如出血严重或椎间隙撑开困难等，不得不中转开放手术，因此对术者的技术要求更高。另外，如工作通道前端的水平界面与弧形隆起的颈椎前方难以紧密贴合，而且术中工作通道容易移动，食管边缘有进入术野受损的可能，工作通道的固定尚待改进。这些局限性限制了该技术广泛的临床应用。

（四）内镜下颈后路椎间孔减压术

1. 概述　传统的颈后路颈椎手术由于切口大，软组织剥离多，出血多，术后导致颈部疼痛和颈肌痉挛现象已有报道。后路广泛切除椎板，术后易引起"鹅颈样"畸形。为避免大切口和术后并发症，微创开窗椎板或椎间孔切开治疗一侧椎间盘突出或椎间孔处骨赘压迫神经根已广泛应用。Williams（1983 年）早已开始在手术显微镜下作椎间孔切开术。Aldrich（1990 年）、Hudgins（1990 年）在手术显

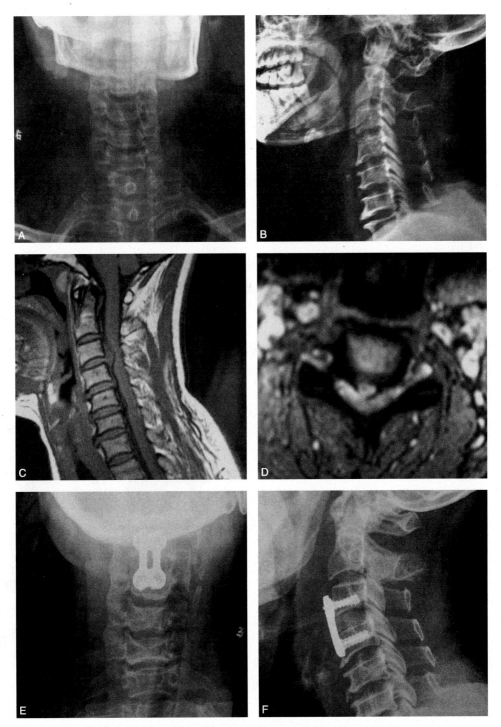

图 5-1-40　病例　内镜下作颈椎间盘摘除植骨融合内固定术

A. 正位示颈椎椎沟关节变尖；B. 侧位示颈椎前后缘骨赘增生；C. MRI 示 $C_{3,4}$ 椎间盘突出,脊髓
受压；D. 水平位示髓核突出脊髓受压；E. 术后正位片示螺钉位置居中；F. 侧位片示椎间隙高度
恢复正常

微镜下做椎间盘切除术。Smith(1997 年)研制并首次报道后路显微内镜(MED)进行腰椎间盘摘除手术,完美地将传统开放手术方法与现代微创内镜技术相结合。Sung(2000 年)首先采用后路椎间盘镜技术在尸体上研究经颈后路的可行性和优越性。Adamson(2001 年)报道了临床应用结果。Burk 与其同事(2002 年)更加明确提出颈后路内镜技术的适应证和操作技术要点。笔者 2003 年在内镜下做颈

后路手术取得了满意疗效。

2. 原理与优缺点　该技术在内镜下显露神经根和硬膜囊,行椎间孔切开减压、椎间盘摘除、彻底松解神经根。与传统颈椎病手术相比有以下优点:避免前路手术椎动脉损伤、喉返神经损伤和植骨块脱位等重要并发症的发生,避免术后长期颈部制动,缩短了康复时间,且无需行椎体融合,避免了颈椎融合术后邻近节段退变,手术操作于通道内进行,无需广泛剥离椎旁肌,减少传统后路手术后颈部肌肉痉挛和疼痛等现象发生。但该项技术在狭小的空间操作,所需技术较高,有一定的学习曲线,操作不当易损伤神经。

3. 手术适应证与禁忌证

(1) 适应证:侧方椎间盘突出压迫神经根产生相应的根性症状和体征者;骨赘压迫神经根产生相应的根性症状和体征者;椎间盘或骨赘压迫椎间孔处神经根产生相应根性症状和体征,经保守治疗无效者。

(2) 禁忌证:合并脊髓型颈椎病者;中央型颈椎间盘突出或颈椎管狭窄者。

4. 手术操作

(1) 术前准备:准备可调节的 U 形头架或 Mayfield 头架以固定头部,有利于术中保持颈椎稳定。术前准备颈椎后路钥匙孔减压所需的各种器械、光源系统和摄影监视系统,并调试。

(2) 麻醉与体位:经口或鼻气管内插管麻醉,或局部神经阻滞麻醉。一般采用俯卧位,具备严格的可调节的颈椎固定架,使颈椎处于轻度屈曲以更加充分暴露椎板间隙,同时要防止眼睛及其他敏感面部器官的压力过大,且减少腹部的压迫,保持足够的通气量。病态肥胖或伴有通气量减低的患者可以采用侧卧位。使颈椎保持轻度屈曲位,头颅牵引一直保持颈椎稳定。下方肢体应在腋部垫高,以防肢体血流受阻。

(3) 手术步骤:

1) 以 C$_2$ 或 C$_7$ 棘突为定位骨性标志,计算上下椎体节段,再以 C 型臂 X 线机正确定位。以目标椎间隙为中心做纵形正中切口 1.6 ~ 2cm。

2) 中线切开浅筋膜至颈部韧带——斜方肌、菱形肌和肩胛提肌的脊柱附着点,防止棘上韧带和棘间韧带复合体的损伤。

3) 沿中线边缘分离深层筋膜一般不会导致出血,首先插入最细套管,逐级扩大,并插入最后一根套管,最后沿扩大管插入工作套管。以自由臂坚强固定工作套管,连接显示及摄像系统,调节焦距及视野位置,再次透视确定手术间隙(图 5-1-41)。

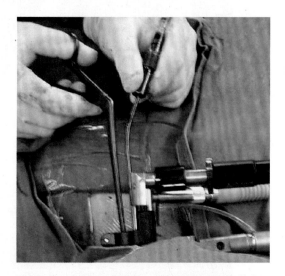

4) 小心分离,避免穿透黄韧带损伤脊髓,继续向侧面分离直至暴露同侧关节突关节。电凝止血时应注意不要破坏关节突关节的关节囊。

图 5-1-41　固定工作套管,连接摄像系统,调节焦距

5) 在内镜下,利用高速磨钻(M$_8$)在椎板的外侧和关节突关节内侧缘之间切除部分椎板和关节突关节内侧 1/3 ~ 1/2,形成一个卵圆形或圆形的开窗(图 5-1-42)。

6) 首先去除上节椎板后外侧部分及下关节突的内侧部分,再去除上关节突的内侧部分及下椎板侧角连带椎弓根的内侧面。神经根恰位于椎弓根的正上方和上关节突的下方(图 5-1-43)。

7) 在黄韧带的侧缘正下方的疏松组织中有硬膜外静脉,应仔细切开黄韧带,可以安全暴露脊髓硬膜的外侧部分。常以硬膜外侧缘作解剖标志,进一步沿神经根入椎间孔处进行分离(图 5-1-44)。

8) 分离暴露椎弓根内侧面和椎管底部,分清硬膜外侧和椎体后外侧之间的硬膜外间隙,向上分离,从而暴露椎间盘。为了避免对神经根的机械性压迫,去除椎间孔后壁,进一步切开下关节突,从而可直视上、下椎弓根和触及椎间孔外侧长约 5mm 的神经根(图 5-1-45)。

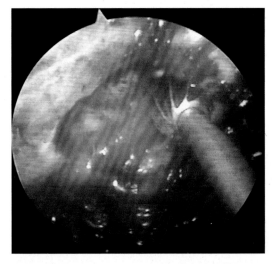

图 5-1-42　高速磨钻磨除部分椎板或内侧 1/3 关节突关节

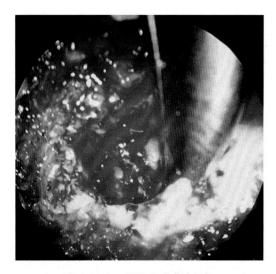

图 5-1-43　暴露硬膜或神经根

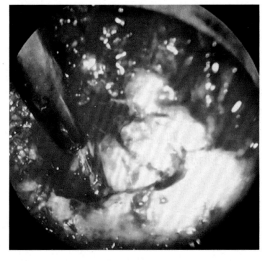

图 5-1-44　进一步沿神经根入椎间孔进行分离

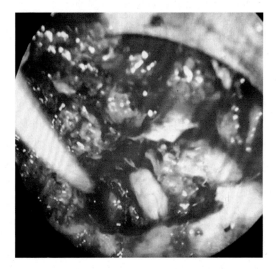

图 5-1-45　暴露椎间孔外侧神经根

　　9）致密的根袖神经旁的粘连是造成神经根在椎间孔位卡压的常见原因,必须仔细应用双极电凝将神经根从骨性椎管中游离出来。此时可确定突出的椎间盘及其下方的骨赘的位置(图 5-1-46)。

　　10）椎间盘碎块常通过纤维环和后纵韧带突出压迫硬膜囊或神经根,将神经根向上或向下牵开,用小型颈椎髓核钳及其他器械将突出的椎间隙切除。突出的椎间盘碎块通常是多个,位于神经根的前上或前下或神经根腋部,位于神经根头侧比尾侧常见。必须切记这入路不宜进入到间盘间隙中,否则将引起脊髓或神经根的损伤。

　　11）当充分减压后,神经根袖中会充入脑脊液,神经根袖随脑脊液的搏动而扩张(图 5-1-47)。

　　12）用双极电凝或明胶海绵彻底止血。冲洗创口后,用一片湿润的明胶海绵或脂肪组织填塞手术区消灭无效腔,镜下仔细进行止血后,缝合创口,留置引流管。

　　5. 术后处理

　　(1)术后严密观察创口局部引流量、颜色。如出现引流血量突然增加,或出现新鲜血液或出现局部组织肿胀,应视为有活动性出血存在,及时探查创口。若引流液澄清、量多为脑脊液漏存在,必须早日拔除引流管,局部加强缝合或加压沙袋。

　　(2)保证麻醉复苏后呼吸道通畅,术后至 72 小时内应严密观察咽喉部有否水肿、多痰及呼吸急

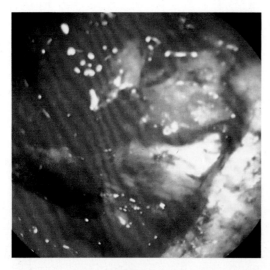

图 5-1-46　分离神经根旁粘连组织并摘除椎间盘

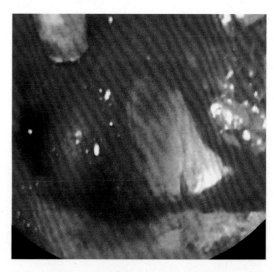

图 5-1-47　脊髓与神经根彻底减压

促、窘迫等现象,一旦发现应及时处理。

（3）术后应立刻佩戴颈围 3～4 周。

（4）术后足量抗生素使用,以防感染,适量类固醇应用以减轻水肿。

（5）应尽早做术后功能锻炼,防止肺炎、泌尿系感染、深部静脉血栓等形成。

6. 手术疗效与评价　Tim 采用内镜技术治疗 100 例神经根型颈椎病患者,并进行 6～31 个月随访,根据 Odom 标准评定,优良率达 91%,术后 1～4 周恢复工作,仅少数患者遗留麻木、疼痛等症状,2 例术后无恢复,需再次行前路椎间盘摘除、椎体融合术。1 例切口感染,2 例硬膜囊破裂,经对症处理后痊愈。Pimenta 报道 23 例患者优良率为 79%,2 例需再次行前路椎间盘摘除、椎体融合术,术后 7 天恢复工作。Adamson 对实施此手术的 24 例患者进行 3 个月随访,效果良好,无再次手术及并发症发生。

7. 并发症与预防

（1）脊髓损伤:手术按操作程序进行,企图切除椎间盘或位于椎管和神经根前侧的骨赘,可导致脊髓损伤造成瘫痪。手术时术者不慎将器械穿透黄韧带进入椎管可造成脊髓损伤,或在椎板切开去除骨组织,分离粘连组织,强行在椎管内伸入器械从而易造成脊髓损伤。因此,镜下手术操作必须主刀-助手密切配合,动作轻柔,手-眼轴配合默契,避免过大过猛的操作动作。一旦有脊髓损伤,术后应用甲泼尼龙 30mg/kg 冲击治疗,休息 45 分钟,后以 5.4mg/（kg·h）维持 23 小时,并辅助神经营养药物治疗。

（2）神经根损伤:切除椎间盘或骨赘时,过度牵拉神经根而损伤之,或因电凝止血的热和电流损伤神经根。或因分离粘连组织而导致神经根撕裂。最为严重的是误切神经根。一旦发现神经根断裂,必须作神经根修复。术后应用恢复和营养神经药物辅助治疗,并严密观察神经功能恢复情况。

（3）脑脊液漏:由于未留意的神经根袖或硬膜撕裂或不正确硬膜或神经袖的分离或修补而导致脑脊液漏出。严重而渗漏不愈者,应采用腰部穿刺留导管引流脑脊液,待颈部脑脊液漏痊愈后 1 周,再将腰部穿刺留置导管拔除。

（4）椎动脉损伤:椎板-椎间孔切开过于偏外,而损伤椎动脉。一旦损伤椎动脉,须及时填塞棉片、明胶海绵压迫,暂时性止血,同时扩大创口,解剖暴露椎动脉,给予结扎。

（5）硬膜外血肿:老年患者动脉硬化,严重椎管狭窄,常遇到难以控制的硬膜外静脉丛出血。术中止血不充分,而导致硬膜外血肿。一旦诊断明确需作急诊清除血肿。

（6）感染:表层伤口感染,可以排脓换药,加强抗生素应用,深部椎旁或硬膜外伤口感染,必须敞开创口引流,选用敏感抗生素,足量应用。

8. 典型病例 患者应××,男性,53 岁。右上肢麻木 4 个月余入院。入院检查:颈椎生理曲度稍变浅,颈椎棘突轻压痛,活动正常,左臂丛神经牵拉试验阳性,压颈试验(+),Hoffman 征(-),右侧肱三头肌肌力Ⅳ级,握力Ⅳ级,双下肢肌力Ⅴ级,巴宾斯基征(-)。CR 示颈椎退行性变,$C_{5,6}$ 椎体先天性融合。CT 二维重建示 $C_{4,5}$,$C_{6,7}$ 椎间孔狭窄,$C_{5,6}$ 椎体先天性融合。MRI 示 $C_{5,6}$ 椎体先天性融合。入院后诊断为 $C_{4,5}$,$C_{6,7}$ 椎间孔狭窄,完善术前准备后,全麻下行颈后路椎板开窗,颈椎间孔扩大成形术。手术顺利,无并发症发生,切口Ⅰ/甲级愈合。术后 X 线示 $C_{5,6}$ 椎体先天融合,$C_{4,5}$,$C_{6,7}$ 椎间孔扩大术后恢复正常孔径。术后患者麻木消失,随访 1 年症状无复发(图 5-1-48)。

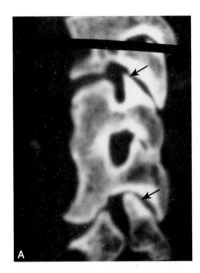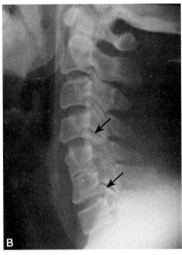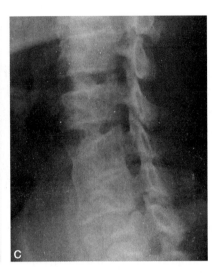

图 5-1-48 病例 内镜下颈后路椎间孔扩大成形术

A. CT 示 $C_{4,5}$,$C_{6,7}$ 椎间孔狭窄,$C_{5,6}$ 先天性融椎(箭头所指上关节突骨赘);B. X 片示 $C_{4,5}$,$C_{6,7}$ 椎间孔狭窄;
C. $C_{5,6}$ 先天性融椎(箭头所指上关节突骨赘),切除骨赘后椎间孔扩大

9. 展望 内镜下颈后路微创技术,作为一种极具发展潜力的微创技术,治疗神经根型颈椎病或颈椎间盘突出症已有较多的病例报道,疗效确切,随着脊柱外科医师操作熟练程度的增加与专用器械的发展,其在神经根型颈椎病或颈椎间盘突出症中的治疗会有更广阔的前景。

四、围术期处理

内镜下颈椎手术是一种难度较大的手术,处理不当易出现各种并发症,根据患者的不同情况,术前做好充分的术前准备,同时加强术后的各项工作,可有效预防并发症的发生。

术前准备:①肝、肺、心、肾功能检测:术前必须作肝功能、肺功能和肾功能检测,如有肝、肺、心、肾功能不全,应在术前给予相应治疗,达到正常的检验值,方可进行手术;②指导患者合理饮食,上颈椎疾患者需做好口腔及鼻腔的检查和局部的消毒处理,同时指导患者进行练习深呼吸及有效咳嗽、咳痰的方法,加强床上肢体功能锻炼及床上大小便训练;③气管推移训练:由于此手术需将气管推移,因此术前必须做气管推移训练;由于气管移位可以引起呼吸通气功能障碍,或气管受刺激导致呛咳,或长时间牵拉气管可以引起喉部急性水肿等,为使患者术后出现最小的反应和损害,术前气管推移训练显得十分必要,通常每天做 3 次,每次 15~30 分钟,气管均需推过中线,维持训练 4~7 天;④术前抗生素应用:常规术前一天应用广谱抗生素,术中带抗生素在麻醉生效后滴注,严格控制以保证围术期用药的安全性和抗耐药性;⑤脊髓功能监测:如病例复杂,压迫重,风险大,操作难度高,术中减压易导致脊髓神经的损伤,术前必须备脊髓诱发电位监测仪器,保证手术的安全性;⑥C 型臂 X 线机定位:麻醉生效后固定头部位置,设定 C 型臂 X 线机的投照角度、球管距离和照射剂量,如行上颈椎手术,术前应得到良好 $C_{1,2}$ 张口位像和侧位像,确定手术的位置所在及螺钉固定的位置;术中不能随意改变 C 型臂

X线机位置及角度,以免妨碍手术操作质量导致手术失败;⑦手术器械准备:术前要认真检查和调试内镜的各个部件,检查经皮内固定的各种器械,调试光源系统和摄影监视系统,以保证手术顺利实施。

术中使用抗生素预防感染,双下肢穿弹力袜,注意肢体保暖,可采用术中使用暖风机、暖输液等措施。

术后措施包括:①术后血压监测:颈椎术后进行血压监测是十分重要的,特别是对于那些可能发生硬膜外血肿的患者;②呼吸道管理:术后遵医嘱给予氧气雾化吸入,最好使用经痰液培养和药物敏感试验后的敏感抗生素,雾化液中亦可加适量的糜蛋白酶5mg和地塞米松5mg,以化解痰液和稀释分泌物,并达到减轻咽喉水肿及消炎的作用;③预防胃肠道出血:使用抗酸剂应该作为颈椎手术患者后常规用药的一部分;④预防深静脉血栓和肺栓塞:对于长期卧床或瘫痪患者,可通过使用气压泵、双下肢按摩等机械预防;⑤加强腹部按摩,预防发生胃肠张力减低和麻痹性肠梗阻;⑥尿潴留:应避免长时间的持续留置导尿,对于脊髓病患者应建立有计划的膀胱护理;⑦预防褥疮:褥疮的防治包括每2小时翻身一次,早期对受压区进行皮肤护理。

(池永龙 王向阳)

第二节 经皮内镜技术

一、应用解剖

微创颈椎手术的一个显著特征是手术视野局限,对目标术区周围的解剖结构显示欠佳甚至不能显示,存在着损伤术野周围颈部结构的风险。对颈部解剖结构的熟练掌握是学习经皮内镜颈椎手术技术、降低手术风险并保证良好手术疗效的必要环节。目前,经皮内镜颈椎手术技术具有前路和后路两种手术入路。本节将针对上述手术入路对相关颈部各层次解剖进行简要介绍。

(一) 前入路颈部应用解剖

胸锁乳突肌(sternocleidomastoid,SCM)将颈前部划分为前、后两个三角形区域,熟悉各区的层次和结构,是正确选择微创手术操作通道、避免损伤颈部及纵贯颈部的许多重要器官和结构的基础。

1. 颈前部体表解剖 识别颈部前方体表标志将有助于手术节段的确定和颈椎间隙体表穿刺点的定位。颈前部正中由上至下具有以下体表标志。

(1) 甲状软骨(thyroid cartilage):位于舌骨的下方,是颈前部最突出的中线结构,尤其是青春期后的男性,对应 $C_{4/5}$ 椎间盘水平,颈动脉亦在该水平分叉为颈内动脉和颈外动脉。甲状软骨板前缘在前正中线处彼此汇合并向前突出,称前角。前角的上端向前突出称为喉结,男性的喉结突出明显,女性不明显。甲状软骨与颈动脉鞘间有较多疏松结缔组织存在,形成较明显的间隙,若轻推甲状软骨(上角)向对侧,则间隙增大。利用此,可于颈动脉鞘内侧穿刺进针,到达椎间盘纤维环表面。

(2) 舌骨(hyoid bone):位于甲状软骨上方约1.5cm处,对应 C_3 椎体水平。

(3) 环状软骨(cricoid cartilage):位于甲状软骨的下方,对应 C_6 椎体水平,可作为穿刺时体表定位的参考。环状软骨形如指环,由前方狭窄的环状软骨弓和后方宽阔的环状软骨板构成。环状软骨是喉软骨中唯一完整的软骨环,对维持呼吸道的通畅起重要作用。一旦损伤可能导致气道狭窄。

(4) 颈根部对应于 C_6-C_7 水平的标志性解剖结构,包括咽食管交界部、喉气管结、甲状腺下动脉、颈动脉鞘、肩胛舌骨肌,以及喉下神经(喉返神经)进入喉的入口。椎动脉从 C_6 椎体横突孔进入颈段,甲状腺峡部和胸导管的顶点位于 C_7 椎体水平。

2. 颈前部皮肤和筋膜

(1) 皮肤和浅筋膜:颈前外侧部的皮肤较薄,移动性大,皮纹呈横向走行。皮下组织(浅筋膜)为含有脂肪的一层疏松结缔组织,内含菲薄的皮肤,即颈阔肌。该肌深面的浅筋膜内有颈前静脉、颈外

静脉、颈外侧浅淋巴结、颈丛的皮支以及面神经的颈支等。由于浅筋膜内颈阔肌的存在,颈部手术关闭切口时,常规要缝合该肌及所在层次,以减少瘢痕形成。由于颈部皮肤移动性大,故前路经皮内镜手术时皮肤切口允许有一定的偏差。

浅静脉主要有颈前静脉和颈外静脉。颈前静脉:起至颏下部,于颈前正中线两侧沿下颌舌骨肌浅面下行,至锁骨上方转向外侧,穿入胸骨上间隙,汇入颈外静脉末端或锁骨下静脉,亦有少数汇入头臂静脉。左、右颈前静脉在胸骨上间隙内借横行的颈静脉弓相吻合。颈外静脉:在下颌角的后下方,由下颌后静脉后支与耳后静脉和枕静脉等汇合而成,沿胸锁乳突肌浅面斜行向下,于锁骨中点上方 2 ~ 5cm 处穿颈深筋膜,汇入锁骨上静脉或静脉角,少数也可注入颈静脉内,甚至椎静脉。颈外静脉与颈深筋膜结合紧密,当静脉壁受伤破裂时不易止血并可致气体栓塞。术中经皮内镜手术中穿刺及分离放置镜鞘过程可能造成损伤,并因该静脉压迫止血困难,一旦发生损伤应予以分离、显露并结扎。

颈部浅层除自腮腺下缘浅出后向前下方进入并支配颈阔肌的面神经颈支外,其余均为颈丛的皮支。颈丛皮支由胸锁乳突肌后缘中点浅出,位置表浅且相对集中,主要分支有:①枕小神经:浅出位置最靠上方,勾绕副神经并沿胸锁乳突肌后缘上行,分布至枕部及耳廓背面上的皮肤;②耳大神经:为颈丛最大的皮支,与胸锁乳突肌后缘中点浅出后,沿该肌表面上行,分布至耳廓及腮腺区皮肤;③颈横神经:横越胸锁乳突肌中份,分布于颈前区的皮肤;④锁骨上神经:多分为内、中、外三支,分别分布于颈前外侧部、胸壁上部和肩部等处的皮肤。

(2) 颈深筋膜:位于浅筋膜和颈阔肌深面,包绕颈、项部的肌肉、血管、神经、气管等各个器官。颈深筋膜分为浅中深三层,各自之间的疏松结缔组织构成筋膜间隙。

1) 浅层:即封套筋膜,它上附于头颈交界线,下附于颈、胸和上肢交界线,向前于颈前正中线左、右两侧互相延续,向两侧包绕斜方肌和胸锁乳突肌并形成两肌的鞘,向后附于项韧带和第 7 颈椎突,形成一个完整的封套结构。封套筋膜在其包裹结构处分为深、浅两层。除分层包绕斜方肌和胸锁乳突肌外,还在舌骨上部分为深、浅两层,包裹二腹肌前腹和下颌下腺;在面后部,分为深、浅两层包裹腮腺;在舌骨下部于甲状腺峡附近,分为深、浅两层向下分别附着于胸骨颈静脉切迹的前、后缘,形成胸骨上间隙。

2) 中层:气管前筋膜又称颈深筋膜中层或内脏筋膜,此筋膜包裹咽、食管颈部、喉、气管颈部、甲状腺和甲状旁腺等器官,并形成甲状腺鞘。在甲状腺与气管和食管上端连结处,甲状腺鞘后层增厚并形成甲状腺悬韧带。前下部覆盖于气管者称为气管前筋膜,后上部覆盖颊肌和咽缩肌者则称为颊咽筋膜。气管前筋膜向上附着于环状软骨、甲状软骨斜线和舌骨,向下经气管前方和两侧入胸腔与心包上部相续。此筋膜层在颈根部有许多纤维性扩张部覆于大血管干上,使血管保持开放状态,一旦不慎损伤血管,甚难闭合,可致空气进入引起空气栓塞。

3) 深层:颈前筋膜又称颈深筋膜深层或椎前层,位于咽和食管后方,覆盖椎前肌等颈深肌群和前纵韧带,两者之前形成椎前间隙。椎前筋膜向上附着于颅底,向下续于胸内筋膜,向两侧覆盖臂丛、颈交感干、膈神经、锁骨下动脉及锁骨下静脉。此筋膜向下外方,由斜角肌间隙开始,包裹锁骨下动、静脉和臂丛,并走向腋腔形成腋鞘。颈深筋膜向两侧扩展包绕颈总动脉、颈内动脉、颈外动脉、颈内静脉和迷走神经形成的筋膜鞘。此鞘前壁与气管前筋膜相融合,后壁与椎前筋膜有不太紧密的粘连。其后壁之后有交感干,前壁有舌下神经降支。

(3) 颈部筋膜间隙:颈深筋膜各层之间的疏松结缔组织构成筋膜间隙。

1) 胸骨上间隙:颈深筋膜浅层,在甲状腺峡之下,距胸骨柄上缘 3 ~ 4cm 处分为深、浅两层,向下分别附着于胸骨颈静脉切迹前、后缘,两层之间即为胸骨上间隙,内有颈前静脉下段、颈静脉弓、胸锁乳突肌胸骨头、淋巴结和脂肪组织等。

2) 喉后间隙:位于颊咽筋膜与椎前筋膜之间,内无大的血管、神经走行,但纵行和横行的小血管较多。其延伸至咽侧壁外侧的部分为咽旁间隙。

3) 气管前间隙:位于气管前筋膜与气管颈部之间。内有甲状腺最下动脉、甲状腺下静脉、甲状腺奇静脉丛、头臂干和左头臂静脉。小儿还有胸腺上部伸入。

4）椎前间隙：位于脊柱颈部、颈深肌群与椎前筋膜之间。颈椎结核脓肿多积于此间隙，并可向两侧扩展至椎外侧区，经鞘液扩散至腋窝。脓肿溃破后，可经咽后间隙向下扩展至后纵隔。颈前路经皮内镜术中的冲洗液可沿此间隙集聚和扩散。

3. 前三角区域局部解剖　如前所述，胸锁乳突肌将颈前部划分为前后两个三角形区域。以下将对前三角区域的手术应用解剖进行介绍。前三角区的外侧为胸锁乳突肌，上缘为下颌骨下缘，内侧为颈前正中线的内侧缘。颈前三角进一步被下颌骨、颏骨、颈动脉及颈部肌肉等划分为若干区域（图5-2-1）。

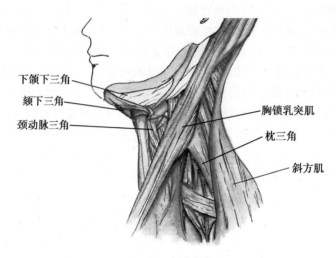

图 5-2-1　颈部分区

（1）下颌下三角（submandibular triangle）：下颌下三角的上缘为下颌骨下缘，内侧为二腹肌的前、后腹，故亦称为二腹肌三角。该三角的顶部为颈筋膜浅层，其浅面为皮肤、浅筋膜和颈阔肌；三角底部为下颌舌骨肌、舌骨舌肌及咽中缩肌；三角内有下颌下腺、面动脉、面静脉、舌下神经、舌神经、下颌下神经节及下颌下淋巴结等结构。舌骨大角约在 $C_{2/3}$ 椎间盘水平，而且容易在体表触及定位，可作为颈部体表定位标志。同时附着于舌骨大角的茎突舌骨肌、二腹肌后腹与舌动脉和舌下神经在该水平行走。

（2）颏下三角（submental triangle）：由舌骨体与两侧的二腹肌前腹围成。此三角的顶部为颈浅筋膜，其浅面有皮肤和浅筋膜；三角底部为下颌舌骨肌及其筋膜。该三角内有颏下淋巴结。

（3）肌三角（muscular triangle）：由颈前正中线、肩胛舌骨肌上腹和胸锁乳突肌前缘围成，内有舌骨下肌群、甲状腺、甲状旁腺、喉、气管和食管等结构。

舌骨下肌群位于舌骨下方正中线的两旁，在喉、气管和甲状腺的前方，每侧均 4 块，各肌均依其起点命名：①胸骨舌骨肌：呈带状薄片，位于颈部正中线两侧；②肩胛舌骨肌：位于胸骨舌骨肌的外侧，为细长带状肌，分为上腹和下腹，由位于胸锁乳突肌下部深面的中间腱相连；③胸骨甲状肌：位于胸骨舌骨肌的深面；④甲状舌骨肌：位于胸骨甲状肌的上方，并被胸骨舌骨肌覆盖。上述 4 块肌肉的主要作用为下降舌骨和喉。

舌骨下肌群各肌的上、下部均有颈袢的肌支进入。在环状软骨高度切断舌骨下肌群，可保留从肌的上部和下部进入的神经。若术中损伤进入舌骨下肌群的神经，可导致术后肌萎缩，气管突出。

甲状腺是肌三角内的重要器官，呈 H 形，可分一峡两叶。约 50% 的人从甲状腺峡部向上伸出一锥状叶，其位置多偏向左侧。甲状腺峡部位于第 2～4 气管软骨环的前方；侧叶位于喉下部和气管颈部的前外侧，上至甲状软骨中部，下达第 6 气管软骨环。甲状腺的前方由浅至深依次为皮肤、浅筋膜、颈筋膜浅层、舌骨下肌群、气管前筋膜。甲状腺侧叶的后内侧邻近喉与气管，咽与食管及喉返神经;侧叶的后外侧邻近颈动脉鞘和交感神经。在第4、5颈椎水平,其侧叶与颈动脉鞘有部分重叠掩盖,手术循颈动脉鞘和内脏鞘之间到达椎间隙,应注意将两者先行向两侧分开,避免经侧叶穿刺。甲状腺鞘(假被膜)和纤维囊(真被膜)由外向内将甲状腺包裹。甲状腺鞘由气管前筋膜构成。两层被膜之间的间隙称为囊鞘间隙,其内有甲状旁腺、神经、血管和疏松结缔组织。甲状腺的被膜在某些部位局部增厚,形成韧带。在侧叶上端,甲状腺鞘增厚并连于甲状软骨,称甲状腺悬韧带。在侧叶内侧的中部有甲状腺侧韧带连于环状软骨及第1~2气管软骨环。在甲状腺峡部的后方有固定带连于气管上端。由于甲状腺由上述韧带与喉和气管相连,故前路经皮内镜颈椎手术时,可与气管食管一同向对侧牵开。

喉上神经发自迷走神经的下神经节,在颈内动脉内侧沿咽侧壁下行,至舌骨大角处($C_{2/3}$间盘)分为内、外两支。内支与喉上动脉伴行,穿甲状舌骨肌分布于会厌、舌根、声门裂以上的喉黏膜。外支与甲状腺上动脉伴行,距上极0.5~1cm处与动脉分开,弯向内侧,支配环甲肌。

喉返神经自迷走神经发出的起点不同,带来了其在上行途中的差异。左喉返神经绕主动脉弓的下缘至其后方,右喉返神经绕右锁骨下动脉至后方。两侧喉返神经经气管食管间沟上行至侧叶深面与甲状腺下动脉交叉,继而上行至咽下缩肌下缘、环甲关节后方进入喉内,分布于声门裂以下的喉黏膜及除环甲肌以外的喉肌。约在甲状腺侧叶中、下1/3交界处,喉返神经在此与甲状腺下动脉发生复杂的交叉关系。左喉返神经多在气管食管间沟上行,常在甲状腺下动脉后方与其交叉;右侧喉返神经多行于气管食管间沟的前方,常在甲状腺下动脉的前方与其交叉或穿行于甲状腺下动脉上、下分支之间。故手术操作不应贴近甲状腺腺体进行。因喉返神经与食管、气管被同一内脏鞘包裹,分离颈动脉鞘与内脏鞘间隙时可与气管和食管一起向内牵开,这对保护喉返神经是极为有利的。故从两鞘间隙到达颈椎间隙并不会对喉返神经造成直接损伤,但应避免持续牵拉压迫所致的间接伤害。与左喉返神经在颈部全程被脏筋膜包裹并行于气管食管间沟内不同,右喉返神经在颈部的行程可分为脏筋膜内段和外段两部分。脏筋膜外段为自迷走神经发出后绕锁骨下动脉斜向内上方的一段,在C_7~T_1水平之间传入脏筋膜。若将气管食管牵至颈椎左侧,该段神经接近水平走向。右喉返神经穿入脏筋膜后即为脏筋膜内段,先贴筋膜内壁上行,在C_6~C_7椎体间向内进入气管食管间沟,分支支配于食管并向上分支进入喉腔。因此,右喉返神经在颈椎手术术中的受损伤机会大于左侧。但在右喉返神经穿入脏筋膜以上部分,及C_7椎体或C_7/T_1椎间盘以上操作仍是相对安全的,但应避免暴露时过度牵拉和分离颈动脉鞘与内脏鞘间隙过大。

气管颈部上平环状软骨下缘平面,下平胸骨颈静脉切迹,向下移行为气管胸部,由6~8个气管软骨环构成。气管颈部的前方由前向后依次有皮肤、浅筋膜、颈筋膜浅层、胸骨上间隙、气管前筋膜。第2~4气管软骨环的前方有甲状腺峡部。峡部的下方还有甲状腺下静脉、奇静脉丛及甲状腺最下动脉。此外,在幼儿还有胸腺、左头臂静脉和主动脉弓。气管颈部两侧有颈动脉鞘及其内容,喉返神经、交感干;后方为食管颈部。气管颈部的周围有结缔组织包绕,因而其移动性较大,可由中线位置牵向两侧。

食管颈部在环状软骨平面与咽相连并稍偏向左侧,经颈椎的前方下降至颈静脉切迹处与食管胸部相连。食管颈部的前方为气管颈部,两者之间为气管食管间沟,其内有喉返神经通过。食管后方为椎前筋膜及其覆盖的颈椎和椎前肌,两侧有颈动脉鞘及其内容、甲状腺侧叶,其后外侧为交感干。食管与椎前筋膜之间填充着较多的疏松结缔组织,使其可与气管一起较容易地向两侧牵开,此特点对进行颈前路微创手术十分有利。

喉以软骨为支架,借韧带、关节、肌肉连结而成。位于颈前部正中,成年相当于第3~6颈椎的高度。喉的上端借喉口与咽喉相通,下端与气管颈部相连。喉的后方为咽,前方有皮肤、浅筋膜、颈筋膜浅层、舌骨下肌群。两侧为颈动脉鞘及其内容、甲状腺侧叶。喉软骨构成喉的支架,包括单块的甲状软骨、环状软骨、会厌软骨及成对的勺状软骨。甲状软骨和环状软骨都是颈部重要的体表标志。

甲状软骨位于舌骨的下方,由两块甲状软骨板构成,形成前外侧壁。甲状软骨板前缘在前正中线处彼此汇合并向前突出,称前角。前角的上端向前突出称喉结,男性喉结突出明显,女性不明显。甲状软骨板的后缘游离并向上、下方突起,分别称上角和下角。上角借韧带与舌骨大角相连;下角与环状软骨构成环甲关节。甲状软骨上角大约在 $C_{3/4}$ 椎间盘水平,此处及下至 C_5 椎体水平,甲状软骨与颈动脉鞘间有较多疏松结缔组织存在,形成较明显的间隙,如轻推甲状软骨(上角)向内,则间隙加大。利用此,可于颈动脉鞘内侧穿刺进针,进入椎间盘内。

会厌软骨上宽下窄,呈树叶状,位于舌根和舌骨体的后上方,是喉口的活瓣,在吞咽时盖住喉口,防止食物进入喉腔。勺状软骨左右各一,位于环状软骨板上缘的外侧部,底向前伸出声带突,供声韧带附着。

(4) 颈动脉三角:该三角上缘为二腹肌后腹,前下缘为肩胛舌骨肌上腹,后缘为胸锁乳突肌上部的前缘。此三角的浅面有皮肤、浅筋膜、颈阔肌、颈筋膜浅层,深面为椎前筋膜,内侧是咽侧壁及其筋膜。三角内有颈总动脉及其分支、颈内静脉及其属支、颈外侧淋巴结及后 3 对脑神经。

颈总动脉位于颈内动脉的内侧,沿食管、气管和喉的外侧上升至甲状软骨上缘高度分为颈内动脉和颈外动脉。颈动脉窦为颈总动脉的末端和颈内动脉起始处的膨大部,其窦壁上有压力感受器。当血压升高时,刺激压力感受器,可反射性地引起心跳变慢、血管扩张,血压下降,从而保持血压的相对稳定。行颈前入路手术,在颈动脉鞘和内脏鞘之间分离暴露颈椎及使用拉钩时,应对其注意保护。颈动脉小球为一米粒大小的扁椭圆形小体,借结缔组织连于颈总动脉分叉处的后方。该小体为一化学感受器,当血液中氧分压降低,二氧化碳分压升高时,可反射性使呼吸加深加快。

颈内动脉先位于颈外动脉的后外侧,继而位于其后内侧,经二腹肌后腹的深面上升至颅底,经颈动脉管进入颅腔。该动脉在颅外无分支。如误扎颈内动脉,可引起同侧脑部血液循环障碍,而导致对侧偏瘫和感觉障碍,甚至死亡。颈外动脉先位于颈内动脉的前内侧,经二腹肌后腹的深面入腮腺区。此动脉在颈动脉三角内有 5 条分支,由下往上从前壁发出的为甲状腺上动脉、舌动脉、面动脉,后者经二腹肌后腹深面至下颌下三角。喉升动脉发自颈外动脉起始处的内侧壁,发支营养附着于颈椎前侧壁的颈长肌,并于颈升动脉有吻合,故颈长肌血供很丰富,手术及穿刺时应予注意。枕动脉平对面动脉发自颈外动脉后壁至枕部。

颈内静脉位于颈内动脉和颈总动脉的外侧,胸锁乳突肌的深面。颈内静脉在颈静脉孔处续乙状窦,在颈动脉鞘内下行至胸锁关节后方,与锁骨下静脉汇合为头臂静脉。此静脉的附支有面静脉、舌静脉、甲状腺上静脉、甲状腺中静脉。颈内静脉壁附着于颈动脉鞘,并通过此鞘附着于颈深筋膜及肩胛舌骨肌中间腱,其管腔常处于开放状态,有利于静脉回流。当颈内静脉损伤时,由于管腔不易闭锁,加之胸腔负压对静脉血的吸引,易导致空气栓塞。

舌下神经为躯体运动神经,由舌下神经出颅,经二腹肌后腹的深面进入颈动脉三角,继而向前下在颈总动脉分叉处上方 1cm 越过颈、内外动脉的浅面,再经二腹肌后腹深面进入下颌下三角。舌下神经在绕过颈内动脉处发出颈袢上根,经颈总动脉表面下降。副神经为特殊内脏运动神经,与迷走神经及舌咽神经共同经颈静脉孔出颅,有二腹肌后腹的深面入颈动脉三角,越过颈内静脉的浅面向后外,穿胸锁乳突肌上部的深面进入枕三角,支配胸锁乳突肌和斜方肌。迷走神经为混合神经,内含一般内脏运动纤维。特殊内脏运动纤维。一般内脏感觉和一般躯体感觉纤维。迷走神经位于颈动脉鞘内,在颈内动脉、颈总动脉与颈内静脉之间的后方下行。此神经在下神经节处发出喉上神经行向喉部,在颈动脉三角发出颈上心支参与心丛。

颈动脉鞘包被迷走神经、颈内静脉、颈总动脉及颈内动脉,沿颈部两侧行走,与包被食管、气管和甲状腺的内脏鞘之间存在一定的结缔组织。两鞘之间某些部位间隙明显,且没有重要的血管和神经分布,稍加分离即是从颈前进入颈椎间隙的一个良好通道。

4. 前路经皮颈椎手术入路相关解剖注意事项

(1) 左、右颈前静脉在前路经皮内镜手术时,穿刺、扩张及镜鞘放置过程中易损伤。

(2) 进行颈椎间盘穿刺时应对颈动脉进行保护。穿刺范围的外缘位于胸锁乳突肌内侧缘,内缘位于气管食管外侧缘。

（3）气管前筋膜与两侧的椎前筋膜融合共同包绕喉、气管、甲状腺、甲状旁腺、咽及食管形成内脏鞘。当使用双手指将内脏鞘推向对侧时，其内的所有结构都将随之移动，从而增加了颈椎间盘穿刺的安全性（双指技术）。

（4）舌下神经、舌动脉和舌静脉伴行，在 $C_{2/3}$ 水平直接穿刺分离时有损伤风险。

（5）喉上神经外支与甲状腺上动脉伴行，在 $C_{3/4}$ 水平穿刺分离时有损伤风险。

（6）喉后间隙位于颊咽筋膜与椎前筋膜之间，内无大的血管、神经走行，但纵行和横行的小血管较多。穿刺时可能造成出血。

（7）垂直走向的颈动脉鞘位于穿刺安全区外侧，表面由胸锁乳突肌覆盖。颈动脉在 $C_3 \sim C_4$ 椎体水平位于胸锁乳突肌内侧并逐渐向外下方行走至 $C_6 \sim C_7$ 椎体水平时位于胸锁乳突肌后外侧。

（8）在第 4 ～ 6 颈椎水平，其侧叶与颈动脉鞘有部分重叠掩盖，手术循颈动脉鞘和内脏鞘之间到达椎间隙，应注意将两者先行向两侧分开，避免经侧叶穿刺。

（9）椎前间隙：位于脊柱颈部、颈深肌群与椎前筋膜之间。颈椎结核脓肿多积于此间隙，并可向两侧扩展至椎外侧区，经鞘液扩散至腋窝。脓肿溃破后，可经咽后间隙向下扩展至后纵隔。颈前路经皮内镜术中的冲洗液可沿此间隙集聚和扩散。

5. 颈前区解剖结构对应的颈椎节段

（1）$C_3 \sim C_4$：舌骨下缘。该间隙位于舌骨与甲状软骨之间，具有一个狭长的安全穿刺区域，其内侧缘位于咽喉的外侧、外侧缘位于颈动脉分叉的内侧。甲状腺上动脉位于该节段穿刺途径上。推动气管前筋膜包围的甲状腺作水平运动可导致甲状腺上动脉的位置更加水平。

（2）$C_4 \sim C_5$：甲状软骨中份。咽喉部位于甲状软骨外缘的内侧，应避免在术中对其造成损伤。

（3）$C_5 \sim C_6$：甲状软骨与环状软骨环之间。颈动脉窦位于 C_6 椎体横突水平。

（4）$C_6 \sim C_7$：位于环状软骨下缘。内脏鞘与血管鞘之间具有更大的安全穿刺区，但应注意保护甲状腺侧叶。

（5）$C_7 \sim T_1$：此区域穿刺应稍向内，以避免损伤肺尖。

（二）后入路颈部应用解剖

颈后部又称项部，以斜方肌前缘与颈前外侧部分界，上界为枕外隆凸和上项线，下界为 C_7 椎体棘突至两侧肩峰的连线。

1. 皮肤和浅筋膜　颈后部与颈前区不同，此部皮肤厚而致密，移动性小，有较丰富的毛囊和皮脂腺。浅筋膜致密而厚实，含脂肪较多，并通过许多结缔组织纤维束与深筋膜相连。

（1）浅血管：项区的浅动脉主要来自枕动脉、颈浅动脉和肩胛背动脉等的分支，各动脉均有伴行静脉。

（2）皮神经：项区的皮神经来自颈神经后支，其中较粗大的有枕大神经和第 3 枕神经后支。枕大神经是第 2 颈神经后支的分支，在斜方肌的起点下方浅出，伴枕动脉的分支上行，分布至枕部皮肤。第 3 枕神经为第 3 颈神经后支的分支，穿斜方肌浅出，分布至项区上部的皮肤。

2. 深筋膜　项区的深筋膜分为深、浅两层，包裹斜方肌，属封套筋膜的一部分。浅层覆盖在上项线，向下移行为胸腰筋膜后层。

3. 项部肌肉

（1）斜方肌：位于项区和胸背区上部的扁肌，宽大且血供丰富，由副神经支配。血液供应主要来自颈浅动脉和肩胛背动脉，其次为枕动脉和肋间动脉。

（2）菱形肌：位于斜方肌深面，起自第 6 颈椎至第 4 胸椎的棘突，向外下附着于肩胛骨内侧缘。

（3）夹肌和半棘肌：位于斜方肌、菱形肌的深面。半棘肌在颈椎棘突的两侧，夹肌在半棘肌的后外方，两肌上部的深面为枕下三角。

（4）枕下小肌群：位于夹肌和半棘肌的深面，包括头后大、小直肌和头上、下斜肌。头后大直肌起自枢椎棘突，向上止于枕骨下项线下骨面的外侧份。头后小直肌起自寰椎后结节，向上止于枕骨下项线下骨面的外侧份,其外侧部为头后大直肌所覆盖。头上斜肌起自寰椎横突,止于枕骨上、下项线间骨面的外侧。头下斜肌厚而圆,起自枢椎棘突,止于寰椎横突。

以头下斜肌为外下界,头上斜肌为外上界,头后大直肌为内上界,枕下小肌群在项区上部深层围成的三角形区域称为枕下三角。三角的底为寰枕后膜和寰枕后弓,浅面借致密结缔组织与夹肌和半棘肌相贴,枕大神经行于其间。三角内有椎动脉和枕下神经经过。

椎动脉穿寰椎横突孔后转向内侧,行于寰椎后弓上面的椎动脉沟内,再穿寰枕后膜进入椎管,最后经枕骨大孔入颅。颈椎的椎体钩骨质增生、头部过分旋转或枕下肌痉挛都可压迫椎动脉,造成脑供血不足。

枕下神经是第1颈神经的后支,在椎动脉与寰椎后弓间穿寰枕后膜而出,行经枕下三角,支配枕下肌。第2颈神经后支在头下斜肌的下缘绕出,向上走行并分支支配头半棘肌。穿过头半棘肌和斜方肌后的皮质即为枕大神经,伴行于枕动脉内侧,分布于枕部皮肤。

(三) 颈部经皮微创手术入路应用解剖要点

颈椎的前方主要有贯穿头、颈、胸部的大血管和神经,以及食管、气管和甲状腺等脏器。因寰椎和枢椎位置高且形态及毗邻特殊等原因,通常将两者作为上颈椎,第3~7颈椎则作为下颈椎。颈椎的主要经皮微创手术入路应用解剖情况分述如下。

1. 前路经皮颈椎手术

(1) 入路简介:仰卧位,在颈前一侧根据术中透视确定手术节段并作0.8cm的横切口,全层切开皮肤,钝性分离颈阔肌。纵向松解颈深筋膜,沿胸锁乳突肌前缘内侧用手指向对侧推开颈内脏鞘,于颈内脏鞘与颈血管鞘间隙穿刺进针,即可抵达颈椎体前外侧面的椎前间隙。

(2) 应用解剖学要点:入路依次经过皮肤、浅筋膜和颈阔肌、封套筋膜、颈动脉鞘与内脏鞘间隙、椎前筋膜、椎前间隙、椎前肌,抵达脊柱颈段。第2至第6颈椎节段的手术可选择左侧或右侧进入,这取决于患者治疗需要和手术医师的经验与偏好。第6颈椎至第1胸椎节段则多采用左侧入路,因右侧喉返神经于颈根部绕锁骨下动脉发出后走向内侧的气管食管间沟前方,位置较左侧高、浅,容易被损伤。但左侧入路时,应注意胸导管在第7颈椎高度弓形向外,经颈动脉鞘后方绕出并注入左静脉角。此处的胸导管位置较表浅,容易寻找,在找到后适当解剖游离并保护,可避免在深部的操作中造成损伤。胸导管后方的椎动脉、甲状颈干、膈神经及交感干亦应加强保护。

气管前筋膜包裹咽、喉、食管、气管等结构形成内脏鞘,其内还有在气管食管间沟内上行的喉返神经。颈动脉鞘为颈深筋膜向两侧的扩展包绕颈总动脉、颈内动脉、颈内静脉和迷走神经形成的筋膜鞘。两鞘之间的深筋膜薄弱,连接疏松,其间少有横行的血管和神经,故只需沿颈动脉鞘内侧稍作钝性分离,即可分别向两侧牵开两鞘,暴露颈椎前方结构。

椎前筋膜覆盖颈长肌等椎前肌和前纵韧带,两者间为椎前间隙,间隙内有位于颈动脉鞘后的交感干,贴居在颈长肌外侧缘处,应避免损伤。

颈长肌位于脊柱颈部和上3个胸椎体的前侧面,其下内侧部起自第1~3胸椎体和第5~7颈椎体前侧部,止于第2~4颈椎体前侧部及第5~7颈椎横突的前结节。当牵开显露不理想时,可从该肌内侧缘进行分离以显露相关的椎体和椎间盘。该肌血供较丰富,可电凝止血。

2. 后路经皮颈椎手术

(1) 入路简介:俯卧位,X线透视定位手术节段,在棘突旁1cm处行1cm切口,切开皮肤、浅筋膜至深筋膜下,钝性分离斜方肌、菱形肌和肩胛提肌及穿刺途径组织,到达关节突关节表面。

(2) 应用解剖要点:入路依次经过皮肤、浅深筋膜及两侧肌肉(斜方肌、菱形肌和肩胛提肌),抵达目标关节突内侧面。从后路到达脊柱的路径短,而且在穿刺途径及其稍近的两旁无重要血管和神经。

二、操作基本要求

通道引导下经皮内镜技术使手术术野相对较大,不仅可增加手术安全性、减少术中软组织损伤,亦提供了在清晰图像下治疗各种颈椎间盘病变的可能。现分别对前路和后路经皮颈椎内镜技术的操作基本要求进行介绍。

（一）　经皮内镜下颈椎前路椎间盘髓核摘除术

1. 手术室布置及体位　使用可透视手术床,C 型臂 X 线透视机,颈椎内镜影像系统。将 X 线透视机放置于手术操作者对侧。图像监视器通常放置于手术医师对侧或患者头侧(图 5-2-2)。

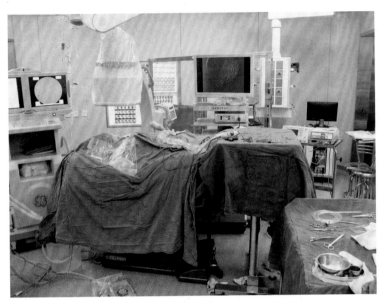

图 5-2-2　手术间设备摆放及体位

患者呈仰卧位,使用软枕垫高肩胛部使颈部保持适当伸展位,颈下垫一约 4cm 厚圆形衬垫。医用胶布或薄膜固定患者体位及头颈部,在保护面部的同时将双上肢沿身体轴线向远端牵拉以降低肩部位置。为固定患者体位,应将患者双膝固定在手术台上并将双侧上肢沿身体轴线向远端牵引(图 5-2-3)。使用记号笔标记胸锁乳突肌内侧缘、颈正中线、胸骨上缘,并在标准侧位 X 线透视下标记目的颈椎间隙水平(图 5-2-4)。

2. 麻醉要求　经皮内镜颈椎前路椎间盘髓核摘除术采用全身麻醉。放置透视可显影胃管(插入显影导丝)。建议在手术全过程使用神经电生理监测。

3. 操作基本要求

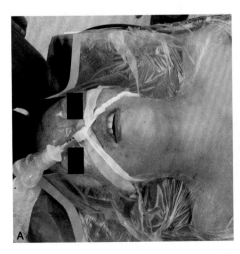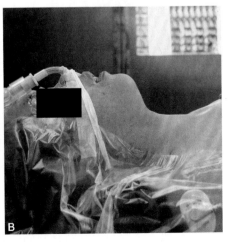

图 5-2-3　经皮内镜下颈椎前路手术体位

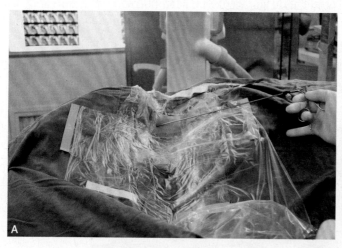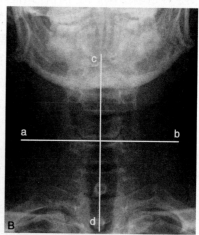

图 5-2-4 确定并标记手术节段
A. 术中透视定位手术节段;B. X 线透视手术节段及颈前正中线

（1）术者站位及术中定位:手术医师通常可选择从优势上肢侧入路进行手术,如右手为优势上肢的医师可选择从右侧入路进行手术(以下描述以右侧优势上肢医师手术为例);对于侧方型椎间盘突出,则考虑从对侧入路进行手术。

术前和术中进行标准颈椎正侧位透视以确定手术节段(图 5-2-4)。穿刺进针点可位于突出椎间盘的同侧或对侧。对于下位颈椎,C 型臂 X 线透视机可适当头尾倾斜以获得标准的正位透视图像。

（2）椎间盘造影:左手中指和示指并拢下压,使用双指技术,在胸锁乳突肌内侧缘与气管食管之间垂直下压至椎体或椎间隙表面。指腹触及颈动脉搏动,将气管食管推向对侧,手指在颈动脉鞘与内脏鞘之间抵达颈椎体前方,X 线透视确认到达的位置(图 5-2-5)。使用 18G 空心套管针在中指与示指之间进针,针尖方向向内约 20° 角。标准正侧位透视确定穿刺针是否成功进入椎间盘及深度。术前行颈椎间盘造影并进行疼痛诱发试验将有助于疾病的诊断,造影剂注射量应控制在 1~2ml,造影剂中加入染色剂(如亚甲蓝)将有助于在随后的手术中区别退变的椎间盘组织。

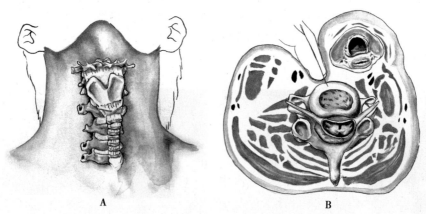

图 5-2-5 颈椎间盘造影术
A. 穿刺位置;B. 手指经皮压到颈椎前筋膜定位

（3）穿刺及工作通道建立:于确定的手术节段入路侧作皮肤切口,切口距前正中线 2~4cm,长度约 8mm,切开皮肤及皮下筋膜。使用 11G 钝头穿刺针自两指间经切口穿刺,使用钝头穿刺针适当游离皮下筋膜、颈部血管鞘与内脏鞘之间间隙到达椎前间隙,避免损伤颈前静脉。颈椎间盘纤维环前缘穿刺点的确定非常重要。中央型突出时,纤维环穿刺点通常位于颈正中线;旁中央型突出时,纤维环穿刺点多位于颈正中线偏突出部位同侧。穿刺针经纤维环前缘进入并经椎间盘到达椎间盘后份。放置导针并进行标准正侧位透视确认。移除穿刺针,使用直径为2.5mm或3.5mm的扩张器沿导针逐渐扩张并进入间隙。将工作镜鞘沿扩张器放入椎间隙内后份,取出扩张器及导针,开始镜下手术(图5-2-6)。

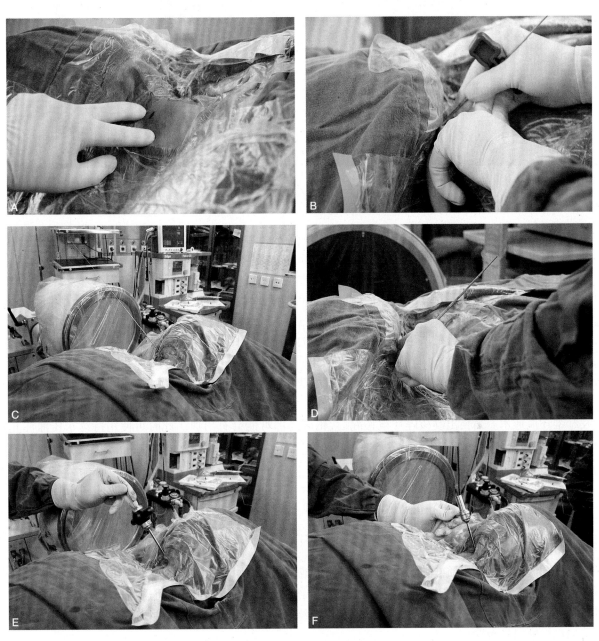

图5-2-6 工作镜鞘建立

A. 透视确定手术节段椎间隙体表投影后行皮肤切开;B. 钝头穿刺针经手指间隙进行穿刺;C. 放置导针并移除穿刺针;D. 扩张器逐级扩张;E. 经金属导针放置工作镜鞘;F. 工作镜鞘放置到位后移除闭塞器

　　椎体前方的骨刺有时会影响穿刺针、扩张器或工作镜鞘的置入,此时就需要在可视条件下由外向内进入目标椎间隙。可将工作镜鞘置于纤维环表面,助手可协助固定工作镜鞘,放入内镜并在镜下使用环锯和射频电极环形切开纤维环,一旦进入间隙内即可使用咬钳等工具逐步去除髓核组织(图5-2-7)。

　　(4)镜下操作及髓核摘除:将颈椎前路内镜放入工作镜鞘。工作镜鞘同时供手术器械出入。工作镜鞘放置的靶区应与颈椎病变所在部位一致。对于中央型颈椎间盘突出,工作通道应放置于正位透视图的颈

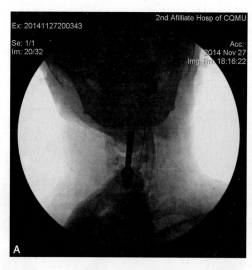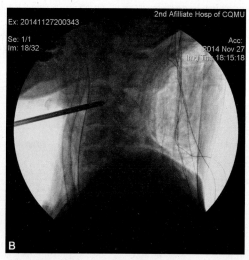

图 5-2-7　术中透视图

A. 正位透视工作镜鞘位置；B. 侧位透视工作镜鞘位置

椎正中位置；对于侧方型颈椎间盘突出，则应将工作通道放置在正位透视图的症状侧椎间孔处。工作镜鞘的前端在侧位透视图中应到达椎体的后缘。定位椎间盘突出部位或碎片在手术开始阶段往往比较困难。此时可利用激光或射频消融电极进行镜下清理，必要时可打开后方纤维环和（或）后纵韧带以便最终显露靶点。工作通道可在此过程中适当前进或后退，必要时可使用抓钳或激光对髓核碎片进行处理。颈椎间盘碎片连带有纤维环或其他附属纤维组织时，可使用咬钳去除。全程应在透视监测下进行（图 5-2-8）。

椎体终板后缘可因骨赘增生而造成操作途径的狭窄，此时可使用磨钻行骨切除以扩大工作空间，应避免在此过程中造成潜在的脊髓损伤。为防止术后颈椎后凸畸形的发生，应尽量保护位于椎体前中份的椎间盘组织。椎间孔处残留的骨赘组织可使用激光将其气化，或使用 Kerrison 钳、环踞等将其去除。在此过程中应随时注意观察神经根的情况。当突出部分已被去除，应使用射频电极进行髓核及纤维环成形术。当突出髓核碎片被移除后，靶区局部可能会有出血。此时可使用持续水压灌注止血，通常出血亦可自行停止。上述处理均完成后可撤除所有器械装置结束手术。

4. 注意事项　整个手术应在 X 线透视辅助下进行，在穿刺、扩张、通道放置及调整等各步骤应意识到气管、食管及颈血管损伤的可能性。内脏鞘与血管鞘的定位应准确，两者之间的间隙显露应到位，器械置入时应保持稳定并在助手的帮助下完成上述步骤。所有传统颈椎前路手术的并发症均可出现在前路颈椎经皮内镜手术中，但出现几率尤其是吞咽困难的发生率相对较低，这可能与本手术技术切口微小和软组织分离少等因素有关。

（二）　经皮内镜下颈椎前路椎间孔狭窄扩大成形术

1. 手术室布置及体位　手术室布置及体位与经皮内镜下颈椎前路椎间盘髓核摘除术相同（图 5-2-3，图 5-2-4）。使用记号笔标记胸锁乳突肌内侧缘、颈正中线、胸骨上缘，并在标准侧位 X 线透视下标记目标椎间盘水平。

2. 麻醉要求　经皮内镜下颈椎前路椎间孔狭窄扩大成形术应在全身麻醉状态下进行，放置胃管及显影导丝并在手术全过程使用神经电生理监测。

3. 操作基本要求

（1）术者站位及术中定位：手术医师通常站立于病变对侧。术前和术中进行标准颈椎正侧位透视以确定手术节段。皮肤穿刺进针点应位于颈部的前正中线与目标椎间盘水平交界偏病变对侧 2～4cm 处。对于下位颈椎，C 型臂 X 线透视机可适当倾斜以获得标准的正位透视图像。

（2）椎间盘造影：术前或术中颈椎间盘造影可明确颈脊髓或神经根的受压节段及部位，有利于术中定位（图 5-2-5）。

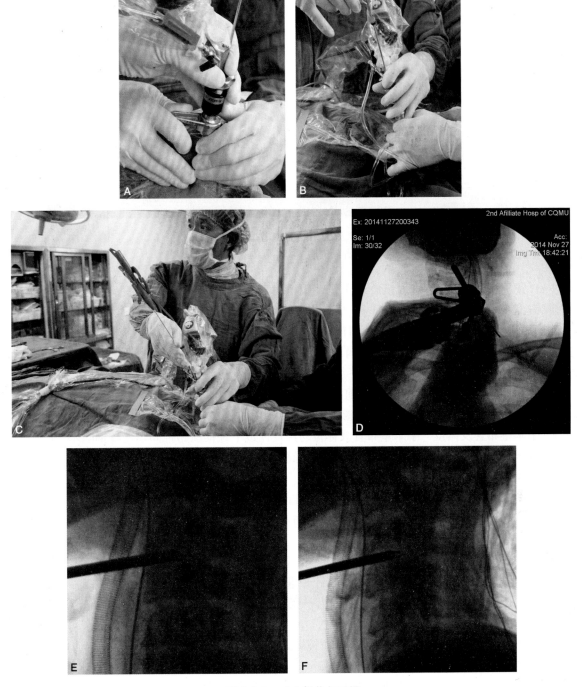

图 5-2-8　术中操作与透视

A. 术中使用神经探钩；B. 使用咬钳去除髓核组织；C. 射频双极电凝止血和髓核消融；D. 术中正位透视辅助下
使用神经探钩；E. 术中侧位透视辅助下使用神经探钩；F. 术中透视辅助明确咬钳进入颈椎间盘深度

（3）穿刺及工作镜鞘建立：使用经皮内镜下颈椎前路椎间盘髓核摘除术相同方法进行穿刺并到
达椎前。本手术颈椎间盘纤维环前缘穿刺点位于颈正中线偏病变部位对侧。穿刺针经纤维环前缘进
入椎间盘，向对侧钩椎关节后份穿刺并到达钩突内侧。此处为骨性阻挡结构，可安全地放置导针、扩
张器及工作镜鞘。放置导针并进行标准正侧位透视确认。移除穿刺针，逐级扩张。将工作镜鞘沿扩
张器放入椎间隙并到达病变钩椎关节内侧。取出扩张器及导针开始镜下手术（图 5-2-9）。

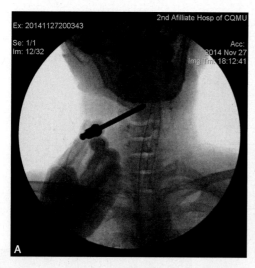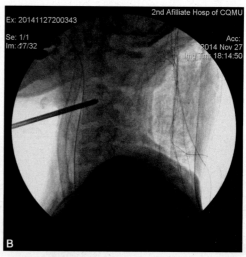

图 5-2-9 术中透视图

A. 正位透视工作镜鞘位置；B. 侧位透视工作镜鞘位置

（4）镜下操作及减压：将内镜放入工作镜鞘，镜鞘放置的靶区应位于病变钩椎关节后份腹侧。使用磨钻、激光、镜下环锯或 Kerrison 钳等手术器械切除钩椎关节后份及增生骨赘等骨性或软性占位结构，扩大病变侧椎间孔空间，对患侧神经根进行减压。此过程应在透视监测下进行。其他操作同"经皮内镜下颈椎前路椎间盘髓核摘除术"。上述处理均完成后，可撤除所有器械装置结束手术。

4. 注意事项 同"经皮内镜下颈椎前路椎间盘髓核摘除术"。

（三）经皮内镜下颈椎前路椎间盘减压术

1. 手术室布置及体位 手术室布置及体位与经皮内镜下颈椎前路椎间盘髓核摘除术相同。

2. 麻醉要求 麻醉要求与经皮内镜下颈椎前路椎间盘髓核摘除术相同。

3. 操作基本要求

（1）术者站位及术中定位：与经皮内镜下颈椎前路椎间盘髓核摘除术相同。

（2）椎间盘造影：术前或术中颈椎间盘造影加亚甲蓝等染色剂，有利于术中退变椎间盘髓核组织的辨认。

（3）穿刺及工作镜鞘放置：穿刺方法同经皮内镜下颈椎前路椎间盘髓核摘除术。穿刺针可经同侧或对侧到达椎间盘后份区域。放置钝头导针并进行标准正侧位透视确认。移除穿刺针，使用扩张器沿导针逐渐扩张并进入间隙。将工作镜鞘沿扩张器放入椎间隙后份，取出扩张器及导针，开始镜下手术。

（4）镜下操作：将颈椎前路内镜放入工作镜鞘。工作镜鞘同时供手术器械出入。直视下摘除椎间盘造影后蓝染明显退变的髓核组织。

4. 注意事项 整个手术应在 X 线透视辅助下进行，在穿刺、扩张、通道放置及调整等各步骤应意识到气管、食管及颈血管损伤的可能性。内脏鞘与血管鞘的定位应准确，两者之间的间隙显露应到位，器械置入时应保持稳定并在助手的帮助下完成上述步骤。术中应适量对椎间盘组织进行摘除，以达到减压效果的同时避免因间盘组织过度摘除而出现继发性节段不稳、椎间隙高度丧失等相关并发症。

（四）经皮内镜下颈椎椎体入路脊髓与神经根减压术

1. 手术室布置及体位 手术室布置及体位与经皮内镜下颈椎前路椎间盘髓核摘除术相同。使用记号笔标记胸锁乳突肌内侧缘、颈正中线、胸骨上缘，并在标准侧位 X 线透视下标记目的颈椎椎体水平。

2. 麻醉要求　经皮内镜下颈椎椎体入路脊髓与神经根减压术应在全身麻醉状态下进行,应在术前放置胃管及显影导丝并在手术全过程使用神经电生理监测。

3. 操作基本要求

(1) 术者站位及术中定位:手术医师通常从优势上肢侧入路进行手术,如右手为优势上肢的医师可选择从右侧入路进行手术。根据脊髓或神经根受压部位的不同,可选择同侧或对侧经椎体入路进行手术。术前和术中进行标准颈椎正侧位透视以确定手术节段。穿刺进针点常位于手术椎体的前中份。对于下位颈椎,C 型臂 X 线透视机可适当倾斜以获得标准的正位透视图像。

(2) 椎间盘造影:如致压物不是椎间盘髓核组织,一般不需要造影。

(3) 穿刺及工作镜鞘放置:目的颈椎椎体节段前外侧作皮肤切口,切口距前正中线 2~4cm,长度约8mm,切开皮肤及皮下筋膜。使用11G 钝头穿刺针自两指间经切口穿刺,使用钝头穿刺针适当游离皮下筋膜、颈部血管鞘与内脏鞘之间间隙到达椎体前方。通常情况下,穿刺针在 X 线透视引导下于病变侧同侧经椎体向靶点穿刺,穿刺针进入深度约为椎体1/3(图 5-2-10)。拔除穿刺针内芯放置导针,将导针放置进入椎体内并进行标准正侧位透视确认。移除穿刺针,使用扩张器逐级扩张软组织达椎体表面。将短斜面工作通道沿扩张器放入椎体内,该过程需要使用骨锤敲击并在 X 线透视辅助下调整工作通道的位置。工作通道在椎体内到达靶点过程中可使用环锯辅助去除椎体骨质。通道放置过程应避免对内脏鞘及血管鞘内重要组织结构的损伤。达目标区域后取出扩张器及导针,开始镜下手术(图 5-2-10)。

(4) 镜下操作及减压:将内镜放入工作通道,通道放置的靶区应与颈脊髓或神经根受压部位一致。对于中央型软性或硬性突出,工作通道应放置于正位透视图的颈椎正中位置;对于侧方型椎管内突出,则应将工作通道放置在正位透视图的症状侧靶点处。使用磨钻、镜下环锯或 Kerrison 钳等其他手术器械对骨性通道进行深部延伸,逐步突破椎体的后缘,必要时可打开后纵韧带以便最终显露靶点(图 5-2-11)。咬钳及磨钻充分去除造成压迫的骨性和软性组织,减压脊髓与神经根(图 5-2-12)。

上述处理均完成后,撤除所有器械装置,结束手术。

4. 注意事项　整个手术应在 X 线透视辅助下进行,通过透视监测磨钻等工具的位置并调整方向与深度,逐步到达靶点。在穿刺、扩张、通道放置及调整等各步骤应意识到气管、食管及颈血管损伤的可能性。器械操作时应保持稳定,防止失手造成意外损伤。

(五) 经皮内镜下颈椎后路椎间孔切开术

1. 手术室布置　使用 Mayfield 头架的可透视手术床或俯卧头托胶布固定,C 型臂 X 线透视机,脊柱内镜系统。将 X 线透视机放置于手术操作者对侧。图像监视器通常放置于手术医师对侧或患者头侧。

2. 麻醉及体位　后路经皮内镜颈椎手术推荐采用全身麻醉,也可局部麻醉。如采用全身麻醉,减压使用神经电生理监测以避免因不能与患者实时交流而导致的脊髓神经损伤风险。俯卧位,Mayfield 头架固定患者头部于中立位并保持头颈部适当屈曲,将患者自背部以下固定在手术台上并将双侧上肢沿身体轴线向远端牵引(图 5-2-13)。手术入路应位于患者症状侧。将 C 型臂 X 线透视机置于手术入路对侧,并行标准正侧位透视以确定手术节段。使用记号笔标记后正中线,并在标准正位 X 线透视下标记目的颈椎棘突及间隙水平。

3. 手术操作要求

(1) 术者站位及脊柱内镜选择:手术医师通常站立于患者侧进行手术。通常在后路经皮内镜颈椎手术中使用直径为5.9~6.9mm 的内镜系统。

(2) 穿刺及通道建立:在 C 型臂 X 线机引导下,于已标记的目的颈椎间隙水平患侧棘突外1.5~2.0cm 处为进针点,作 10mm 左右切口,切开皮肤、浅筋膜及项筋膜。若手术需处理相邻两个节段,则切口可位于两个目的椎间隙之间。

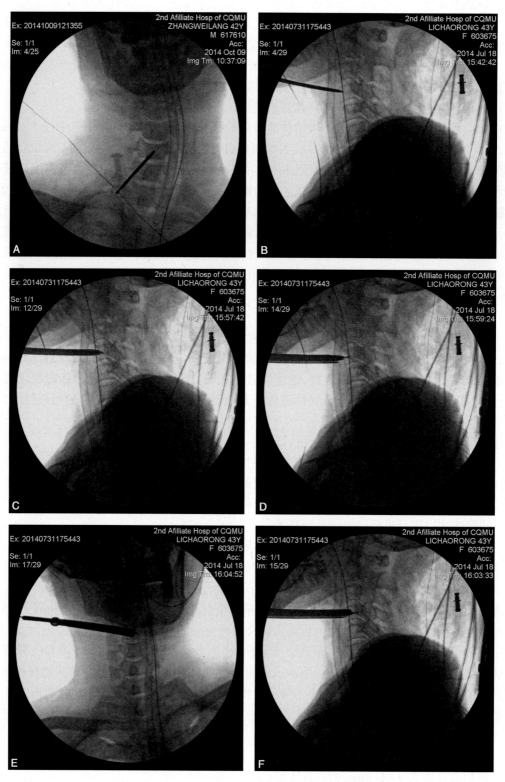

图 5-2-10 经皮内镜下前路经椎体入路穿刺及镜鞘放置

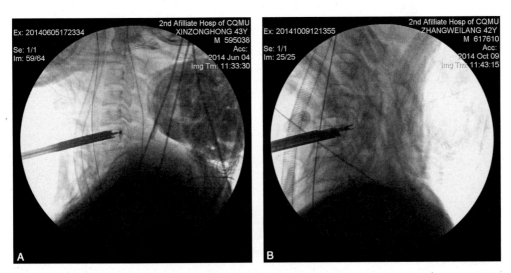

图 5-2-11　透视监测镜下操作

A. 镜下使用磨钻进行通道延伸；B. 骨性通道突破椎体后缘后，椎管内使用咬钳

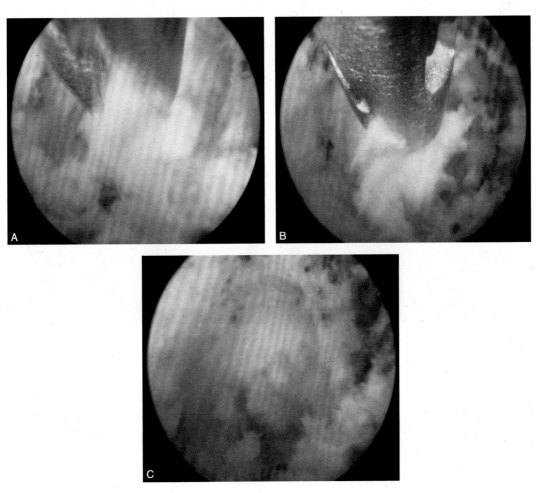

图 5-2-12　颈椎体入路镜下操作

A. 使用咬钳摘除经骨性隧道之处软性突出占位组织；B. 使用咬钳经骨性隧道钳出突出椎间盘组织；C. 髓核组织取出后神经减压

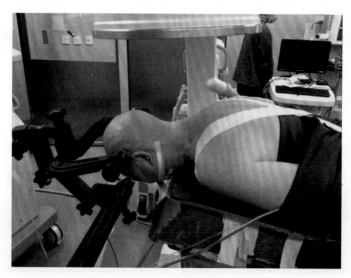

图5-2-13 手术间设备摆放及体位

使用18G空心套管针或钝头扩张器进行穿刺定位。穿刺针由后向前,自棘突中线外2cm处穿刺达侧块背面,X线透视确认后放入导针。逐级扩张肌肉等软组织。透视确定位置。将工作镜鞘沿扩张器放置到位并取出扩张器(图5-2-14),开始镜下手术。与颈椎MED系统不同的是,后路颈椎经皮内镜系统没有与手术台相连的固定臂,其镜鞘及整个内镜系统是依靠手术医师手握固定的。

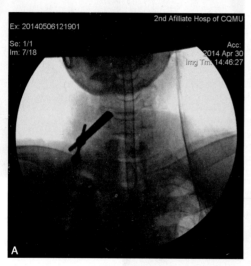 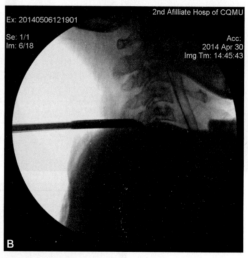

图5-2-14 后路工作镜鞘的放置
A. 正位透视确定工作镜鞘位置;B. 侧位透视确定工作镜鞘位置

(3)手术操作:使用双极电凝与镜下咬钳去除椎板和小关节突内侧附着的软组织,显露骨性结构。用磨钻在骨表面磨出小窝,再次透视定位确认为靶节段。显露上位椎板下缘和下位椎板上缘呈叠瓦状在小关节突内侧交界处形成Y字形关节复合体(图5-2-15)。该处是本手术一重要解剖标志,为骨性结构切除的起始点。

将上位椎板下缘部分磨除并显露黄韧带,向外研磨至下关节突内1/2,磨除内侧1/2上下关节突,向内磨除下位椎板上缘(图5-2-16)。

使用颈椎镜下咬骨钳、篮钳由内向外将黄韧带从其在上、下椎板及关节突上的附着点剥离去除,显露硬膜囊、神经根(图5-2-16)。椎间孔大部分切开减压即完成。

当止血满意后,可撤除手术器械,全层缝合1~2针。结束手术。

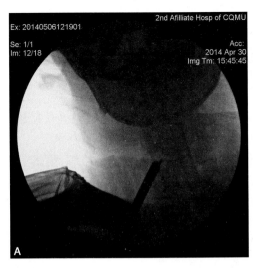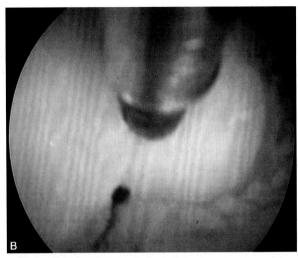

图 5-2-15 X 线透视及内窥镜下颈椎小关节突
A. X 线透视下颈椎小关节突影像；B. 内窥镜下颈椎小关节突图像

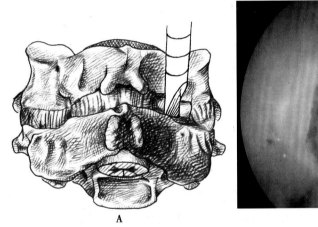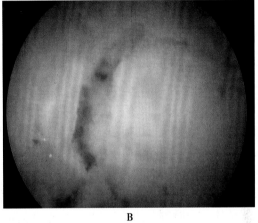

图 5-2-16 内镜下颈椎小关节内缘部分磨除
A. 颈椎小关节内缘部分磨除示意图；B. 内镜下颈椎小关节内缘部分磨除以显露硬膜囊

4. 注意事项 手术开展早期可能出现的潜在缺陷包括需要大量透视定位手术节段，在进行骨切除前明确椎板小关节突，切除范围不应超过小关节突的 50% 以避免术后节段不稳。术中应尽量减少对颈脊髓的干扰以避免对颈脊髓和颈神经根的损伤。持续灌注水压和双极射频电凝止血，将有助于术中出血的控制。

（六） 经皮内镜下颈椎后路椎间盘髓核摘除术

1. 手术室布置 本手术使用配备有 Mayfield 头架的可透视手术床，C 型臂 X 线透视机，脊柱内镜系统。将 X 线透视机放置于手术操作者对侧。图像监视器通常放置于手术医师对侧或患者头侧。

2. 麻醉及体位 推荐采用全身麻醉。使用神经电生理监测，以避免因不能与患者实时交流而导致的脊髓神经损伤。全麻诱导并经气管插管后，将患者呈俯卧位置于可透视手术台上。使用 Mayfield 头架固定患者头部于中立位并保持头颈部适当屈曲，将患者自背部以下固定在手术台上并将双侧上肢沿身体轴线向远端牵引。手术入路应位于患者症状侧。将 C 型臂 X 线透视机置于手术入路对侧，并行标准正侧位透视以确定手术节段。使用记号笔标记后正中线，并在标准正位 X 线透视下标记目的颈椎间隙水平。

3. 手术操作要求

（1）术者站位及脊柱内镜选择：手术医师通常站立于患侧进行手术，可使用直径为5.9~6.9mm的内镜系统。

（2）穿刺及镜鞘放置：在C型臂X线机引导下，于已标记的目的颈椎间隙水平患侧棘突外1.5~2.0cm处为进针点，作10mm左右切口，切开皮肤、浅筋膜及项筋膜。若手术需处理相邻两个节段，则切口可位于两个目的椎间隙之间。

使用18G空心套管针或钝头扩张器进行穿刺定位。右后向前穿刺侧块，X线透视确认后放入导针。逐级扩张肌肉等软组织。将工作镜鞘沿扩张器放置到位并取出扩张器，开始镜下手术。

（3）手术操作：使用双极电凝与镜下咬钳去除椎板和小关节突内侧附着的软组织，显露骨性结构。通常使用金刚砂球头磨钻或单边锥形头磨钻在骨面磨出一小凹，利用神经探子置于小凹处，透视定位以保证手术靶点。分离显露上位椎板下缘和下位椎板上缘呈叠瓦状在小关节突内侧交界处形成Y字形关节复合体。该处是本手术一重要解剖标志，为骨性结构切除的起始点。

将上位椎板下缘先行部分磨除并显露黄韧带，根据髓核突出情况向外磨除骨至下关节突内缘或中内1/3，去除相应部分上下关节突，向内磨除下位椎板上缘。

使用颈椎镜下咬骨钳、篮钳或髓核铅由内向外将黄韧带从其在上、下椎板及关节突上的附着点剥离，初步显露硬膜囊、神经根及其深面的椎间隙。在此之后，应使用神经探钩自椎弓根内侧向外探查椎间孔。

根据病变部位的不同，神经探钩或钝头剥离器可用于显露颈神经根的腋部或肩部，探查并去除突出的髓核组织。当止血满意后，可撤除手术器械，全层缝合1~2针，结束手术。

4. 注意事项　术前椎间盘造影时加入亚甲蓝有助于术中寻找突出的间盘组织。根据突出间盘位置及患者椎管情况，决定术中磨除小关节范围，避免对小关节突的过度切除。切除范围不应超过小关节突的50%，以避免术后节段不稳。整个手术操作过程中应尽量避免对颈脊髓的干扰。无论包容性或非包容性椎间盘突出，均不建议通过旋转镜鞘将神经根牵离纤维环而到达靶点。持续灌注水压和细致的双极射频电凝止血将有助于术中出血的控制。

（七）经皮内镜下颈椎后路椎间孔狭窄扩大成形术

1. 手术室布置　手术室布置与"经皮内镜下颈椎后路椎间盘髓核摘除术"相同。

2. 麻醉及体位　麻醉及体位与"经皮内镜下颈椎后路椎间盘髓核摘除术"相同。

3. 手术操作要求

（1）术者站位及脊柱内镜选择：手术医师通常站立于患侧进行手术，可使用直径为5.9~6.9mm的内镜系统。

（2）穿刺及通道建立：在C型臂X线机引导下，于已标记的目的颈椎间隙水平患侧棘突外2.0cm处为进针点，作10mm左右横形切口，切开皮肤、浅筋膜及项筋膜。若手术将处理两个节段，则切口应位于两个目的椎间隙之间。透视定位手术节段侧块，使用18G空心套管针进行穿刺。穿刺到位侧块后，X线透视确认，放入导针。逐级扩张后，将镜鞘沿扩张器放置到位并取出扩张器。手术医师放置内镜，透视定位。

（3）手术操作：在内镜影像引导下，去除软组织，显露颈椎侧块骨面，使用金刚砂球头磨钻或单边锥形头磨钻在骨面磨出一小凹，利用神经探子置于小凹处，透视定位以保证手术靶点。进一步显露小关节突V点。从小关节内侧开始，向外侧磨除骨质至小关节突1/2处。向下研磨上关节突至下位椎弓根上缘处。必要时磨除部分邻近椎板。使用颈椎镜下椎板咬骨钳（Kerrison钳）、篮钳等器械将黄韧带去除，显露神经根。使用神经探钩或同类器械探查椎间孔。对于由骨赘形成或椎间盘钙化等所致的硬性占位，将金刚砂磨钻放置至神经根腹侧进行磨除；或使用篮钳等去除造成椎间孔狭窄的韧带及骨赘，扩大椎间孔。此操作应在神经电生理密切监测下进行，因该项操作有增加神经根损伤的风险（图5-2-17）。

4. 注意事项　经皮内镜下颈椎后路椎间孔狭窄扩大成形术的解剖与腰椎开放减压手术类似。切

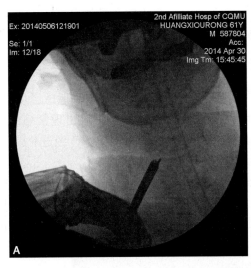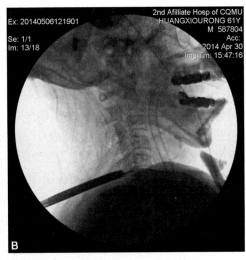

图 5-2-17　经后路椎间孔减压透视图

除范围不应超过小关节突的 50% 以避免术后节段不稳。术中应尽量减少对颈脊髓的干扰,以避免对颈脊髓和颈神经根的损伤。持续灌注水压和细致的双极射频电凝止血将有助于术中出血的控制。在椎间孔外侧份腹侧有椎动脉,不能盲目使用髓核钳或射频。

三、适应证与手术操作

颈椎间盘病变的病理生理学与脊柱其他部位椎间盘退行性变相同。椎间盘先发生肿胀,随后纤维环出现进行性退变,因此在正常退变过程中可以并发症状明显的髓核突出。椎间盘内静水压和过度活动均可能是该病理变化的诱因,局部节段过度活动可导致颈椎不稳定、椎间小关节退行性改变,或者两者同时存在。与腰椎不同,颈椎的肥大性改变主要发生于钩椎关节,最后在小关节突和椎体周围发生肥大性改变,引起颈椎进行性僵硬和活动丧失。多种炎性因子,如基质金属蛋白酶、氮氧化物、前列腺素 E_2 和白细胞介素-6 等,参与了椎间盘退变的生物化学过程。

颈椎间盘疾病通常可分为 4 类:①单侧椎间盘突出压迫神经根;②椎间孔骨赘或硬性椎间盘突出压迫神经根;③椎间盘软性突出在中央压迫脊髓;④颈椎小关节突增生内聚的骨赘压迫脊髓。

颈椎间盘突出所致的症状和体征分为与脊柱本身有关的症状、与神经根受压有关的症状和与脊髓有关的症状三类。颈痛、肩胛区内侧疼痛和肩部疼痛很可能与椎间盘和脊柱周围的原发疼痛有关,椎间盘造影诱发试验往往可复制上述症状。节段性椎间盘或小关节突封闭可作为诊断和鉴别诊断的方法。

神经根压迫常伴有上肢和胸部放射痛以及手指麻木和肌力减退等症状。颈椎间盘病变也可能出现类似心脏疾病的表现,伴有胸痛和上臂痛。通常根性症状呈间隙性,并常伴有更多见的颈部和肩部疼痛。

中央型脊髓压迫(脊髓型颈椎病)的体征独特而多变。疼痛定位不明确而呈实质性,疼痛可能只是次要的症状。偶尔在颈部过伸时出现锐痛或广泛的刺痛,其表现类似多发硬化患者的症状。有时可伴有下肢无力或行路不稳等症状。

椎间盘或骨赘在外侧压迫神经根的体征主要表现为神经功能受损。通过检查多群肌肉、多平面腱反射及感觉异常,可以对损伤部位准确定位,但由于肌肉是多神经支配,在确定受损神经根时可能会出现混淆。因此,椎间盘造影、脊髓造影和其他影像学检查方法通常对明确诊断有帮助。

颈椎间盘病变的主要手术指征包括:①非手术治疗无效;②神经损伤或损伤进行性加重;③根据对患者颈脊髓病变的研究,预测病变将进行性加重。对于多数患者,持续性疼痛是主要的手术指征。经皮内镜颈椎手术方式和入路的选择取决于病变位置及病变类型;软性后外侧椎间盘突出可选择经后路方式,软性中央型椎间盘突出可选择前路方式,硬性外侧突出或椎间孔骨赘形成压迫神经根可选择经后路方式,特殊类型软性或硬性突出可选择内镜下经椎体途径进行治疗。

（一）经皮内镜下颈椎前路椎间盘髓核摘除术（A-PECD）

1. 适应证与禁忌证

（1）适应证:颈椎间盘突出症(单侧或双侧)。在以下情况时,有手术指征,可考虑经皮内镜下颈椎前路椎间盘髓核摘除术。①患者明确出现头、颈痛或上肢放射痛;②患侧上肢出现紧缩或麻木感;③患侧上肢感觉减退或肌力下降;④MR 或 CT 检查显示颈椎间盘突出或伴钙化;⑤经过 6 周保守治疗无明显缓解或症状进行性加重;⑥颈椎间盘造影显示诱发试验阳性。

（2）禁忌证:①多节段重度颈椎间盘退变,节段性失稳或畸形;②严重的中央型颈椎管狭窄(骨性);③严重的椎间孔狭窄;④颈椎肿瘤;⑤颈椎感染。

2. 手术器械　手术过程中需要使用以下工具(图 5-2-18):

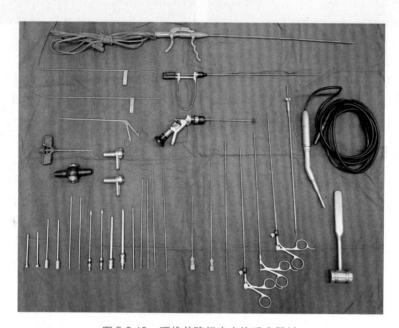

图 5-2-18　颈椎前路经皮内镜手术器械

①18G 空心套管针,11G 空心套管针;②金属导针;③扩张管;④镜鞘;⑤镜下环锯;⑥镜下咬钳、篮钳和剪刀;⑦镜下椎板咬骨钳(Kerrison 咬骨钳);⑧完整的内镜系统(包括镜头、光源、图像传输系统、高清显示器等);⑨射频双极电凝。

同其他脊柱内镜手术一样,手术医师应在经过完整培训后使用上述器械及内镜系统,以避免发生潜在手术风险及并发症。

3. 麻醉及体位　该手术选择在全身麻醉下进行,建议放置胃管及显影导丝,并在手术全过程使用神经电生理监测。

可透视手术床,仰卧位。使用软枕垫高肩部使颈椎保持适当伸展位,使用医用胶布或薄膜经前额固定头部。术中应注意保护患者面部,并将双上肢沿身体轴线向远端牵拉以降低肩部位置,保证更好的颈部透视野。

4. 手术步骤

（1）患者仰卧位,颈前部消毒、铺巾。

（2）在 C 型臂 X 线透视机辅助下标记颈部前正中线和手术节段。对于下位颈椎,C 型臂 X 线透视机可适当倾斜以获得标准的正位透视图像。

（3）使用18G 锐性穿刺针穿刺进入颈椎间盘进行颈椎间盘造影(亦可在术前进行)。造影剂(造影剂:染色剂=2:1)推注0.5～1.0ml。颈椎间盘造影将有助于确定手术节段,并在术中辨识椎间盘髓核组织。

（4）于手术节段入路侧作皮肤切口，切口距前正中线 2～4cm，长度约 8mm，切开皮肤及皮下筋膜。左手中指和示指并拢下压，指腹触及颈动脉搏动，将气管食管复合体推向对侧（双指技术）。手指在颈动脉鞘与内脏鞘之间抵达颈椎体前方。X 线透视确认到达的位置。

（5）在 X 线引导下，使用 11G 钝头穿刺针自两指间经切口穿刺达靶点。

（6）更换穿刺针内芯为锐性穿刺进入颈椎间盘，拔出内芯。

（7）顺空心穿刺针置入金属导针，退出穿刺针。在此过程中应防止导针滑出，否则应重复穿刺过程。

（8）经导针依次使用扩张器逐级扩张。

（9）透视辅助下将镜鞘放置到位。

（10）将颈椎前路内镜放入镜鞘。

（11）调整工作镜鞘至颈椎病变所在部位即靶区，在透视监测下进行。

（12）使用髓核钳或激光对髓核碎片进行处理取出。

（13）靶区局部止血。此时可使用射频双极电凝止血，或者持续水压灌注止血。

（14）撤除手术器械、内镜及工作通道。缝合 1 针。

（15）术毕，给予患者佩戴颈围。

5. 手术操作注意事项

（1）注意保持进针方向的正确性，椎间盘进入点应在颈长肌内侧，椎间盘前方中外 1/2 处，以防止损伤中线的气管、食管、喉返神经及甲状腺组织，穿刺点过外则可能损伤颈长肌导致出血。

（2）穿刺针、导针、工作镜鞘及手术器械进入的深度必须在 C 型臂 X 线机或可视图像的监视下操作。

（3）穿刺针或工作镜鞘的放置应尽量与椎间隙平行，避免颈椎体终板损伤。

（4）严格无菌操作，预防椎间隙感染，手术应在合格的手术室进行。

（二）经皮内镜下颈椎前路椎间孔狭窄扩大成形术

1. 适应证与禁忌证

（1）适应证：①颈椎病（神经根型）；②颈椎间孔狭窄症。

（2）禁忌证：排除标准包括以下情况：①多节段重度颈椎间盘退变，节段性失稳或畸形；②严重的中央型颈椎管狭窄（骨性或软组织性）；③脊柱肿瘤；④脊柱感染。

2. 手术器械　使用器械与经皮内镜下颈椎前路椎间盘髓核摘除术相同。

3. 麻醉及体位　患者体位及麻醉要求同经皮内镜下颈椎前路椎间盘髓核摘除术。

4. 手术步骤

（1）全身麻醉后，仰卧位，颈前部消毒、铺巾。

（2）在 C 型臂 X 线透视机辅助下标记颈部前正中线和手术节段。

（3）使用 18G 锐性穿刺针穿刺进入颈椎间盘进行颈椎间盘造影（亦可在术前进行）。

（4）于手术节段入路侧作皮肤切口，切口距前正中线约 2cm，长度约 8mm，切开皮肤及皮下筋膜。

（5）使用双指技术，手指在颈动脉鞘与内脏鞘之间抵达颈椎体前方。X 线透视确认到达的位置。在 X 线引导下，使用 11G 钝头穿刺针自两指间经切口穿刺达靶点。

（6）更换锐性穿刺针内芯，穿刺进入颈椎间盘。X 线透视辅助下进针并调整穿刺方向。穿刺到病变侧钩椎关节后份后拔除锐性内芯。

（7）顺空心穿刺针置入钝头金属导针，退出穿刺针。在此过程中应防止导针滑出，否则应重复穿刺过程。

（8）经导针将扩张器依次逐级扩张。

（9）透视辅助下将工作通道放置到位。

（10）将颈椎前路内镜镜头放入工作通道。

（11）使用磨钻行病变侧钩突后份切除。

（12）使用激光、磨钻、镜下环锯、咬钳或射频消融电极进行镜下清理软组织及骨赘。

（13）靶区局部止血。此时可使用射频双极电凝止血,或者持续水压灌注止血,通常出血亦可自行停止。

（14）确认神经根充分减压。

（15）撤除手术器械、内镜及工作通道,局部适当压迫止血3分钟。缝合1针,关闭切口。

（16）术毕,给予患者佩戴颈围。

5. 手术操作注意事项　穿刺针在透视引导下应达钩突后份,深入部分骨质以便于导针稳定,避免副损伤。

（三） 经皮内镜下颈椎前路椎间盘减压术

1. 适应证与禁忌证

（1）适应证:①颈椎间盘突出症(膨突型);②椎间盘源性颈痛症。以下情况时,有经皮内镜下颈椎前路椎间盘减压术指征:①椎间盘包容性突出在中央压迫脊髓;②单侧或双侧包容性椎间盘突出压迫颈神经根;③经磁共振(MRI)或计算机断层扫描(CT)检查显示包容性颈椎间盘突出;④经过6周保守治疗后上述症状无明显缓解或进行性加重;⑤颈椎间盘造影诱发试验阳性。

（2）禁忌证:与经皮内镜下颈椎前路椎间盘髓核摘除术禁忌证相同。

2. 手术器械　使用器械与经皮内镜下颈椎前路椎间盘髓核摘除术相同。

3. 麻醉及体位　患者体位及麻醉要求同经皮内镜下颈椎前路椎间盘髓核摘除术。

4. 手术步骤

（1）麻醉显效后患者仰卧位,颈前部消毒、铺巾。

（2）在C型臂X线透视机辅助下标记颈部前正中线和手术节段。

（3）行颈椎间盘造影(亦可在术前进行)及诱发试验。

（4）于手术节段入路侧作皮肤切口,切口距前正中线2~4cm,长度约8mm,切开皮肤及皮下筋膜。

（5）在X线引导下,穿刺并放置工作通道。工作通道的靶区应位于间盘后份。

（6）直视镜下切除蓝染退变髓核组织,检查间盘后份达有效减压。

（7）撤除手术器械,局部适当压迫止血3分钟。缝合1针,关闭切口。

（8）术毕,患者佩戴颈围。

5. 手术操作注意事项　取出量根据术前估计及术中情况决定,可能的情况下尽量少去除。如镜下探查发现靶区纤维环松弛明显,可利用双极射频进行纤维环成形。余详见本节"经皮内镜下颈椎前路椎间盘髓核摘除术"内容。

（四） 经皮内镜下颈椎椎体入路脊髓与神经根减压术

1. 适应证与禁忌证

（1）适应证:①颈椎间盘突出症;②颈椎病(神经根型、脊髓型);③后纵韧带骨化症(孤立型);④颈椎体骨骺离断症。

在以下情况时,具有经皮内镜下颈椎椎体入路脊髓与神经根减压手术指征:①单侧或双侧颈椎间盘突出致颈脊髓或神经根受压并出现相应症状体征;②椎体后缘骨赘形成或后纵韧带骨化引起相应节段椎管狭窄,导致颈脊髓或神经根受压明显症状;③颈椎体骨骺离断症致颈脊髓或神经根受压出现明显症状;④经过6周保守治疗无效或进行性加重。

（2）禁忌证:排除标准包括以下情况:①多节段重度颈椎间盘退变,节段性失稳或畸形;②脊柱肿瘤;③脊柱感染。

2. 手术器械:①18G空心套管针,11G空心套管针;②金属导针;③扩张管;④工作镜鞘;⑤镜下环锯;⑥咬钳、篮钳和剪刀;⑦镜下椎板咬骨钳(Kerrison咬骨钳);⑧完整的内镜系统(包括镜头、光源、图像传输系统、高清显示器等);⑨射频双极电凝;⑩镜下动力磨钻(各种磨头)。

3. 麻醉及体位　气管插管全麻,显影胃管,仰卧位,颈后垫枕。

4. 手术步骤

（1）全身麻醉后,患者仰卧位,颈前部消毒、铺巾。

（2）C 型臂 X 线机透视标记颈部前正中线和手术节段。

（3）于目的椎体入路侧作皮肤切口,切开皮肤及皮下筋膜。

（4）使用双指技术,手指在颈动脉鞘与内脏鞘之间抵达颈椎体前方。X 线透视确认到达的位置。

（5）穿刺针在 X 线引导下穿刺进入椎体约 5mm。调整至靶点方向,继续穿刺达椎体后份。

（6）置入钝头金属导针,扩张器逐级扩张椎前软组织至椎体表面。

（7）将短斜面镜鞘经骨隧道放置进入椎体约 5mm。

（8）将脊柱内镜放入镜鞘,沿靶点方向磨除椎体骨质延伸骨隧道。

（9）透视监视下,逐步突破椎体后缘,使用咬钳、Kerrison 钳、磨钻暴露脊髓或神经根受压靶区,并清理取出致压椎间盘、韧带或骨性组织。

（10）靶区局部止血。此时可使用射频双极电凝止血,或者持续水压灌注止血。

（11）确认脊髓神经根充分减压。

（12）撤除手术器械,局部适当压迫止血 3 分钟。局部缝合 1 针或使用手术黏胶关闭切口。

（13）术毕,患者佩戴颈围制动。

5. 手术操作注意事项　颈后小枕有效支撑,防止椎体骨穿刺时椎间活动过度。术中需反复正侧位透视引导确定骨通道达术前设计减压靶区。建议全程使用神经电生理检测,避免在此过程中对脊髓造成损伤。

（五）经皮内镜下颈椎后路椎间孔切开术

1. 适应证和禁忌证

（1）适应证:颈椎间盘突出症(后外侧突出型);神经根型颈椎病;颈椎间孔狭窄症。在以下情况时,有手术指征,可考虑经皮内镜下颈椎后路椎间孔切开术。①患者明确出现头、颈痛或上肢放射痛;②患侧上肢出现紧缩或麻木感;③患侧上肢感觉减退或肌力下降;④MR 或 CT 检查显示颈椎间盘突出或伴钙化;⑤经过 8 周保守治疗无明显缓解或症状进行性加重。

（2）禁忌证:①多节段重度颈椎间盘退变,节段性失稳或畸形;②严重的中央型颈椎管狭窄(骨性或软组织性);③中央型椎间盘突出;④颈椎肿瘤;⑤颈椎感染。

2. 手术器械:①空心套管针(11G,18G);②金属导针;③扩张管;④镜鞘(直径8.0mm 左右);⑤镜下咬钳、篮钳和剪刀;⑥镜下椎板咬骨钳(Kerrison 咬骨钳);⑦完整的内镜系统(包括镜头、光源、图像传输系统、高清显示器等);⑧射频双极电凝;⑨镜下动力磨钻。

3. 麻醉及体位　气管插管全麻,俯卧位,Mayfield 头架固定患者头部于中立位并保持头颈部适当屈曲(图 5-2-19)。

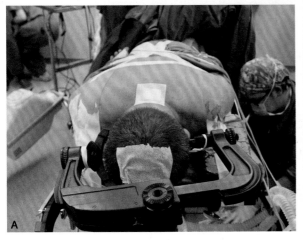
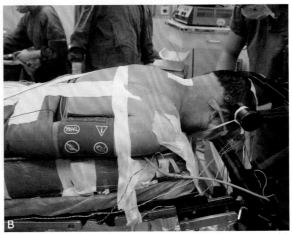

图 5-2-19　后路经皮颈椎内镜手术体位

4. 手术步骤

（1）透视定位标记后正中线，及目的颈椎间隙水平（图 5-2-20A、图 5-2-20B）。

（2）以已标记的目的颈椎间隙水平患侧棘突外 1.5～2.0cm 处为进针点，作 10mm 左右切口，切开皮肤、浅筋膜及项筋膜。

（3）使用 11G 空心套管针穿刺至目标节段患侧侧块背面，X 线透视确认后放入导针（图 5-2-20C）。

（4）逐级扩张肌肉等软组织。将镜鞘沿扩张器放置到位，放置内镜（图 5-2-20D）。

（5）镜下使用双极电凝与镜下咬钳去除椎板和小关节突内侧附着的软组织，显露骨性结构。使用金刚砂球头磨钻或锥形头磨钻在骨面磨出一小凹，再次镜下透视定位（图 5-2-20E）。

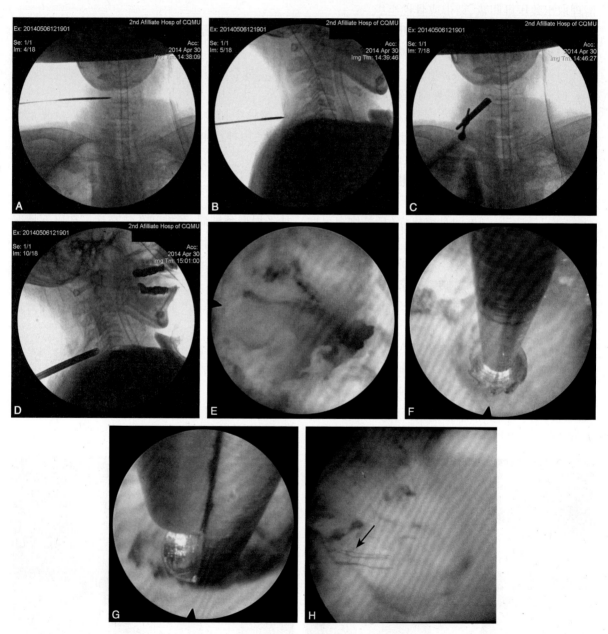

图 5-2-20　后路经皮颈椎内镜手术操作

A. 正位透视确定手术节段；B. 侧位透视检查手术节段；C. 工作通道放置正位透视图；D. 工作通道放置侧位透视图；E. 内窥镜下显示小关节突内侧上下椎板交界点；F. 使用磨转磨除小关节内侧缘及部分上下椎板；G. 使用 Kerrison 咬骨钳切除骨性结构；H. 去除部分黄韧带显露硬膜囊或神经根

（6）进一步射频清理暴露上位椎板下缘和下位椎板上缘,由内向外达呈叠瓦状在小关节突内侧交界处形成 Y 字形。该处是本手术一重要解剖标志(图 5-2-20F、图 5-2-20G)。

（7）由内向外将上位椎板下缘、下位椎板上缘及关节突内侧 1/2 部分磨除。

（8）镜下咬骨钳、篮钳或反咬钳由内向外将黄韧带从其在上、下椎板及关节突上的附着点剥离,显露硬膜囊、神经根及其深面的椎间隙(图 5-2-20H)。

（9）靶区局部止血。缝合 1 针,关闭切口。

（10）术毕,患者佩戴颈围制动。

5. 手术操作注意事项　若手术需处理相邻两个节段,则切口可位于两个目的椎间隙之间。根据突出间盘位置及患者椎管情况,决定术中磨除小关节范围,避免对小关节突的过度切除。在整个手术操作过程中应尽量避免对颈脊髓的干扰。

（六）　经皮内镜下颈椎后路椎间盘髓核摘除术

1. 适应证和禁忌证

（1）适应证:颈椎间盘突出症(后外侧突出型)。在以下情况时,有手术指征,可考虑经皮内镜下颈椎后路椎间盘髓核摘除术。①患者明确出现头、颈痛或上肢放射痛;②患侧上肢出现紧缩或麻木感;③患侧上肢感觉减退或肌力下降;④MR 或 CT 检查显示颈椎间盘突出或伴钙化;⑤经过 6 周保守治疗无明显缓解或症状进行性加重。

（2）禁忌证:①多节段重度颈椎间盘退变,节段性失稳或畸形;②严重的中央型颈椎管狭窄(骨性或软组织性);③中央型椎间盘突出;④颈椎肿瘤;⑤颈椎感染。

2. 手术器械　手术过程中需要使用以下工具:①空心套管针(11G,18G);②金属导针;③扩张管;④镜鞘(直径 8.0mm 左右);⑤镜下咬钳、篮钳和剪刀;⑥镜下椎板咬骨钳(Kerrison 咬骨钳);⑦完整的内镜系统(包括镜头、光源、图像传输系统、高清显示器等);⑧射频双极电凝;⑨镜下动力磨钻。

3. 麻醉及体位　气管插管全麻,俯卧位,Mayfield 头架固定患者头部于中立位并保持头颈部适当屈曲。

4. 手术步骤

（1）透视定位标记后正中线,及目的颈椎间隙水平。

（2）以已标记的目的颈椎间隙水平患侧棘突外 1.5～2.0cm 处为进针点,作 10mm 左右切口,切开皮肤、浅筋膜及项筋膜。

（3）使用 11G 空心套管针穿刺至目标节段患侧侧块背面,X 线透视确认后放入导针。

（4）逐级扩张肌肉等软组织。将工作通道沿扩张器放置到位,放置内镜。

（5）镜下使用双极电凝与镜下咬钳去除椎板和小关节突内侧附着的软组织,显露骨性结构。使用金刚砂球头磨钻或锥形头磨钻在骨面磨出一小凹,再次镜下透视定位。

（6）进一步射频清理、暴露上位椎板下缘和下位椎板上缘,由内向外达呈叠瓦状在小关节突内侧交界处形成 Y 字形。该处是本手术一重要解剖标志。

（7）由内向外将上位椎板下缘、下位椎板上缘及关节突内侧部分磨除。

（8）镜下咬骨钳、篮钳或反咬钳由内向外将黄韧带从其在上、下椎板及关节突上的附着点剥离,初步显露硬膜囊、神经根及其深面的椎间隙。

（9）神经探钩或钝头剥离器可用于显露颈神经根的腋部或肩部,去除突出的髓核组织。

（10）靶区局部止血。缝合 1 针,关闭切口。

（11）术毕,患者佩戴颈围制动。

5. 手术操作注意事项　若手术需处理相邻两个节段,则切口可位于两个目的椎间隙之间。根据突出间盘位置及患者椎管情况,决定术中磨除小关节范围,避免对小关节突的过度切除。在整个手术操作过程中应尽量避免对颈脊髓的干扰。如在初步显露后,颈神经根的上缘或下缘仍不能很好地显示,根据患者颈椎间盘病变的特征决定进一步的骨切除(向内或向外)范围,最外不超过小关节 1/2。

镜鞘原则上应处于颈椎管外,通过工作通道放入各类器械进行手术操作,这是相对安全的操作方法。本手术涉及大量磨钻的使用,应在从事该项手术前对此进行充分的培训和准备。此时应轻柔操作并密切监测,避免相应节段神经根或颈脊髓过度刺激或损伤。

（七） 经皮内镜下颈椎后路椎间孔狭窄扩大成形术

1. 适应证与禁忌证

（1） 适应证:①颈椎病(神经根型);②颈椎间孔狭窄症。

（2） 禁忌证:排除标准包括以下情况:①多节段重度颈椎间盘退变,节段性失稳或畸形;②严重的中央型颈椎管狭窄(骨性或软组织性);③脊柱肿瘤;④脊柱感染。

2. 手术器械　同"后路经皮内镜下颈椎间盘髓核摘除术"器械。

3. 麻醉及体位　气管插管全麻,俯卧位,Mayfield 头架固定患者头部于中立位并保持头颈部适当屈曲。

4. 手术操作步骤

（1） 透视定位标记后正中线,及目的颈椎间隙水平侧块。

（2） 于侧块中心约棘突外 2.0cm 处为进针点,作 10mm 左右切口,切开皮肤、浅筋膜及项筋膜。

（3） 使用 11G 空心套管针穿刺至目标节段患侧侧块背面,X 线透视确认后放入导针。

（4） 逐级扩张肌肉等软组织。将镜鞘沿扩张器放置到位,放置内镜。

（5） 镜下使用双极电凝与镜下咬钳去除侧块及小关节内侧 1/2,暴露小关节内缘,再次镜下透视定位。

（6） 进一步射频清理、暴露上位椎板下缘和下位椎板上缘,由外向内达椎板中份。

（7） 磨除小关节内侧份,必要时可磨除部分邻近椎板上下缘。

（8） 镜下咬骨钳、篮钳或反咬钳将黄韧带从其在上、下椎板及关节突上的附着点剥离,显露神经根及其深面的椎间隙。

（9） 使用篮钳、咬钳或磨钻,在神经根腋部或肩部进行操作,去除致压组织,扩大椎间孔。

（10） 靶区局部止血,探查神经根减压充分。缝合 1 针,关闭切口。

（11） 术毕,患者佩戴颈围制动。

5. 手术操作注意事项　若手术需处理相邻两个节段,则皮肤切口可位于两个目的椎间隙之间。根据患者椎间孔狭窄情况,决定术中磨除小关节范围,避免对小关节突的过度切除,切除范围不应超过小关节突的 50%,以避免术后节段不稳。在整个手术操作过程中应尽量避免对脊髓和神经根的干扰。如在初步显露后,颈神经根张力仍较大,可适当多磨除部分骨质。本手术涉及大量磨钻的使用,应在从事该项手术前对此进行充分的培训和准备。术中进行椎间孔探查及止血时,射频不能过分向外及前方,否则有损伤椎动脉的危险。

四、围术期处理

充分的术前评估、规范的术前准备与完善的术后处理是确保颈椎经皮内镜手术安全有效的重要环节。本节将对颈椎经皮内镜技术的围术期处理进行介绍。

（一） 术前准备

1. 病史收集　系统收集患者的病史资料。首先应收集患者的年龄、性别、家庭及社会环境等一般情况。询问患者的主诉症状、现病史、病程及症状变化情况。了解患者的既往史,心血管功能,肺功能,基础疾病及治疗情况。在资料收集过程中,应注意患者的心理健康状况并予以评估,对于患者的依从性及医疗诉求进行充分的了解,这将有助于对治疗方式的进一步选择。进行全面的体格检查。通过检查体表皮肤深、浅感觉,评定主要肌群肌力,了解术前肌张力与病理征情况,这将有助于对患者病情进行评估,亦为术后临床疗效评价做好准备。体格检查时,不应忽略患者颈部情况的记录,明确患者是否存在肥胖、短颈、斜颈及其他发育异常,查看患者有无既往颈部手术或外伤后残留的瘢痕或畸形。

2. 术前检查

（1）常规功能检查：术前常规进行心、肺、肝、肾及凝血功能检查。

（2）影像学检查：包括以下内容：①磁共振（MR）检查结果应与临床症状一致；②使用计算机断层扫描（CT）检查明确突出物的性质（骨性或软组织性）；③X线正侧位片及动力位片检查，明确椎间隙高度及颈椎稳定性。

（3）颈椎间盘造影检查：术前或术中颈椎间盘造影不仅有助于确定手术节段，了解椎间盘突出及纤维环破裂情况，还可通过疼痛诱发试验进行进一步确诊。颈椎间盘造影时在造影剂中加入染料（亚甲蓝）还将帮助手术医师在术中辨认退变或突出的髓核组织，提高手术的效率与安全性。造影术后常规行计算机断层扫描（CT）并进行矢状位与冠状位重建，将帮助手术医师进行突出物定位与手术设计。

3. 术前有关功能训练　对于颈椎前路经皮内镜手术而言，术中需对气管、食管进行牵拉或推移，长时间的颈前路手术将给颈前组织带来损伤并引起多种术后并发症。为降低术中气管食管推移难度并提高手术安全性，应在术前3～4天即开始气管推移训练（图5-2-21），每次推移气管过中线，每天训练3～5次，每次10～15分钟。同时应进行卧床排便训练，正确使用便盆，以及上、下肢主被动功能练习。

4. 器械准备　术中需要进行C型臂X线机透视定位、神经诱发电位监测及微创手术器械应用等。故术前必须严格按照要求进行预照和预测。C型臂X线机图像应清晰可靠，神经诱发电位波形稳定，防止其他因素干扰，确保手术安全和顺利实施。

5. 患者术前谈话及知情同意　患者最为担心的问题是脊髓神经损伤等并发症的发生，应如实的说明开展微创手术的疗效、安全性、科学性、手术风险和手术优缺点。让患者了解手术的过程，以获得更好的患者配合与依从性。对手术相

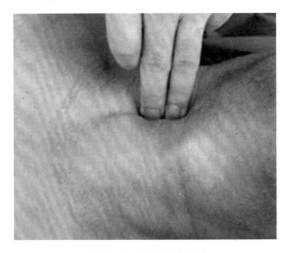

图5-2-21　气管推移训练

关并发症，如出血、声音嘶哑、肢体活动障碍、术中器械断裂残留及预防措施、脑脊液漏、手术中转可能、术后感染和椎间盘炎等应进行客观的介绍。征得患者和家属理解选择并签字，以免术后医患之间发生纠纷。

6. 其他准备　术前手术器械应严格消毒。作好备用手术方案及相关器械准备。

（二）术后处理

颈椎经皮内镜手术患者通常在麻醉苏醒后需在监护条件下观察3小时，并在24小时内即可恢复行动或下床活动。如术后出现并发症则根据以下原则处理。

1. 前路经皮内镜手术术后处理

（1）一般处理

1）严密观察呼吸、脉搏、血压、血氧饱和度及四肢感觉运动情况。

2）严密观察创口局部有无血肿形成，一旦出现血肿，即刻处理。

3）严密观察气管、食管情况，如出现气管或食管损伤表现应立即处理。

4）术后佩戴颈围3周。

5）术后可口服或静脉使用1次抗生素。通常可使用止痛剂3～10天。

6）术后24小时，嘱患者恢复坐位或下地进行功能锻炼。

7）如患者术后 3 周仍有主诉症状(疼痛或不适)残留,可考虑进行颈椎硬膜外封闭治疗,多数情况下不再需要进一步处理或开放手术治疗。封闭治疗的目的是在内镜手术后改善炎性反应的程度。

8）手术 3 周后,鼓励患者进行颈项部肌肉锻炼,可改善患者颈部活动,建议每周训练 2 次,直至术后 3 个月。

（2）并发症及处理

1）血管损伤:前路 PECD 手术致大血管损伤尚未见相关文献报道,血管损伤多与穿刺部位有关,可能出现甲状腺静脉、动脉等损伤,亦可能误伤颈动脉(回抽时有动脉血)。此时应即刻退出穿刺针,手术压迫血管数分钟,若再无出血,再行穿刺;也可在推开颈动脉后,使用超声引导下操作,可减少损伤血管的机会。

2）食管损伤:穿刺针过于偏向中线,易损伤食管。显影胃管利于判断食管推开情况,当穿刺针到达椎体前缘后,不要急于移至前正中线,这样容易刺伤紧贴椎前的食管,应将手指充分下压并向前抵至椎前,沿颈动脉鞘内侧上下滑动,适当游离以避免损伤食管。

3）甲状腺损伤:甲状腺血液循环非常丰富,主要由两侧的甲状腺上动脉及甲状腺下动脉供应,甲状腺上、下动脉之间,及甲状腺上、下动脉与咽喉部、气管、食管的动脉之间均具有广泛的吻合。甲状腺上、中静脉汇入颈内静脉,甲状腺下静脉汇入无名静脉,在进行穿刺时应尽量避免损伤甲状腺,以免造成术中术后继发性出血。

4）椎动脉损伤:术中工作通道走向过于偏外,角度过大,在器械操作过程中存在椎动脉损伤的潜在风险。一旦发生椎动脉损伤,应即刻停止操作,采取应急措施,压迫伤侧椎动脉或切开暴露结扎椎动脉止血。

5）脊髓损伤:穿刺针、导丝或工作镜鞘置入过深,术中器械超过椎体后缘在椎管内操作均可造成脊髓损伤。术前术中神经电生理监测脊髓功能。一旦发生波形改变应及时处理。明确地脊髓损伤,术后应行脊髓损伤常规治疗。

6）脑脊液漏:穿刺针、导针置入过深或术中器械操作可导致硬膜囊损伤造成脑脊液漏。术中应严格在 C 型臂 X 线机透视及视频图像可视环境下操作,穿刺针及导针置入深度不宜超过椎体后缘。

7）颈椎间盘炎:是颈椎间盘术后的一种严重并发症,其感染原因及临床症状体征与腰椎间盘炎相似,只是发生的部位不同。PECD 术后椎间盘炎的诊断依据有以下几点:①有 PECD 手术史,原有颈椎间盘突出的症状体征经 PECD 治疗后已缓解,经 3 ~ 7 天后突然出现与术前症状体征完全不同的颈、肩胛部疼痛,伴椎旁肌痉挛;②全身症状为发热,体温的高低及手术后至症状发作间歇期长短可能与细菌毒力和数量有关;③体格检查显示手术部位创口已愈合,无红肿及压痛,颈部呈僵直状,活动明显受限,病变棘突叩压痛,有一侧或双侧肩胛部压痛,椎旁肌痉挛,椎间孔挤压试验阳性,四肢感觉运动及括约肌功能正常;④实验室检查显示白细胞计数升高或正常,中性粒细胞计数常增高,C 反应蛋白增高,红细胞沉降率增快;⑤影像学检查在发病后约 3 周可能出现手术间隙骨质破坏表现;⑥组织学、细菌学检查对诊断和治疗有一定价值。一旦患者在术后出现与原有主诉症状不同的颈肩部疼痛应高度警惕颈椎间盘炎的发生。对颈椎间盘炎应做到早期诊断,及时对病灶进行彻底清创,对切吸出的病变组织进行细菌学、组织学检查对本病的诊断治疗有一定价值。病灶清除术后有效的抗生素治疗,可大大缩短抗生素的使用时间及用量。

2. 后路经皮内镜手术术后处理

（1）一般处理

1）严密观察呼吸、脉搏、血压、血氧饱和度及四肢感觉运动情况。

2）严密观察创口局部有无血肿形成,一旦出现血肿,即刻处理。

3）术后颈托佩戴并非是必要的,根据术前及手术情况决定是否佩戴颈托。

4）术后可口服或静脉使用 1 次抗生素。

5）通常可使用止痛剂 3 ~ 10 天。

6）术后 24 小时,嘱患者恢复坐位或下地进行功能锻炼。

7）鼓励患者在术后 4 周开始为期 3 个月项部肌肉锻炼,可改善患者颈部活动,建议每周训练2 次。

（2）并发症及处理

1）神经根损伤:颈椎后路经皮内镜手术的核心是神经根减压,手术的过程以神经根为中心,其损伤多为术中加重神经根的刺激与水肿。因此,在显露神经根时不能盲目操作,用神经根探子以及剥离器探测并确定神经根的位置,依神经根在椎间孔的走行显露神经根。只有确定神经根的位置、充分显露神经根并依神经根的走行对其进行良好的显露,方可进行下一步操作。

2）椎动脉损伤:术中手术器械（如射频电极、咬钳或篮钳）过于深入至椎间隙外侧份,可能造成椎动脉损伤。一旦发生椎动脉损伤,应即刻停止操作,采取应急措施,压迫伤侧椎动脉或结扎椎动脉止血。

3）硬脊膜破裂:硬脊膜破裂多在剥离神经根显露椎间盘时发生。也可被术中的穿刺针或导针刺破所致。给予常规颈椎引流 2～3 天,多数患者可痊愈,不会并发长期慢性的脑脊液漏或假性脑疝症状。

4）颈椎间盘炎:后路手术亦可出现颈椎间隙感染而出现颈椎间盘炎。诊断及治疗处理方法同颈椎前路内镜手术。

3. 临床疗效评价　笔者认为,对于颈椎经皮内镜技术的临床疗效评价应包括以下几点:

（1）颈部疼痛:手术前后颈部疼痛及肌肉疼痛症状的变化是本技术疗效评价的内容之一。通常患者术后颈部疼痛和肌肉疼痛的复发很少。术后非甾体类镇痛药及肌松药的用量也较常规手术明显减少。

（2）神经根症状:评估患者手术前后神经根性疼痛等症状的变化,随访患者有无复发性椎间盘突出和神经根管狭窄的症状。

（3）皮肤深、浅感觉:患者手术前后感觉异常,包括感觉过敏、减退或消失等症状进行评价。

（4）肌力评定:分别对患者手术前后主要肌群肌力的变化进行记录。

（5）病理反射:记录患者手术前后病理反射的变化情况。

（6）功能评估:手术前后及术后随访中可进行相关功能评价,包括 VAS 疼痛评分,颈椎 JOA 评分及 MacNab 生活质量评分等。

（邓忠良　陈亮）

参考文献

1. Nakanishi T,Sasakit M, Tokitai N, et al. Internal fixation for the odontoid fracture. Orthop Trans, 1982, 6:176-179.

2. 池永龙,王向阳,毛方敏,等. 经皮颈前路螺钉内固定治疗齿突骨折. 中华骨科杂志,2004,24(2):91-94.

3. Hashizume H,Kawakami M,Kawai M,et al. A clinical case of endoscopically assisted anterior screw fixation for the type Ⅱ odontoid fracture. Spine,2003,28(5):102-105.

4. Foley KT,Smith MM. Microendoscopic discectomy. Tech Neuro Surg,1997,3:301-307.

5. Laus M,Pignatti G,Malaguti MC,et al. Anterior extraoral surgery to the upper cervical spine. Spine,1996,21(14):1687-1693.

6. 吕国华,王冰,马泽民,等. 内窥镜辅助下经颈动脉三角区前路松解治疗难复性寰枢关节脱位(附12例初步报道). 中国脊柱脊髓杂志,2005,15(3):137-140.

7. Roh SW,Kim DH,Cardoso AC,et al. Endoscopic foraminotomy using MED system in cadaveric specimens. Spine,2000,25(2):260-264.

8. 周跃,张峡,王卫东,等. 内窥镜下前路颈椎减压植骨融合术的初步报告[J]. 中华骨科杂志,2004,24(2):75-79.

9. 郑燕平,宫良泰,刘新宇,等. 内窥镜下前路颈椎间盘切除及椎间融合术. 中华骨科杂志,2004,24(2):80-83.

10. 彭明,张国庆,谢鸣,等. 内窥镜技术在颈椎前路手术中的应用. 中国脊柱脊髓杂志,2006,16(11):825-828.

11. Williams RW. Microcervial foraminotomy：a surgical alternative for intractable radicular pain. Spine，1983，8（7）：708-716.

12. 陈亮，柯珍勇，楚磊，等. 前路经皮内窥镜下颈椎间盘髓核摘除术的临床应用. 中华创伤杂志，2013，29（7）：602-607.

13. 楚磊，陈亮，汪洋，等.后路经皮内窥镜下颈椎间盘髓核摘除术治疗颈椎间盘突出症.重庆医科大学学报，2014，39（2）：219-222.

14. Fraser JF，Hartl R. Anterior approaches to fusion of the cervical spine：a meta analysis of fusion rates. J Neurosurg Spine，2007，6（4）：298-303.

15. Kambin P，Shaffer JL. Percutaneous lumbar discectomy. Review of 100 patients and current practice. Clin Orthop Relat Res，1989，238：24-34.

16. Peng-Fei S，Yu-Hua J. Cervical disc prosthesis replacement and interbody fusion：a comparative study. Int Orthop，2008，32（1）：103-106.

17. Ruetten S，Komp M，Merk H，et al. Full-endoscopic cervical posterior foraminotomy for the operation of lateral disc herniations using 5.9-mm endoscopes：a prospective, randomized, controlled study. Spine，2008，33（9）：940-948.

18. Ruetten S，Komp M，Merk H，et al. Surgical treatment for lumbar lateral recess stenosis with the full-endoscopic interlaminar approach versus conventional microsurgical technique：a prospective, randomized, controlled study. J Neurosurg Spine，2009，10（5）：476-485.

19. Ruetten S，Komp M，Merk H，et al. Full-endoscopic anterior decompression versus conventional anterior decompression and fusion in cervical disc herniations. Int Orthop，2009，33（6）：1677-1682.

20. Yang JS，Chu L，Chen L，et al. Anterior or posterior approach of full-endoscopic cervical discectomy for cervical intervertebral disc herniation？ A comparative cohort study. Spine，2014，39（21）：1743-1750.

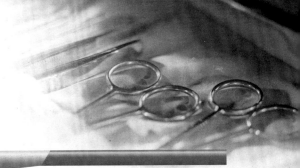

附录一

国家卫生计生委办公厅关于印发《内镜诊疗技术临床应用管理暂行规定》和普通外科等 10 个专业内镜诊疗技术管理规范的通知

各省、自治区、直辖市卫生计生委(卫生厅局)、新疆生产建设兵团卫生局:

为加强内镜诊疗技术临床应用管理,规范内镜诊疗技术临床应用行为,促进内镜诊疗适宜技术的普及与推广,保障医疗质量和医疗安全,根据《医疗技术临床应用管理办法》、《医疗机构手术分级管理办法(试行)》,我委组织制定了《内镜诊疗技术临床应用管理暂行规定》(以下简称《暂行规定》)和普通外科、泌尿外科、胸外科、骨科、消化内科、小儿外科、儿科和耳鼻咽喉科 8 个专业内镜诊疗技术管理规范,对已经下发的妇科和呼吸内科 2 个专业内镜诊疗技术管理规范进行了修订,并制定了各专业四级内镜诊疗技术目录和三级内镜诊疗技术参考目录。现一并印发给你们(可在国家卫生计生委网站医政医管栏目下载),请遵照执行。

请各省级卫生计生行政部门按照《暂行规定》和各专业管理规范有关要求,组织开展本行政区域三、四级相关专业内镜诊疗技术准入管理工作,并于 2014 年 5 月 31 日前,将本行政区域准予开展三、四级相关专业内镜诊疗技术的医疗机构名单报我委医政医管局备案。我委将适时组织对各地准入管理工作开展情况的抽查工作。

2009 年印发的《妇科内镜诊疗技术管理规范》和 2012 年印发的《呼吸内镜诊疗技术管理规范(2012 年版)》同时废止。

联系人:医政医管局医疗质量处　李亚、马旭东

联系电话:010-68791875、68791876

国家卫生计生委办公厅

2013 年 12 月 27 日

(信息公开形式:主动公开)

附录二
《内镜诊疗技术临床应用管理暂行规定》

第一章 总 则

第一条 为加强内镜诊疗技术临床应用管理,规范内镜诊疗技术临床应用行为,促进内镜诊疗适宜技术的普及与推广,保障医疗质量和医疗安全,根据《医疗技术临床应用管理办法》、《医疗机构手术分级管理办法(试行)》,制定本规定。

第二条 本规定所称内镜诊疗技术,是指医疗机构及其医务人员通过人体正常腔道或人工建立的通道,使用内镜器械在直视下或辅助设备支持下,对局部病灶进行观察、组织取材、止血、切除、引流、修补或重建通道等,以明确诊断、治愈疾病、缓解症状、改善功能等为目的的诊断、治疗措施。

第三条 内镜诊疗技术临床应用实行分级管理。

第四条 本规定适用于各级各类医疗机构内镜诊疗技术临床应用管理工作。

第五条 医疗机构开展内镜诊疗技术应当与其功能、任务相适应。

第六条 国家卫生计生委负责全国医疗机构内镜诊疗技术临床应用的监督管理。

县级以上地方卫生计生行政部门负责本行政区域内医疗机构内镜诊疗技术临床应用的监督管理。

第二章 分 级 管 理

第七条 按照《医疗机构手术分级管理办法(试行)》,根据风险性和难易程度不同,内镜诊疗技术分四级管理。三、四级内镜诊疗技术按照第二类医疗技术由省级卫生计生行政部门进行管理。

第八条 国家卫生计生委负责制订和发布各专业四级内镜诊疗技术管理目录和三级内镜诊疗技术管理参考目录,并根据内镜诊疗技术管理实际需要适时修订。

第九条 各省级卫生计生行政部门负责制订发布本行政区域各专业三级及以下内镜诊疗技术管理目录,可以根据本行政区域实际,增补三级内镜诊疗技术管理目录。

第十条 未经国家卫生计生委同意,各省级卫生计生行政部门不得向下调整三、四级内镜诊疗技术的管理级别。

第十一条 国家卫生计生委负责制订发布各专业内镜诊疗技术管理规范并组织实施。

第十二条 各省级卫生计生行政部门应当按照《医疗技术临床应用管理办法》和相关内镜诊疗技术管理规范要求,对本行政区域内开展相关内镜诊疗技术的医疗机构和相关人员实施准入管理。

第十三条 各省级卫生计生行政部门应当将本行政区域准予开展三、四级内镜诊疗技术的医疗机构名单按照要求向国家卫生计生委备案。

第十四条 医疗机构应当建立健全内镜诊疗技术分级管理工作制度,指定具体部门负责日常管理工作。

第三章 临床应用管理

第十五条 医疗机构开展内镜诊疗技术,应当具备以下条件:

（一）具有卫生计生行政部门核准登记的与开展相关专业内镜诊疗技术相适应的诊疗科目；

（二）具有与开展相关专业内镜诊疗技术相适应的辅助科室、设备和设施；

（三）具有相关专业内镜诊疗技术临床应用能力的执业医师；

（四）具有经过相关专业内镜诊疗相关知识和技能培训的、与开展内镜诊疗技术相适应的其他专业技术人员；

（五）具有内镜消毒灭菌设施和医院感染管理系统，并严格执行内镜清洗消毒技术相关操作规范和标准；

（六）经过卫生计生行政部门审核取得内镜诊疗技术临床应用资质；

（七）符合相关专业内镜诊疗技术管理规范规定的其他要求；

（八）具有与医疗机构级别相适应的制度管理和质量控制体系；

（九）符合省级以上卫生计生行政部门规定的其他条件。

第十六条　新建的二级以上医院或者新设置与开展相关专业内镜诊疗技术相适应诊疗科目的二级以上医院，拟开展四级内镜诊疗技术的，在符合相关专业内镜诊疗技术管理规范相关的人员、科室、设备、设施等条件的基础上，向省级卫生计生行政部门提出申请，由省级卫生计生行政部门组织临床应用能力评估通过后，可以试运行1年；试运行期满后3个月内，由省级卫生计生行政部门组织复核，复核通过后，方可继续开展相关诊疗工作。复核未通过，不允许开展相关诊疗工作，且2年内不得再次向省级卫生计生行政部门提出试运行申请。

第十七条　医疗机构与开展内镜诊疗技术相关的主要专业技术人员或者关键设备、设施及其他辅助条件发生变化，应当停止相应内镜诊疗技术临床应用，并向核发其《医疗机构执业许可证》的卫生计生行政部门报告。同时向准予其开展相应内镜诊疗技术的卫生计生行政部门申请重新审核，审核通过后方可继续开展。

第十八条　医疗机构应当严格遵守相关专业疾病诊疗规范、内镜诊疗技术操作规范和诊疗指南，严格掌握手术适应证和禁忌证。

第十九条　开展内镜诊疗技术应当由具有相应资质的本院在职医师决定，术者由符合管理规范要求的医师担任。

第二十条　开展内镜诊疗技术前，应当向患者或其法定监护人、代理人告知手术目的、手术风险、术后注意事项、可能发生的并发症及预防措施等，并签署知情同意书。

第二十一条　开展内镜诊疗技术前，应当确定手术方案和预防并发症的措施。术后制订合理的治疗与管理方案。

第二十二条　医疗机构应当建立内镜诊疗器材使用登记制度，器材使用应当符合国家相关规定。

第二十三条　医疗机构应当加强内镜诊疗质量管理，建立健全内镜诊疗后随访制度，并按照规定进行随访、记录。

第二十四条　县级以上地方卫生计生行政部门应当定期组织对行政区域内已经获得开展相关专业内镜诊疗技术资质的医疗机构和医师进行评估，包括病例选择、严重并发症发生率、死亡病例、疗效情况、医疗事故发生情况、术后病人管理、平均住院日、病人生存质量、病人满意度、随访情况和病历质量等。评估不合格的医疗机构或医师，暂停相关技术临床应用资质并责令整改，整改期不少于6个月。整改后评估符合条件者方可继续开展相关技术临床应用；整改不合格或连续2次评估不合格的医疗机构和医师，取消相关专业内镜诊疗技术临床应用资质。

第二十五条　省级卫生计生行政部门应当建立内镜诊疗技术临床应用质量管理与控制制度，依托相关专业质控中心开展质控工作，定期向医疗机构反馈质控结果。

第二十六条　鼓励利用信息化手段加强内镜诊疗技术临床应用质量管理与控制。

第四章　培 训 考 核

第二十七条　拟从事内镜诊疗工作的医师应当接受系统培训并考核合格。

第二十八条 国家卫生计生委负责四级内镜诊疗技术培训工作。指定或组建各专业四级内镜诊疗技术培训基地,统一编制培训大纲和教材,对拟开展四级内镜诊疗技术的医师进行培训。

第二十九条 各省级卫生计生行政部门负责三级内镜诊疗技术培训工作。指定或组建本辖区各专业三级内镜诊疗技术培训基地,按照各专业内镜诊疗技术管理规范要求和本省(区、市)统一编制的培训大纲、培训教材,对拟开展三级内镜诊疗技术的医师进行培训。

第三十条 二级及以下内镜诊疗技术培训工作由各省级卫生计生行政部门自行决定组织方式。

第三十一条 各级内镜诊疗技术培训基地应当制订培训计划,保证接受培训的医师在规定的时间内完成规定培训内容。

第三十二条 各级内镜诊疗技术培训基地应当按照要求对接受培训医师的理论知识掌握水平、实践能力操作水平进行定期测试、评估,保证培训效果。培训期满未能达到临床应用能力要求的,应当延长培训时间。

第三十三条 培训期满的医师应当按照规定参加考核,考核合格的方可申请从事内镜诊疗工作。

第三十四条 各级内镜诊疗技术培训基地应当为每位接受培训的医师建立培训及考核档案。

第三十五条 各省级卫生计生行政部门应当加强对地市级和县级医疗机构医师的培训,促进内镜诊疗适宜技术向基层普及与推广。

第五章 监 督 管 理

第三十六条 县级以上地方卫生计生行政部门应当加强对本行政区域内医疗机构内镜诊疗技术临床应用情况的监督检查。

第三十七条 县级以上地方卫生计生行政部门应当建立医疗机构内镜诊疗技术临床应用安全评估制度,对于存在安全风险的医疗机构,应当立即责令其停止开展。

第三十八条 医疗机构在申请相应级别内镜诊疗技术临床应用过程中弄虚作假的,卫生计生行政部门不得准予其开展相应级别内镜诊疗技术;已经准予开展的,应当立即责令其停止开展。

第三十九条 医疗机构不得擅自开展卫生计生行政部门废除或者禁止开展的内镜诊疗技术,以及应当经卫生计生行政部门批准方能开展的内镜诊疗技术。对于擅自开展的医疗机构,卫生行政部门应当立即责令其改正;造成严重后果的,依法追究医疗机构主要负责人和直接责任人责任。

第六章 附 则

第四十条 本规定由国家卫生计生委负责解释。

第四十一条 本规定自印发之日起施行。

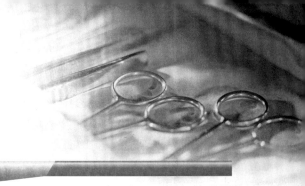

附录三

《内镜诊疗技术临床应用管理暂行规定》解读

近期,国家卫生计生委办公厅印发《内镜诊疗技术临床应用管理暂行规定》(以下简称《暂行规定》)和普通外科等 10 个专业内镜诊疗技术管理规范。现对《暂行规定》和相关管理规范有关要点解读如下:

一、背景情况

以内镜为代表的微创诊疗技术的出现,有效缓解了外科领域出血、疼痛和感染问题,现已成为我国医疗机构众多临床专业日常诊疗工作中不可或缺的重要技术手段,为保障人民群众身体健康和生命安全发挥了重要作用。但内镜诊疗技术涉及到临床诸多专业领域,部分技术专业性很强,操作复杂,风险高、难度大,各地在内镜诊疗技术临床应用水平、内镜医师培养等方面发展不均衡,这给内镜诊疗技术的临床应用和推广带来一定程度上的安全隐患。

为加强内镜诊疗技术临床应用管理,规范内镜诊疗技术临床应用行为,促进内镜诊疗适宜技术的普及与推广,保障医疗质量和医疗安全,我委组织制定了《内镜诊疗技术临床应用管理暂行规定》和普通外科、泌尿外科、胸外科、骨科、消化内科、小儿外科、儿科和耳鼻咽喉科 8 个专业内镜诊疗技术管理规范,对已下发的妇科和呼吸内科 2 个专业内镜诊疗技术管理规范进行了修订,并制定了各专业四级内镜诊疗技术目录和三级内镜诊疗技术参考目录。

二、主要内容

《暂行规定》全文 6 章 41 条,包括总则、分级管理、临床应用管理、培训考核、监督管理和附则。重点规定了以下内容:

(一)将内镜诊疗技术实施分级管理。文件要求,内镜诊疗技术分四级管理,三、四级内镜诊疗技术按照第二类医疗技术由省级卫生计生行政部门进行管理。国家卫生计生委负责制订和发布各专业四级内镜诊疗技术管理目录和三级内镜诊疗技术管理参考目录,并根据内镜诊疗技术管理实际需要适时修订;负责制订和发布各专业内镜诊疗技术管理规范并组织实施。各省级卫生计生行政部门负责制订发布本行政区域各专业三级及以下内镜诊疗技术管理目录,可以根据本行政区域实际,增补三级内镜诊疗技术管理目录。

(二)建立健全内镜诊疗技术准入管理体系。文件明确了拟开展内镜诊疗技术的医疗机构诊疗科目、科室设备、人员、消毒灭菌、质量控制等相关准入条件。各省级卫生计生行政部门应当将本行政区域准予开展三、四级内镜诊疗技术的医疗机构名单按照要求向国家卫生计生委备案。新建的二级以上医院或者新设置与开展相关专业内镜诊疗技术相适应诊疗科目的二级以上医院,拟开展四级内镜诊疗技术的,需向省级卫生计生行政部门提出申请,通过临床应用能力评估和复核方可正式开展相关诊疗工作。

（三）建立完善内镜诊疗技术培训体系。文件要求，拟从事内镜诊疗工作的医师应当接受系统培训并考核合格。国家卫生计生委负责四级内镜诊疗技术培训工作，指定或组建各专业四级内镜诊疗技术培训基地，统一编制培训大纲和教材，对拟开展四级内镜诊疗技术的医师进行培训。各省级卫生计生行政部门负责三级内镜诊疗技术培训工作。二级及以下内镜诊疗技术培训工作由各省级卫生计生行政部门自行决定组织方式。

（四）建立内镜诊疗技术临床应用质量控制体系。省级卫生计生行政部门应当建立内镜诊疗技术临床应用质量管理与控制制度，依托相关专业质控中心开展质控工作，定期向医疗机构反馈质控结果。鼓励利用信息化手段加强内镜诊疗技术临床应用质量管理与控制。

一同印发的管理规范覆盖10个专业、13种类型的内镜诊疗技术，基本涵盖了目前应用内镜诊疗技术的专业领域，在《暂行规定》的基础上，对各专业各类型的内镜诊疗技术管理提出了明确要求。

《暂行规定》和相关管理规范的出台，将对进一步规范内镜诊疗技术临床应用行为，促进内镜诊疗适宜技术的普及与推广发挥重要作用。

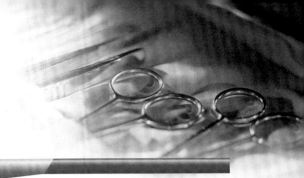

附录四

《脊柱内镜诊疗技术管理规范》(2013 年版)

为加强脊柱内镜诊疗技术临床应用与管理,规范脊柱内镜临床诊疗行为,保证医疗质量和医疗安全,根据《医疗技术临床应用管理办法》,制定本规范。本规范为医疗机构及其医师开展脊柱内镜诊疗技术的基本要求。

一、医疗机构基本要求

(一) 医疗机构开展脊柱内镜诊疗技术应当与其功能、任务相适应。

(二) 具有卫生计生行政部门核准登记的与开展脊柱内镜诊疗技术相适应的诊疗科目,有与开展脊柱内镜诊疗技术相关的辅助科室和设备,并满足下列要求:

1. 临床科室

二级及以上医院,其中三级医院设有骨科或神经外科,二级医院外科设有骨科或神经外科专科病房。每年收治脊柱疾病患者不少于 200 例,完成脊柱疾病手术不少于 100 例。

2. 手术室条件要求

(1) 包括术前准备室、手术室、术后观察室;有不少于 1 间手术室达到 I 级洁净手术室标准(手术区 400 级层流、周边区 1000 级)。配备符合放射防护条件的 C 臂 X 线机。

(2) 有满足开展脊柱内镜诊疗工作需要的内镜设备和相关器械、耗材。

(3) 配备心电监护仪(含血氧饱和度监测功能)、除颤仪、简易呼吸器等急救设备和急救药品。

3. 设有麻醉科、心血管内科、呼吸内科、胸外科等专业科室或专业医师,有满足脊柱内镜麻醉必须的设备、设施,具备脊柱内镜麻醉技术临床应用能力以及并发症综合处理和抢救能力。

(三) 有不少于 2 名经过脊柱内镜诊疗相关知识和技能培训,具备脊柱内镜诊疗技术临床应用能力的执业医师和其他专业技术人员。

(四) 有内镜消毒灭菌设施,医院感染管理符合要求。

(五) 拟开展风险高、过程复杂、难度大,按照四级手术管理的脊柱内镜诊疗技术(附件 1)的医疗机构,在满足以上基本条件的情况下,还应满足以下要求:

1. 开展脊柱疾病诊疗工作不少于 10 年,近 5 年累计完成脊柱内镜手术不少于 500 例;其中,累计完成按照四级手术管理的脊柱内镜手术不少于 50 例。技术水平在本地区处于领先地位。

2. 具备满足危重患者救治要求的重症监护室。

3. 具备满足实施按照四级手术管理的脊柱内镜手术需求的临床辅助科室、设备和技术能力。

二、人员基本要求

(一) 医师

1. 开展脊柱内镜手术的医师,应当同时具备以下条件:

(1) 取得《医师执业证书》,执业范围为外科专业。执业范围为中医专业的医师参照国家中医药管理局相关规定。

(2) 具有 5 年以上脊柱疾病诊疗工作经验,取得主治医师专业技术职务任职资格 3 年以上。目前从事脊柱疾病诊疗工作,累计参与完成脊柱内镜手术不少于 50 例。

(3) 经过脊柱内镜诊疗技术系统培训并考核合格。

2. 拟独立开展按照四级手术管理的脊柱内镜手术的医师,在满足上述条件的基础上,还应满足以下条件:

(1) 开展脊柱疾病诊疗工作不少于 10 年,具有副主任医师专业技术职务任职资格。近 3 年累计独立完成按照三级手术管理的脊柱内镜手术(附件 2)不少于 50 例。

(2) 经国家卫生计生委指定的四级脊柱内镜诊疗技术培训基地系统培训并考核合格。

3. 本规范实施前,符合省级卫生计生行政部门确定的相关条件和标准的医师,可以不经过培训,但须经脊柱内镜诊疗技术临床应用能力审核而开展按照三级及以下手术管理的脊柱内镜诊疗工作。

4. 本规范实施前,具备下列条件的医师,可以不经过培训,但须经脊柱内镜诊疗技术临床应用能力审核而开展按照四级手术管理的脊柱内镜诊疗工作。

(1) 具有良好的职业道德,同行专家评议专业技术水平较高,并获得 2 名以上从事脊柱内镜诊疗工作的主任医师书面推荐,其中至少 1 名为外院医师。

(2) 在二级及以上医疗机构从事脊柱内镜诊疗工作不少于 10 年,具有副主任医师专业技术职务任职资格。

(3) 具有主任医师专业技术职务任职资格、拟从事按照四级手术管理的脊柱内镜诊疗工作的医师,累计独立完成按照四级手术管理的脊柱内镜手术不少于 50 例。

具备 3 年以上副主任医师专业技术职务任职资格的、拟从事按照四级手术管理的脊柱内镜诊疗工作的医师,累计独立完成按照四级手术管理的脊柱内镜手术不少于 150 例。

(4) 脊柱内镜诊疗技术的适应证选择符合要求。近 3 年内未发生过二级以上与开展脊柱内镜手术相关的负主要责任的医疗事故。

(二) 其他相关卫生专业技术人员

应当经过脊柱内镜诊疗技术相关专业系统培训并考核合格。

三、技术管理基本要求

(一) 严格遵守脊柱疾病诊疗规范、脊柱内镜诊疗技术操作规范和诊疗指南,严格掌握手术适应证和禁忌证。

(二) 脊柱内镜诊疗技术开展由具有脊柱内镜诊疗技术临床应用能力的、具有主治医师以上专业技术职务任职资格的本院在职医师决定,实施按照四级手术管理的脊柱内镜诊疗技术由具有副主任医师专业技术职务任职资格的本院在职医师决定,术者由符合本规范要求的医师担任。术前应当确定手术方案和预防并发症的措施,术后制订合理的治疗与管理方案。

(三) 实施脊柱内镜手术前,应当向患者或其法定监护人、代理人告知手术目的、手术风险、术后注意事项、可能发生的并发症及预防措施等,并签署知情同意书。

(四) 加强脊柱内镜诊疗质量管理,建立健全脊柱内镜诊疗后随访制度,并按规定进行随访、记录。

(五) 各省级卫生计生行政部门应当将准予开展按照四级手术管理的脊柱内镜手术的医疗机构报国家卫生计生委备案。

四、培训

拟从事脊柱内镜诊疗工作的医师应当接受系统培训并考核合格。其中从事按照三、四级手术管理的脊柱内镜诊疗工作的医师应当分别接受不少于 6 个月的系统培训。

（一）培训基地

国家卫生计生委指定四级脊柱内镜诊疗技术培训基地，各省级卫生计生行政部门指定本辖区三级脊柱内镜诊疗技术培训基地，并组织开展相应培训工作。

四级脊柱内镜诊疗技术培训基地应当具备以下条件：

1. 三级甲等医院

2. 开展脊柱疾病诊疗工作不少于 10 年，具备按照四级手术管理的脊柱内镜诊疗技术临床应用能力。近 3 年累计收治脊柱疾病患者不少于 1500 例，其中每年完成按照四级手术管理的脊柱内镜手术不少于 50 例。

3. 有不少于 2 名具备按照四级手术管理的脊柱内镜诊疗技术临床应用能力的指导医师，其中至少 1 名具有主任医师专业技术职务任职资格。

4. 有与开展脊柱内镜诊疗技术培训工作相适应的人员、技术、设备和设施等条件。

5. 近 3 年举办过全国性脊柱内镜诊疗技术相关专业学术会议或承担脊柱内镜诊疗技术相关的国家级继续医学教育项目。

（二）按照四级手术管理的脊柱内镜诊疗医师培训要求

1. 在指导医师指导下，参与完成按照四级手术管理的脊柱内镜手术不少于 20 例，并经考核合格。

2. 在指导医师的指导下，接受培训的医师应参与对患者全过程的管理，包括术前评价、诊断性检查结果解释、与其他学科共同会诊、脊柱内镜诊疗操作、诊疗操作过程记录、围术期处理、重症监护治疗和术后随访等。

在境外接受脊柱内镜诊疗技术培训 6 个月以上，有境外培训机构的培训证明，并经国家卫生计生委指定培训基地考核合格后，可以认定为达到规定的培训要求。

附件:1. 四级脊柱内镜诊疗技术目录
　　　2. 三级脊柱内镜诊疗技术参考目录

附件 1

四级脊柱内镜诊疗技术目录

一、经皮内镜下经椎间孔入路游离型腰椎间盘脱出摘除术

二、经皮内镜下经椎间孔入路极外侧型腰椎间盘突出摘除术

三、经皮内镜下经椎间孔入路腰椎间孔狭窄扩大成形术

四、经皮内镜下经椎板间隙入路椎管狭窄扩大成形术

五、经皮内镜下经椎间孔入路椎间盘切除、椎间植骨融合术

六、显微内镜下腰椎管狭窄经单侧入路双侧潜行扩大减压术

七、显微内镜下经横突间入路极外侧型腰椎间盘突出髓核摘除术

八、显微内镜下经横突间入路腰椎间孔狭窄扩大成形术

九、显微内镜下经关节突入路腰椎间盘切除、椎间植骨融合、经皮内固定术

十、显微内镜下颈椎前路松解术

十一、显微内镜下颈椎前路椎间盘切除、植骨融合、经皮内固定术

十二、显微内镜下颈椎后路经椎间孔椎间盘摘除术

十三、经皮内镜下经颈椎前路椎间盘减压术

十四、经皮内镜下经颈椎前路椎间孔狭窄扩大成形术

十五、经皮内镜下经颈椎后路椎间孔狭窄扩大成形术

十六、胸腔镜辅助下胸椎前路减压、植骨融合与内固定术

十七、腹腔镜辅助下腰椎前路减压、植骨融合与内固定术

十八、腹腔镜辅助下腰椎前路椎间盘置换术

十九、经皮内镜下椎间隙感染病灶清除融合术

二十、胸腔镜辅助下脊柱侧弯矫形术

二十一、显微内镜下脊柱翻修术

二十二、经皮内镜下脊柱翻修术

附件 2

三级脊柱内镜诊疗技术参考目录

一、经皮内镜下椎间孔镜下经椎间孔入路腰椎间盘突出髓核摘除术

二、经皮内镜下椎间孔镜下经椎间孔入路椎间盘源性腰痛髓核减压术

三、经皮内镜下椎间孔镜下经椎板间隙入路腰椎间盘突出髓核摘除术

四、经皮内镜下椎间孔镜下经侧后路脊神经内侧枝射频消融术

五、经皮内镜下椎间隙感染病灶清除引流术

六、显微内镜下椎间盘镜下经椎板间隙入路腰椎间盘突出髓核摘除术

七、显微内镜下椎间盘镜下经椎板间隙入路侧隐窝狭窄扩大成形术

八、显微内镜下脊柱病灶清除术

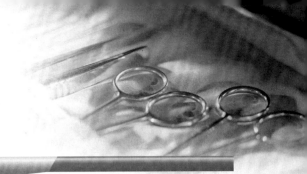

中英文名词索引

A

ALIF　7,223

Axia LIF 技术　271

安全三角工作区　5

B

Batson 静脉丛　45

半环线　77

半棘肌　57,383

爆裂型骨折（MED 技术）　340

背阔肌　63,104

闭孔神经　88

壁腹膜　79

壁胸膜　66

臂丛　56

并发症　257

不稳定骨折　340

C

Camper 筋膜　76

Cobb 角　266

Colles 筋膜　76

侧隐窝　30,110,175

侧隐窝扩大　196

侧隐窝扩大成形术　205

侧隐窝狭窄　203

成人脊柱侧弯　265

成像技术　8

齿突　17

齿状突螺钉　357

耻骨后隙　85

冲洗吸引　290

出行根（exiting nerve root）　4

出血　286

穿刺　179

D

DLIF　223

导航系统　5

导丝　183

骶丛　88

骶骨　18

骶骨岬　18

骶骨斜坡（sacral slope，SS）　266

骶骨中心垂线（center sacral vertical line，CSVL）　266

骶关节嵴　18

骶管裂孔　18

骶后孔　18

骶棘肌　104

骶棘韧带　28

骶交感干　88

骶结节韧带　28

骶髂关节　18,27

骶髂后韧带　28

骶髂前韧带　28

骶尾段的动脉　35

骶腰韧带　28

骶正中动脉　87

骶正中嵴　18

骶正中静脉　88

顶椎（apex of the vertebral，AV）　266